U0336153

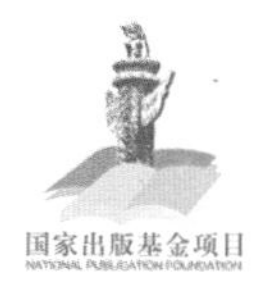

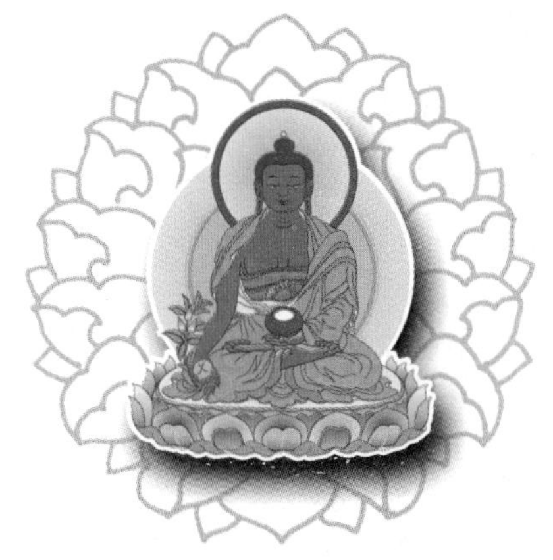

བོད་སྨན་ཆོད་ལྡན་འབྱུངས་དཔེ།

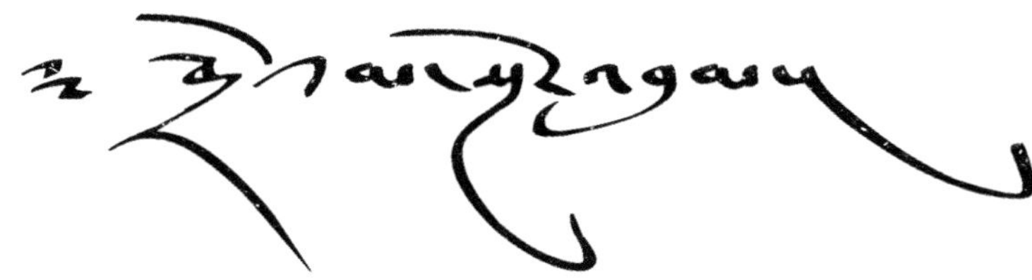

藏药古本经典图鉴四种

度母本草

藏汉对照

希瓦措　著
毛继祖　等译

青海人民出版社

图书在版编目(CIP)数据

度母本草/ 希瓦措著；毛继祖等译. -- 西宁：青海人民出版社，2016.5(2020.4 重印)
(藏药古本经典图鉴四种)
ISBN 978-7-225-05053-9

Ⅰ. ①度… Ⅱ. ①希… ②毛… Ⅲ. ①藏医—中草药—图解Ⅳ. ①R291.4-64

中国版本图书馆 CIP 数据核字(2016)第 099119 号

藏药古本经典图鉴四种(藏汉对照)

度母本草

希瓦措 著 毛继祖 等译

出 版 人 樊原成
出版发行 青海人民出版社有限责任公司
西宁市五四西路 71 号 邮政编码:810023 电话:(0971)6143426(总编室)
发行热线 (0971)6143516/6137730
网 址 http://www.qhrmcbs.com
印 刷 青海西宁印刷厂
经 销 新华书店
开 本 787mm×1092mm 1/16
印 张 21
字 数 430 千
版 次 2016 年 10 月第 1 版 2020 年 4 月第 5 次印刷
书 号 ISBN 978-7-225-05053-9
定 价 68.00 元

希瓦措简介

希瓦措，译言静命、寂护，梵文名字称为贤达格巴，是古印度的一位佛学家。他出生在孟加拉国，是萨霍尔王之子。后于那烂陀寺依止智藏论师出家，受具足戒，为中观自续派论师和东方三中观师之一，著《中观庄严论》。公元 8 世纪中叶，应吐蕃王赤松德赞的邀请，来到吐蕃，设计修建桑耶寺，初选七觉童出家，并开始建立僧伽制度，宣讲律学、中观，与赤松德赞和莲花生大师并称为师君三尊。尤其是他和七觉士共同撰写了《医疗各种草木诀宝图鉴 》,通称《医诊珍宝图鉴续》,亦称《度母本草》。如同本书中所说 :“圣地特殊之雪域，具露药物最驰名，天竺汉地尼泊尔、色林地和朱固地、堆波地和高昌地，这些良药皆不生，只有藏地才生长。”如是所说，本书中所收的草木类药物，皆是青藏高原的药物。因比，该书是在吐蕃境内所著的藏药典籍。希瓦措前后在吐蕃十余年，除弘扬佛法外，他对藏医药的发展也有很大的贡献，并卒于吐蕃。

《度母本草》翻译人员

顾　　问 卡　洛　牛多丹

译　　汉 毛继祖

参加人员 卢永昌　许生胜　达洛嘉　钱　帅　郭藏多杰

前　言

《度母本草》《妙音本草》《宇妥本草》三大本草，成书于公元8世纪中叶，是藏药最早的经典本草，早于《医学四续》。第司•桑杰嘉措著的《蓝琉璃》中说:“《度母本草》《妙音本草》《宇妥本草》称为三大本草。”通称《图鉴》。三大本草是藏药最根本最古老的藏药本草图鉴。其后的所有藏药本草，皆是以这三大本草为基础撰著而成的。书中论述了药物的生地、形态、性味、功效等，并载有藏药方剂及其所治疗的疾病。

噶玛•让穹多吉著的《药名之海》，也是一部藏药经典著作，成书于公元14世纪初叶，书中论述了药物的性味、功效，是当时盛行的医书之一，后世医家多有引用。《药名之海》一书对药物进行了系统分类，《晶珠本草》对药物的分类也采用了这种分类形式，可以说该书是三大本草至《晶珠本草》之间承前启后的著作之一。

研究藏药应该识源识流，故将这四部典籍翻译出版，称为《藏药古本经典图鉴四种》。三大本草和《药名之海》的藏文原文，皆选自青海省藏医药研究所和《藏医药经典文献集成》编委会编、民族出版社于2006年6月出版的《藏医药经典文献集成》之第40集《草本药库》。《草本药库》对藏文原文进行了校勘，改正了错别字，并将改正后的字词加注在括号内。这次翻译的《藏药古本经典图鉴四种》(藏汉对照)中的藏文原文只用了校勘后的文本。

三大本草为同一时期的藏药经典，虽然各为独立的本草专著，但是有一些药物是相同的，汇集在一起显得有点重复。然而各书中所述的内容并不完全一致，有所偏重，汇集在一起，互为参照，更有意义。

三大本草和《药名之海》皆为七言偈颂体，通畅流利，易读易记。为了体现藏文原文的这些特点，译文也用七言偈颂体。但由于两种文字的差异和不同的特点，翻译要做到内容准确、语言规范、风格等同，并不容易。尽管方剂中药味的次序前后略有调动，还是只体现了节奏和谐，未能体现韵脚，不如原文那样流畅。

三大本草年代久远，书中使用的药名与现代藏药的药名很不一致，还有部分方言藻语，是翻译的难点。有些药名，未找到确切的对应称谓，曾经多次请问多位专家，见解不同，说法不一，只按一种说法译出，有待进一步考证。

三大本草中重复出现的一些药物，其生地、形态、功效等描述差别较大，按原文译出就出现了同名异物。

三大本草的藏文原文中没有药物图像，作为图鉴，显得美中不足，故在野外实地拍照，加配了彩图。由于条件所限，未能在野外实地拍到图片的，采用了标本图片，在此深表歉意。

《妙音本草》中有个别药物先后出现两次，好似重复，但药方的配伍和功效主治不同，故仍然保留。

由于多种原因，在《藏药古本经典图鉴四种》的翻译中，一些不足和错误在所难免，敬请读者指正。这套译本仅仅是抛砖引玉，祈愿引出晶莹美玉。

扎西德勒！

译　者

2014 年 10 月

དཀར་ཆག
目次

ལེའུ་དང་པོ། གླེང་གཞི།
第一章　缘起/1

ལེའུ་གཉིས་པ། དོན་མདོར་བསྟན་པ།
第二章　要义概述 /5

ལེའུ་གསུམ་པ། རྩོ་སྨན་ཤིང་སྨན་བཤད་པ།
第三章　草木类药物/9

1．ག་བུར་ནག་པོ་ཟིལ་གནོན། 蓝花兔耳草/12
2．སྟོང་རི་ཟིལ་པ། 糙果紫堇/14
3．རྟོང་ལེན། 黄花兔耳草/15
4．མ་གི་ཏ། 棱子芹/16
5．བདུད་རྩི་ཨ་བ།木贼/18
6．སྤང་སྤོས། 甘松/20
7．ལྕུམ་པ། 石山大黄/22
8．གཉན་ཐུབ། 肾瓣棘豆/24
9．བྱི་བྲ་བ། 大蓟/25
10．ཨ་ཛོ་ན། 夏至草/26
11．ཆུ་ཤིང་འོམ་བུ། 水柏枝/27
12．འབྲི་མོག 紫草/29
13．འབྲི་ཀུ་རཀྟ། 山苦荬/30
14．ད་བྱིད་དཀར་པོ། 水母雪莲花/31
15．ཉིང་ཁྲི་བར་མ། 黄精/33
16．བྲག་སྐྱེས་ག་བུར། 拟耧斗菜/35
17．ཀླུ་བདུད་ནག་པོ། 脉花党参/37
18．བདུད་རྩི་ཕན་འདོགས། 镰形棘豆/39
19．དར་ཡ་ཀན། 达尔亚干/41
20．ཐ་རམ། 平车前/43
21．ཤེའུ་སྣ་དར། 箭叶橐吾/44
22．སོང་རྫ་བ། 酸模叶橐吾/45
23．སྣ་ཆུང་བ། 川生天山千里光/47
24．གཟེ་མ། 蒺藜/48
25．གསེར་ཤིང་སེར་པོ། 小檗/49
26．དངུལ་ཤིང་སྟག་པ། 白桦树/50
27．གྲེས་མ། 马蔺/51
28．རེ་ལྕག 瑞香狼毒/52
29．མེ་ཏོག་གླང་སྣ། 伞房马先蒿/53
30．པ་པ་རེ་སྐོན། 肉果草/54

31. མེ་ཏོག་ཨ་བྱག་པ། 鞑新菊/56
32. འབམ་པོ། 蕨叶藁本/58
33. རྒྱ་བ། 红花蒜/59
34. བྲ་མ། 短叶锦鸡儿/60
35. དབང་ལག 佛手参 /62
36. སྔོར། 老鹳草 /64
37. སྤྲོན་ཤིང་། 油松/66
38. བདུད་རྩི་ད་ལིས། 小叶杜鹃/67
39. བལ་བུ་ནག་པོ། 光壳杜鹃/68
40. ཐོང་དུག་ནག་པོ། 黄花瑞香狼毒/69
41. སེ་རྒོད་མ། 蔷薇/70
42. ཤུག་པ་སྤྲ་མ། 杜松/72
43. རྒྱ་ཤུག་འབྲས་བུ། 圆柏果/73
44. ཐང་ཤིང་། 云杉/74
45. རྒུན་འབྲུམ། 葡萄/75
46. ཏ་ཤྭགས་པ། 独一味/76
47. མེ་ཏོག་ལུག་མིག 紫菀/77
48. སྔོན་བུ། 杂毛蓝钟花/78
49. རེ་རལ་གསུམ། 三贯众/80
50. གཡའ་ཀྱི་སྔོན་པོ། 蓝花金腰子/82
51. སེར་པོ་ཁྲག་རྐང་། 唐松草/83
52. བྲི་ཡང་ཀུ། 甘青青兰/84
53. སླེ་བ། 幅冠党参/85
54. ཁུར་མང་། 蒲公英/86
55. སྤང་རྩེ་དོ་པོ། 翼首草/88
56. ཤང་དྲིལ། 报春花/90
57. བྲག་ཇ་ཏ་པོ། 卷丝苣苔/92
58. གང་གྲྭ་ཆུང་། 乌奴龙胆/93
59. རྩེ་དམར་རྐང་གཅིག 矮紫堇/94
60. ཨ་བྷི་ཁ། 梭砂贝母/95
61. པར་པ་ཏ། 角茴香/97
62. ཤེལ་ཏང་དཀར་པོ། 麻花艽/98
63. སྤང་རྒྱན་དཀར་པོ། 白花龙胆/99
64. སྤང་རྒྱན་སྔོན་པོ་སྨུག་པོ་གཉིས། 蓝紫两种龙胆/100
65. ཕུར་མོང་དཀར་པོ། 结血蒿/101
66. ཕུར་ནག 牛尾蒿/102
67. ཕུར་མོང་སྨུག་པོ། 粘毛蒿/103

དཀར་ཆག
目次

68．འབྲི་ཏ་ས་འཛིན། 短穗兔耳草/104

69．མེ་ཏོག་བཞིང་མ། 束花报春/105

70．གྲོ་མ། 蕨麻/106

71．ག་བྲ་བ། 掌叶橐吾/107

72．ཨ་གྲོང་བ། 石砾唐松草/108

73．ཧྲི་དུ་ར། 莨菪/109

74．ལང་ཐང་རྩེ། 天仙子/111

75．ཐར་ནུ། 大狼毒/112

76．ཨ་ཤོ་ཀན་ཧྲ། 喜马拉雅紫茉莉/113

77．ཆུ་དག 菖蒲/114

78．ཟངས་རྩེ་བ། 臭蒿/116

79．བྲ་བོ། 荞麦/118

80．སྲན་ཆུང་དང་ནས་དཀར།
兵豆和白青稞/119

81．ཨུག་ཆོས། 波罗花/120

82．ཨུག་ཆོས་དཀར་པོ། 角蒿/121

83．སེ་བ་དམར་པོ། 红蔷薇/122

84．ར་དུག་པ། 乌头/123

85．ར་དུག་དཀར་པོ། 白乌头/124

86．ར་དུག་དམར་པོ། 红乌头/125

87．བོང་ང་སེར་པོ། 黄乌头/127

88．ར་དུག་ནག་པོ། 黑乌头/128

89．སྟར་བུ། 沙棘果/129

90．མ་གལ། 山白杨/130

91．བདུད་རྩི་ཟིན་ཏིག 筋骨草/131

92．ཧོང་ལེན། 兔耳草/132

93．ནག་པོ་ཆིག་ཐུབ། 铁棒槌/133

94．རྩ་མཁྲིས་ནད་མ། 粉苞苣/134

95．ཀྲུ་སྔེའུ་དམར་པོ། 红苋菜/135

96．བོད་སྔེའུ་སྔོན་པོ། 灰条菜/136

97．ནད་མ་འབུར་མ། 倒钩琉璃草/137

98．ནད་མ་སྨན་བུ། 甘青琉璃草/138

99．ནད་མ་སྦྲིབ་མ། 糙草/139

100．སྣ་ལོ། 多穗蓼/140

101．ཤིང་ཞིམ། 大黄/141

102．ཉ་དུག་དཀར་པོ། 川生黄帚橐吾/142

103．རི་ཤོ་རྩ་བ། 山生黄帚橐吾根/143

104．མཆིན་པ་བཅད་འཁོར།垂头虎耳草/144

105. བྲེ་ག། 菥蓂/145
106. བྱི་རུག། 香薷/146
107. ཚུ་རུག། 紫花碎米荠/148
108. གཉེན་པོ་བྱ་ཁྱུང་། 假鳞片龙胆/149
109. སྤོང་རི་ཟིལ་པ། 斑花黄堇/150
110. སྲི་མོ་སྣག་ཚུང་། 川木香/151
111. བདུད་རྩི་དོ་བ། 黄花鼠尾草/152
112. བདུད་རྩི་བུམ་པ། 半夏/153
113. བདུད་རྩི་ཉེ་ཤིང་། 天门冬/154
114. ལྕ་བ། 峨参/155
115. ཙ་ཏ་ར། 草玉梅/157
116. ལུག་མུར། 螃蟹甲/158
117. ཏིག་ཏ། 獐牙菜/159
118. ཉ་སྨན་པ། 臭虱草/160
119. སུམ་ཅུ་ཏིག 篦齿虎耳草/161
120. དུར་བྱིད། 白狼毒/162
121. ཛ་ཏི་ཀ 白蒺藜/163
122. བདུད་རྩི་གསང་བའི་སྨན་གཅིག 水麦冬/164
123. ཟྭ། 荨麻/165
124. རྒྱ་རྩི་བ། 升麻/166
125. ཡོ་འབོག 榆树/167
126. འདམ་བུ་ཀ་ར། 沿沟草/168
127. སྐྱི་ཤུར། 秦皮/169
128. སྲད་མ། 黄芪/171
129. ཐང་ཤོ་བ། 滩生橐吾/173
130. ཤིང་དེ་བ། 苦檀/174
131. གཡའ་རྩི་རྩ། 问荆/175
132. ཚངས་པ་ལྷ་ཡི་མེ་ཏོག 细叶亚菊/176
133. སྐེ་ཚེ། 沼生焯菜/177
134. ཤང་ཚེ། 播娘蒿/178
135. ཡུངས་དཀར། 白芥籽/179
136. ཉུང་མ། 蔓菁花籽/180
137. ལ་ཕུག 萝卜/181
138. གསོ་མ་ར་ཛ། 大麻/182
139. ཟར་མ། 胡麻/183
140. ཤིང་མངར། 甘草/185
141. གཡེར་མ། 花椒/186
142. གསེར་ཤ་མོ། 金菇/188

དཀར་ཆག
目次

143. ལུད་ཀྱི་ཤ་མོ། 粪菇/190
144. ཤིང་གི་ཤ་མོ། 树菇/191
145. ཤ་མོ་དམར་པོ། 红蘑菇/192
146. བ་མོ་གོལ། 马勃/193
147. ཤ་སྒོག 黄花葱/194
148. ཆུ་བལ་མོ། 水绵/195
149. རམ་བུ། 珠芽蓼/196
150. ལྕུམ་ཆུང་བ། 亚大黄/197
151. ཁྲོག་ཆུང་བ། 大丁草/198
152. མ་ནུ། 木香/199
153. བྲ་མ་དཀར་པོ། 短叶锦鸡儿/200
154. ཀཎྜ་ཀ་རི། 悬钩/201
155. བྱི་ཚེར་མ། 苍耳籽/202
156. ཙན་དན་དེ་བ་ད་རུ། 方枝柏/203
157. ཁམ་བུ། 桃/204
158. བེ་ཤིང་། 青桐树/205
159. ཙ་རག་ཤ 刺桃/206
160. སྟག་མའི་ཤིང་། 杜鹃花/207
161. ལྕང་མ་སྐྱུར་པ། 杨柳/208
162. སྲིན་ཤིང་སྣ་མ། 陕甘瑞香/209
163. སྦྲ་བའི་ཤིང་། 巴瓦藤萝/210
164. ཀོ་ཁྲུན། 苹果/211
165. སེ་འབྲུ། 石榴/212
166. ད་ཏིག 盐麸果/214
167. བྱི་ཏང་ག 酸藤果/215
168. སེང་ལྡེང་། 西藏猫乳木/217
169. ག་ལ་ག 高良姜/219
170. དོ་བ། 天南星/221
171. གཡུ་སྔོང་གསེར་མགོ 塞北紫堇/223
172. གོ་སྙོད། 藏茴香/225
173. ཨ་ཧྲ་ཀ 冬葵果/227
174. ཨུ་སུ། 芫荽/229
175. སྒོག་པ་ཀེའུ་རྗེ། 粗根韭/231
176. དབྱི་མོང་དཀར་ནག་གཉིས། 铁线莲/232
177. བོང་བུ་ལན་ཚ། 高原毛茛/234
178. ཙ་ཏ་ར། 银莲花/236
179. ཇོ་སྨན་དོམ་མཁྲིས། 婆婆纳/238
180. འཕུར་སློབ། 肉托果/239

181. བྱ་རོག་ཞུང་མ། 南藏菊/240
182. སྤྱང་ཚེར་ནག་པོ། 黑刺参/241
183. སླ་སྣང་། 头花蓼/242
184. བེ་ཞབས་ཙུམ། 毛瓣绿绒蒿/243
185. སླེ་ཏྲེས། 宽筋藤/244
186. ཤིང་ཚ། 肉桂/246
187. གླང་ཆེན་ཆིག་ཐུབ། 人参三七/248
188. དན་ད་ཁྲ་བོ། 蓖麻/249
189. དང་མ་སེར་པོ། 多花黄芪/251
190. དང་མ་སྔོན་པོ། 马豆黄芪/252
191. བྲེ་གུ་གསེར་ཐིག 瓦韦/253
192. སླ་བ་སྲད་མ། 紫花黄华/255
193. བྱིའུ་སྲད་མ། 红花岩黄芪/257
194. རྒུ་དྲུས། 迭裂黄堇/259
195. སྣ་ཏིག་ནག་པོ། 西藏点地梅/261
196. འབྲི་ཉོ་ཁྲོམ། 野商陆/263
197. སྲོ་ལོ་དཀར་པོ། 高山辣根菜/265
198. ཚན་དཀར། 白花小丛景天/266
199. ཨ་ག་རུ། 土沉香/268
200. སྨུག་པོ་དར་ཡ་ཀན།川西千里光/270
201. སོ་བཙན་འཐིང་པོ། 白蓝翠雀/272
202. ངང་བ་ཆིག་རྒྱུག 沙生槐籽/273
203. ཡུང་བ་ཁྲག་ཅན། 姜黄/275
204. ཨུ་ཞུང་སེར་པོ། 狭叶垂头菊/276
205. སྣ་ཆུང་བ། 山生天山千里光/277
206. སྤྲུ་བ། 珠瓦/278
207. ཧ་བོན་པ། 狭叶圆穗蓼/279
208. ཏང་ཀུ། 舟瓣芹/280
209. ཤྲཱི་རི་ཁནྡ། 干漆脂/282
210. ཡུང་རྩེ་སྤྲུས། 黄连/283
211. མ་རུ་རྩེ། 紫铆/285
212. དོང་ག 腊肠果/286
213. བ་ཤ་ཀ 鸭嘴花/288
214. བ་ལེ་ཀ 穆坪马兜铃/289
215. དཔའ་བོ་སེར་པོ། 黄商陆/290
216. ཙི་ཏྲ་ཀ 小米辣/291
217. ལི་ག་དུར། 岩白菜/292
218. གསེར་གྱི་མེ་ཏོག 波棱瓜籽/293

དཀར་ཆག
目次

219. ཨ་རུ་ར། 诃子/294
220. བ་རུ་ར། 毛诃子/295
221. སྐྱུ་རུ་ར། 余甘子/296
222. མོན་ལུག་སླ་སྣང་། 门隅香附子/297
223. ཐལ་ཀ་རྗོ་རྗེ། 决明子/298
224. བསེ་ཡབ། 藏木瓜/299
225. པོ་སོ་ཆ། 娑罗子/300
226. སོ་མ་ར་ཛ། 黄葵籽/301
227. ལུག་རུ། 马先蒿/302
228. ཀ་ཉེ་བ། 灰毛党参/304
229. སྙིང་ཚོ་ཞ 广酸枣/305
230. མཁལ་མ་ཚོ་ཞ 菜豆/306
231. གླ་གོར་ཚོ་ཞ 油麻藤子/307
232. ཨ་འབྲས། 杧果核/308
233. ཀ་ཀྵ་ཧྲ་ར། 黑芝麻/309
234. ཟེ་ར་དཀར་ནག 黑白司拉/310
235. སྟག་ཀ། 核桃/311
236. འོ་སེ། 桑葚/312
237. ཀ་བེད། 葫芦/313
238. རྟ་སྟི་ར། 木瓜/314

ལེའུ་བཞི་པ། མཇུག་དོན་བསྟན་པ།
第四章 卷尾要义/315

ལེའུ་དང་པོ། གླེང་གཞི།

【译文】第一章　缘　起

སྙིང་གཞི།

རྒྱ་གར་སྐད་དུ། ཙ་ཤ་པེ་དུ་ཤི་ན་ར་ས་འཇྙ་ས་ར་ཨུ་པ་ཏི་ཤཱར་ཏ་ན་ན་མ། བོད་སྐད་དུ་གསོ་དཔྱད་ཐོ་སྣ་ཚོགས་ཀྱི་མན་ངག་རིན་པོ་ཆེའི་འབྱུངས་དཔེ་བསྟན་པ་ཞེས་བྱ་བ། བཅོམ་ལྡན་འདས་སྨན་གྱི་ལྷ་བཻཌཱུརྻ་འོད་ཀྱི་རྒྱལ་པོ་ལ་ཕྱག་འཚལ་ལོ། །རིག་གསུམ་མགོན་པོ་སྨན་གྱི་ལྷ་མོར་བཅས། །མངོན་ཤེས་ལྡན་པ་དྲང་སྲོང་མཁས་རྣམས་ལ། །ལུས་ངག་ཡིད་གསུམ་དང་བས་གུས་པས་ཕྱག་འཚལ་ལོ། །འདི་སྐད་བདག་གིས་ཐོས་པའི་དུས་གཅིག་ན། །བཅོམ་ལྡན་འདས་སྨན་གྱི་ལྷ་བཻཌཱུརྻ་འོད་ཀྱི་རྒྱལ་པོ་ཉིད། །གཞན་འཕྲུལ་དབང་བྱེད་ལྷའི་ཕོ་བྲང་ན། །བདུད་རྩིའི་དོན་བསྟན་པ་ཞེས་བྱ་བའི་ཏིང་ངེ་འཛིན་ལ་གནས་ནས་བཞུགས་སོ། །ལྷ་དང་ལྷ་མོའི་ཚོགས་དཔག་ཏུ་མེད་པ་དང་། ལྷའི་དབང་པོ་ཚངས་པ་དང་། བརྒྱ་བྱིན་དང་། དྲང་སྲོང་མངོན་ཤེས་པ་དང་ལྡན་པ་རྣམས་དང་། སྨན་གྱི་ལྷ་མོ་རྣམས་དང་ཐབས་གཅིག་ཏུ་བཞུགས་སོ། །དེའི་ཚེ་བཅོམ་ལྡན་འདས་ཀྱིས་བོད་ཡུལ་དུ་སྐྱེས་པའི་ཐོ་སྨན་བཤད། དེ་ནས་དྲང་སྲོང་མངོན་ཤེས་ལྡན་པའི་ལྷའི་རྒྱལ་ནས་བྱ་བ་འཁོར་དེར་འདུས་པར་གྱུར་པ་ན། བདེ་བར་གཤེགས་པ་རྣམས་ཐམས་ཅད་བྱིན་གྱིས་བརླབས། ཆོས་རྣམས་ཐམས་ཅད་ཐུགས་སུ་ཆུད། ཡི་དམ་རྗེ་བཙུན་སྒྲོལ་མ་ཡིས། །ལུང་བསྟན་རྗེས་སུ་གནང་བ་བྱིན། །ལྷ་ཡི་དབང་པོ་ཁྱོད་ཉིད་ལ། །བདེ་གཤེགས་རྣམས་ཀྱིས་བྱིན་གྱིས་བརླབས། །གསོ་དཔྱད་རྒྱུད་སྡེ་ཐམས་ཅད་ཀྱི། །སྙིང་པོ་དོན་བསྡུས་ཟབ་མོ་ནི། ། རིན་ཆེན་འབྱུངས་དཔེའི་རྒྱུད་འདི་ཡིན། །གུས་པའི་ཚུལ་གྱིས་ཕྱག་བགྱིགས་ལ། །སེམས་ཅན་རྣམས་ཀྱི་དོན་གྱི་ཕྱིར། །རིན་ཆེན་འབྱུངས་དཔེའི་རྒྱུད་འདི་ཞུས། །བདག་གིས་ཁྱོད་ལ་ལུང་བསྟན་བྱ། །དེ་སྐད་བཀའ་བསྩལ་རྗེས་ཉིད་དུ། །དྲང་སྲོང་ལྷ་ཡི་རྒྱལ་པོ་ཡིས། །ཡི་དམ་རྗེ་བཙུན་སྒྲོལ་མ་ལ། །གུས་པར་ཕྱག་འཚལ་འདི་སྐད་ཞུས། །འགྲོ་བའི་ནད་སེལ་རྗེ་བཙུན་མ། །སེམས་ཅན་རེ་བ་བསྐོང་མཛད་ཕྱིར། །རིན་ཆེན་འབྱུངས་དཔེའི་རྒྱུད་གསུངས་ཤིག །བདག་ཅག་འཁོར་རྣམས་ཐམས་ཅད་ཉན། །ཞེས་ཞུས་སོ། །དེ་ནས་སངས་རྒྱས་སྨན་ལྷ་ཡིས། །རྗེ་བཙུན་སྒྲོལ་མས་བྱིན་གྱིས་བརླབས། །དུས་གསུམ་རྫུ་སྐྱེས་མཛད་ཡུམ། །སེམས་ཅན་རྣམས་ཀྱི་ནད་

སེལ་ཕྱིར། །རིན་ཆེན་འབྱུངས་དཔེའི་རྒྱུད་ཤོད་ཅིག །བདག་གིས་ཁྱོད་ལ་བྱིན་གྱིས་བརླབས། །ཞེས་གསུངས་སོ། །རིན་ཆེན་འབྱུངས་དཔེའི་རྒྱུད་ལས་གླེང་གཞིའི་ལེའུ་སྟེ་དང་པོའོ། །

【译文】

缘　起

天竺语称“札夏贝度希那罗洒阿扎洒罗欧巴尼巴尔达那那玛”，藏语称“索介俄那措吉曼昂仁波切琼贝丹巴”，其义为《医疗各种草木诀宝图鉴》。谨向药师佛蓝琉璃光王顶礼！谨向三持明怙主药物女神、通慧仙人圣贤，身语意至诚地顶礼！如是云云：

我曾闻听在一时，琉璃光王药师佛，他化自在天宫中，进入甘露有益定；
无数神佛和神女，一起环坐或侍立，梵天帝释通慧仙，药物女神都在座；
此时琉璃光王佛，讲述藏地生草药，通慧仙人齐聚此，如来佛们赐加持，
一切之法入于心；本尊圣主救度母，特向后随赐授记：帝释天王你自己，
诸位如来赐加持，所有医疗续部的，概括精义甚深义，此为珍宝图鉴续，
躬身力行亲手著，只为众生之利益，著此珍宝图鉴续，我特向你赐授记！
如是佛语授记后，诸位大仙和神王，敬向本尊圣度母，虔诚顶礼请求道：
度母消除众生病，满足众生之愿望，请讲珍宝图鉴续，我等随众齐恭听！
接着医药佛王道：圣主度母赐加持，三世佛陀之佛母，为了消除众生病，
请讲珍宝图鉴续，我等请你显神通！此为珍宝图鉴续的第一章缘起之章。

ལེའུ་གཉིས་པ། དོན་མདོར་བསྡུན་པ།

【译文】第二章　要义概述

དོན་མདོར་བསྟན་པ།

དེ་ནས་རྗེ་བཙུན་སྒྲོལ་མ་ཡིས། །གསུས་པའི་ཚུལ་དུ་ཡང་དག་བཤད། །རིན་ཆེན་འབྱུངས་དཔེའི་རྒྱུད་འདི་ནི། །གསོ་དཔྱད་རྣམས་ཀྱི་རྩ་བའོ། །ཡིད་བཞིན་ནོར་བུ་ལྟ་བུ་སྟེ། །གསོ་དཔྱད་རྒྱུད་སྡེའི་རྩ་བ་ཡིན། །ལེའུ་བརྒྱ་དང་ཉི་ཤུ་ནི། །ཁྱོད་ལ་བསྟན་ཏེ་བཤད་པར་བྱ། །འཛམ་གླིང་ལོ་ཀ་ས་སྟེང་ན། །ག་བུར་སྨན་གྱི་རྒྱལ་པོ་དང་། །ཙནྡན་ལ་སོགས་ཤིང་གི་སྨན། །རྡོ་ཡི་རིགས་དང་སྲོག་ཆགས་ཀྱི། །རིགས་ལས་བྱུང་བའི་སྨན་རྣམས་དང་། །མཚལ་དང་ཁབ་ལེན་རབ་འབྱོར་དང་། །ཁྱུད་གར་ལ་སོགས་རྡོ་སྨན་དང་། །དེ་ལ་སོགས་ཏེ་སྣ་ཚོགས་སྨན། །གང་ཡིན་ཕྱི་ཡི་འབྱུངས་ས་དང་། །མཚན་ཉིད་འདྲ་ཡིག་རོ་ནུས་དང་། །སྦྱོར་ཐབས་ནད་རྣམས་གང་སེལ་བ། །དེ་དག་ཐམས་ཅད་རྒྱུད་འདིར་བཤད། །དེ་ཡང་སྨན་གྱི་རིགས་རྣམས་ཐམས་ཅད་ནི། །རྩ་བ་ལོ་འབྲས་མེ་ཏོག་ཤུན་པ་དང་། །ཐང་ཆུ་ལ་སོགས་བཏུ་བའི་དུས་སུ་བཏུ། །འདིར་བཤད་ཡོན་ཏན་མ་ལུས་འབྱུང་བར་འགྱུར། །དེ་ཡང་རྩ་བ་དཔྱིད་དུས་ནུས་པ་ཆེ། །ལོ་མའི་སྨན་ནི་དབྱར་གསུམ་དུས་སུ་བཏུ། །མེ་ཏོག་དེ་ཉིད་རྒྱས་པའི་དུས་སུ་བཏུ། །འབྲས་བུ་དེ་ཉིད་སྨིན་དུས་ནུས་པ་ཆེ། །ཤུན་པགས་དེ་ཉིད་སྟོན་དཔྱིད་དུས་སུ་ཡིན། །ཐང་ཆུ་དགུན་དུས་བཏུས་ན་ནུས་པ་ཆེ། །འདི་རྣམས་མ་ནོར་ལེགས་པར་སྦྱར་བ་ཡིན། །ནད་རྣམས་ཐམས་ཅད་སེལ་བར་འགྱུར། །ཞེས་གསུངས་སོ། །རིན་ཆེན་འབྱུངས་དཔེའི་རྒྱུད་ལས། དོན་མདོར་བསྟན་པའི་ལེའུ་སྟེ་གཉིས་པའོ། །

【译文】

要义概述

接着圣主救度母，恭恭敬敬正语道：这本珍宝图鉴续，本是医疗之根本，如同稀世如意宝，医疗续部之根本，全书一百二十章，现在对你一一述。在此地球之世间，冰片本为诸药王，檀香等为树木药，草类药和生物药，朱砂磁石妙翅玉，皆为珍宝石类药。如此等的各类药，任何一药有产地、性相形态和味效、配方治疗何种病，皆在此续一一述。此亦所有植物药，根叶花果皮汁液，都要做到适时采，所说功效全产生；根药春采效力大，叶类药物三夏采，花类药物盛开采，果实成熟功效大，皮类药物秋春采，脂类冬采功效大；这些勿误认真作，所有疾病才能除。

如是所述，为珍宝图鉴续的第二章要义概述之章。

ལེའུ་གསུམ་པ། རྩོ་སྨན་ཤིང་སྨན་བཤད་པ།

【译文】第三章　草木类药物

རྩྭ་སྨན་ཤིང་སྨན་བཤད་པ།

བོད་ཡུལ་དུ་སྐྱེས་པའི་རྩྭ་སྨན་ཤིང་སྨན་བཤད། །གནས་མཆོག་ཁྱད་འཕགས་ཁ་བ་ཅན་འདི་ནི། །སྨན་མཆོག་ཟིལ་པ་ཅན་དུ་རབ་གྲགས་པ། །རྒྱ་གར་རྒྱ་ནག་བལ་པོ་གསེར་གླིང་ཡུལ། །དྲུ་གུ་དོལ་པོ་ཁྲོམ་གྱི་ཡུལ་དག་ན། །སྨན་མཆོག་འདི་དག་མི་སྐྱེས་བོད་ཡུལ་སྐྱེས། །རི་རྩེ་གངས་ཀྱི་འདབ་མ་ན། །ཆུ་དང་རྫ་བྲན་འདྲེས་པའི་ནང་། །ལྷ་དང་དྲང་སྲོང་རྣམས་ཀྱིས་སྐྱེད། །

【译文】

草木类药物

藏地生的草木药，现在一一来讲述。圣地特殊之雪域，具露药物最驰名，天竺汉地尼泊尔、色林地和朱固地、堆波地和高昌地，这些良药皆不生，只有藏地才生长，山顶雪盖之山坡，溪水石岩交界处，天神仙人使药生。

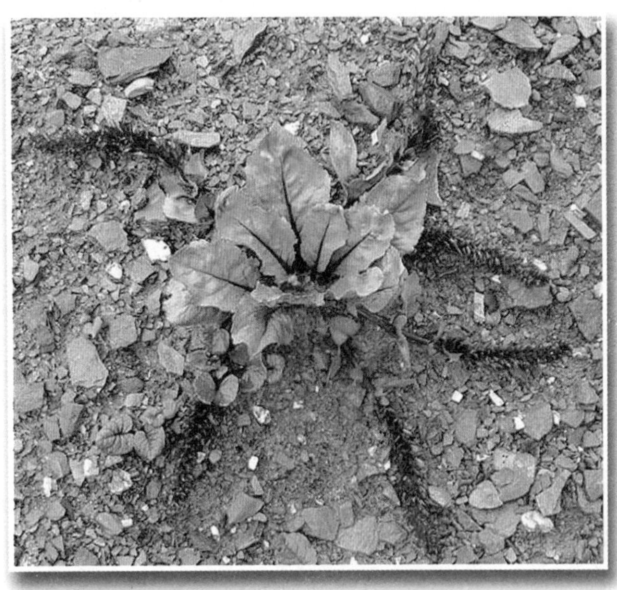

蓝花兔耳草 ག་བུར་ནག་པོ་ཟིལ་གནོན།

1. ག་བུར་ནག་པོ་ཟིལ་གནོན།

རི་རྩེ་གངས་ཀྱི་འདབ་མ་ན། །ཆུ་དང་རྫ་བྲན་འདྲེས་པའི་ནང་། །རྐ་དང་དྲང་སྡོང་རྣམས་ཀྱིས་སྐྱེད། །ལོ་མ་འཕྱུག་ལ་སྲ་བ་སྟེ། །སྡོང་བུ་ཁོང་སྟོང་ཐ་ལ་རིང་། །མེ་ཏོག་སྔོ་དང་སེར་པོ་གཉིས། །མིང་ཡང་སོ་སོར་ལྷ་ཡིས་བཏགས། །མེ་ཏོག་སྔོ་སྨུག་ཡོད་པ་དེ། །ག་བུར་ནག་པོ་ཟིལ་གནོན་ཡིན། །འདི་ཡི་ནུས་པ་སྟོབས་དག་གིས། །ཤིང་བཅུད་ག་བུར་ཟིལ་གྱིས་གནོན། །རོ་ནི་ཁ་ལ་ནུས་པ་བསིལ། །ཚད་པའི་རིགས་དང་རིམས་རྣམས་ལ། །གཅིག་ཐང་བསྲུས་ལ་བཏང་གྱུར་ན། །ནད་རྣམས་མ་སོས་ཤི་བས་ན། །ཚེ་ཟད་འཆི་དུས་བབས་པ་ཡིན། །དེ་ལྟར་མ་ཡིན་འཚོ་བར་འགྱུར། །རྒྱས་ཚད་མེ་ལྟར་འབར་བ་ལ། །ག་བུར་ཟིལ་གནོན་འབྲས་བུ་གསུམ། །ཐང་དུ་བསྲུས་ལ་ཁོང་དུ་བཏང་། །གར་བབས་རྩ་ལ་དྲངས་པ་གཅེས། །ཤིན་ཏུ་ནད་ཚབས་ཆེ་བ་ན། །ག་བུར་ནག་པོ་བསྣར་དང་ནི། །ཨ་རུ་ར་དང་རྣམ་གསུམ་པོ། །ཕྱེ་མ་ཆང་གིས་ཐུལ་ལ་བཏང་། །གོས་ དྲོན་གྱོན་ལ་རྔུལ་ཡང་དབྱུང་། །ཕྱི་ལ་ཕྱེ་ཡིས་དྲིལ་ཕྱིས་བྱ། །ཚད་པའི་ནད་རྣམས་བ་སྤུར་འདྲེན། །འདི་ནི་ཐེ་ཚོམ་མེད་པ་ཡིན། །ཡང་ན་ཚད་ནད་རིམས་ནད་དང་། །འབྲུགས་དང་བསྡོངས་པ་ཐམས་ཅད་ལ། །སྦྱོངས་ཀྱིས་འོག་ཏུ་དྲངས་པར་བྱ། །སྦྱོང་སྨན་ནོན་པོ་རྣམས་ཀྱི་སྟེང་། །ག་བུར་ནག་པོ་སླ་རྩི་དང་། །ཏིག་ཏ་ཧོང་ལེན་པར་པ་ཏ། །བསིལ་ ཀྱི་སྡེ་ཚན་བཏང་བྱས་ན། །ཚད་རིམས་འཁྲུགས་ནད་ཐམས་ཅད་འཁྲུ། །ཚ་གྲང་ལྟུག་བཏང་ནད་སེལ་འགྱུར། །སྔོར་མེད་ནས་ཕྱུག་བཏང་ན་ཆད། །ཁ་ཟས་

བསིལ་ལ་འཇམ་པ་བཏང་། །སྐོམ་ན་མཛོ་རྟོལ་འོ་ཞོ་བཏང་། །ཚ་བ་ཡུར་ལ་སྨྱོ་བ་ན། །རྐོད་ཤ་ཆང་གསར་སད་མདའ་བཏང་། །སྨིན་རྟགས་རྣ་བ་འོན་པ་དང་། །ཁ་སྣ་མིག་ནས་ཆུ་འབྱུང་དང་། །གར་ན་མི་འབྱུང་སྨིན་པའི་རྟགས། །དེ་དུས་གཏར་བ་སྤྱད་པར་བྱ། །ཚད་རིམས་འཁྲུགས་གསུམ་སེལ་བར་འགྱུར། །འདུ་བ་རྣམ་བཞི་འཁྲུགས་གྱུར་ན། །ག་བུར་ནག་པོ་སྲང་ལྔ་དང་། །ཁྲོན་བུ་བྲེ་གང་སྙིང་པོ་དང་། །ཆུ་བྲེ་ལྔ་ཡི་ནང་དག་ཏུ་གདུ། །ཆུ་དེ་སྨན་ལ་ཐིམས་པ་དང་། །གླ་རྩི་ཨ་བར་པི་ལིང་སྦྱར། །ཚ་ནད་ཤས་ཆེའི་མི་དག་ལ། །གངས་ཆུ་བསྐོལ་གྲང་དག་གིས་ཕུལ། །གྲང་ནད་ཅན་ལ་ཆང་གིས་ཕུལ། །སྔོན་འགྲོ་རྗེས་ནི་གོང་དང་འདྲ། །ནད་སེལ་སྨན་གྱི་རྒྱལ་པོར་གྲགས། །

【译文】蓝花兔耳草★

山顶雪盖之山坡，水和石山交汇处，天神仙人使药生，叶片厚实而坚硬，茎秆空松细而长，花朵颜色蓝和黄，药名分别神命定。花朵颜色蓝紫色，神仙命名兔耳草，此药功效和药力，堪与冰片相媲美，其味苦而其性凉，对于热症和疫疠，独味煎汤内服后，病未痊愈若死亡，此为寿终死期到，如若非此即痊愈。盛热如同火燃烧，配伍冰片和三果，煎汤取汁口中服，引入患处之脉道；疾病非常严重时，配伍诃子黑冰片，配伍成散酒送服，穿暖衣服发出汗，外用面粉擦拭净，热病引入汗毛孔，此法治愈毫无疑。或者热症疫疠病、一切紊乱伴行病，要用清泻下泻出，宜在锐泻方剂上，加配麝香黑冰片、獐牙菜和兔耳草、角茴香等凉方服，热疫紊乱病全泻，凉水催泻病全除，内服无佐青稞粥，凉性饮食宜温食，渴饮犏牛犏犊乳。如若耳鸣疯癫时，鹫肉新酒作试探，成熟症状看耳鸣、口鼻眼睛都流水，处处不疼为成熟，此时放血治疗好，热疫乱三症皆除。四大和合紊乱时，配伍五两黑冰片，高山大戟取一升，五升水中文火煎，待水渗入大戟后，配伍麝香和诃子、毛诃子荜茇研粉，热症成分大之病，雪水烧开晾冷服，寒症宜用酒送服，先行断后与上同。堪称除病药之王。

★ 兔耳草以花色分为蓝、黄两种，亦称胡黄连，俗称藏黄连，这里主要说蓝花兔耳草，黄花兔耳草见后。

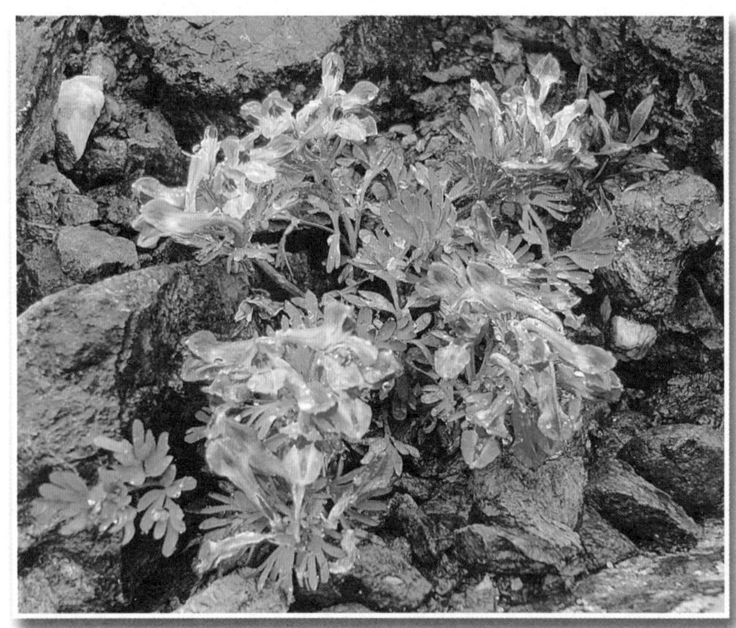

糙果紫堇　སྟོང་རི་ཟིལ་པ།

2. སྟོང་རི་ཟིལ་པ།

མེ་ཏོག་དམར་སེར་སྟོང་རི་ཟིལ་པ་ཅན། །རོ་ནི་གོང་མ་དག་དང་འདྲ། །བདུད་རྩི་ཟིལ་པ་རྒྱུན་མི་ཆད། །འབྲས་བུ་དག་ནི་གོ་སྙོད་འདྲ། །དུམ་བུར་བཅད་ན་ཁུ་བ་སེར། །འདི་ཡི་ནུས་པས་སྐྲངས་རྣམས་འཇོམས། །སྨན་འཕྲོད་གཞན་སྦྱར་ཚད་རིམས་སེལ། །སྟོང་རི་ཟིལ་གནོན་པར་པ་ཏ། །ཆུ་རྟ་སོ་དང་གཡུ་མགོ་དང་། །ནད་མ་སྦྱར་ཡང་ཞིབ་བྱས་ལ། །བཞི་ཀའི་ཆུ་དང་སྦྱར་བྱས་ལ། །སྐྲངས་་པ་གར་བྱུང་སྟེང་དུ་བྱུག །འབྱར་དང་དམ་རྣམས་ལེགས་བྱས་ན། །ཕྱོག་པ་ལ་སོགས་སྐྲངས་རྣམས་སེལ། །འདི་ནི་སྐྲངས་འདུལ་རྒྱལ་པོར་གྲགས། །

【译文】糙果紫堇★

糙果紫堇花红黄，其味苦而其性凉，带有露珠常不干，果实状似藏茴香，茎秆撅段汁液黄，此药功效消肿胀，配伍适合之药物，功效治疗热疫疠。糙果紫堇角茴香、塞北紫堇琉璃草、棘豆配伍研成粉，用水调糊敷肿处，细细覆盖和包扎，治疗疔疮等肿胀。此药称为消肿王。

★　药名，一作斑花黄堇。

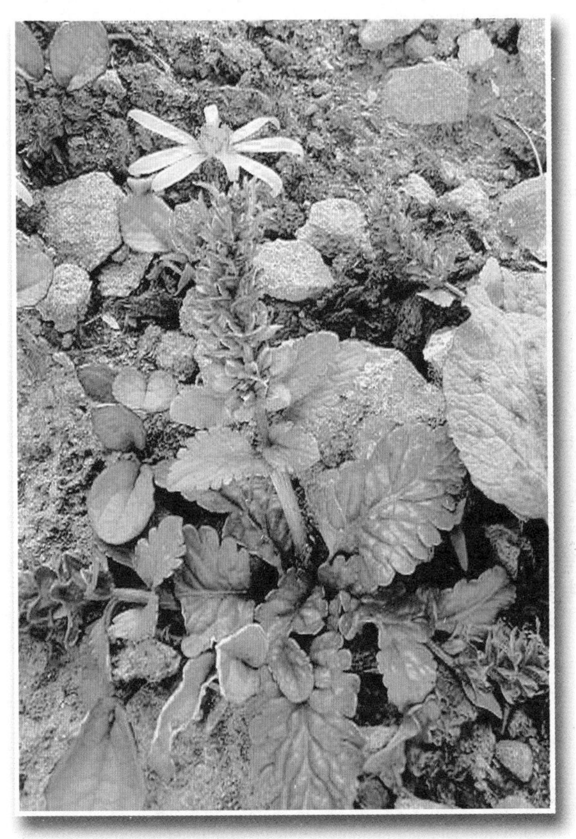

黄花兔耳草　ཧོང་ལེན།

3. ཧོང་ལེན།

ཧོང་ལེན་ལུག་རྩི་དོ་བོ་དང་། །གཟེ་མའི་ཐལ་བ་སྦྲང་དཀར་སྦྱར། །གར་བྱུགས་ནད་རྣམས་སེལ་བར་བྱེད། །སྨན་འཕྲོད་གཞན་གྱིས་ནད་གཞན་སེལ། །རྟ་ཕྱུགས་སྒལ་བ་རལ་བ་དང་། །དངུལ་ཐལ་སྦྱར་བཏབ་སོས་པར་བྱེད། །ཡོན་ཏན་གཞན་ཡང་བསམ་མི་ཁྱབ། །

【译文】黄花兔耳草

兔耳草和翼首草、蒺藜烧灰配白蜜，涂敷患处消诸病。配伍其他适合药，治疗马牛脊梁破，配伍银灰涂敷愈。其他功效很奇特。

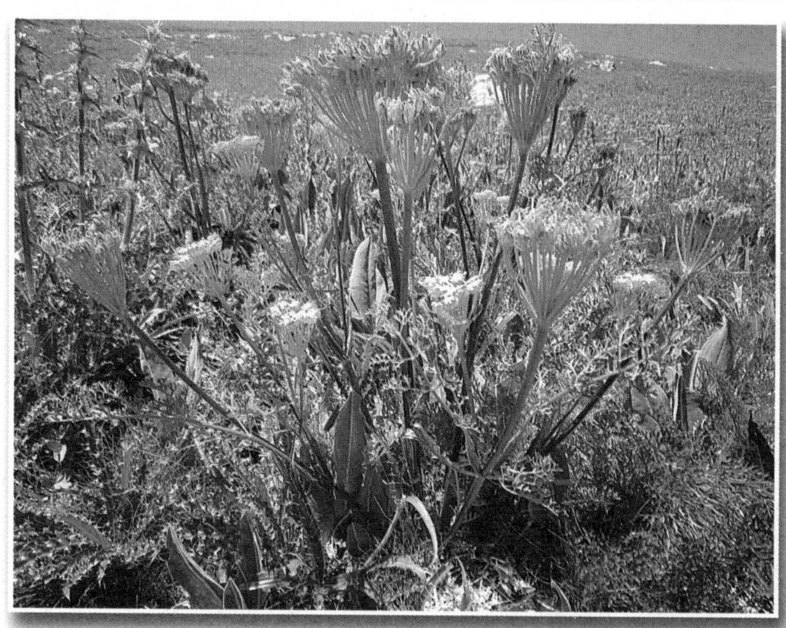

棱子芹 མ་གི་ཏ།

4. མ་གི་ཏ།（རྩད།）

ཟློ་རྒྱལ་རྩེ་མཆོག་མ་གི་ཏ། །ཁྲིབ་ཀྱི་རི་ལ་སྐྱེས་པ་ཡིན། །བོད་སྐད་དུ་ནི་རྩད་ཅེས་ཟེར། །དེ་ཡི་མཚན་ཉིད་བསྟན་པ་ནི། །ལོ་མ་སྔོན་པོ་འཇམ་ལ་སྲ། །སྡོང་བུ་གྱེན་དུ་དྲང་པོར་སྐྱེས། །མེ་ཏོག་དཀར་པོ་ཕྲ་ལ་ཆུང་། །འབྲས་བུ་ཤུ་གྲོ་རྣ་ལྟར་ཕྲ། །རྩེ་མཆོག་དེ་ཡི་སྐྱེས་ས་ན། །མདའ་རྒྱང་གང་པ་ཚུན་ཆད་དུ། །ག་བུར་ཙན་དན་སླ་རྩེ་ཡི། །དྲི་ཞིམ་སྤོས་དང་རྒྱུན་མི་ཆད། །སྨན་འདི་སྐྱེས་ས་དུག་མི་སྐྱེས། །སྦྲུལ་ཡང་འབྱུང་བར་མི་འགྱུར་རོ། །རང་གི་ནུས་པས་དུག་རྣམས་སེལ། །ཚད་ནད་སེལ་བའི་ག་བུར་ཡིན། །ཟློ་སྦྱོར་རྩེ་སྦྱོར་ཤ་སྦྱོར་དང་། །རྫས་སྦྱོར་རིན་ཆེན་དབྱིག་དུག་དང་། །རིག་པའི་དུག་སོགས་བསམ་འདས་ལ། །འདི་ཡིས་མི་ཐུབ་དུག་རིགས་མེད། །གསེར་མདོག་གཏྲ་ཆུང་དང་ནི། །འོམ་བུ་ཏོང་ལེན་སུམ་ཅུ་ཏིག །རི་རལ་ཁྱུར་ཆུང་ཁྲོན་ཆུང་དང་། །སེར་པོ་ཁྲག་ཏང་ཉ་མཁྲིས་དང་། །བོང་ང་དཀར་པོ་ག་ར་སྦྱར། །ཕྱེ་མ་ལྷུགས་ཀྱི་ཁུ་བས་འཕྱུལ། །ཤ་དུག་སེལ་བར་བཤད་པ་ཡིན། །གཅིག་ཐང་ནུས་པས་ཤ་དུག་དང་། །ཚད་རིམས་མ་ལུས་སེལ་བར་བྱེད། །རྩ་རིགས་གསུམ་པོ་གང་ཡིན་ཡང་། །འདི་ཡི་ཕྱེ་མ་ཨ་བ་དང་། །དོམ་མཁྲིས་སྲན་མ་མཚལ་དཀར་སྦྱར། །རྩ་རྣམས་འདྲུབ་ལ་ཤའུ་གསོ། །ཆུ་དང་རྣག་རྣམས་སྐེམས་པར་བྱེད། །དུག་ལ་སོགས་པའི་ནད་གཞན་ལ། །སྨན་འཕྲོད་གཞན་དང་སྦྱར་བ་ཡིས། །ནད་རྣམས་ཐམས་ཅད་སེལ་བར་བྱེད། །རྩེ་མཆོག་ཡོན་ཏན་བསམ་མི་ཁྱབ། །

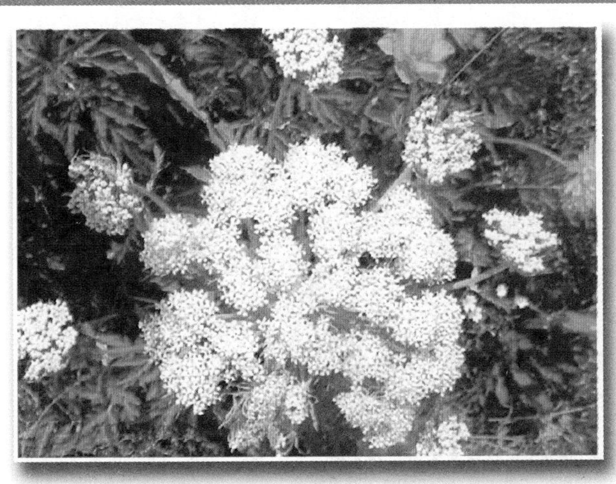

棱子芹 མ་གི་ད།

【译文】棱子芹

草药之王棱子芹，生在阴面山坡上，藏语之中称为杂。这味草药之性相，叶片青色光滑细，茎秆向上挺且直，花朵白色较微小，籽似尼枸卢树籽；此药生长之地方，周围一箭之范围，冰片檀香麝香味，强烈香味常不断；此药生处毒不生，毒蛇之类不出现；其味苦而其性糙，自身功效能解毒，治疗热病如冰片，配入肉方草药方、汁液方和矿物方，能够解除珠宝毒，并能解除接触毒，解毒功效难料想，此药能解各种毒。配伍诃子水柏枝、乌奴龙胆兔耳草、篦齿虎耳草贯众、高山大戟蒲公英、黄连鱼胆白乌头，再加白糖研成粉，铁汁送服解肉毒。独味汤能解肉毒，治疗一切热疫疠。三种疮类哪一种，棱子芹粉配木贼、熊胆豌豆和白砂，愈合疮伤育新肌，干涸黄水和脓液。若治其他中毒症，配伍其他适宜药，一切疾病能消除。良药功效难想象。

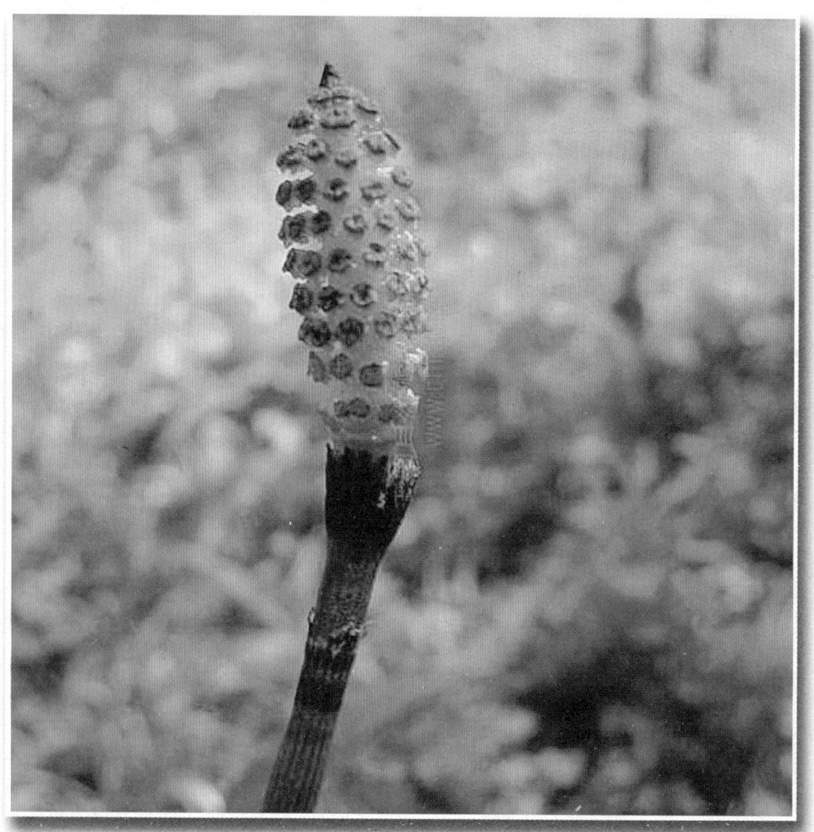

木贼　བདུད་རྩི་ཨ་བ།

5. བདུད་རྩི་ཨ་བ།

ཪྻ་སྨན་རྒྱལ་པོ་རིན་ཆེན་ནི། །བདུད་རྩི་ཨ་བ་ཞེས་བྱ་སྟེ། །ཐང་ལ་མི་སྐྱེས་བྲག་ལ་སྐྱེས། །ཨ་བ་དར་ལྡོང་སྐྱུད་པ་འདྲ། །ཨ་ལྷ་ཁབ་སྐྱ་གཤིབས་པ་འདྲ། །ཨ་ལྷ་ཕག་གི་ཟེ་བ་འདྲ། །ཨ་ལྷ་གཡུ་ཡི་ཕྲན་གཤིབས་འདྲ། །མེ་ཏོག་འབྲས་བུ་གང་ཡང་མེད། །རོ་དྲུག་གང་ཡང་མེད་པ་ཡིན། །ནུས་པས་མིག་ནད་སེལ་བ་དང་། །རྨ་རིགས་གང་ཅུང་སེལ་བར་བྱེད། །འདུ་བ་བཞི་པོའི་ནད་སེལ་འགྱུར། །དེ་ཡི་སྦྱོར་བ་བསྟན་པ་ནི། །ཨ་ལྷ་ལྕགས་ཕྱེ་སྦྲུལ་ཤ་དང་། །ཕྱུ་ཤུད་མིག་སྨན་ཡུང་བ་དང་། །སྐྱེར་པའི་ཁཎྜ་སག་རྩི་སྦྱར། །རྣག་དང་རྨ་བྱུང་རྨེན་ངན་དང་། །ཞིང་ཏོག་སྐྱ་རིབ་ལ་སོགས་པ། །ཁྱེའུའི་ནུ་ཞོ་དང་སྦྱར་བྱུག །མིག་ནད་མ་ལུས་སེལ་བར་འགྱུར། །སྨན་མར་བྱས་ལ་ཁོང་དུ་བཏང་། །ཡི་ཤེས་སྤྱན་དང་ལྡན་པར་འགྱུར། །ཨ་ལྷ་དོམ་མཁྲིས་གུ་དྲུས་དང་། །སེར་པོ་ཁྲག་རྐང་ཚུ་རྟ་སོ། །སྤྲི་ཞུར་སེ་འབྲུ་སུམ་ཅུ་ཏིག　རེ་རལ་མཚལ་དཀར་ཕྱེ་མ་སྦྱར། །སྦྲང་རྩི་དང་སྦྱར་རྨ་ལ་གདབ། །ཁོང་དུ་བཏང་ལ་སྦྱོད་ལམ་གཟབ། །ཁ་ཟས་རིགས་པས་དཔྱད་ཅིང་བསྟེན། །རྨ་ཡི་ནད་རྣམས་འཚོ་བར་འགྱུར། །བསམ་གྱིས་མི་ཁྱབ་ཡོན་ཏན་ལྡན།།

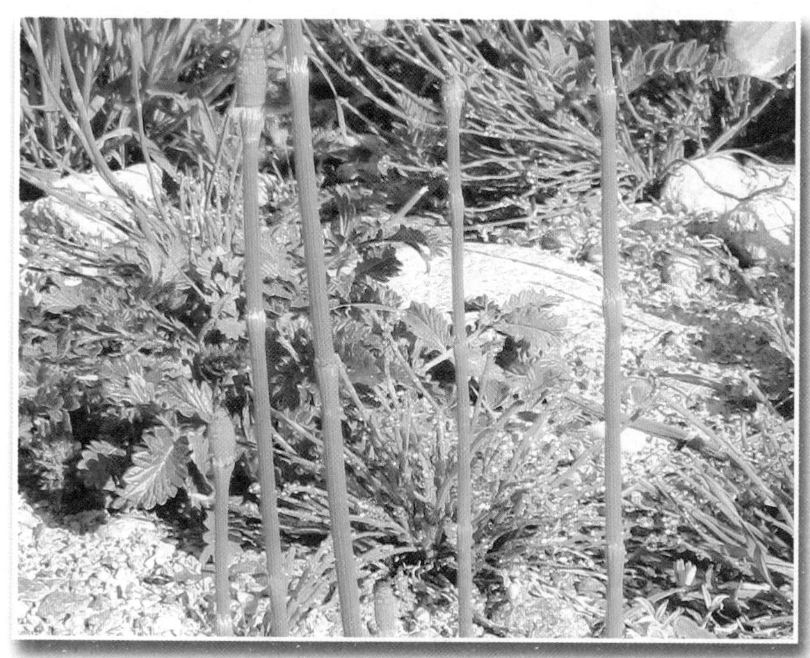

木贼 འདུད་རྩི་ཤ་ག

【译文】木贼★

草药之中奉为宝，人称甘露木贼药，草坡不生石岩生，形态如同绿丝线，如同大针并排列，如同猪颈之鬃毛，如同碧玉条并列，没有花朵没有果，也无六味任何味，任何伤疮皆可治，并治四大和合病。此味草药之配方，木贼铁粉夏至草、蛇肉姜黄小檗膏、胆矾等药配成方，治疗积脓疮腺肿。眼翳青光等眼病；男婴母乳调糊敷，治疗一切眼疾病；配成药酥油内服，智慧之眼更敏锐。木贼熊胆和黄连、迭裂黄堇和棘豆、秦皮石榴和贯众、白砂篦齿虎耳草，配伍成方研成粉，配伍蜂蜜贴敷疮，内服起居要慎重，饮食观察再进食，一切疮病会痊愈。功效真是难意想。

★　药名，一作龙须根。

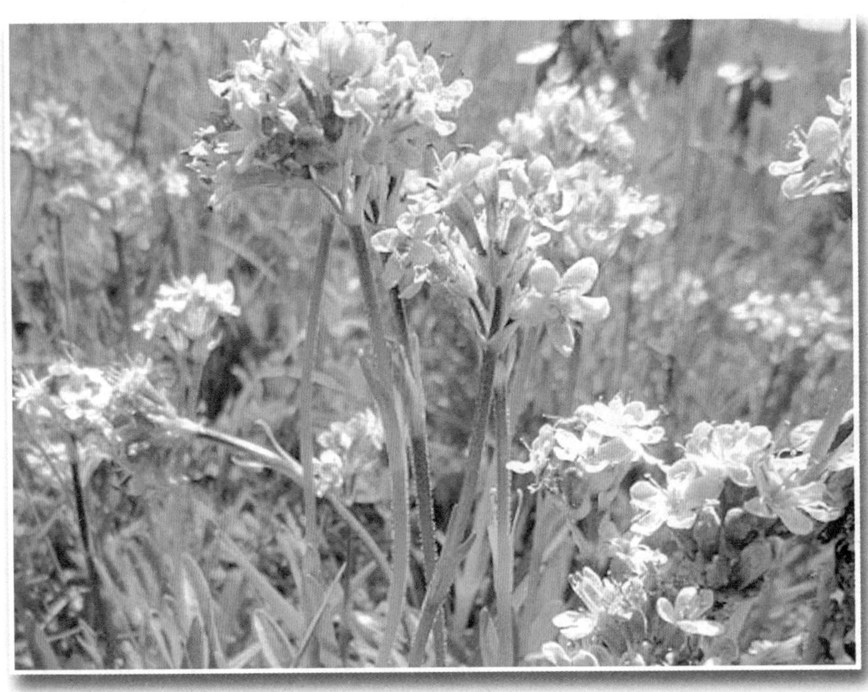

甘松 སྤང་སྤོས།

6. སྤང་སྤོས།

སྤང་སྤོས་ཞེས་བྱའི་དྲི་བསུང་ཞིམ། །སྲིབ་རི་སྤང་ལ་སྐྱེས་པ་ཡིན། །ལོ་མ་གཡུ་ཡི་གཞོང་པ་འདྲ། །སྡོང་བུ་རིང་སྨུག་མེ་ཏོག་དམར། །ལྕུང་པ་དྲི་ཞིམ་སྤོས་དྲིར་འགྱུར། །དེ་ལ་ལྷ་རྣམས་རྟག་ཏུ་གནས། །བགེགས་ཀྱི་བར་གཅོད་འབྱུང་མི་འགྱུར། །རོ་ནི་ཅུང་ཟད་ཁ་བ་ཡིན། །རང་གི་ནུས་པས་ཚད་རིམས་དང་། །གག་ལྷོག་སྲིན་ནད་ཙ་ནད་འདྲེན། །ནད་རྣམས་གང་ཡིན་དེ་དག་ལ། །སྣ་ཙ་བདུག་ལ་ཁོང་དུ་བཏང་། །ཁྱུགས་པ་བྱས་ལ་སོས་པར་འགྱུར། །ཚད་རིམས་ནད་ལ་སྤང་སྤོས་དང་། །ག་བུར་ནག་པོ་ཙན་དན་དང་། །འབྲས་བུ་གསུམ་དང་ཏིག་ཏ་དང་། །མ་ནུ་བཞི་པོ་དང་སྦྱར་ལ། །ཐང་དུ་བསྐུས་ཏེ་བཏང་བྱས་པས། །ཚད་རིམས་ནད་རྣམས་སེལ་བར་བྱེད། །ཁོས་ཀྱིས་བྱིབས་ལ་རྟུལ་འབྱིན་བྱ། །ནད་རྣམས་གང་ཡིན་སེལ་བར་བྱེད། །གག་ལྷོག་ནད་རྣམས་གང་ཡིན་ལ། །ཀླུ་རྩེ་བ་སྤྲུ་ཤེལ་དང་དཀར། །ལུག་མིག་སེར་པོ་བཙན་དུག་དྲུག། ཛ་བོ་ཆ་མཉམ་བཙན་དུག་ནི། །སྲན་མ་ཆུང་ངུའི་ཚད་ཙམ་བཏང་། །ལོ་བརྒྱད་བྱིས་པའི་རྒྱུ་ཡིས་ཕུལ། །ཁྱུགས་པ་བྱས་ལ་འདྲེ་ཅན་འཇོམས། །གག་ལྷོག་ནད་རྣམས་སེལ་བར་བྱེད། །དཀར་གསུམ་ཟས་ཀྱང་འཛོམས་པར་བྱ། །སྤང་སྤོས་ཤིང་ཀུན་གུ་གུལ་ནག །མ་ནུ་རྩེ་དང་ལང་ཐང་རྩེ། །ཐང་ཕྲོམ་ཤ་བའི་ཁྲག་དང་སྦྱར། །ཁོང་དུ་བཏང་བས་སྲིན་ནད་སེལ། །གཞན་ཡང་ཡོན་ཏན་བསམ་མི་ཁྱབ། །

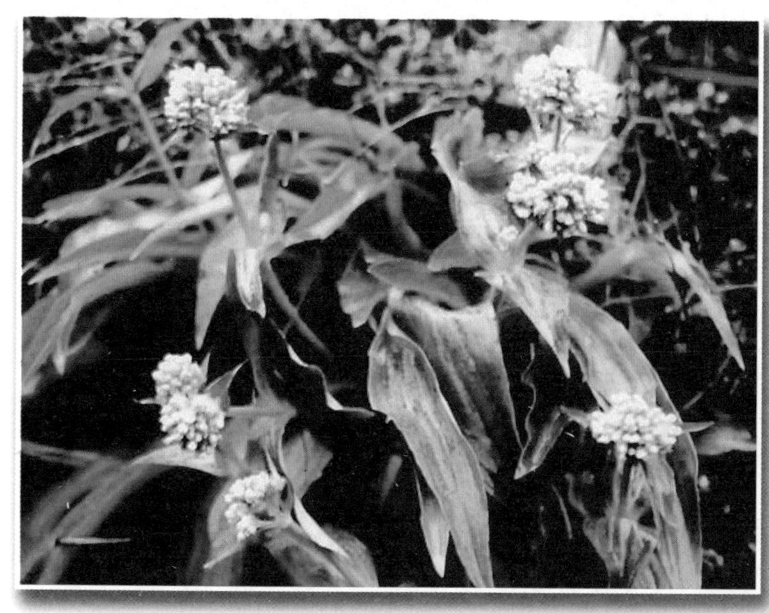

甘松 སྤང་སྤོས།

【译文】甘松

甘松气味很芳香，生在阴山草山坡，叶片形状似玉盘，茎秆紫长花红色，满沟弥散芳香气，此处众神久居地，妖魔鬼怪不产生，其味稍许有点苦，自身功效治热疫、喉蛾疔疮和虫病，并且治疗血脉病。无论身患何种病，熏鼻内服和外敷，这些疾病可痊愈。甘松配伍黑冰片、檀香三果獐牙菜、四味消化停食药，煎汤内服治热疫，穿暖衣服发出汗，任何疾病皆排出。配伍麝香麻花艽、喜马拉雅紫茉莉、红舌千里光草乌，前五味药等份配，细叶草乌小豆大，配制成散童便服，外面涂敷忌邪魔，治疗喉蛾和疔疮，禁忌进食三白食。甘松阿魏天仙子、穆库尔没药紫铆、莨菪鹿血配成方，内服能够治虫病。其他功效难料想。

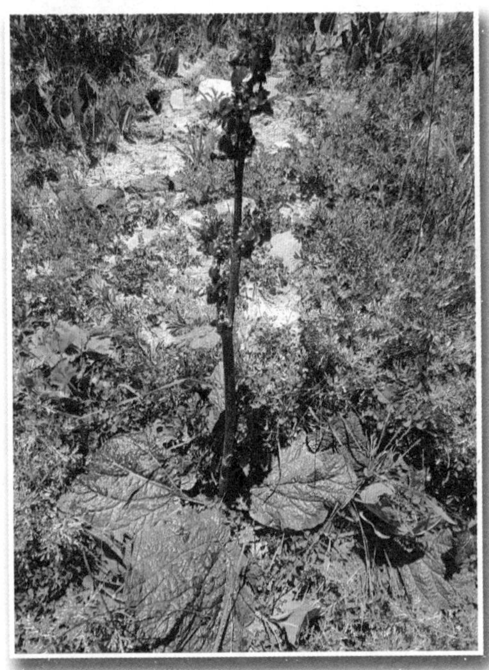

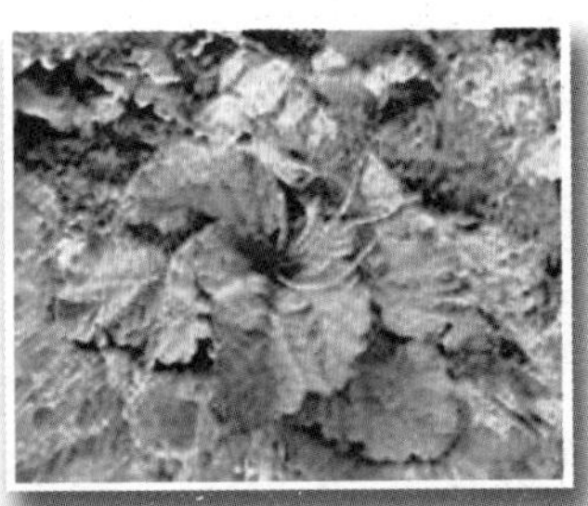

石山大黄　ལྕུམ་པ།

7 . ལྕུམ་པ།

ལྕུམ་ནི་ཛ་བྲག་དག་ན་སྐྱེས། །ཆེ་ཆུང་འབྲིང་གསུམ་ཡོད་པ་ཡིན། །ཡོ་མས་ས་གཞི་གནོན་པ་ཡིན། །སྡོང་བུ་ཁོང་སྟོང་རིང་ལ་ལྡེམ། །མེ་ཏོག་དམར་པོ་སྤུངས་པ་འདྲ། །འབྲས་བུ་ཟུར་གསུམ་བད་ཀན་སེལ། །རོ་ནི་སྐྱུར་ལ་རྩུབ་པ་ཡིན། །ཡོ་མའི་ནུས་པས་བད་ཀན་སེལ། །རྩ་བའི་ནུས་པས་རྨ་རྣམས་གསོ། །སྤྱི་ཡི་ནུས་པས་འབྲུ་བར་བྱེད། །མིང་ནི་རྣམ་གྲངས་བཅུ་གཅིག་ཡོད། །པདྨ་རྩ་རི་སྤྱི་ཡི་མིང་། །ལྕུམ་རྩ་དང་ནི་ཡུང་བ་དང་། །གསེར་ཞིང་བར་ཤུན་ཞོ་སྦྱར་བྱུག །ཡན་ལག་སེར་པོས་སྐྲངས་པ་སེལ། །དེ་རྗེས་མར་དཀར་དག་ཀྱང་བྱུག །སྐྲངས་པ་འཇིབ་ལ་ཤའུ་གསོ། །ནུས་པ་འཕྲུལ་དུ་འབྱུང་བའོ། །པདྨ་རྩ་རི་ཨ་རུ་ར། །ར་དུག་པ་ཡི་མེ་ཏོག་དང་། །ཤ་མ་དུར་བྱེད་བཞི་སྦྱོར་གྱིས། །ཁོང་སློག་གཟེར་ཐུང་འཇོམས་པར་བྱེད། །ཡང་ན་ཉིས་སྦྱོར་དྲག་པོ་སྟེ། །པདྨ་རྩ་རི་ཆ་གཅིག་དང་། །ཤ་མ་དུར་བྱེད་ཆ་གཅིག་སྦྱར། །གཟེར་ཐུང་ནད་རྣམས་སེལ་བར་བྱེད། །པདྨ་རྩ་རི་ཚྭ་དང་སྦྱར། །ཡན་ལག་བསྣད་པར་གྱུར་པ་ཡི། །པགས་ནད་སྤྲིན་ལྟར་བྱེར་བ་སེལ། །པདྨ་རྩ་རི་བུ་རམ་དང་། །ད་ཏྲིག་སྣ་ལོ་རྩ་བ་སྦྱར། །ཁོང་ནད་རྒྱུ་ལོང་རྣམས་ལ་ཕན། །སྦྱོངས་རྣམས་གང་ཡིན་ཐམས་ཅད་ལ། །པདྨ་རྩ་རི་བཏབ་བྱས་ན། །རྩམ་པ་འཛིན་ཅིང་ཆུས་མི་འཇིགས། །འདི་མེད་སྦྱོངས་དཀའ་མི་གཏང་ངོ་། །འདི་ཡི་སྦྱོར་སྡེ་བསམ་མི་ཁྱབ། །

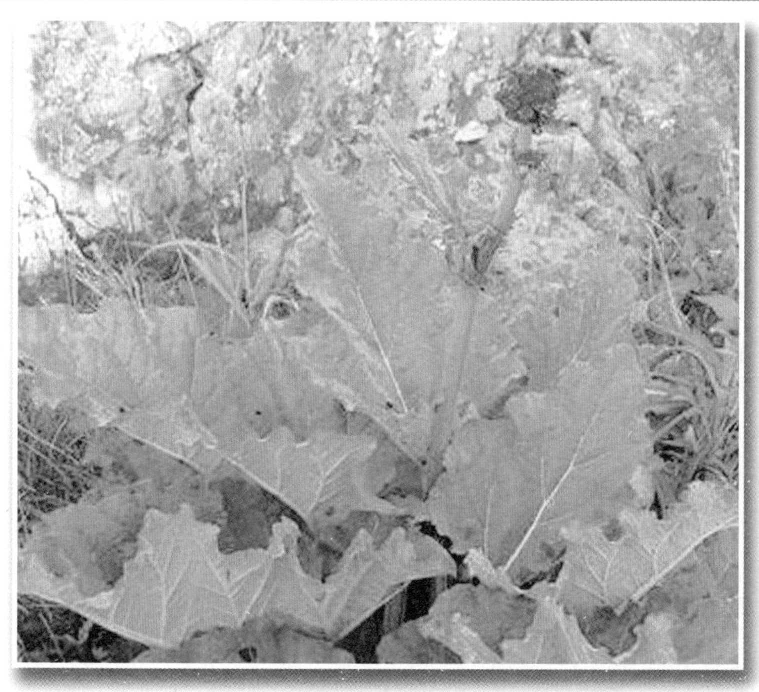

石山大黄 ལྕུམ་པ།

【译文】石山大黄

石山大黄生石山，分为大中小三种，叶片平展地面上，茎秆中空长而柔，花朵红色聚成簇，其味酸而其性糙。果实三角治培根，叶片功效治培根，根子功效愈伤疮，总的功效下泻病。名称多达十一个，班玛杂若为总名。大黄姜黄小檗皮，配伍奶酪外涂敷，治疗四肢黄肿病，其后涂敷白酥油，消散肿胀育新肌，此方立即生功效。大黄根子配诃子、毛萼多花乌头花、白狼毒等四味药，内服治疗疮阵痛。或者两味药配伍，大黄根子占一份，白狼毒亦占一份。内服治疗阵痛病。大黄根子配食盐，治疗四肢之创伤、如云扩散皮肤病。大黄红糖盐麸果、水蓼根子配成方，治疗大肠小肠病。任何催泻方剂中，都可配伍大黄根，能纳糌粑水不害，没有此药难下泻。此药配方说不尽。

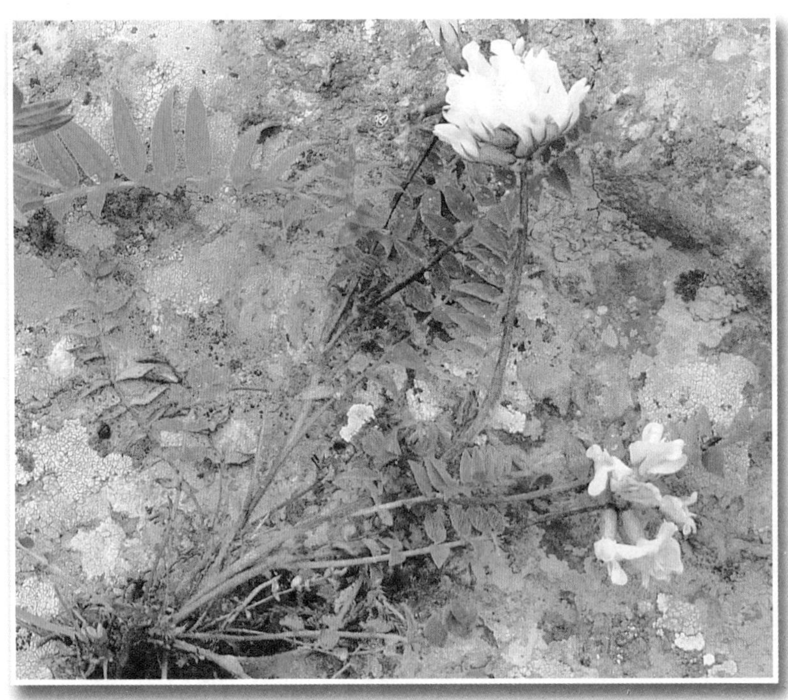

肾瓣棘豆

གཉན་ཐུབ།

8．གཉན་ཐུབ།（སྟག་པ）

གཉན་ཐུབ་ཅེས་བྱ་སྲིབ་མོར་སྐྱེས། །ལོ་མ་གཡུ་བུན་འཐིབས་པ་འདྲ། །འདི་ཡི་བྲོ་མ་ར་འོས་སྐྱུ། །སྐྲངས་པ་བསྐུས་པས་ཞི་བར་བྱེད། །ཁྱི་སྤྲི་དང་སྤྲུར་སྤོག་ཐབས་ཐུབ། །རོ་ནི་ཅུང་ཟད་ཁ་བ་ཡིན། །བུ་ག་དགུ་ནས་ཁྲག་འཛག་དང་། །ལུས་ཀྱི་རྨ་རྣམས་ཁྲག་འཛག་ལ། །འདིས་ནི་མི་ཐུབ་གང་ཡང་མེད། །འཛེར་པ་སེལ་བའི་སྨན་གཅིག་ཡིན། །དུག་སྦྲུལ་བཟུང་ཀྱང་དཀྲིས་པས་ཐུབ། །གཉན་ནད་རིགས་ནི་གང་ཡང་རུང་། །ཁོང་དུ་བཏང་ནས་ཆོམ་བྱས་ན། །འདི་ཡིས་མི་ཐུབ་ནད་རྣམས་མེད། །འདི་ཡི་ཡོན་ཏན་བསམ་མི་ཁྱབ། །

【译文】肾瓣棘豆

棘豆生长在阴坡，叶片如同玉片迭，其味稍许有点苦。研粉山羊奶调敷，肿胀再硬可消散。配伍狗毛沙狐毛，疗毒绞痛能够治。上下九窍若流血，身体伤疮若流血，除了此药无他药。治疗瘊疣一良药，毒蛇咬伤能解毒，能治任何瘟疫病，内服能够镇病魔。此药能够治百病，此药功效难想象。

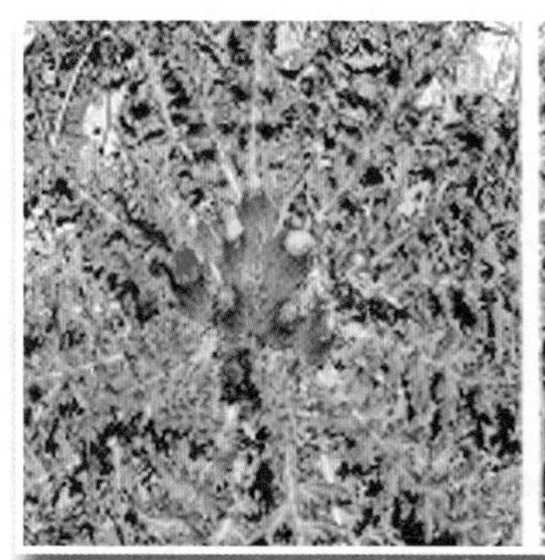 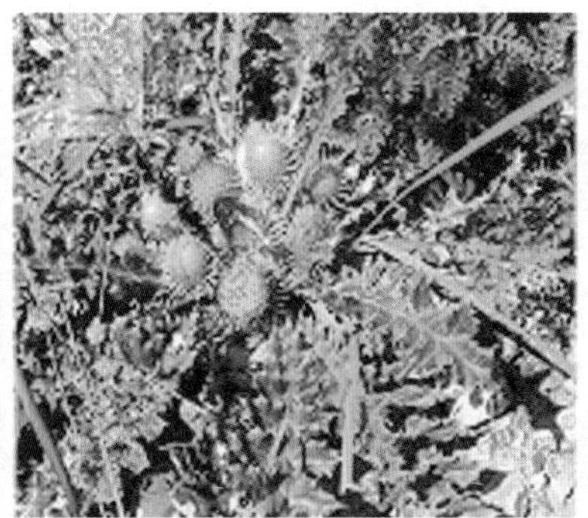 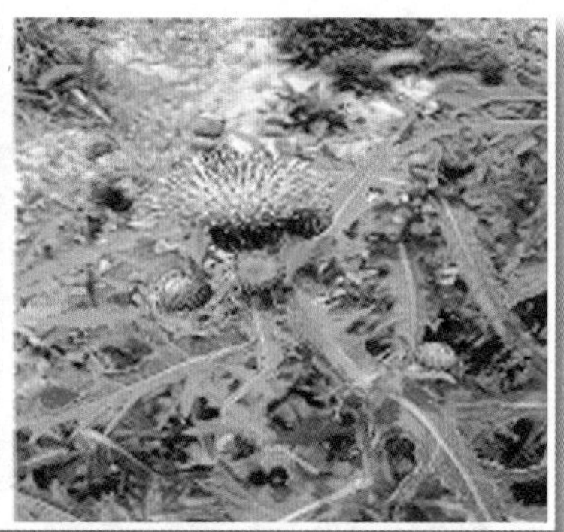

大蓟 བྱ་བྲ་བ།

9．བྱ་བྲ་བ།（སྤྱང་ཚེར།）

བྱ་བྲ་བ་ཡི་རྩ་བ་ནི། །ར་འོའི་ནང་དུ་བསྐོལ་བྱས་ན། །བུ་རམ་བཙའ་ལྒ་ཨ་རུ་ར། །རྒྱམ་ཚྭ་དག་དང་སྦྱར་བྱས་ནས། །ཕོ་བའི་མ་ཞུ་བད་ཀན་དང་། །སྐྲན་དང་ལྕགས་དྲེག་རྙིང་པ་དང་། །སྦྱོར་བ་འདི་ཡིས་འབྲུ་བར་འགྱུར། །རྗེས་ལ་ཉེས་མེད་ནས་ཐུག་དང་། །རྐྱང་བའི་ཕྱེ་མས་གྲེ་བའི་ཐོར་བ་འཇོམས། །བྱ་བྲ་བ་ནི་སྤྱང་ཚེར་ལོ་མ་སྦྱར། །ཁྱེན་དུ་འདྲེན་པར་བྱེད་པའོ། །ཨ་བར་བུལ་ཏོག་ཟབ་ལག་ཙན། །ར་གློ་དང་སྦྱར་འདྲེན་པར་བྱེད། །གཙོང་རྙིང་མཆིན་ནད་རྙིང་པ་ལ། །རྩ་བ་སུམ་གཉིས་སྤང་རྩི་སུམ་ཆ་སྦྱར། །ལུག་ཤ་གསར་བའི་ཁུ་བའི་ནང་། །བཏབ་ནས་འཐུང་ན་གཙོང་རྙིང་སེལ། །བྱ་བྲ་བ་དང་རྒྱ་ཚྭ་གཉིས། །ཕྱེ་མ་ཞིབ་བྱས་ཆུ་ལ་སྦྱར། །ཁྱོར་བ་གང་ཙམ་བཏང་བྱས་ན། །སྣ་ཁྲག་ལུག་པ་ཆད་པར་འགྱུར། །འདི་ཡི་སྦྱོར་སྡེ་དཔག་ཏུ་མེད།།

【译文】大蓟

大蓟刺参之根子，山羊奶中煎取汁，配伍红糖和生姜，再加诃子光明盐，可治胃不消化症、培根病和痞瘤症，并治陈旧铁垢病，内服此方清泻后，进食无害青稞粥。单药内服治喉疹。大蓟配伍刺参叶，能够向上引吐病。配伍诃子毛诃子、穗序大黄和碱花、山羊肺等能引吐。对于瘟疾旧肝病，大蓟根占三之二，翼首草占三之一，调入新鲜羊肉汤，内服治疗旧瘟疾。大蓟硇砂两味药，研成细粉水配伍，内服一掬止鼻血。此药配方广又多。

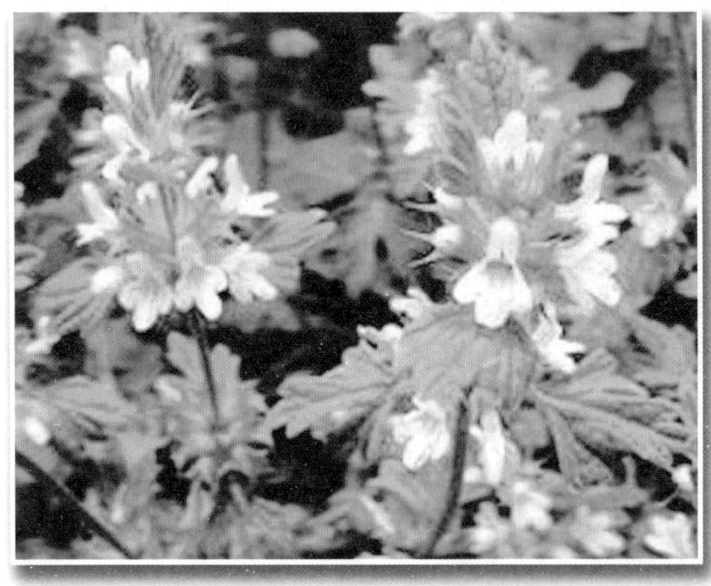

夏至草

ཨ་ཛ་ན།

10. ཨ་ཛ་ན། （བུ་ཤུད་མིག་སྨན།）

མིག་ནད་སེལ་བའི་ཨ་ཛ་ན། །བོད་སྐད་བུ་ཤུད་མིག་སྨན་ཟེར། །ཞིང་ནང་ས་ནག་དག་ལ་སྐྱེས། །ལོ་མ་ནག་ལ་རྩུབ་པ་ལ། །སྡོང་བུ་གྲུ་བཞི་གདེངས་ཀ་ཅན། །མེ་ཏོག་དཀར་པོ་ནམ་མཁར་འཕྱུར། །དར་དཀར་ཡོལ་བ་སྒྲེལ་བ་འདྲ། །འབྲས་བུ་མདོག་ནག་བཞི་པོ་ལ། །ཟུར་གསུམ་བྲ་བོ་གས་པ་འདྲ། །རོ་ནི་མངར་ལ་རྣོ་བ་ཡིན། །རང་གི་ནུས་པས་མིག་ནད་སེལ། །མིག་ལ་རྨ་བྱུང་རྣག་པ་དང་། །རྨེན་སྐྱེས་ལིང་ཏོག་ཟུག་གཟེར་ཆེ། །བད་ཀན་སྐྱ་རིབ་གང་ལ་ཡང་། །མིག་ནང་བཙུག་པས་སེལ་བར་བྱེད། །མིག་ནད་སེལ་བའི་སྨན་རྣམས་ཀྱི། །རྒྱལ་པོ་དག་ཏུ་བཤད་པ་ཡིན། །འདི་ནི་ནོར་བུའི་སྙིང་པོ་ཡིན། །ཡོན་ཏན་བསམ་མི་ཁྱབ་པའོ། །

【译文】夏至草★

治眼病之夏至草，藏语称布徐莫曼，生在田间黑土地，叶片黑色而粗糙，茎秆四方有纵皮，白色花朵半空摇，如同白绸幔连结，种子黑色有四粒，如同三角荞麦裂，其味甘而其性锐，自身功效治眼病。眼睛生疮又流脓、瘰疬翳障疼痛大、培根青光等眼病，调膏敷眼愈眼疾，可谓治眼之药王，此为宝中之精华，功效很大不可想。

★　一称白花假秦艽。

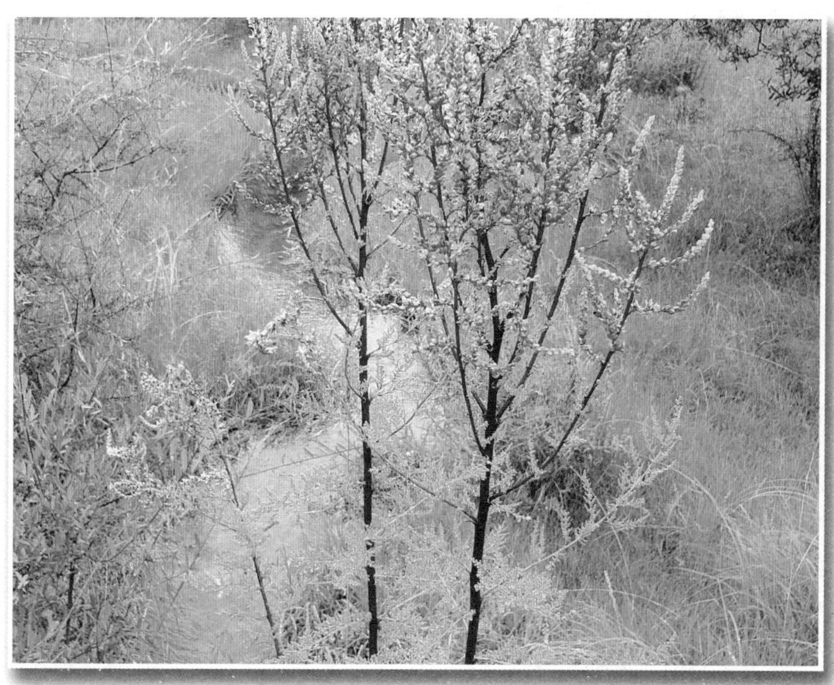

水柏枝

ཆུ་ཤིང་འོམ་བུ།

11. ཆུ་ཤིང་འོམ་བུ།

ཆུ་ཤིང་འོམ་བུ་ཞེས་བྱ་བ། །ཆུ་ལུང་བྱེ་མའི་ནང་ན་སྐྱེས། །སྡོང་བུ་ཁོང་སྟོང་སྨུག་ལ་རིང་། །མེ་ཏོག་དམར་སྨུག་ཕུང་པོ་འབྲུགས། །ལོ་མ་ཕྲ་ལ་སྔོ་བ་ཡིན། །རང་གི་ནུས་པས་དུག་ནད་སེལ། །རོ་ནི་ཁ་ལ་མངར་བ་ཡིན། །ཤ་དུག་ལ་སོགས་དུག་རིགས་ལ། །འདི་ཡིས་མི་ཐུབ་གང་ཡང་མེད། །འོམ་བུ་ཤུག་པ་བ་སྤུ་མཚོ། །མཁན་པ་དཀར་པོའི་ལོ་མ་རྣམས། །ཆང་ངམ་ཆུ་ཡིས་རླན་བྱས་ལ། །ཟངས་ནང་བཙོས་ལ་དོང་ནང་བླུག། དེ་སྟེང་སྣན་བཏིང་ནད་པ་བསྐལ། །སྟེང་ནས་གོས་ཀྱིས་ལེགས་པར་བྱིབས། །རྔུལ་དབྱུང་ཕྱིས་ན་འབྲུགས་རིམས་ནད། །ཁ་སྤུ་བུ་གར་འདྲེན་པར་བྱེད། །ཁ་སྤུའི་སྦྱོངས་སུ་བཤད་པ་ཡིན། །འོམ་བུའི་མེ་ཏོག་བསྲེགས་ཐལ་དང་། །ཨ་རུ་ར་དང་བོང་ང་སྦྱར། །ཕྱེ་མ་ཆུ་སྐོལ་ལྕུག་གིས་འཕྱུལ། །གྲི་བ་འགགས་པའི་ནད་རྣམས་སེལ། །རང་གི་ནུས་པས་ལྟོག་པ་འཛོམས། །ཚིག་ཐང་འགོ་བའི་ནད་རྣམས་ཐུབ། །རྨ་རྣམས་འདུབ་པའི་དར་ཡ་ཀན། །རྨ་གསར་དུད་པས་བདུག་ན་འཚོ། །འོ་མ་ཆུ་ནང་བཙོས་བཏང་ན། །མཆེར་པའི་ནད་རྣམས་སེལ་བར་བྱེད། །གླད་པའི་ནད་ལ་ཤུག་ཕྱེ་བཏང་། །གསེར་ཤིང་སེ་རྒོད་འོམ་བུ་གསུམ། །ཞུན་བྱས་བཏང་ན་དུག་ནད་སེལ། །

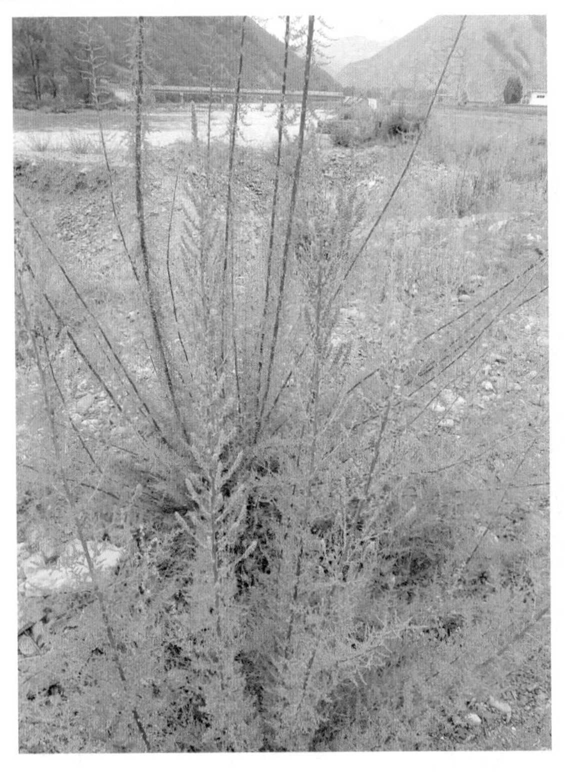

水柏枝 ཆུ་ཤིང་འོམ་བུ།

【译文】水柏枝

所说水树水柏枝，生在河川之沙地，茎空色紫比较长，花色红紫呈穗状，叶片细长显青色，其味苦而稍许甘，自身功效治中毒，肉食中毒等病症，此药不灵再无药。水柏枝配圆柏叶、喜马拉雅紫茉莉、大籽蒿叶和麻黄，用酒或水湿润后，锅中炒热放入坑，其上铺单病人睡，身上衣被好好盖，身体出汗擦拭干，紊乱热病疫疠病，皆从汗孔引泻出，称为汗孔清泻法。水柏枝花烧成灰，配伍诃子白乌头，研成细粉开水服，治疗咽喉阻闭症。自身功效治疗疮，单汤治疗传染病，实为愈疮之甘露，新伤新疮烧烟熏。牛奶水中煎汤服，治疗脾脏之疾病。配伍圆柏研成粉，内服治疗脑部病。小檗蔷薇水柏枝，熬膏内服治中毒。

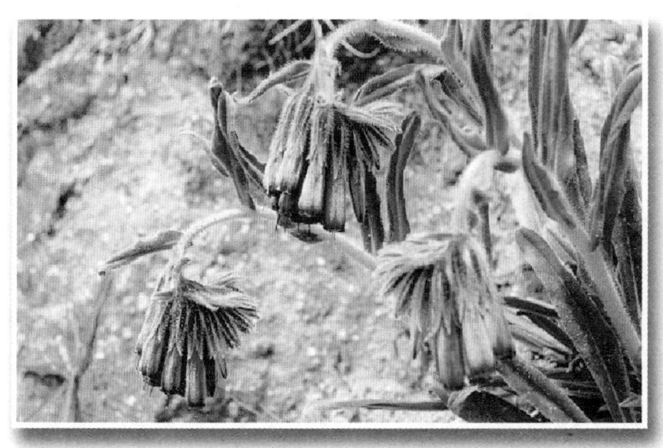

紫草　འབྲི་མོག

12. འབྲི་མོག

འབྲི་མོག་ཅེས་བྱའི་སྨན་མཆོག་ནི། །ས་མཁྲེགས་ཐམ་པ་དག་ལ་སྐྱེས། །ལོ་མ་སྐྱ་ལ་རབ་ཏུ་རྩུབ། །སྡོང་བུ་རྩ་བ་དམར་བ་ལ། །རོ་ནི་མངར་ལ་ཅུང་ཟད་ཁ། །རང་གི་ནུས་པས་གློ་ནད་སེལ། །འབྲི་མོག་མར་དཀར་སྦྱར་བ་ཡིས། །གློ་ནད་གསར་བ་སེལ་བར་བྱེད། །འབྲི་མོག་གུར་གུམ་རྒྱ་སྐྱག་ཐང་། །གློ་ཚད་ཁྲག་སྐྱུགས་གཅོད་པར་བྱེད། །འབྲི་མོག་རྒྱ་སྐྱག་བཙོད་དང་ནི། །ཐང་གི་རམ་བུ་མཛེ་མོ་ཤིང་། །དམར་པོ་ལྔ་ཡི་ཐང་གིས་ནི། །གློ་ནད་ཐམས་ཅད་སེལ་བར་འགྱུར། །གློ་ནད་གསར་བ་ཐམས་ཅད་སེལ། །འབྲི་མོག་བཙོད་དང་ཨ་རུ་ར། །གློ་ལ་རིམས་བྱུང་ནད་རྣམས་དང་། །གློ་བ་གོང་རལ་ཐམས་ཅད་འཚོ། །འབྲི་མོག་དོམ་མཁྲིས་མཚལ་དཀར་དང་། །ཨ་བ་དབང་པོ་ལག་པ་དང་། །ཀ་ར་དག་གི་རྟ་ལ་སྦྱོན། །མགོ་དང་བྱང་ཁོག་ཡན་ལག་རྨ། །ཇི་ལྟར་རྨས་པ་འཚོ་བར་འགྱུར། །འཆི་མེད་བདུད་རྩི་ཆེན་པོ་ཡིན། །གཞན་ཡང་ཡོན་ཏན་བསམ་མི་ཁྱབ།།

【译文】紫草

所说妙药之紫草，生在土硬之滩地，叶片灰白很粗糙，茎秆根子皆红色，其味甘而有点苦，自身功效治肺病。藏紫草配白酥油，治疗初期之肺病。红花配伍藏紫草、紫草茸煎汤送服，治疗肺热病吐血。藏紫草和紫草茸、茜草草坡珠芽蓼、锦鸡儿等五红汤，治一切初期肺病，并治一切肺部病。茜草诃子藏紫草，治疗肺染疫疠病，一切肺裂亦治愈。藏紫草和佛手参、熊胆白砂和木贼，配伍白糖为药引，可治头体四肢疮，即使重伤亦能愈，称为长生大甘露。其他功效难想象。

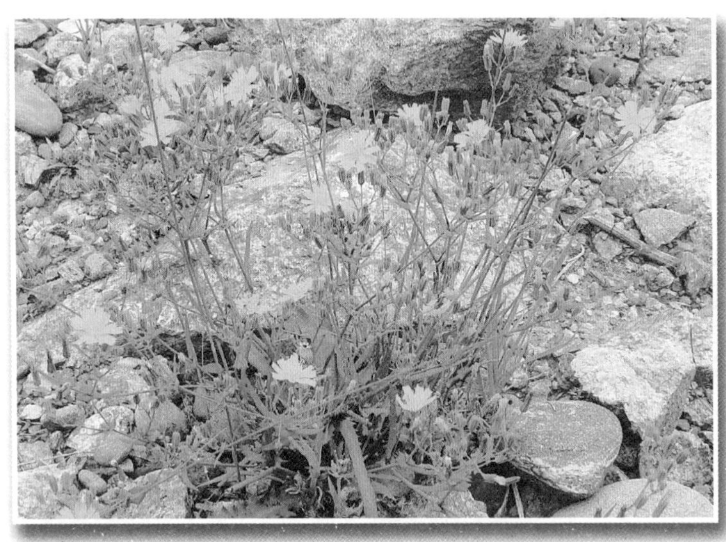

山苦荬

འབྲི་གུ་རྡྷ།

13 . འབྲི་གུ་རྡྷ།

འབྲི་གུ་རྡྷ་ཞེས་བྱ་བ། །ཀླུ་ཡིས་བསྟན་པའི་སྨན་མཆོག་ཡིན། །སྤང་དང་གཡའ་ཡི་མཚམས་ན་སྐྱེས། །ལོ་མ་ཁུར་མའི་ལོ་མ་འདྲ། །སྡོང་བུ་ཁོང་སྟོང་འོ་མ་འབབ། །མེ་ཏོག་སེར་པོ་གེ་སར་རྩུབ། །རོ་ནི་ཁ་ལ་ནུས་པ་བསིལ། །རིམས་ནད་མེ་ལྟར་རྒྱས་པ་ལ། །ཆིག་ཐང་བཏང་བས་འཚོ་བར་འགྱུར། །འབྲི་གུ་རྡྷ་ཏིག་ཏ་དང་། །གསེར་ལོ་མེ་ཏོག་བ་ཤ་ཀ། ཨུཏྤལ་དུག་མོ་ཉུང་རྣམས་ནི། །ཆ་མཉམ་ཕྱེ་མ་ཆུ་སྐོལ་འཐུལ། །མཁྲིས་ནད་མ་ལུས་སེལ་བར་བྱེད། །འབྲི་གུ་རྡྷ་ར་མཉེ་དང་། །ང་བྱེད་དཀར་དམར་ཨ་བ་དང་། །དབང་ལག་སྤང་རྩི་སྲད་མ་སྦྱར། །རྨ་རྣམས་མ་ལུས་འཚོ་འགྱུར་ཏེ། །ཁྱད་པར་མགོ་རྨ་འཚོ་བར་འགྱུར། །གཞན་ཡང་ཡོན་ཏན་བསམ་མི་ཁྱབ།།

【译文】山苦荬

所说草药山苦荬，神龙宣示之妙药，草坡石山交界生，叶片状似蒲公英，茎空流出乳白液，花朵黄色蕊粗糙，其味苦而其性凉。疫疠如火熊熊烧，单汤内服能治愈。山苦荬配獐牙菜、波棱瓜籽绿绒蒿、鸭嘴花和止泻木，等份研末开水服，治疗一切胆腑病。黄精配伍山苦荬、水母雪莲及木贼、佛手参和翼首草、多花黄芪组成方，治疗一切伤和疮，尤其治疗头伤疮。其他功效令人奇。

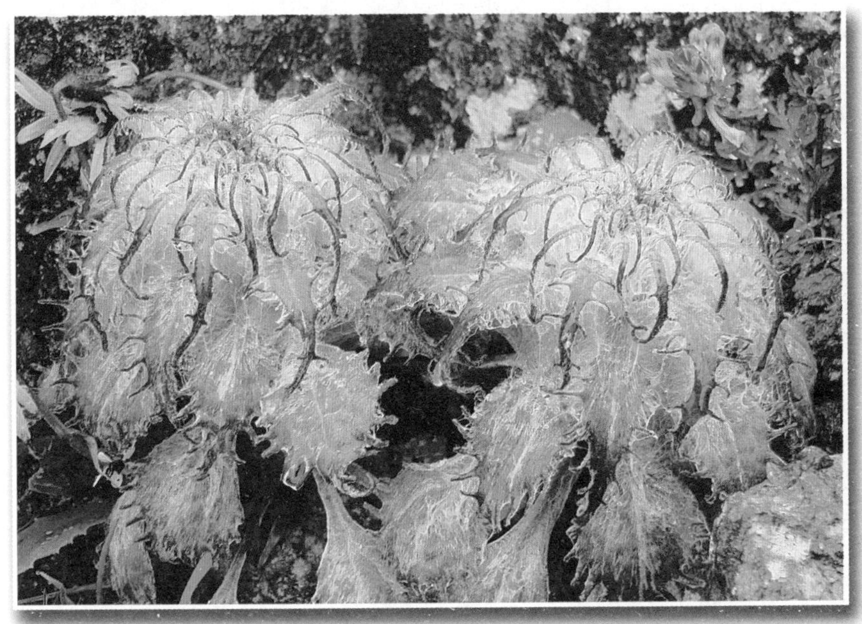

水母雪莲花 ད་བྱིད་དཀར་པོ།

14. ད་བྱིད་དཀར་པོ།

ད་བྱིད་དཀར་པོ་ཞེས་བྱ་བ། །གངས་རི་མཐོ་བའི་རྫ་ལ་སྐྱེས། །ལ་ཐོད་དཀར་པོ་ཞེས་ཀྱང་བྱ། །བྱ་རྒོད་སྒུག་པ་ཞེས་ཀྱང་བྱ། །རྩ་བ་ལོ་སྡོང་ཆེ་བ་ལ། །ཕྱི་ན་སྤྲིན་བལ་དག་གིས་གཡོགས། །བྱ་རྒོད་ཐང་ལ་བབས་པ་འདྲ། །རོ་ནི་ཁ་ལ་ནུས་པ་བསིལ། ། རྨོག་པ་འདུལ་བའི་དར་ཡ་ཀན། །རྨོག་རིགས་གང་ཡང་འདུལ་བ་ལ། །ཚིག་ཐང་ཁོང་པར་བཏང་བྱས་ན། །སྐྲངས་ལ་ལུམས་བྱས་བདེ་བར་འགྱུར། །ད་བྱིད་དཀར་པོ་སྣག་ཤ་བ། །པདྨ་རྩ་རི་པར་པ་ཏ། །འབམ་པོ་ཨ་བྱག་གུ་གུལ་སྦྱར། །ཀྱུ་གྲང་ཆ་བྱས་ཁོང་དུ་བཏང་། །རི་ལྷག་ཐར་ནུ་ཨ་བྱག་དང་། །པདྨ་རྩ་རི་ཁྲི་ལུད་སྦྱར། །སྐྲངས་ལ་འབྱར་བྱས་བདེ་བར་འགྱུར། །ད་བྱིད་དཀར་པོ་བདུད་རྩི་གསུམ། །ཐ་རམ་སྤྲི་ཞུར་ཨ་བ་དང་། །རྐང་ཚུང་བ་དང་སྣག་ཤ་བ། །སྣག་པའི་མེ་ཏོག་སེའུ་འབྲས་དང་། །པ་པ་རི་གོན་དབང་ལག་དང་། །ཆ་མཉམ་ཕྱེ་མ་ཆུས་འཕྱུལ་ཏེ། །ལུམས་དང་རྨ་ཚབས་གཞན་དང་འདྲ། །འདི་རྣམས་འཚོགས་པར་གྱུར་པས་ན། །མགོ་དང་ཡན་ལག་བྱང་ཁོག་རྨ། །ཚབས་ཆེན་དག་ཀྱང་སྲུར་དུ་འཚོ། །བདུད་རྩི་ཆེན་པོར་བཤད་པ་ཡིན། །ད་བྱིད་དཀར་པོ་སྨུ་ཟེ་དང་། །མཚལ་དང་དངུལ་ཐལ་ཚ་བ་གསུམ། །སྣ་ཚོགས་ཐལ་སྨན་སྣག་ཤ་བ། །ཞིབ་བཏགས་ཀྱུ་གྲང་ཆ་ལ་སྦྱོན། །ཤ་སྦྱོན་རྨེན་ངན་ཐམས་ཅད་གཅོད། །གཞན་ཡང་ཡོན་ཏན་བསམ་མི་ཁྱབ། །

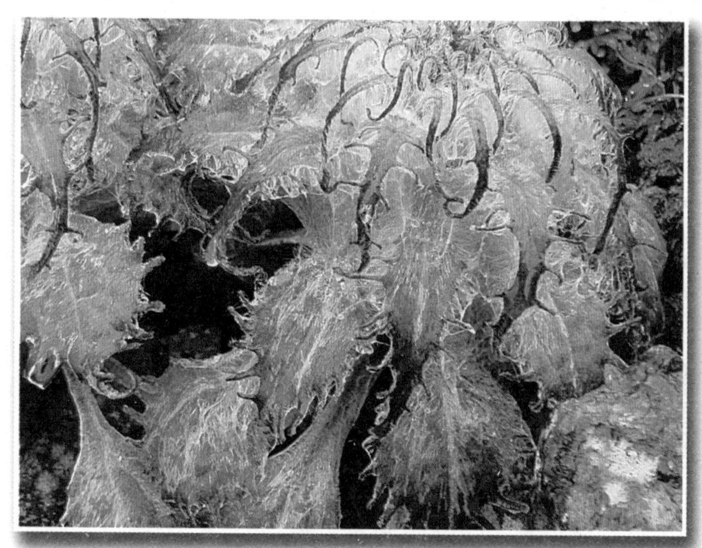

水母雪莲花 ང་ཆེད་དཀར་པོ།

【译文】水母雪莲花★

所说水母雪莲花，生在雪山高石山，拉托嘎波是其名，也称夏果苏巴药，根子叶茎皆较大，植株外表被绒毛，状似秃鹫落草滩，其味苦而其性凉；治疗疔疮似甘露，任何疔疮均能治。单味煎汤口中服，罨浴肿胀转平安。水母雪莲配棘豆、大黄根和角茴香、蕨叶藁本鞑新菊、安息香等组成方，凉水为引腹中服；并用瑞香狼毒草、大狼毒和鞑新菊、大黄狗粪捣成糊，涂敷肿处即转安。水母雪莲三甘露、秦皮木贼平车前、乌奴龙胆和棘豆、杜鹃花和蔷薇果、肉果草和佛手参，等份研末水送服，罨浴治疗严重疮，这些药物配齐时，头和四肢体腔疮，疾病严重亦治愈，如是称为大甘露。水母雪莲配硫黄、朱砂银灰三热药、各种灰药和棘豆，配伍研粉凉水引，去除疮疤和恶疣。其他功效更奇妙。

★　一作水母雪兔子。

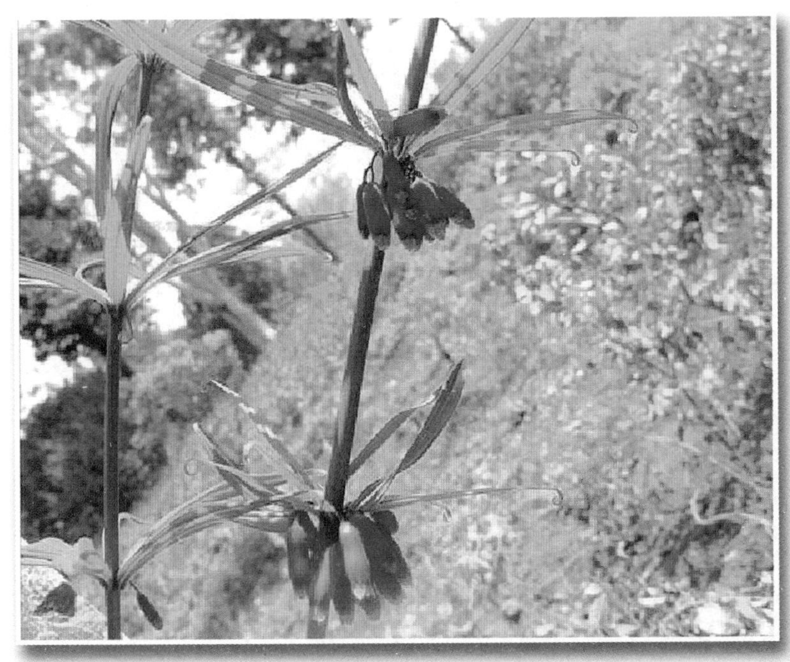

黄精 དིང་ཁྲི་བར་མ།

15 . རིང་ཁྲི་བར་མ།

ཡོན་ཏན་བརྒྱད་ལྡན་དིང་ཁྲི་བར་མ། །དབེན་ལ་ཉམས་དགའ་ནགས་གསེབ་དག་ལ་སྐྱེས། །རྩ་བ་དཀར་པོ་ས་གཞི་ཁྱབ་པ་སྟེ། །ལོ་མ་སྔོན་པོ་རལ་གྲི་འཕྱུར་བ་འདྲ། །མེ་ཏོག་དམར་སྔོ་ལོ་མའི་སྟེང་ན་འགེབས། །འབྲས་བུ་དམར་པོ་ཤིན་ཏུ་མཛེས་པ་དེ། །ནང་ན་རིང་བསྲིལ་ལྷ་བུ་དཀར་ལ་མཁྲིགས། །རོ་ནི་མངར་བསྐ་ཁ་དང་རོ་གསུམ་བཅས། །རྩ་བ་ལོ་འབྲས་སོ་སོར་རྒྱས་དུས་བཏུ། །མཁས་པའི་མན་ངག་དང་ལྡན་བཀོལ་བྱས་ནས། །ཚེ་རིང་ཏུས་དགའ་སེམས་གསལ་བརྩུད་ལེན་འགྱུར། །ད་ཅིད་དཀར་པོ་འབྲི་གུ་རཱུ་དང་། །ཞུན་ཆེན་ཞུན་ཆུང་དག་དང་སྦྱར་བྱས་ན། །མགོ་དང་བྱང་ཁོག་ཡན་ལག་རྨ་རྣམས་འཚོ། །རྒྱ་ཚྭ་རྒྱམ་ཚྭ་ཅོང་ཞི་ཀ་རར་སྦྱར། །བད་ཀན་སྨུག་པོའི་ནད་རྣམས་སེལ་བར་བྱེད། །མ་ནུ་བུ་ཤེལ་པི་ལིང་ལ་ལ་ཕུད། །སྦྱར་ནས་ཐང་བཏང་བད་ཀན་སྐྱ་བོ་སེལ། །སྤང་རྩི་གཡེར་མ་བྲེ་ག་གསུམ། །རྒྱ་སྐྱགས་ཁབ་ལེན་སྤང་མ་ཚ་བ་གསུམ། །རྒྱ་ཚྭ་པད་མེ་ཉིམ་པ་སུག་མ་དང་། །ལྕི་ཚ་རྣམས་ནི་ནར་སོན་ཆང་དང་སྦྱར། །ལྷོ་སྟོང་བཏང་ཞིང་ཁ་ཟས་དཀར་བག་བསྟེན། །ཟན་དྲོན་ཆང་ཏན་སྐོམ་ཤའི་ཚོས་ཁུ་བསྟེན། །ཧེའུ་ནད་ཆུ་ལམ་དག་ཏུ་འདྲེན་པར་བྱེད། །འདི་ནི་ཟོ་ཡི་སྐྱེ་གཟུགས་རོ་ལ་སོགས། །གསལ་སྟོན་སྦྱར་ཐབས་གཞུང་ཆེན་རྣམས་སུ་ལྟོས། །

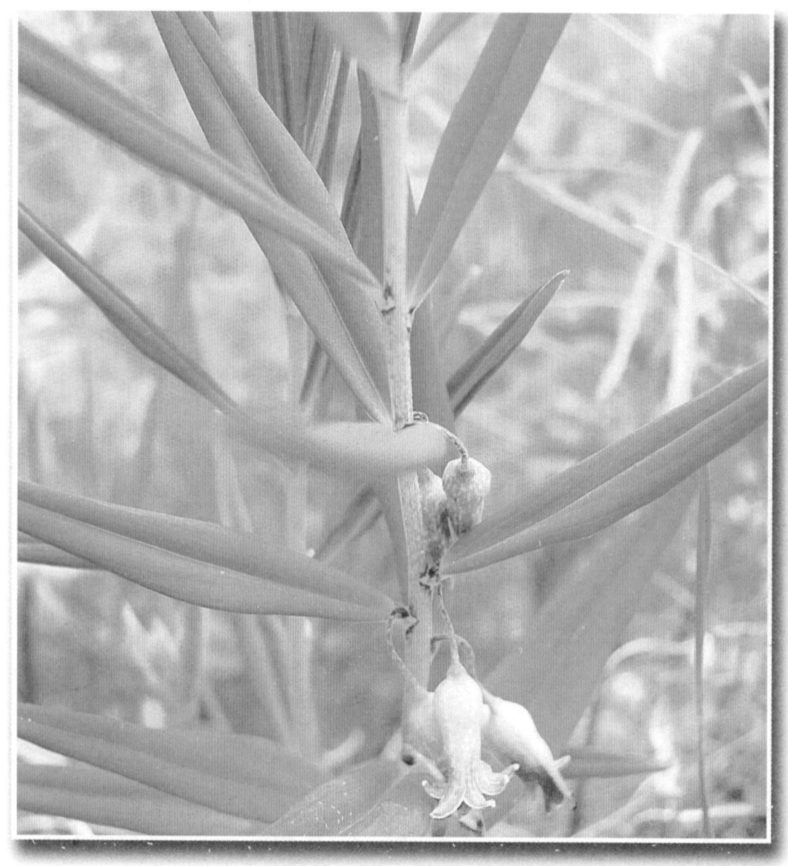

黄精 ངང་བྲི་བར་མ།

【译文】黄精★

黄精具有八功效，僻静秀丽林间生，根子白色遍地下，叶片青色似宝剑，花朵红蓝盖叶上，果实红色很美丽，种子白硬似舍利，其味甘涩苦三味，根叶果实茂时采，按照智者秘诀用，延年益寿神智清，滋补药物之佳品。配伍水母雪莲花、西藏公英和人油、融酥等药组成方，治头体腔四肢疮。配伍硇砂光明盐、寒水石和绵白糖，治疗培根瘀紫症。配伍石斛藏木香、荜茇蛇床子煎汤，治疗灰白培根病。配伍花椒翼首草、菥蓂磁铁紫草茸、孔雀石和三热药、硇砂斑蝥山豆根、高原毛茛草玉梅，要用醇酒空腹服，饮食宜用素白食、热糌粑团和陈酒，以及牛肉之菜汤，结石即从尿道排，这是草药形态味，明示配法阅药典。

★　《晶镜本草》引文中花为白色，药名为玉竹。

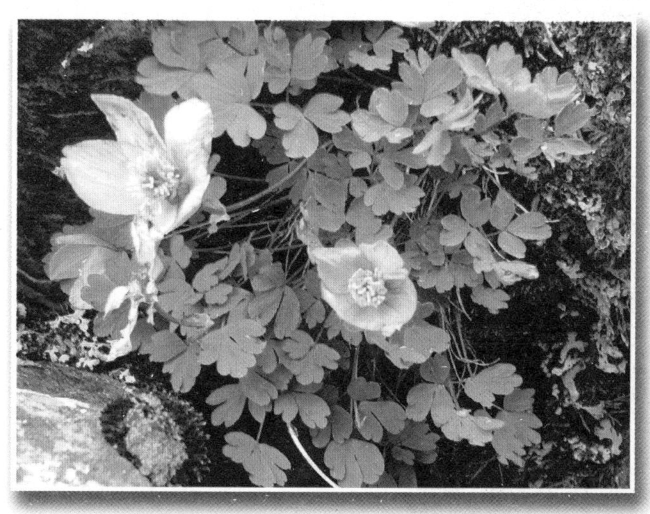

拟耧斗菜

བྲག་སྐྱེས་ག་བུར།

16 . བྲག་སྐྱེས་ག་བུར། (ཡུ་མོ་མདེའུ་འབྲིན)

ནད་རྣམས་ཀུན་སེལ་བྲག་སྐྱེས་ག་བུར་དེ། །གཞུང་གཞན་དག་ན་ཡུ་མོ་མདེའུ་འབྲིན་ཟེར། །ཉིན་མོ་གྲིབས་ཀྱི་བྲག་སྟོན་ལོགས་ལ་སྐྱེས། །ལོ་མས་བྲག་ལོགས་ཐམས་ཅད་ཁྱབ། །མེ་ཏོག་དཀར་སྔོ་དྲིལ་བུ་སྦྲུབས་པ་འདྲ། །ཁེ་སར་སེར་པོས་ཀུན་ཏུ་ནང་ནས་བསྐང་། །དུས་གསུམ་བཏུས་ནས་གྲིབ་སྐམ་བྱས་པ་དེ། །བདུད་རྩི་འཆི་མེད་སྨན་གྱི་རྒྱལ་པོ་དེ། །ཚད་པ་དྲག་པོ་རྒྱས་པའི་མི་དག་ལ། །གངས་ཆུའི་ནང་དུ་ཐང་སྐོལ་དེ་ཡི་ནང་། །ག་བུར་ཤིང་མངར་ཀ་ར་བཏབ་ལ་བཏང་། །དེ་རྗེས་ཕྱེ་ཡི་སྐྱོ་ཚ་དྲོད་བླུད་ཕན། །ཚད་རིགས་གང་ཡིན་བ་སྤུའི་ཁུང་བུར་འདྲེན། །སྨན་ཐུན་ཆེར་བཏང་གོས་དྲོས་བྱིབས་པ་འདྲ། །རྟུལ་དེ་མི་ཕྱི་རང་སར་སྙེམས་སུ་གཞུག། ཚད་རིགས་རྣམ་དྲུག་སེལ་བར་བྱེད། །དྲང་སྲོང་མཁས་པ་རྣམས་ཀྱིས་ཀྱང་། །གུར་གུམ་ཙུ་གང་ཀ་ར་གསུམ་དང་སྦྱར། །གློ་མཆིན་སྟོད་ཀྱི་ཚད་པའི་ནད་རྣམས་སེལ། །རྒྱ་སྤོས་ར་དུག་དང་སྦྱར་གག་ལྷོག་ནད་རྣམས་སེལ། །ཚ་བ་གསུམ་དང་ཅི་ཏྲ་ཀ །སྲུབ་མ་བུ་རམ་དང་སྦྱར་ན། །སྐྲན་དང་མ་ཞུའི་ནད་རྣམས་སེལ། །རེ་རལ་དང་སྦྱར་དུག་ནད་འཇོམས། །མར་དང་སྦྱར་ན་མཛེ་ཤུ་ཐུབ། །དྲི་ཆེན་དང་སྦྱར་མགོ་ནད་ཐུབ། །མགོ་བོ་བྱུང་ཁོག་ཡན་ལག་གི། ཆ་ནི་ཆེ་ཆུང་གང་ཡང་རུང་། །ཆུ་མི་འཛིགས་དང་རྩ་ཚད་མཐུད། །ཕོང་དུ་བཏང་དང་རྨ་ལ་བཏབ། །གང་ཡང་རུང་བ་འཚོ་བར་འགྱུར། །བུད་མེད་བྱིས་པའི་རོ་དང་བཅས། །མ་ཐོན་གྱུར་པ་གང་ཡིན་པ། །རྒྱ་ཚྭ་རྒྱ་ཙ་དུར་བྱེད་སྦྱར། །ཐེ་ཚོམ་མེད་པར་འབྱུང་བར་འགྱུར། །སྐྲངས་རིགས་གང་ཡིན་ཐམས་ཅད་ལ། །སྦྱོར་སྡེ་གཞན་ཡང་བཤད་ལྟར་སྦྱར། །དེས་ནི་ངེས་པར་སོས་པར་འགྱུར། །འདི་འདྲའི་སྦྱོར་བ་གཞན་ན་མེད། །

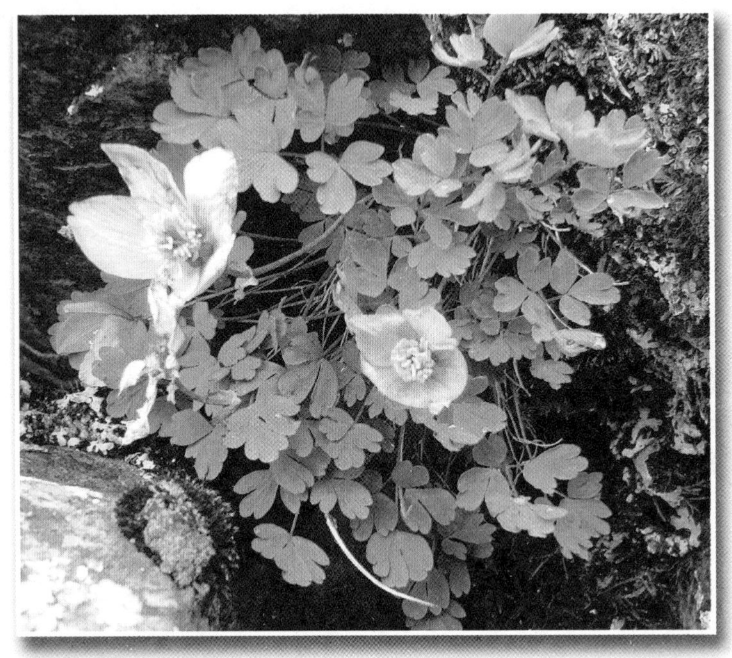

拟耧斗菜　བྲག་སྐྱེས་ག་བུར།

【译文】拟耧斗菜

岩生冰片治诸病，他典称为耧斗菜，阳坡之阴石崖生，叶片遍盖石崖面，花朵白青似铃筒，花蕊黄色满花心，三时采集要阴干，长生甘露药中王。严重热盛未清解，雪水煎汤取其汁，调入冰片和甘草，白糖为引口中服，后饮热面糊有益，任何热从汗孔出，剂量加大盖暖衣，此汗不擦原处干，六种热症都解除，仙人智者亦如此。配伍红花和竹黄，白糖为引口中服，肺肝以上热病除。配毛萼多花乌头、再配草木樨内服，治疗乳蛾和疔疮。配三热药小米辣、草玉梅红糖内服，治疗痞瘤不消化。此药配伍藏贯众，功效治疗中毒症。配伍酥油外涂搽，治疗麻风黄水疮。此药配伍人中黄，功效治疗头部病，头部体腔和四肢，大小疮伤皆能治，不畏水害续断脉，内服外敷均治伤，任何疮伤皆可愈。妇女死胎留腹中，难产胎胞或不下，配伍硇砂羚羊角，再配白狼毒内服，死胎不会停腹中。一切肿胀类疾患，按照其他配方配，诸病肯定能治愈，如此配方他处无。

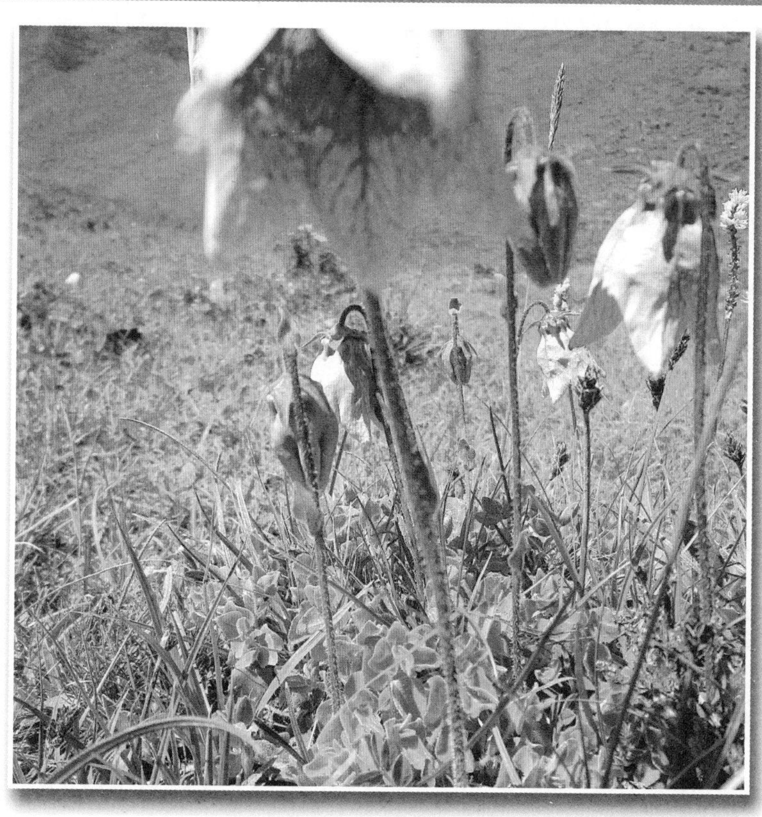

脉花党参 གླུ་བདུད་ནག་པོ།

17. གླུ་བདུད་ནག་པོ།

གླུ་བདུད་ནག་པོ་དར་ཡ་ཀན། །བྲག་ནག་དག་གི་ལོགས་ལ་སྐྱེ། །འཇམ་བུ་གླིང་ན་དཀོན་པའི་སྨན། །ལོ་མ་ཁྲད་པོ་རྩ་བ་དཀར། །མེ་ཏོག་དཀར་དམར་སེར་སྔོ་བཞི། །གཅིག་ཏུ་ངེས་མེད་སྐྱེས་པ་འབྱུང་། །བསིལ་འཇོམས་རྩ་བས་སྐྱེས་ས་ན། །མེ་ཏོག་དཀར་སྔོ་གང་ཡང་རུང་། །ཡོན་ཏན་དཔག་ཏུ་མེད་པ་ཡིན། །སྤྱི་ཁྱབ་སྦྱོར་ལུགས་གྲོགས་དང་ནི། །སྣ་ཁྲིད་ལྷག་གིས་སྦྱར་བ་ནི། །བཞི་བརྒྱ་རྩ་བཞིའི་ནད་རྣམས་སེལ། །མཆོག་ཏུ་ཚ་བའི་ནད་ལ་བསྟགས། །ཚད་རིགས་གང་ཡང་རུང་བ་ཡི། །གཟེར་དང་ལུད་པ་མི་ཐུབ་ལ། །གཟེར་འཁྲིན་སེར་པོ་བཞི་ཆ་ལ། །འབིགས་བྱེད་སྔོན་མོ་ཆ་གཅིག་སྦྱར། །དར་རྩེ་དམར་པོ་ལྷག་གིས་བྲབས། །ཀ་ར་དཀར་པོ་ཧ་ལ་སྐྱོན། །སྨན་གྱི་ཐུན་ཡང་ཆེ་བ་གཅིག། བཏང་ན་ཚད་པ་གཏིང་ནས་ཞི་བར་བྱེད། །ལུད་པ་ཁོགས་ནས་བདེ་བར་འགྱུར། །དེ་རྗེས་སྣུམ་ཀར་ཅུང་ཟད་བཏང་། །ཚད་པ་རི་ཐང་མཚམས་སུ་ཕེབས་མ་ཕེབས། །བརྟག་པ་ལ་འདི་གཅེས་པ་ཡིན། །མ་ཕེབས་སྨན་བཏང་ཕེབས་ན་གློད། །ཚད་འཇོམས་མན་ངག་སྨན་མཆོག་འདི། །ནོར་བུ་རིན་ཆེན་འདྲ་སྟེ་ཀུན་ལ་དཀོན། །

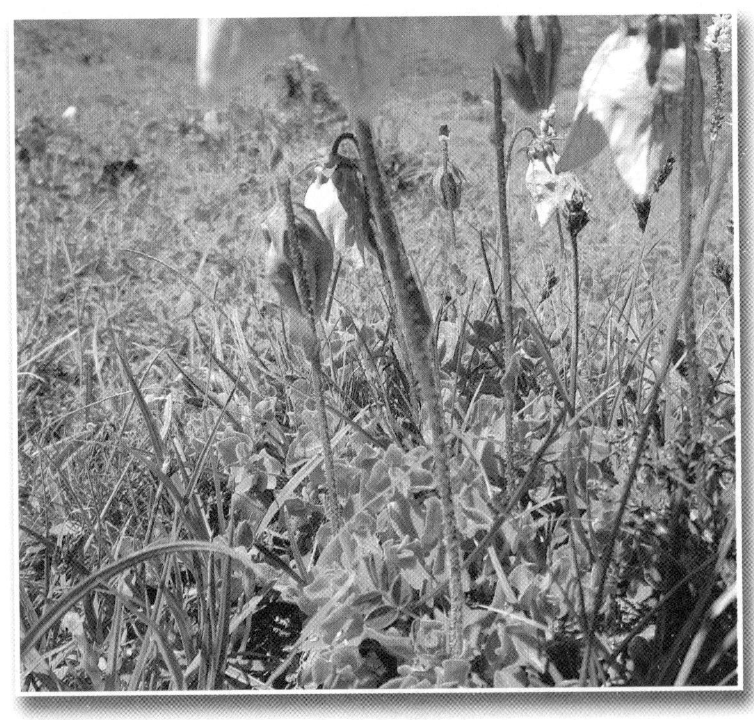

脉花党参 ཀླུ་བདུད་ནག་པོ།

【译文】脉花党参★

脉花党参甘露药，生在黑色石崖上，南赡部洲珍奇药，叶片小硬根白色，白红黄青花四色，不定只开一色花，生在凉爽之地者，花朵白色或青色，功效奇特不可量，一般配方需佐药，加配引导催促药，治疗四百零四病，治疗热症最有效，任何热病皆可用。疼痛难止痰难咳，配臭虱草四之一、宾西翁毛四之一，达则玛波为催药，再配白糖为药引，加大剂量服一剂，热症从根可息除，咳吐痰涎很顺畅，其后独活少许服。是否热到山原界，仔细诊察药慎用，未到服药病轻松。清热秘诀此妙药，如同珍宝很稀少。

★ 此为白黑分法中的黑党参。

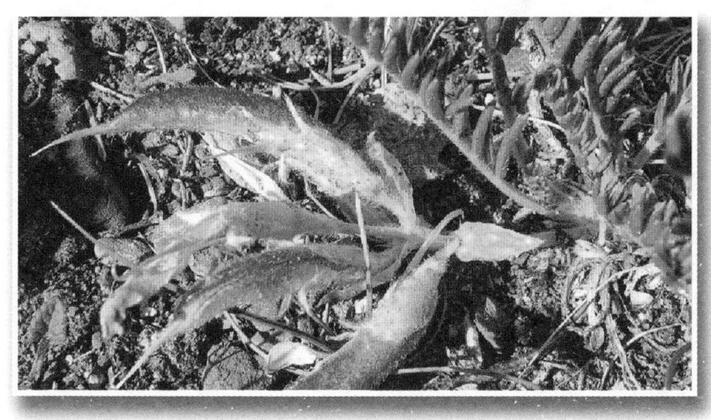

镰形棘豆

བདུད་རྩི་ཕན་འདོགས།

18. བདུད་རྩི་ཕན་འདོགས། (སྟག་ཤ་ནག་པོ།)

བདུད་རྩི་ཕན་འདོགས་སྨན་གྱི་མཆོག །འགའ་ཞིག་སྟག་ཤ་བ་ཞེས་ཟེར། །ལ་ལ་ཏེའུ་ལྡོམ་ཞེས་ཟེར། །ཡང་དག་མིང་ནི་ཙུ་ཏ་སོ། །སྲིབ་སོ་ཁ་སྟོད་དག་ན་སྐྱེ། །མཚན་ཉིད་རོ་དང་ནུས་པ་བཤད། །ལོ་མ་སྡོང་བུ་དམར་ལ་སྐྱོ། །མེ་ཏོག་དམར་སྐྱ་ཙུང་ཟད་སྐྱོ་ལ་རྩུབ། །སྙིང་ལ་ཟུར་གསུམ་འབྱར་རྩི་ཅན། །འབྲས་བུ་རྒྱས་དུས་འབྱར་ན་ལྡི། །རོ་ནི་ཙུང་ཟད་ཁ་མངར་ཚ། །སྟོན་ཟླ་ར་བའི་ཉ་ལ་བཏུ། །སེར་དུད་མི་བཏང་གྲིབ་སྐམ་བྱ། །གཙོད་འདྲེན་འབྲུ་བ་ཀུན་ཀ་ཚང་། །མགོ་བོའི་རྨ་ལ་སྦྲང་རྩི་སྦྱར། །ཚབས་ནི་ཆེ་ཆུང་གང་ཡིན་ཡང་། །མགོ་རྨས་མི་འཆི་བརྒྱ་བྱིན་གསུངས། །བྱང་ཁོག་ཡན་ལག་རྨ་དག་ལ། །ཁོང་དུ་བཏང་ཞིང་རྨ་ལ་བཏབ། །རྩ་ཆད་འཐུད་ལ་ཆུ་ནག་སྐེམས། །རྨ་སྨན་གཞན་དང་བསྲེས་པར་བྱ། །འབྲས་དང་རྨ་ལྷན་སྐྲངས་པ་ལ། །ཤ་ཏུ་སྲིན་ཐལ་གོ་ཐལ་སྦྱར། །བཤུལ་མཚལ་དང་སྦྱར་དེ་དག་སེལ། །ཁྱི་རྗེ་ཐོར་བ་ཤུ་བ་དང་། །སྐོམ་པོ་བལ་ལྷག་ལ་སོགས་པ། །ཡང་དགོས་རེ་ལྐུག་ཐལ་བ་དང་། །ར་འོ་མར་དཀར་སྦྱར་བྱུག་སེལ། །ཆུ་སེར་ནད་རྣམས་ཐམས་ཅད་ལ། །བྲག་ཞུན་གྲེས་ཐལ་སྦྲང་སྦྱར་བྱུག། རེ་གཟར་ཆུ་འདྲའི་ཆུ་སེར་གཙོད། །ཏ་དང་ཁྱི་ཕག་ཐོད་པ་གསུམ། །བསྲེགས་པའི་ཐལ་བ་དག་དང་ནི། །བཟང་དྲུག་གྲོས་བཞི་ཚ་བ་གསུམ། །ཉ་ཕྱིས་ཐལ་སྦྱར་སྐྲན་རིགས་འཇོམས། །པི་ལིང་དང་སྦྱར་དམུ་ཆུ་སེལ། །ཤུ་དག་ག་ར་དང་སྦྱར་ནས། །བྱང་ཁོག་ལ་སོགས་རྣག་རྣམས་སེལ། །བཙའ་སྣ་དང་སྦྱར་མ་ཞུ་སེལ། །དབྱི་མོང་དང་སྦྱར་ཕོ་ལྟོག་འཇོམས། །རྒྱ་ཚྭ་དང་སྦྱར་ཆུ་འགགས་སེལ། །ཕོ་ལ་འདམ་ཀའི་འབྲས་བུ་སྦྱར། །རྩ་ཆུ་འགགས་པའི་ནད་རྣམས་སེལ། །པ་ལེ་ཀ་དང་སླེ་ཏྲེས་དང་། །སེ་བ་དམར་པོའི་འབྲས་བུ་སྦྱར། །རིམས་ནད་གསར་བ་ཐམས་ཅད་སེལ། །བུ་རམ་ཤ་ཆེན་ཧོ་ཏི་སྦྱར། །གླང་ནད་མ་ལུས་སེལ་བར་བྱེད། །ཤིང་ཀུན་ཏ་ལྷགས་སྒོག་སྐྱ་དང་། །མ་ནུ་རྩེ་དང་ལང་ཐང་རྩེ། །ཁྲི་ཏང་ག་དང་སླ་རྩེ་སྦྱར། །སྲིན་གྱི་གྲོང་ཁྱེར་སྟོངས་པར་བྱེད། །གསེར་གྱི་མེ་ཏོག་ཞུད་བུ་དང་། །བ་ཤ་ཀ་དང་ཏིག་ཏ་སྦྱར། །མཁྲིས་

པའི་ནད་རྣམས་སེལ་བར་བྱེད། །ད་ཡིས་ཏིག་ཏ་ཨུ་ཤུ་དང་། །སེ་འབྲུ་དང་སྦྱར་བད་ཀན་སེལ། །ཞོ་དང་སྦྱར་ལ་སྐྲངས་འབྱུར་བྱ། །ལྷོག་པ་ལ་སོགས་སྐྲངས་ཐབས་སེལ། །ཐ་རམ་ན་རམ་ད་ཏིག་དང་། །ཤང་དྲིལ་རྣམ་ཉིད་དག་དང་སྦྱར། །ཚ་གྲང་འཁྲུ་བ་ཐམས་ཅད་གཅོད། །སྲུང་བ་གཞན་དང་སྐེར་བཏགས་ན། །གག་ལྷོག་མཛེ་རིགས་མགོ་ནད་ཐུབ། །དངུལ་ཐལ་རེག་གཅོད་མུ་ཟི་དང་། །གཅོད་སྨན་རྣོན་པོ་རྣམས་ཀྱི་སྟེང་། །འབྲས་ཀྱི་ཕུང་པོ་བཤིག་པར་བྱེད། །འདི་ཡི་ཡོན་ཏན་བསམ་མི་ཁྱབ། །བརྒྱ་བྱིན་ལྷ་ཡི་དབང་པོས་བཤད། །

【译文】镰形棘豆

甘露功效之妙药，有些称为达夏哇，有些称为德交木，正确名叫曲达毛，生在阴坡之上部，形态味性如下述：叶片茎秆红而青，花朵红蓝稍青糙，花心三角有黏液，果盛之时黏液重，其味稍苦而甘辛，三秋孟月望日采，避风避烟要阴干，止引下泻效俱全。头部伤疮蜜调敷，无论伤疮多严重，“头疮不死”帝释说。体腔四肢之伤疮，内服并且外撒敷，脉断续接脓水干，可配其他伤药用。核肿疖疮和肿胀，配伍鹿角露梅灰、胡兀鹫粪烧之灰、奇蹄动物之脂肪，配伍涂敷疮可愈。狗癞脓疮黄水疮、牛舔疮等疮和癣，再配瑞香狼毒灰、山羊奶和白酥油，调敷患处皆可除。对于一切黄水病，配伍岩精马蔺灰，再配蜂蜜涂患处，黄水如洪也干止。配马狗猪颅骨灰、六良四臣三热药、珍珠母灰治痞瘤。配伍藏菖蒲白糖，可干体腔等脓水。配伍荜茇治腹水，配干姜治未消化，配铁线莲治胃逆，配伍硇砂治尿闭。配豆蔻沿沟草籽，治疗二便闭结症。此药配藏马兜铃、宽筋藤红蔷薇籽，治疗初期疫疠病。配红糖大肉豆蔻，一切隆病全能治。配伍阿魏独一味、大蒜麝香紫铆籽、天仙子和酸藤果，攻杀虫城变空城。波棱瓜籽乌牛籽、塞北紫堇獐牙菜，配伍本药治胆病。配小叶杜鹃芫荽，以及獐牙菜石榴，功效治疗培根病。配伍奶酪消肿胀，疔疮等肿也可消。本药配伍平车前、大车前和盐麸果，以及报春花内服，一切寒热腹泻止。预防他病戴项下，能防喉蛾和疔疮，并防麻风传染病。配伍银灰大狼毒、硫黄锐性断除药，破除核疮硬肿块。此药功效难料想，帝释天王如是说。

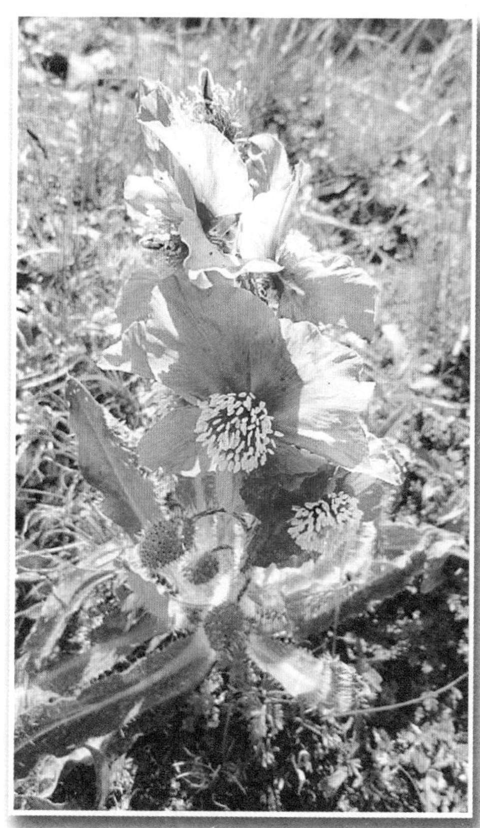

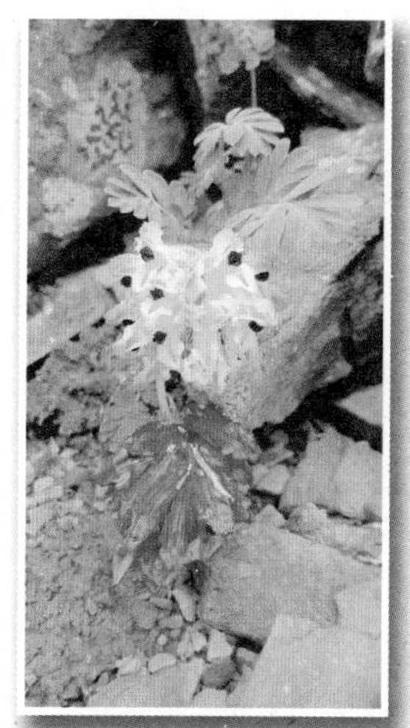

达尔亚干　དར་ཡ་ཀན།

19. དར་ཡ་ཀན།

དར་ཡ་ཀན་ལ་རིགས་ལྔ་ཡོད། །ཀླུང་ཤོད་སྐྱེས་པའི་དར་ཡ་ཀན། །མེ་ཏོག་དམར་པོ་ལོ་མ་སྔོ། །སྡོང་བུ་སྨུག་པོ་ཅུང་ཟད་རིང་། །ལོ་མ་དམར་པོ་ཏ་ལོ་ཟེར། །རི་གཞན་མགུལ་སྐྱེས་དར་ཡ་ཀན། །མེ་ཏོག་སྔོན་པོ་མདངས་དང་ལྡན། །ལོ་མ་ཅུང་ཟད་ཉ་ག་ཅན། །ཆུ་མིག་ནང་སྐྱེས་དར་ཡ་ཀན། །ལོ་མ་སྡོང་བུ་མེ་ཏོག་གསུམ། །གསུམ་གའི་དབྱིབས་དང་འདྲ་བ་ཡིན། །ལ་ལས་ཆུ་ལྷུམ་ཞེས་ཀྱང་བྱ། །ཁྱད་པར་ཆུ་སྐྱེས་གང་ཡང་ཉུང་། །རིགས་ལྔ་ངེས་པ་མེད་པ་སྟེ། །ལོ་མ་མེ་ཏོག་དུས་སུ་བཏུ། །ཕྱི་མ་ཞིབ་བཏགས་དར་ལ་བཙགས། །དོམ་མཁྲིས་སྐྱེར་ཤུན་སྦྲུབ་མ་སྦྱར། །མགོ་བོ་ཚབས་ཆེར་ཆག་གྱུར་ཀྱང་། །རྨར་བཏབ་སྣང་མས་ཕྱི་ཚགས་བྱས། །ཁོང་དུ་བཏང་ན་སོས་པ་མགྱོགས། །རྩ་ཆད་འཐུད་དང་གླད་རལ་སོས། །ཆུར་བསྐུས་ཁོང་བཏང་མ་ཞུ་སེལ། །རྩ་བ་གདབ་ལ་ཆང་དུ་བསྐོལ། །འཕྱང་བས་ཡོག་མོ་སྐྲངས་པ་རྗོལ། །བུ་རམ་དང་སྦྱར་གྲང་རླུང་འཛོམས། །ཉམ་ཆུང་ཕོ་བའི་མེ་དྲོད་བསྐྱེད། །གཞན་ཡང་སྦྱོར་སྡེ་ཀུན་དང་སྦྱར། །ནད་རྣམས་ཐམས་ཅད་སེལ་བར་བྱེད།།

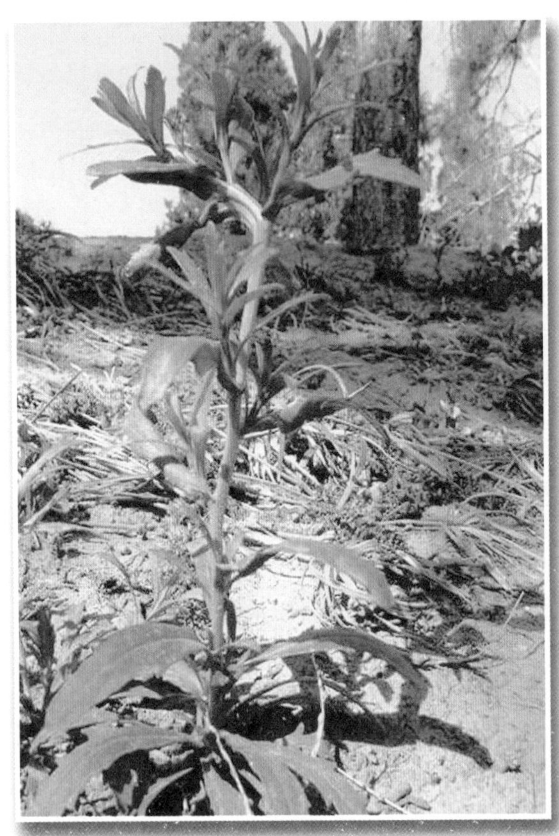

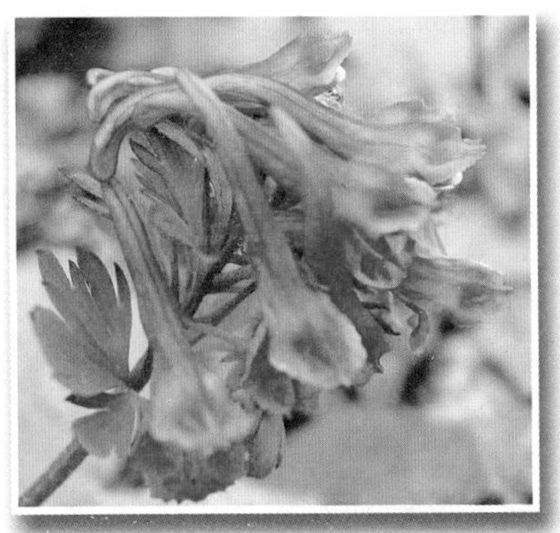

达尔亚干 དར་ཡ་ཀན།

【译文】达尔亚干★

达尔亚干有五种：河川生达尔亚干，花朵红色叶青色，茎秆紫色稍许长，叶红称为蜀葵花；险山生达尔亚干，花朵蓝色有光泽，叶片叶缘稍许裂；水泉生达尔亚干，叶片茎秆和花朵，三者形状很相似，有些也称为黄堇；尤其水生任何种，也不一定为五种。叶片花朵适时采，研成细粉丝箩筛，配伍熊胆草玉梅，再加小檗之中皮，虽然头破很严重，撒敷伤口酒糟敷，并且内服快速愈，断脉续接脑裂愈。用水煎汤口中服，治疗停食未消化；根子用酒煎汤服，坚硬肿块能破穿。配伍红糖口中服，能够治疗寒隆症，胃阳衰弱能提升。配入一切方剂中，能够治疗一切病。

★ 五种达尔亚干说法不一，川生达尔亚干本文中为独行菜，其他典籍中也为独行菜；山生达尔亚干为多刺绿绒蒿；水生达尔亚干为花色不同的三种黄堇和紫堇。

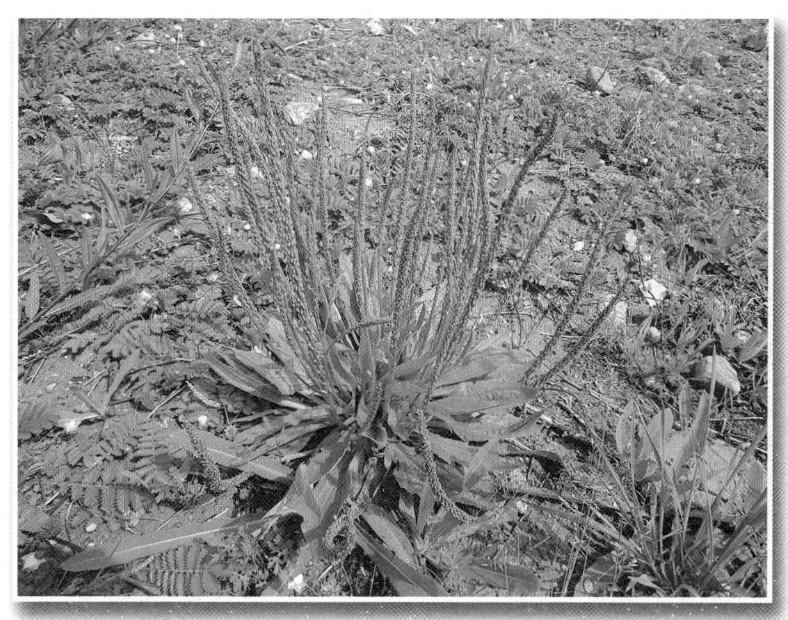

平车前　ཐ་རམ།

20．ཐ་རམ།

ཐ་རམ་ཞིང་ནང་ལམ་ཁར་སྐྱེས། །ལོ་མ་སྲབ་ལེབ་ཀོ་མཐིལ་འདྲ། །འབྲས་བུ་འདམ་བུ་ཀ་ར་འདྲ། །རོ་ནི་མངར་ལ་སྐོམ་དང་བཅས། །ཚོད་མས་བད་ཀན་ནད་རྣམས་སེལ། །རང་གི་ནུས་པ་བཤལ་བ་གཅོད། །རྨ་རྣམས་འདྲུབ་ཅིང་རྣག་རྣམས་སེལ། །ཐ་རམ་བྲེ་ག་ར་ཁྲག་སྦྱར། །མེས་ཚིག་རྨ་ལ་བདུད་རྩི་འདྲ། །ཀྱུང་ཀྲུག་འབྲུམ་བུ་ནག་ལ་ཕན། །སྐག་ཁུ་དོམ་མཁྲིས་དང་སྦྱར་ནས། །ཟླ་མཚན་འཛག་པ་མྱུར་དུ་གཅོད། །སྦྱོར་སྡེབས་ནད་རྣམས་ཐམས་ཅད་སེལ། །རི་ཤོའི་རྩ་བ་དང་སྦྱར་ན། །བད་ཀན་ནད་རྣམས་སྐྱུགས་པར་བྱེད། །རྨ་གསུམ་ལ་བཏབ་མྱུར་དུ་འཚོ། །གླ་བཟང་དང་སྦྱར་རིམས་ནད་སེལ། །འབྲས་བུ་ཆུ་སྦྱར་གློ་ནད་སེལ།།

【译文】平车前

平车前生在田中，道路旁边亦生长，叶片硬扁如鞋底，果实状似沿沟草，其味甘而可止渴，煮菜吃治培根病，自身功效止腹泻，愈合疮伤治脓水。平车前配伍菥蓂，并且配伍山羊血，治疗烧伤似甘露。单药服用治天花。配伍熊胆紫草茸，月经滴沥迅速止。入方治疗一切病。配伍黄帚橐吾根，功效催吐培根病。贴敷三疮快速愈，配角茴香治疫疠，果实水服治肺病。

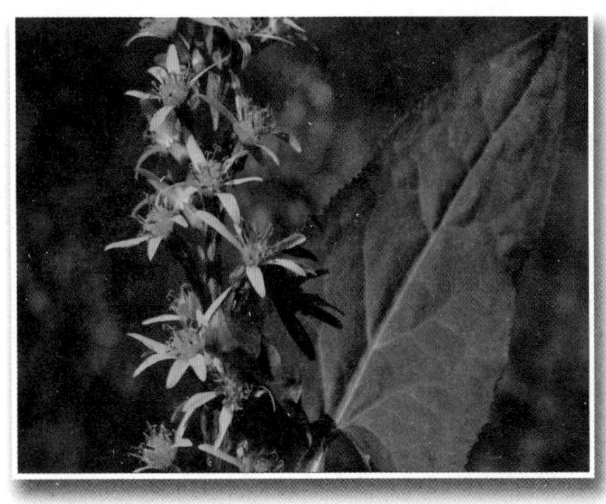

箭叶橐吾 ཤེའུ་སྣ་དར།

21．ཤེའུ་སྣ་དར།

ཤེའུ་སྣ་དར་ཞེས་ཀྱང་བྱ། །རྒྱང་ཤོག་པ་ཞེས་བྱ་བ་དེ། །རི་ཡི་ནང་དང་ཆུ་ལ་སྐྱེས། །ལོ་མ་ཆེ་ལ་སྡོང་བུ་སྤུན། །མེ་ཏོག་སེར་པོས་བར་སྣང་ཁེངས། །འབྲས་བུ་པདྨའི་ས་བོན་འདྲ། །རོ་ནི་མངར་ལ་ཁ་བ་ཡིན། །རང་གི་ནུས་པ་བད་ཀན་སྐྱུགས། །ཞུ་རྗེས་བསིལ་དུ་འཇུ་བ་ཡིན། །རྨ་རྣམས་འབྱུབ་ལ་རྩ་ཁ་འཛིན། །སྐོམ་དང་ཆུང་ལ་ཆུས་མི་འཇིགས། །རིམས་རྙིང་འབྱུང་དཀའ་མྱུར་དུ་སེལ། །གྲང་རླུང་ནད་ལ་དུག་དང་མཚུངས། །ཚ་ནད་སེལ་བའི་སྡེ་ཡིན་ནོ། །ཀྲུ་ཏྲུས་དང་སྦྱར་ཤ་དུག་གསོ། །རྨེན་གཙོད་རྩ་ཁ་འཛིན་པར་བྱེད། །བྲག་སྤོས་འབྲི་མོག་ཨུཏྤལ་ལ། །སྤྲི་ཞུར་དག་དང་སྦྱར་བྱས་ནས། །བྱང་ཁོག་རྨོད་དུ་རྨ་བྱུང་ནས། །གློ་སྙིང་ཚད་པ་སྐྱེས་པ་དང་། །ཐིགས་སྡོད་རྩང་པ་གཉེར་བ་སེལ། །ཁྱད་པར་ལུད་པ་ཁྲག་རྣག་འབྱུང་བ་སེལ། །འདི་ཡི་ཡོན་ཏན་བསམ་མི་ཁྱབ། །

【译文】箭叶橐吾

一名称西嘎达尔，又名称为江肖巴，生在山坡和水边，叶片大而茎簇生，花朵黄色满半空，果实状如莲花籽，其味甘而有点苦，自身功效吐培根，化味凉而助消化，愈合疮伤收脉口，解除烦渴不畏水，旧疫难解速消除。对于寒隆病如毒，治疗热症之药类。与迭裂黄堇配伍，功效治疗肉毒症，除疣去疤收脉口。配伍瓦韦和紫草、毛瓣绿绒蒿秦皮，胸腔伤疮所生的，心热肺热皆清除，并治黄水滞聚疼，尤其治痰带脓血。此药功效不一般。

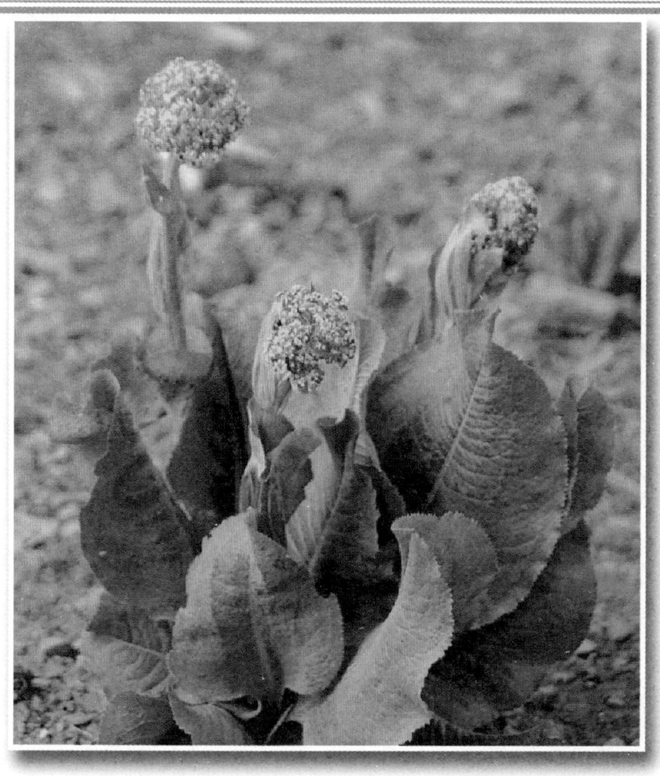

酸模叶橐吾　བོང་ང་བ།

22 . བོང་ང་བ།

བོང་ང་བ་ནི་བྲག་ལ་སྐྱེས། །ཡང་ན་ན་བ་དག་ལ་སྐྱེས། །ལ་ལས་ར་དུག་པ་ཡང་ཟེར། །རྨ་ཡི་གཉེར་འཛག་སྣད་རྣམས་སེལ། །ན་རམ་ཟར་མ་ཞོ་བཙོས་གདབ། །ཚ་གྲང་འབྲུ་བ་མ་ལུས་གཅོད། །ལ་ཁྲིམ་ཁྲག་རྐང་དང་སྦྱར་ནས། །མཆིན་ནད་མ་ལུས་སེལ་བར་བྱེད། །སྙིང་གི་བྱ་ཁྱུང་རེ་རལ་སྦྱར། །མཆིན་པ་དུག་ཐབས་གློ་བ་དུག་ཐབས་དང་། །ཚད་པ་སྙིང་པའི་ནད་རྣམས་སེལ། །སྒོག་སྐྱུའི་མེ་ཏོག་ཐང་སྦྱར་ནས། །ཤ་ཙ་གླད་ཙ་ཉུས་ཙ་དང་། །སྙིང་གི་ཙ་ཚད་མཐུད་པར་བྱེད། །འོལ་མོ་སེ་དང་བྱི་ཏང་ག །ཕུར་མོ་དཀར་མོ་དང་སྦྱར་བས། །སྲིན་ནད་ཐམས་ཅད་འཇོམས་པར་བྱེད། །རྒྱུ་ནད་འབྲུམ་བུ་དམར་པོ་དང་། །བེའུ་སྣབས་འབྲུ་དང་རྫེའུ་ནད་སེལ། །གཞན་ཡང་དུག་ནད་ཀུན་ལ་ཕན། །སྤྱེར་མོ་བྱ་ཁྱུང་ཤ་ལ་ཡུ་རིང་དང་། །སྤྲེའུ་ཤིང་སེ་རྒོད་ཐང་རྒྱན་དཀར། །ཐང་ཙེ་དོ་བོ་དང་སྦྱར་ནས། །ཤ་དུག་ནད་རྣམས་སེལ་བར་བྱེད། །ལྕང་མ་རེ་ལྕུག་མེ་ཏོག་དང་། །རྒྱ་ཚྭའི་ཐང་བཏང་མ་ཞུ་ཆུ་སྲི་སེལ། །གཞན་ཡང་ཡོན་ཏན་བསམ་མི་ཁྱབ། །

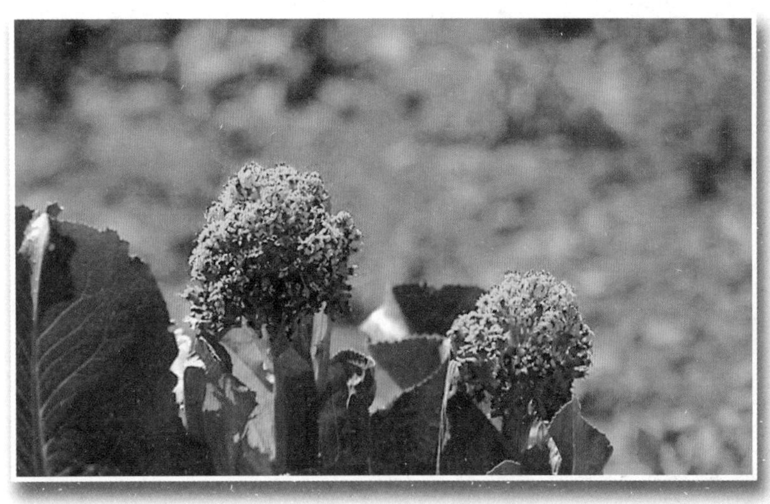

酸模叶橐吾 ཚོང་རྩ་བ།

【译文】酸模叶橐吾

崖生酸模叶橐吾，或者生在青草地，有人也称拉毒巴，治疗疮湿和创伤。配伍胡麻大车前，调入烧开奶酪中，能止一切寒热泻。配伍黄连口中服，治疗一切肝脏病。配乌奴龙胆贯众，治疗肝脏中毒症、肺中毒和宿热症。配伍大蒜花汤服，肉脉脑脉和骨脉、心脉断裂皆接续。此药配伍桃儿七、酸藤果和小香薷，功效治疗诸虫病、红色痘疹小肠病、下泻黏液结石病，另外可治中毒症。配伍钩藤和石榴、蔷薇舌叶垂头菊、白花龙胆翼首草，功效可治肉毒症。配伍瑞香狼毒花、柳枝硇砂煎汤服，治疗尿澹未消化。其他功效不一般。

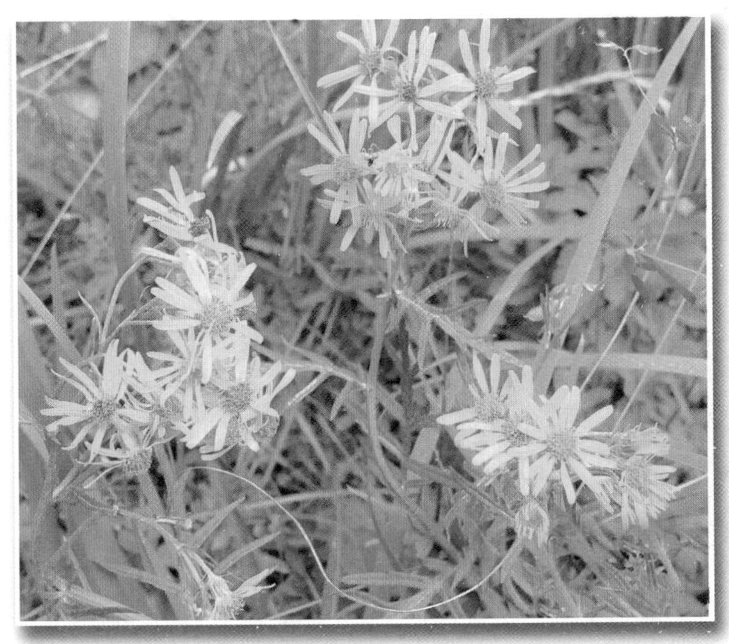

川生天山千里光　སྣ་ཆུང་བ།

23．སྣ་ཆུང་བ།

ཆུ་འགྲམ་སྐྱེས་པའི་སྣ་ཆུང་བ། །ལོ་མ་སྔོང་བུ་སྤོ་སྐྱ་སྤུན། །མེ་ཏོག་སེར་པོ་གུར་ཀུམ་འདྲ། །རང་གི་ནུས་པས་ཤ་དུག་སེལ། །རོ་ནི་ཁ་ལ་ཅུང་ཟད་བསྐ། །མཁན་སྐྱའི་ལོ་མ་བརྡུངས་པ་དང་། །རྒྱ་སྐྱག་ཞུ་མཁན་བསྲེས་ལ་བཏུལ། །རྟ་སྣང་སེར་ཁ་ལོར་ལོན་བཏུལ། །ཁུ་བ་དེ་གཉིས་བསྲེས་སྦྱར་ལ། །ཉུན་རེ་ཐུང་ལ་ཉལ་བར་བྱ། །ཉམས་སྟོབས་ཆེ་ཆུང་དང་སྦྱར་ལ། །ཆུ་ནང་རྡོ་ལ་སྣོན་པར་བྱ། །རྩ་ཆེན་ཆད་དང་མངལ་རླུང་དང་། །བད་ཀན་མཆོ་རལ་གློ་རྡོལ་དང་། །སྣ་ཁྲག་ལུག་པ་གཅོད་པར་བྱེད། །སྦྱོར་བ་གཞན་གྱིས་ནད་རྣམས་སེལ། །ཡོན་ཏན་བསམ་གྱིས་མི་ཁྱབ་པོ། །

【译文】川生天山千里光

川生天山千里光，生在水边河滩地，叶茎淡青成簇生，花朵黄色似红花，其味苦而稍许涩，自身功效解肉毒。配大籽蒿叶捣泥，加紫草茸山矾叶，治疗牛马旧皲裂。汁液配伍此二药，少许服用并睡眠，结合力量之大小，外用水中石罨疗，大脉断裂能接续，并治子宫之隆病、培根溃烂肺裂穿，鼻血不止亦能疗。配伍他药治诸病，功效真是太神奇。

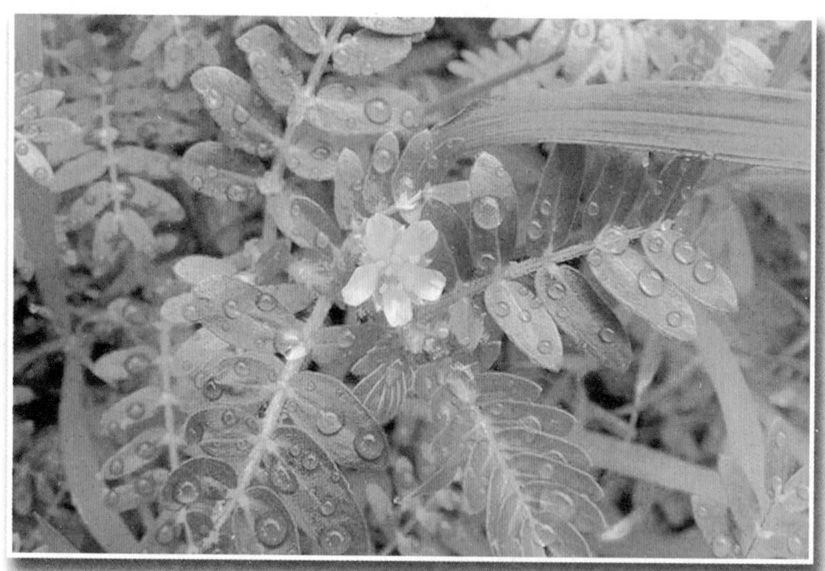

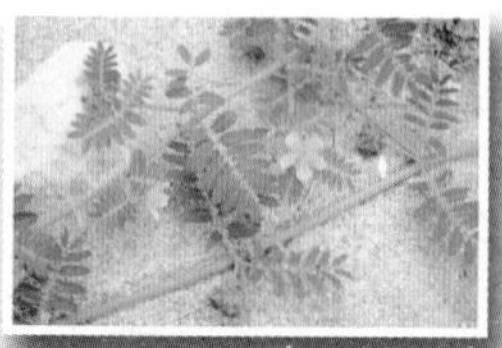

蒺藜 གཟེ་མ།

24 . གཟེ་མ།

གཟེ་མ་རྒྱ་ཤོད་བྱེ་མར་སྐྱེས། །ལོ་མ་སྡོང་པོས་ས་གཞི་ཁྱབ། །མེ་ཏོག་ཆུང་ངུ་མཐོང་བ་དཀའ། །འབྲས་བུ་ཚེར་མ་ར་མགོའི་དབྱིབས། །རོ་ནི་མངར་ལ་གྲོ་ཞིང་རློན། །རང་གི་ནུས་པས་གྲང་རླུང་སེལ། །རྩ་བ་ལྔ་ཡི་འཕྲུལ་འཁོར་བཟང་། །འདི་མེད་ལྔ་པོས་ནད་མི་སེལ། །ངོ་ཤིག་ཁབ་དང་གླང་ཤུ་དང་། །མར་སྦྱར་བསྐུས་ན་དེ་དག་སེལ། །གཟེ་ཆང་རླུང་ནད་རེངས་འཁུམས་དང་། །མཁལ་ནད་གྲུམ་བུའི་ནད་ལ་བརྟགས། །ཐང་གིས་ཕུལ་བས་གྲང་རླུང་དང་། །བད་ཀན་ལ་སོགས་རླུང་ནད་དང་། །ཆུ་འགགས་འོར་དང་སྐྱ་རབ་སེལ། །སྨན་གཞན་སྦྱོར་བས་ནད་གཞན་སེལ། །

【译文】蒺藜

沟口沙滩生蒺藜，叶茎铺在地面上，花朵很小难见到，刺实犹如山羊头，其味甘而性湿润，自身功效祛寒隆，五根药的功效好，若无此药病难愈。配伍酥油外涂敷，治疗雀斑牛皮癣。蒺藜酒服治隆病、僵缩肾病风湿病。蒺藜煎汤治寒隆、隆病尿闭培根等、心性水肿浮肿病。配伍他药治他病。

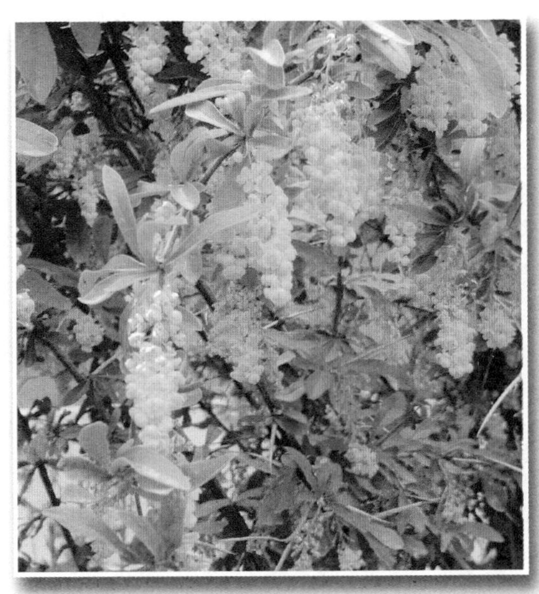

小檗　གསེར་ཤིང་སེར་པོ།

25. གསེར་ཤིང་སེར་པོ།

གསེར་ཤིང་སེར་པོ་ཞེས་བྱ་བ། །པ་ལ་ཏ་ཀ་ཞེས་ཀྱང་བྱ། །སྐྱེར་པ་དཀར་པོ་ཞེས་ཀྱང་བྱ། །ཉིན་སྲིབ་དག་གི་མཚམས་སུ་སྐྱེས། །པགས་པ་བཤུས་ན་སྙིང་པོ་སེར། །མེ་ཏོག་སེར་པོ་མདངས་དང་ལྡན། །འབྲས་བུ་དམར་པོ་འོད་ཟེར་འབར། །རོ་ནི་སྐྱུར་ལ་ཅུང་ཟད་རྩུབ། །རང་གི་ནུས་པས་དུག་ནད་དང་། །རིམས་སྙིང་མིག་ནད་ཐམས་ཅད་སེལ། །འབྲས་བུས་ཕོ་བ་མེ་དྲོད་བསྐྱེད། །ཁ་ཟས་འཇུ་ལ་ཡི་ག་འབྱེད། །ཆུ་སྐོལ་དང་སྦྱར་ཆུ་སྲི་སེལ། །སྦྲང་སྦྱར་མིག་ནད་ཐམས་ཅད་སེལ། །ཁནྡ་མིག་བྱུགས་མཐོང་བར་འགྱུར། །མཆིན་རྩ་ཆད་གསོ་འཕྲུད་ཅིང་སྦྱོར། །བུད་མེད་ཟླ་མཚན་འབྱམས་པ་གཅོད། །འདི་ཡིས་ནད་རྣམས་ཞི་བྱེད་པས། །སྦྱོར་སྡེ་གར་འགྲོ་ནན་ཏན་བྱ། །

【译文】小檗

小檗称为黄金树，也称巴拉达嘎树，又称吉巴嘎波树，生在阴阳交界处，剥去外皮心黄色，花朵黄色有光泽，果实红色红光闪，其味酸而性微糙，自身功效治毒症、陈旧疫疠和眼病，果实可助升胃阳，消化食物开胃口，配伍开水治尿濇，配伍蜂蜜治眼病，制膏涂眼能明目，肝脉断裂能接续，妇女经淋能止住。此药能息多种病，配制方剂须认真。

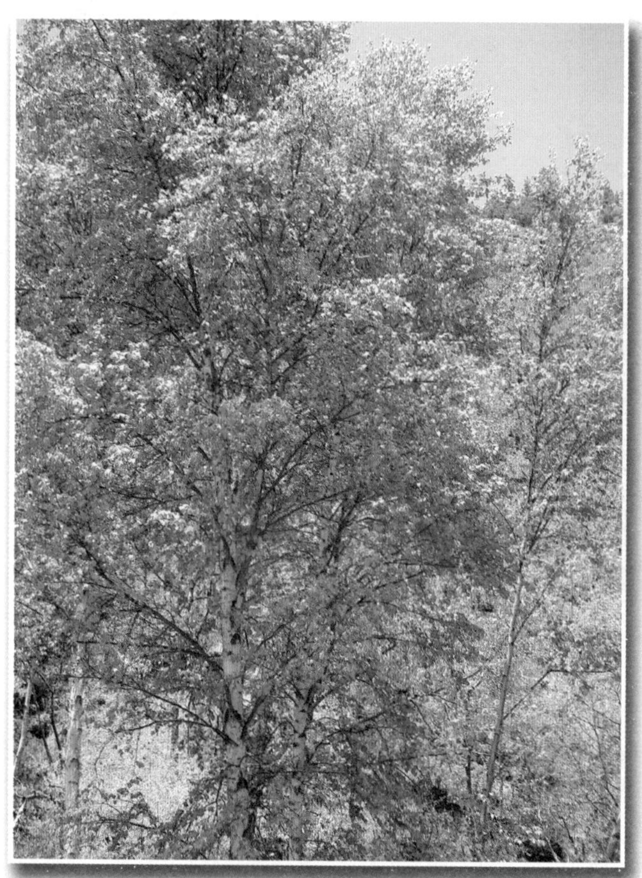

白桦树　དངུལ་ཤིང་སྟག་པ།

26 . དངུལ་ཤིང་སྟག་པ།

དངུལ་ཤིང་སྟག་པ་སྡོང་པོ་ཆེ། །པགས་པ་ཨུ་ལེ་གྲུམ་ཤིང་འདྲ། །ལོ་མ་ལྕང་ལོ་ཕྲ་ལ་སྲབ། །མེ་ཏོག་ལྕུག་པ་འདྲ་བ་སྟེ། །རང་གི་ནུས་པ་སྐམ་ལ་རྣོ། །མགོ་དང་ཡན་ལག་བྱང་ཁོག་རྨ། །འདྲུབ་ཅིང་རྣག་སྐེམ་ཤའུ་གསོ། །དུག་ནད་མ་ལུས་སེལ་བར་བྱེད། །ཇོ་དང་ཤུ་བ་བལ་ཕྱོག་སེལ། །མར་སྦྱར་བྱུགས་པས་སེལ་བར་འགྱུར།།

【译文】白桦树

银树白桦茎干大，树皮状如山杨皮，叶似柳叶细而薄，花朵形状似柔条，自身药效燥而锐，治头四肢体腔疮，并能干脓生新肌，治疗一切中毒症。配伍酥油涂患处，治疗癞痢黄水疮、牛舔疮及疔疮病。

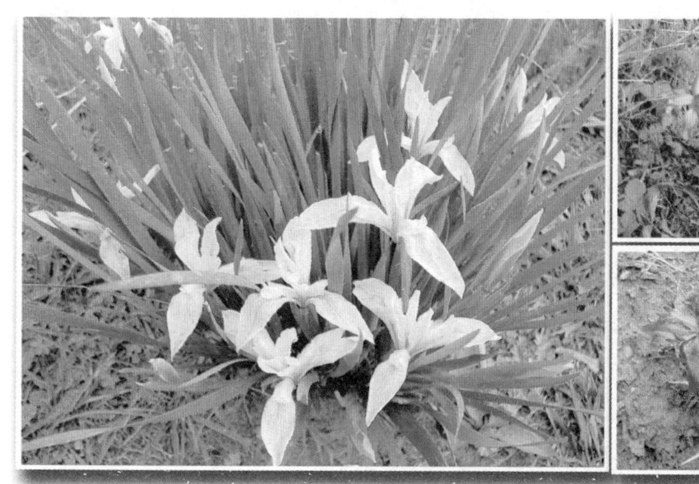
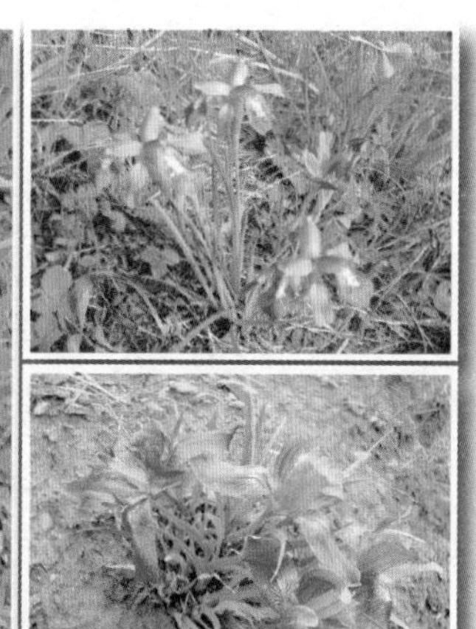

马蔺 གྲེས་མ།

27．གྲེས་མ།

གྲེས་མ་དག་ལ་རིགས་གསུམ་སྟེ། །གཅིག་ནི་བྲག་སྐྱེས་སེའུ་ལྕང་། །གཅིག་ནི་ལུང་སྐྱེས་རྒྱ་གྲེས་མ། །གཅིག་ནི་རི་དང་སྤང་སྐྱེས་གྲེས་རྒོད་མ། །ལོ་མ་སྡོམ་ཞིང་ལེབ་ལ་རིང་། །མེ་ཏོག་དམར་སྨུག་མདངས་མི་གསལ། །རྒྱ་གྲེས་འབྲས་བུ་དམར་ལ་ཆེ། །གྲེས་རྒོད་འབྲས་བུ་དམར་ལ་ཆུང་། །བྲག་སྐྱེས་འབྲས་བུ་ཆུང་ལ་སྔོ། །རོ་ནི་ཅུང་ཟད་མངར་བ་ཡིན། །རང་གི་ནུས་པས་སྲིན་ནད་འཛོམས། །དེ་གསུམ་རྩད་བརྡུང་ཁུ་བ་བཙིར། །མེས་ཚིག་རྨར་བསྐུས་མྱུར་དུ་འཚོ། །རྩ་བ་ཞིབ་བརྡུང་སྦྲང་དང་སྦྱར། །ཁ་གདོང་ངོ་ཤིག་སེལ་བར་བྱེད། །དེ་གསུམ་ཐལ་བ་དོམ་ཚིལ་དང་། །ཕག་ཚིལ་མཁལ་ཚིལ་སྦྱར་བ་དེ། །སྐྲ་དཀར་བྱུག་ན་ནག་པོར་འགྱུར། །ཁུ་བ་རྨ་ལ་བྱུག་པ་ཡིས། །ཆུ་སེར་འདྲེན་ལ་ཤ་རོ་གཙོད། །གཞན་ཡང་ཡོན་ཏན་བསམ་མི་ཁྱབ། །

【译文】马蔺

所说马蔺分三种：一种长在石崖上，岩生鸢尾名赛江；一种长在山沟里，山沟马蔺加斋玛；一种长在山坡地，高原鸢尾斋果玛。叶片簇生扁而长，花朵红紫光泽淡。山沟马蔺籽红大，高原鸢尾籽红小，山生鸢尾籽青小。其味稍许有点甘，自身功效治虫病。三种之根捣榨汁，涂敷火伤快速愈。根子捣细配蜂蜜，涂敷颜面消雀斑。三种马蔺烧成灰，配熊脂猪油肾脂，涂敷白发变黑发。榨取汁液涂疮伤，引出黄水去死肌。其他功效特神奇。

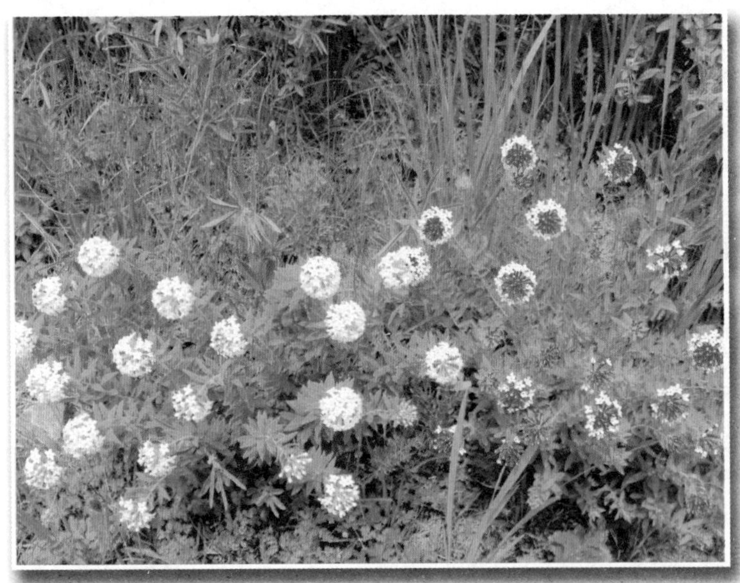

瑞香狼毒 རེ་ལྕུག

28．རེ་ལྕུག

རེ་ལྕུག་ལོ་མ་འཐུག་ལ་སྣུམ། །སྡོང་པོ་ཕན་ཕན་གཤིབས་པ་འདྲ། །མེ་ཏོག་མ་གས་སེའི་ཕུང་པོ་འདྲ། །གས་དུས་དཀར་དམར་མདངས་དང་ལྡན། །རོ་ནི་ཚ་ལ་རྩུབ་པ་ཡིན། །རང་གི་ནུས་པ་འཇམ་རྩེའི་སྨན། །རྩ་བ་ཞིབ་བརྡུངས་མར་ཆང་བསྐོ། །དར་རས་དག་ལ་བཙག་བྱས་ཏེ། །གཅེའུ་དང་ལྷང་པར་སྦྱར་བྱས་ལ། །འོག་སྒོ་ནས་བཏང་ཕོ་བའི་གྲང་རླུང་སེལ། །སྐྱིན་དང་བད་ཀན་འཁྱིལ་བ་དང་། །སྦྱོང་འཁྱིལ་ནད་རྣམས་འོག་སྒོར་འདྲེན། །ཐལ་བ་སྦྱར་བ་ར་མར་དང་། །ཞུ་བ་གོམ་པོ་ལ་སོགས་སེལ། །སྨན་གཞན་སྦྱར་བས་གཞན་དག་སེལ། །

【译文】瑞香狼毒

瑞香狼毒叶厚润，茎秆丛生互并列，花苞状似蔷薇苞，花朵白红有光泽，其味辛而其性糙，自身功效缓导药。根子捣细配酥油，酒中煎煮取汁液，丝箩绸布过滤后，装入膀胱灌肠器，灌肠清除胃寒隆、培根滞聚和虫病、泻药滞聚皆引出。灰配山羊奶酥油，或配黄牛奶酥油，涂治脓疖黄水疮。若用他药作配伍，能够治疗其他病。

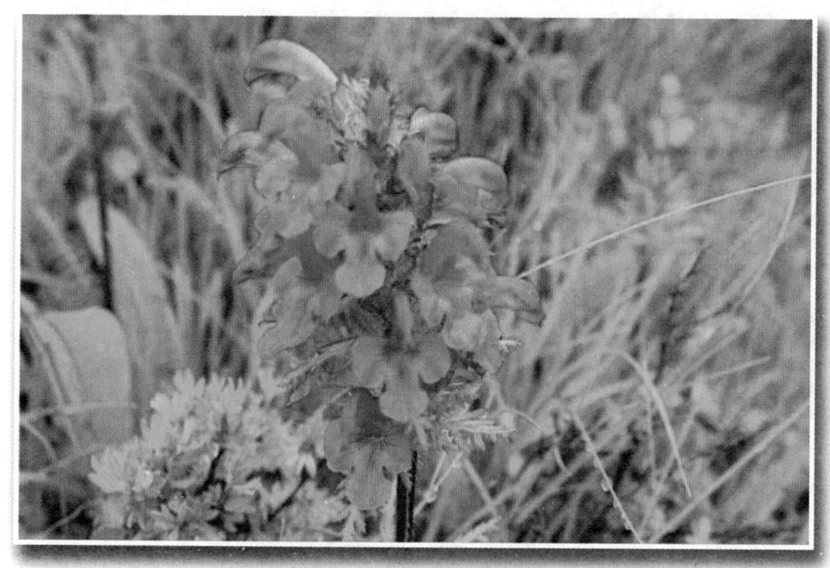

伞房马先蒿

མེ་ཏོག་གླང་སྣ།

29 . མེ་ཏོག་གླང་སྣ།

མེ་ཏོག་གླང་སྣ་ཉིན་གྱི་སྲིབས་ལ་སྐྱེ། །རྩ་བ་གཅིག་ལ་སྡོང་པོ་བརྒྱ། །ལོ་མ་ཕྲ་ལ་འབྲུམ་བུ་ཅན། །མེ་ཏོག་དམར་པོ་ཕྲ་བ་ཡིན། །རང་གི་ནུས་པར་རྨ་ལ་ཕན། །ལན་ཚྭ་དང་སྦྱར་ཁོང་དུ་བཏང་། །ཆང་ནད་མ་ལུས་སེལ་བར་བྱེད། །ཚད་པ་མི་སྐྱེས་ཆང་ནད་མེད། །ཕྱེ་མ་ཆང་དང་མར་དུ་བསྐོལ། །དེས་ནི་དུག་ནད་རིམས་འཁྲུགས་གཅོད། །སྣ་ཁྲག་ལུག་པར་གྱུར་པ་ནི། །ཕྱེ་མ་བྱས་ལ་སྣ་ནང་བླུག། སྣ་ཁྲག་ངེས་པར་ཆད་པར་འགྱུར། །ཉ་ཕྲི་དག་གིས་འབྲས་བུ་དང་། །ཐར་ནུ་སྐྱུགས་ཀྱི་པོ་ཁར་ཡང་། །མཁྲིས་པ་རྒྱས་པ་སྐྱུགས་པར་བྱེད། །གཞན་ཡང་ཡོན་ཏན་བསམ་མི་ཁྱབ། །

【译文】伞房马先蒿

所说伞房马先蒿，生在阳坡之阴面，根子一条茎百条，叶片细而有疹粒，花朵红色花瓣窄，自身功效治疮伤。配伍食盐口中服，一切酒病全消除，不生热邪除酒病。研粉配伍酥油酒，煎服治疗中毒症，并治疫疠紊乱症。鼻孔流血不止时，研成细粉纳鼻腔，鼻血一定能止住。配伍黄帚橐吾籽、大狼毒内服催吐，吐胃脘胆汁过盛。其他功效不一般。

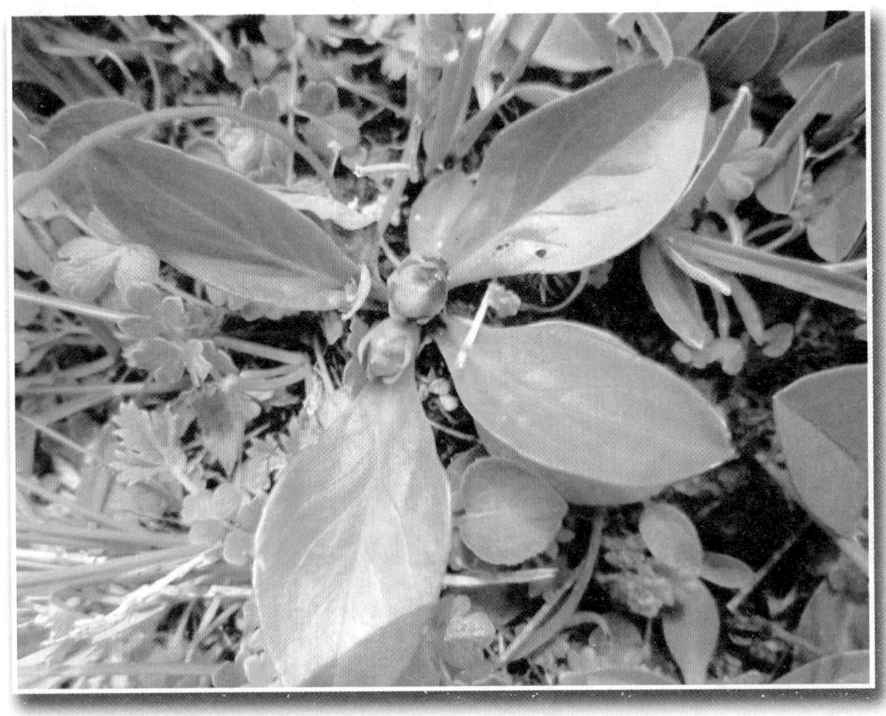

肉果草

པ་པ་རེ་སྐོན།

30．པ་པ་རེ་སྐོན།

པ་པ་རེ་སྐོན་ས་གཞི་སྐམ་པོར་སྐྱེ། །ལོ་མ་འདབ་བཞིས་ས་གཞི་མནན་པ་འདྲ། །མེ་ཏོག་སྔོན་པོ་ཅུང་ཟད་དམར་བའི་མདངས། །འབྲས་བུའི་དབྱིབས་ནི་སེམས་ཅན་སྙིང་དང་འདྲ། །སྔོ་དང་དམར་སྐྱ་མདོག་གསུམ་ནི། །སྨིན་པའི་དུས་སུ་འབྱུང་བ་སྟེ། །ནད་སེལ་སྨན་གྱི་རྒྱལ་པོ་གསུངས། །རོ་ནི་མངར་ལ་ཅུང་ཟད་ཁ། །བྱ་རོག་ནོར་བུ་ཞེས་ཀྱང་བྱ། །གཡག་སྙིང་པ་དང་ལུག་སྙིང་པ། །མིང་གི་གདགས་བྱ་གསུམ་དུ་ཡོད། །རང་གི་ནུས་པས་རྩ་རྣམས་གསོ། །འཆི་མེད་དར་ཡ་ཀན་གྲགས། །ལོ་མ་མེ་ཏོག་འབྲས་བུ་དང་། །རྩ་བ་བཞི་པོ་དུས་སུ་བཏུ། །ཞུན་བྱས་ནད་ནི་གང་ཡང་རུང་། །ཕོང་ནད་དག་ལ་ཕོང་དུ་བཏང་། །འདི་ཡིས་མི་སོས་གང་ཡང་མེད། །མགོ་དང་ཡན་ལག་བྱང་ཁོག་རྨ། །གནད་ཀྱི་སྙིང་དུ་ཐོག་པ་དང་། །རྩ་ཆད་ལ་སོགས་གང་ཡིན་ལ། །ཞུན་དང་ཕྱེ་མ་སྦྱར་བ་དེ། །རྨ་ནང་བཏབ་ལ་ཕོང་དུ་བཏང་། །པགས་ནད་ཤ་ནད་རུས་ནད་དང་། །རྩ་ནད་མ་ལུས་སྦྱར་དུ་སེལ། །ལོ་མ་རྒྱས་དུས་ལོ་མ་བཏུ། །མེ་ཏོག་རྒྱས་དུས་མེ་ཏོག་བཏུ། །འབྲས་བུ་སྨིན་དུས་འབྲས་བུ་བཏུ། །རྩ་བའི་དུས་སུ་རྩ་བ་ཤིས། །ཕྱི་ཡི་ཞུན་དང་སྦྱར་བྱས་ན། །ནད་སེལ་སྨན་གྱི་རྒྱལ་པོ་སྟེ། །འདི་ཉིད་རྨ་རྣམས་འདྲུབ་པར་བྱེད། །ཆུ་སེར་འདྲེན་དང་རྣག་རྣམས་སྐེམས། །ནད་སེལ་པ་པ་རེ་སྐོན་འདི། །ལྷ་དབང་

བརྒྱ་བྱིན་དག་གིས་བཤད། །རྫོག་འབྲས་རྨ་དང་ཤུ་བ་དང་། །གཡན་པ་ཐོར་བ་ཛ་ཡི་རིགས། །མདོར་ན་ནད་རྣམས་གང་ཡིན་ཀུན། །བྱུག་པ་ཙམ་གྱིས་སེལ་བར་བྱེད། །གློ་ནད་སྒྲུར་ཡ་རྣག་ཁྲག་འབབ། །དེ་ཉིད་སེལ་འདོད་ཞུན་གྱི་ནང་། །བཙོད་དང་འབྲི་མོག་རྒྱ་སྐྱག་དང་། །འདམ་བུ་ག་ར་ལི་ག་དུར། །ཨ་བར་རྒྱུན་འབྲུམ་སྟར་བུ་རྣམས། །སྦྲང་རྩི་གཡང་དང་སྦྱར་བྱས་ནས། །ནང་རེ་རིལ་བུ་བཅུ་གསུམ་བཏང་། །གློ་ནད་སེལ་བའི་སྨན་ཡིན་ནོ། །དོན་སྣོད་གཞན་གྱི་ནད་རྣམས་ལ། །སྦྱོར་སྡེ་གང་བྱེད་ནང་དུ་བཏང་། །དེ་དག་སེལ་བ་ཐེ་ཚོམ་མེད། །འདི་ཡི་ཡོན་ཏན་བསམ་མི་ཁྱབ། །

【译文】肉果草

肉果草生干旱地，四片叶子压地面，花蓝稍有红光泽，果实状似动物心，果实成熟现三色，青色红色和紫色，乃为治病之君药，其味甘而稍许苦；另外还有三个名，一名恰饶洛布草，一名又叫雅亮巴，一名又叫鲁亮巴；自身功效治疮伤，称为长生甘露药。叶花果实和根子，适时采集制成膏，任何疾病都适宜，体腔疾病口中服，此药不愈再无药。头部四肢体腔疮、要害部位受创伤、脉道断裂等疮伤，膏散二剂结合用，撒敷疮伤口中服，皮肤肌肉和骨病、脉道疾病皆速愈。叶片旺盛采其叶，花朵盛开采其花，果实成熟采其果，适时采根药效佳，结合外涂膏剂用，治病药物之君药，此药功效愈疮伤、引出黄水干脓液。这味治病肉果草，神王帝释如是说：疔疮核疮黄水疮、顽癣脓疱癞痢类，总之任何疮伤病，外涂皆能消除净。肺病穿溃流脓血，此药膏中加茜草、藏紫草和紫草茸、沿沟草和岩白菜、诃子葡萄毛诃子、沙棘果和温蜂蜜，制成丸药早晨服，每次内服十三粒，治疗肺病之良药。其他脏腑之疾病，对症配方口中服，消除其病毫无疑。此药功效说不尽。

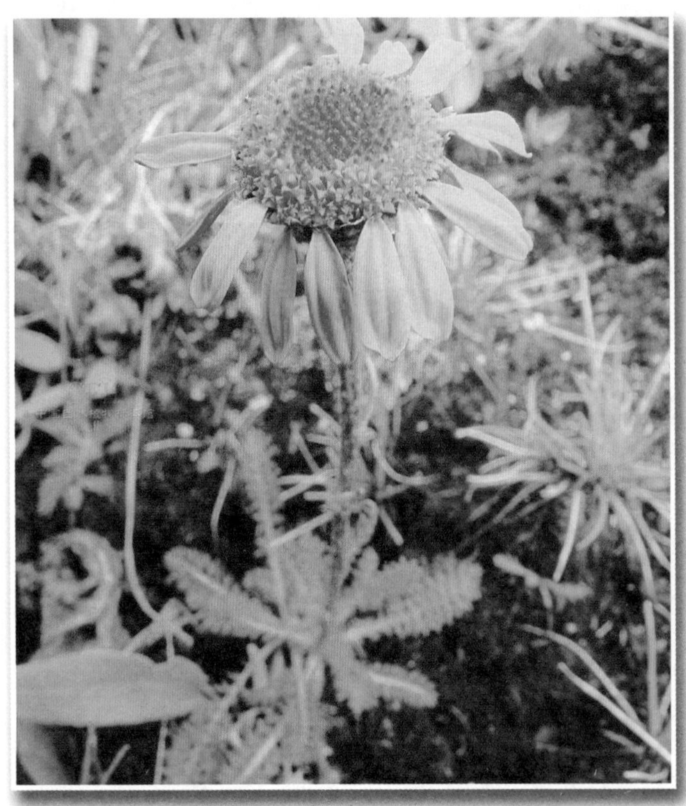

鞑新菊　མེ་ཏོག་ཨ་བྱག་པ།

31．མེ་ཏོག་ཨ་བྱག་པ།

མེ་ཏོག་ཨ་བྱག་པ་ཞེས་བྱ། །ཁྲིབ་མོའི་ན་བ་དག་ལ་སྐྱེས། །ལོ་མ་ཐོ་སྐྱ་སྤུན་ལ་རྩུབ། །སྡོང་པོ་གདུགས་ཀྱི་ཡུ་བ་འདྲ། །མེ་ཏོག་སེར་པོ་གསེར་གདུགས་ཕུབ། །ལུག་མིག་སེར་པོ་ཞེས་བྱ་སྟེ། །ལ་ལས་མེ་ཏོག་གུར་གུམ་ཟེར། །རོ་ནི་ཅུང་ཟད་ཁ་བ་ཡིན། །རང་གི་ནུས་པས་ཐོག་པ་འཇོམས། །མེ་ཏོག་ལུག་མིག་སེར་པོ་དང་། །རྒྱལ་པོ་རེ་རལ་སྤང་སྤོས་དང་། །ཤུག་གུ་ཚེར་མ་ཅན་དང་བཞི། །ཆ་མཉམ་སྲན་མ་ལྡ་ལྡའི་ཞྭིད། །བཙན་དུག་དང་ནི་རྒྱ་ཚྭ་གཉིས། །སྲན་མ་རེ་རེའི་ཚད་དུ་བྱ། །འདི་མིང་ཨ་བྱག་དུག་སྦྱོར་ཏེ། །ནག་པོ་དུག་སྦྱོར་ཞེས་ཀྱང་བྱ། །ཐོག་པའི་ནད་ལ་བདུད་རྩི་འདྲ། །ཁོང་སྨན་རྣམས་ཀྱི་རྒྱལ་པོ་ཡིན། །སྐྲངས་སྙིང་ར་དུག་ནག་པོ་དང་། །མངར་གྱིས་ཕྱི་ཏུ་བྲིད་པ་གཅེས། །གྲང་ གླུང་སྐྱེས་ན་སྐྱོ་ཚ་བཏང་། །པི་པི་ལིང་གི་ཐང་ཡང་གཏོང་། །ལུམས་ནི་གཞན་དང་མཐུན་པར་བཅོས། །ཐོག་སྐྲངས་འདུལ་བའི་གཉེན་པོ་ཡིན། །གཞན་ཡང་ཡོན་ཏན་བསམ་མི་ཁྱབ། །

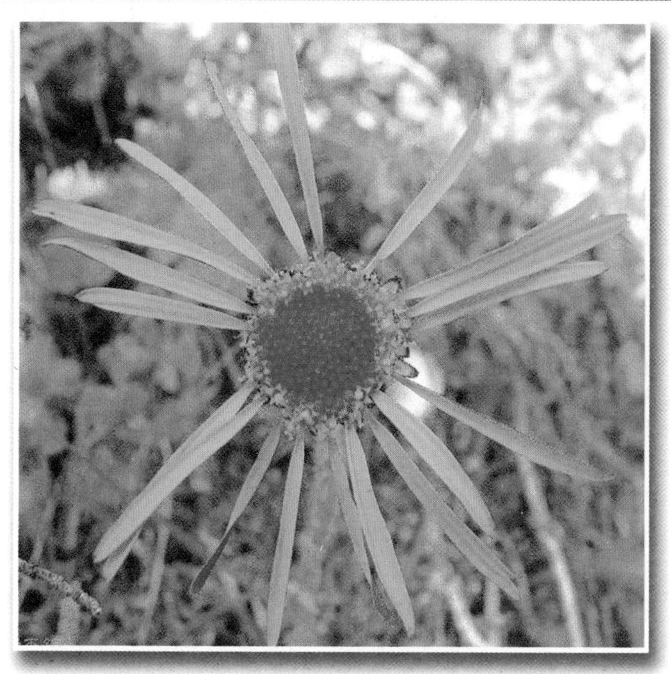

靴新菊 མེ་ཏོག་ཨ་བྱག་པ།

【译文】靴新菊

麦朵阿夏靴新菊，生在阴坡青草地，叶片淡青簇生糙，茎秆状似凉伞把，花朵黄色撑金伞，又名叫做黄紫菀，又称麦朵苟固木，其味稍许有点苦，自身功效治疗疮。靴新菊配骨碎补、甘松刺柏等四药，等份各为五豆重，细叶草乌和硇砂，各为一粒豌豆大，医称六味靴新菊，也称六味黑色方，治疗疔疮似甘露，内服方药之王方。配伍草乌和糖类，涂敷肿胀外引出，若生寒隆服热糊，也可内服荜茇汤，罨浴治法同他药，消除疔肿对症药。其他功效特殊胜。

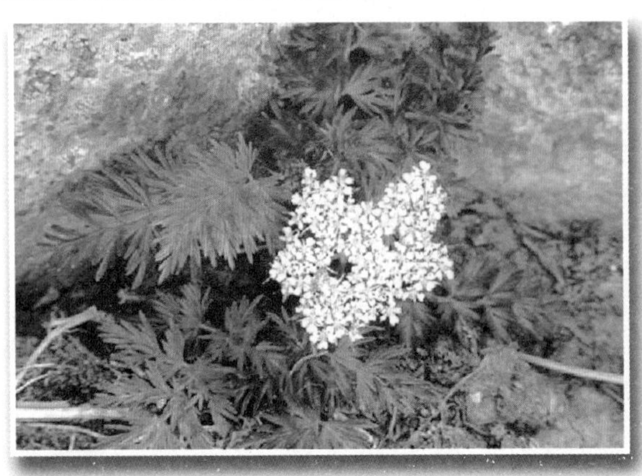

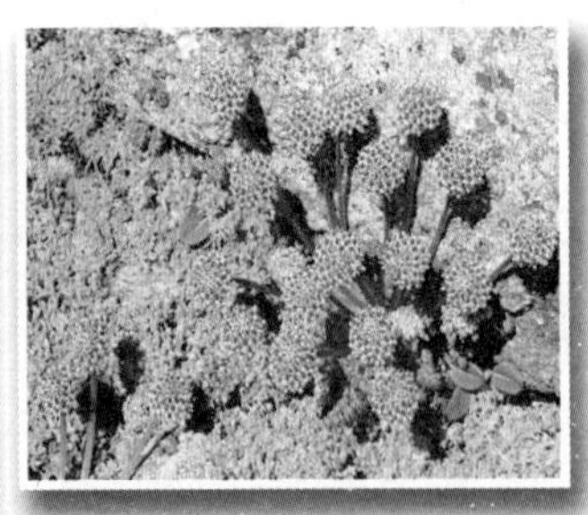

蕨叶藁本　འབམ་པོ།

32．འབམ་པོ།

འབམ་པོ་ཞེས་བྱའི་སྔོ་ལྡུམ་ནི། །སྲིབ་མོ་སྤང་གི་ལོགས་ལ་སྐྱེས། །ལོ་མ་སྡོང་པོ་གོ་སྙོད་འདྲ། །དྲི་ནི་མནམ་ལ་རོ་ནི་ཞྭན། །མེ་ཏོག་ཡོད་པ་མོ་ཡི་རིགས། །མེ་ཏོག་མེད་པ་ཕོ་ཡི་རིགས། །རང་གི་ནུས་པས་ཞོག་པ་འཇོམས། །འབམ་པོ་སྤོས་དཀར་རྒྱ་ཚྭ་དང་། །ར་དུག་རྣམ་བཞི་ཐུན་ཚད་ལ། །འབམ་པོ་དག་ནི་ཆོད་ཆུ་ཙམ། །སྤོས་དཀར་དག་ནི་ཆོད་སྔོར་ཙམ། །རྒྱ་ཚྭ་དག་ནི་ལན་ཚྭ་ཙམ། །ར་དུག་དག་ནི་ཆོད་ཐལ་ཙམ། །ཁོང་སྨན་དག་ཏུ་བཏང་བྱས་ན། །འདིས་ནི་ཞོག་རིགས་མ་ལུས་འཇོམས། །རྩ་བ་རྐྱང་པ་བཏང་བྱས་ན། །བྱིས་པ་ཆུང་དང་རྒན་པོ་དང་། །ཟུངས་ཟད་ནུས་ཤོར་མ་ཡིན་པ། །དར་མའི་ཚད་པ་འཇོམས་པར་བྱེད། །གག་ཞོག་འབྲས་གསུམ་མ་ཡིན་པ། །གཞན་གྱི་ནད་རྣམས་སེལ་མི་འགྱུར། །གག་ཞོག་འབྲས་གསུམ་སྐྲན་རྣམས་ལ། །ལུམས་བྱས་དེ་དག་འཇོམས་པ་ཡིན།།

【译文】蕨叶藁本

蕨叶藁本为草药，生在阴面草山坡，叶茎状似藏茴香，气味很浓味湿润，有花藁本为雌株，无花藁本为雄株，自身功效治疔疮。蕨叶藁本和乳香、硇砂草乌四味药，配伍剂量分别是，蕨叶藁本菜汤量，乳香剂量佐菜量，硇砂剂量调盐量，草乌剂量菜灰量，配成方药口中服，疔疮之类全治愈。根子单药内服时，除了少儿和老年、七精衰退失功能，壮年热症皆可除；除了喉蛾和疔疮，以及肿核疮之外，其他疾病皆不治。乳蛾疔疮肿核疮、肿瘤等症罨浴治。

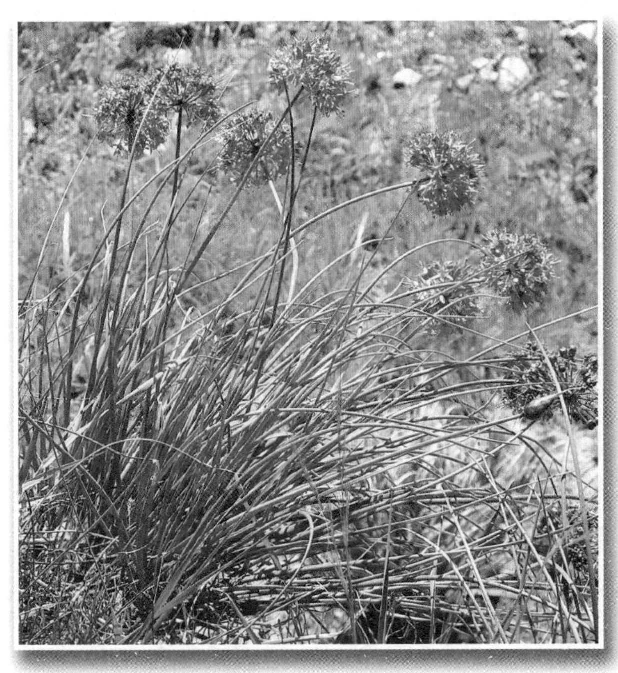

红花蒜 རྒྱ་བ།

33. རྒྱ་བ།

རྒྱ་བ་ཞེས་བྱ་སྒོག་པའི་རིགས། །ཉིན་སྲིབས་སྤང་གི་ལོགས་ལ་སྐྱེས། །ལོ་མ་འཐུག་ལ་རིང་བ་ཡིན། །མེ་ཏོག་དམར་པོ་རབ་ཏུ་མཛེས། །འབྲས་བུ་ཟླུམ་པོ་སྔོ་ལ་གསལ། །རོ་ནི་ཚ་ལ་ནུས་པ་རྣོ། །རང་གི་ནུས་པས་གྲང་རླུང་སེལ། །མགོ་དང་བྲང་ཁོག་ཡན་ལག་རྨ། །ནང་བཏབ་ཁོང་བཏང་རྣག་ཆུ་འབྱིན། །ཕོ་མཆིན་མཁལ་རྐེད་ན་བ་དང་། །སོ་ནད་རླུང་སྲིན་ནད་དག་དང་། །ཁོང་པ་སྐྲོས་དང་དྲོད་ཆུང་དང་། །འཇུ་དཀའ་ཁོང་པའི་ནད་ཀུན་སེལ། །རླུང་སྲིན་ནད་ལ་བདུད་རྩི་འདྲ། །ཞུན་བྱས་མར་སྦྱར་མཁལ་ནད་སེལ། །ཆང་བསྐོལ་སྟོར་བཏང་གོས་དྲོན་བྱ། །གཞན་ཡང་ཡོན་ཏན་བསམ་མི་ཁྱབ། །

【译文】红花蒜

所说加瓦为蒜类，生在阴阳草山坡，叶片较厚而且长，花朵红色很美丽，种子圆形显青色，其味辛而其性锐，自身功效祛寒隆。头部体腔四肢疮，外敷内服排脓水。可治胃肝肾腰疼、牙齿疾病隆虫病、肚腹胀满胃阳衰、饮食难化体腔病。治隆虫病似甘露。膏配酥油治肾病，酒煎内服盖暖衣。其他功效说不尽。

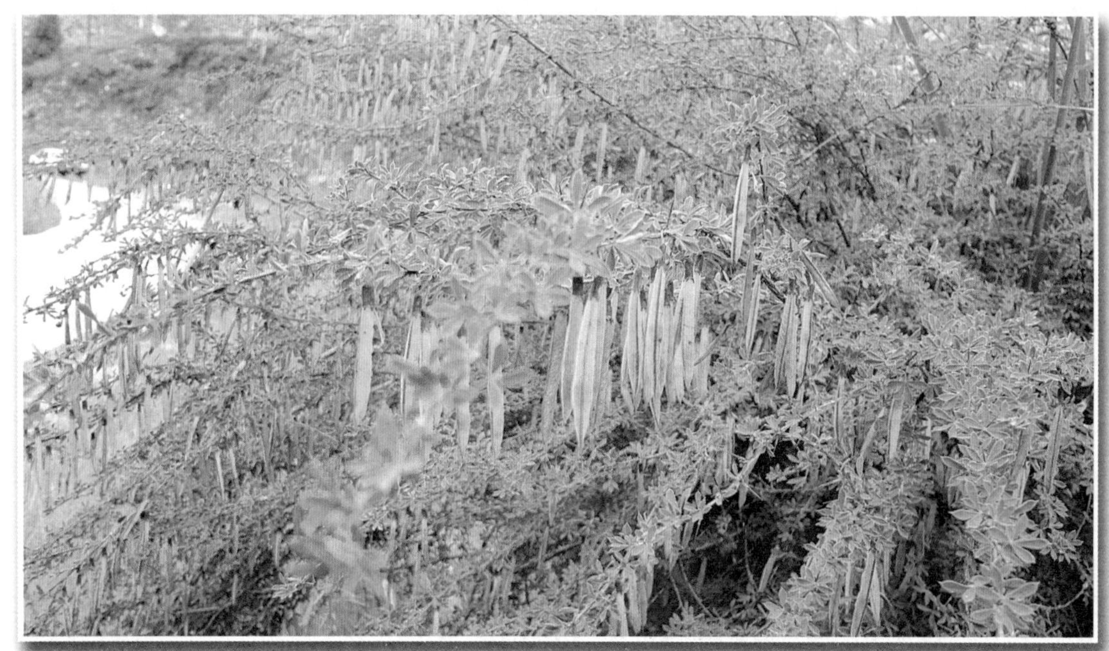

短叶锦鸡儿 བྲ་མ།

34. བྲ་མ།

བྲ་མ་ཞེས་བྱ་ཚེར་མའི་རིགས། །ཉིན་སྲིབས་གཉིས་ཀྱི་རི་ལ་སྐྱེས། །ཤིང་ཆུང་ཚེར་མ་ལོ་མ་ཆུང་། །མེ་ཏོག་སེར་པོ་སྲན་མ་འདྲ། །གང་བུ་འབྲས་བུ་སྲན་ཆུང་སྦྲོ། །རོ་ནི་མངར་ལ་ཡང་བ་ཡིན། །འབྲས་ཀྱི་རིགས་ལ་བདུད་རྩི་འདྲ། །བྲ་མ་མེ་ཏོག་ཟངས་རྩི་བ། །མེ་ཏོག་ལུག་མིག་པ་དང་ནི། །ཤུག་པ་སྲིན་ཐོས་ཕྱེ་མ་དང་། །ཕུར་མོ་རྐང་གཅིག་ལོ་མ་སྦྱར། །འབྲས་ཀྱི་སྐྲངས་ཁྲིབ་ཚད་པ་དང་། །འབྲས་རིགས་གང་ཡིན་སེལ་བར་བྱེད། །ཉིན་ལོགས་བྲ་མ་གཅིག་འགྲེང་གི། །རྩ་བ་བརྟུང་པའི་ཁུ་བའི་ནང་། །ཛྲོན་བུ་ཁྲི་ལྡེ་གཉིས་བཏབ་ནས། །ཚུང་ཟད་མནན་ན་ལྷང་འགྱུར་ཏེ། །དུག་ནད་གསར་རྙིང་མེད་པ་དང་། །སྲོས་དང་གྲང་བ་ཆུ་འགགས་སེལ། །རྗེས་དང་སྦྱོད་ལམ་གཞན་དང་འདྲ། །བྲ་མ་དཀར་པོའི་རྩ་བ་དང་། །སེ་རྒོད་མ་ཡི་སྦོང་བུ་དང་། །ལྕགས་སྡ་མི་འདྲ་རིགས་གསུམ་ནི། །ཆུ་ནི་བྲེ་དྲུག་ནང་དུ་བསྐུ། །ཁུ་བ་ཕུལ་དོ་ལུས་པའི་ནང་། །སྐྱེར་པའི་བར་ཤུན་ཕུལ་གང་བསྐྱུ། །ཁུ་བ་ཕུལ་གང་ལུས་པ་དང་། །ནང་རེ་སྔོང་སྐོགས་གང་རེ་བཏང་། །དུག་རྣམས་སེལ་བར་ཐེ་ཚོམ་མེད། །བྲ་མའི་རྩ་བ་དུག་འཇོམས་ཡིན། །གཞན་ཡང་ཡོན་ཏན་བསམ་མི་ཁྱབ། །

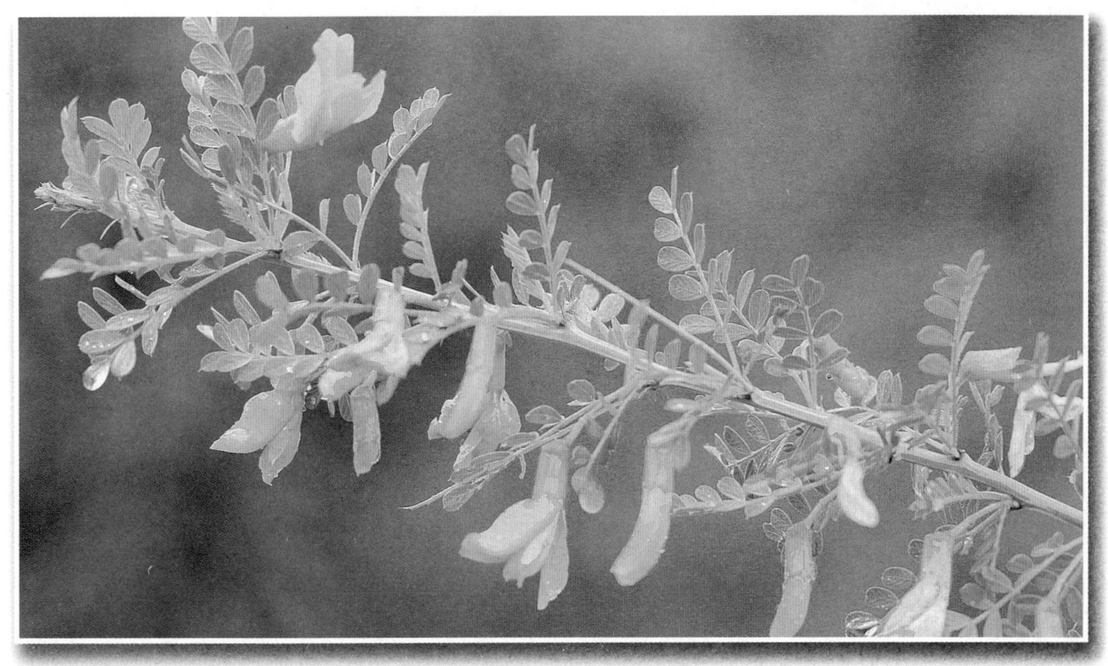

短叶锦鸡儿 བྲ་མ།

【译文】短叶锦鸡儿

短叶锦鸡属刺类，阴阳两山皆生长，树小被刺叶短小，花朵黄色似豆花，荚果种子小豆味，其味甘而其性轻，治肿核疮似甘露。锦鸡儿花猪殃殃、紫菀柏树虫蛀粉、牛尾蒿叶配成方，清除肿核疮肿热，治疗各种肿核疮。阳坡独茎锦鸡根，捣细榨取汁液中，调入杂毛蓝钟花、秦艽二药之细粉，稍许按压足量用，治疗新旧中毒症、胀满寒症和尿闭，断后起居同他病。白短叶锦鸡儿根、野生蔷薇之茎干、三种种类不同铁，加水六升文火煎，煎至汁液剩二普，小檗中皮加一掬，煎至汁液剩一普，每晨内服一蛋壳，解除毒症毫无疑。锦鸡根为解毒药，其他功效想不尽。

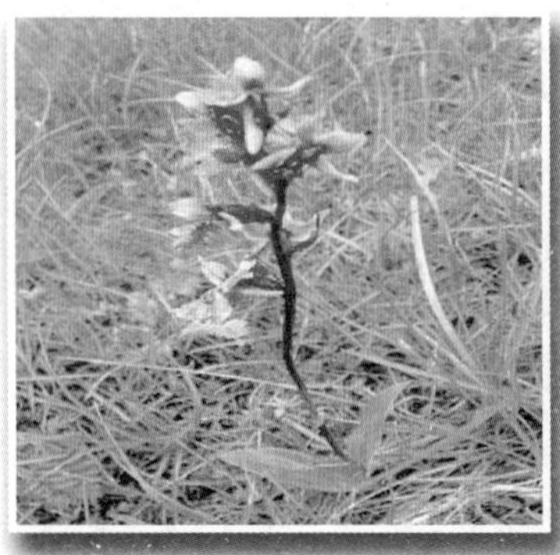

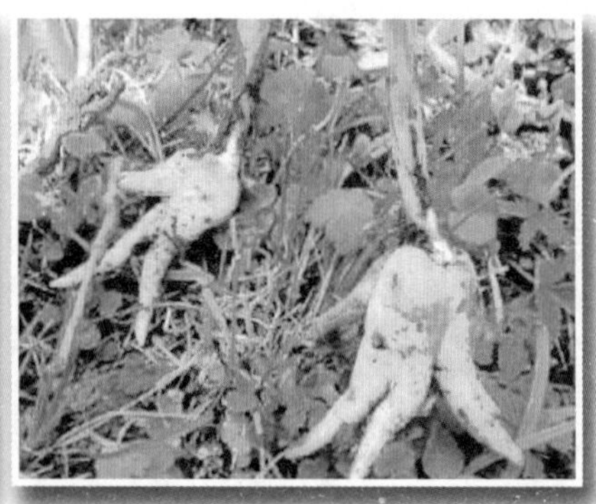

佛手参 དབང་ལག

35 . དབང་ལག

དབང་ལག་སྐམ་གཞེར་གཉིས་ལ་སྐྱེས། །ལོ་མ་ཉུག་པའི་དབྱིབས་དང་འདྲ། །སྨུག་པའི་མདངས་དང་ལྡན་པ་ཡིན། །སྐམ་སྐྱེས་མེ་ཏོག་སྔོ་སེར་དམར། །སྡོང་པོ་རིང་ལྡེམ་སྡོམ་པ་ཡིན། །ཆུ་སྐྱེས་མེ་ཏོག་དམར་བ་ཡིན། །རྩ་བ་མི་ཡི་ལག་པ་འདྲ། །སོར་མོ་ལྔ་པ་མི་ཡི་ལག །དྲུག་པ་རྡོ་རྗེའི་ལག་པ་ཡིན། །བཞི་པ་ཀན་མོའི་ལག་པར་གྲགས། །གསུམ་པ་གཉིས་པ་ཡོན་ཏན་དམན། །རོ་ནི་མངར་ལ་སྨུག་པག་ཅན། །ཚེ་བསྲིང་འཆི་མེད་བཅུད་ལེན་སྨན། །བདུད་རྩི་དར་ཡ་ཀན་ཞེས་གྲགས། །འདི་ཡི་ཡོན་ཏན་བསམ་མི་ཁྱབ། །གཅིག་པོ་ལོ་གཅིག་བསྟེན་གྱུར་ན། །ཚེ་ནི་ལོ་བརྒྱ་ཐུབ་པར་བྱེད། །ཏིང་འཛིན་ལ་གསལ་མཁའ་འགྲོ་འདྲ། །ནམ་མཁར་འགྲོ་བར་ཐེ་ཚོམ་མེད། །རྩ་བ་ཕྱེ་མ་ཆང་དང་འོ་མར་བསྲུ། །མཁལ་ནད་གྲང་བ་སེལ་བ་དང་། །བུད་མེད་བརྒྱ་ལ་སྤྱོད་པར་ནུས། །རྡོ་རྗེ་ནོར་བུའི་སྟོབས་བསྐྱེད་ནས། །ས་བོན་ཞུ་ཏུ་འབྱུང་བར་འགྱུར། །སེམས་གསལ་རོ་ཙ་བཅུད་ལེན་ཡིན། །ཕྱེ་མ་ཞིབ་བཏགས་མིག་ལ་གདབ། །ཁ་བས་ཕྱིད་པར་མི་འགྱུར་རོ། །སྒོག་སྐྱ་དང་ནི་གཉིས་པོ་དེ། །ལྡམ་ལྡེམ་བརྡུང་པ་མར་དང་ཆུ་ཏུ་བསྲུ། །ཆུ་སྐྱེམ་མར་ནི་ལུས་པ་དང་། །ནང་རེ་ཁེམ་མགོ་རེ་ཟོས་ན། །མཆིན་པ་གྲང་རྒྱས་ནད་རྣམས་དང་། །དམུ་ཆུ་སྐྲན་རིགས་གང་ཡིན་དང་། །སྙིང་རླུང་ལ་སོགས་སྙིང་ནད་དང་། །ཕོང་དང་ཕོ་བར་སྲིན་ཞུགས་དང་། །རྩ་ཆུ་འགགས་པའི་ནད་རྣམས་ནི། །རྡོ་རྗེས་གཞན་འཇོམས་ཇི་བཞིན་ནོ། །རྩ་བ་ལྔ་པོའི་གཙོ་བོར་གསུངས། །འདི་ཡི་ཡོན་ཏན་བསམ་མི་ཁྱབ། །ལྷ་དབང་བརྒྱ་བྱིན་བདུད་རྩི་སྨན། །འཛམ་གླིང་འཇིག་རྟེན་དགའ་ན་མེད། །སྦྱོར་བ་གཞན་ལ་བཏང་བས་མཆོག །ཟས་ལ་སླན་ན་འཆི་མེད་སྨན།།

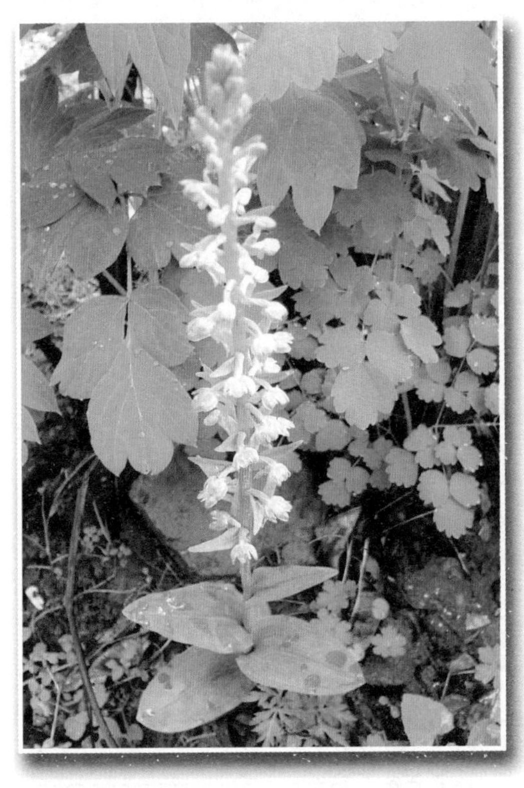

佛手参 དབང་ལག

【译文】佛手参

佛手参生干湿地，叶片状似一支箭，显现油润之光泽。旱生花朵蓝黄红，茎长柔韧而粗壮，湿生花朵为红色。根茎状如人手掌，五指称为人之手，六指称为金刚手，四指称为老妇手，三指二指功效低。其味甘而有油腻，延年益寿滋补药，称为都孜达亚干。此药功效难料想，单药服用一年时，寿命能享一百岁，入定明显空行蕴，天空行走无疑问。根茎研粉酒奶煮，能够治疗肾寒病，能与百女行房欢，增大金刚宝之力，精种分泌分外旺，明心壮阳滋补药。研成细粉涂眼睛，雪地行走防雪盲。手参大蒜两味药，捣泥酥油水中煎，煎至水干酥油存，每日清晨服一匙，治疗肝脏寒盛病、任何水臓痞瘤类、心隆等之心脏病、胃和大肠之虫病、二便闭结等疾病，如同金刚摧毁物。五根药方之君药，此药功效难料想。天王帝释甘露药，比此功效大之药，南赡部洲世间无。配伍其他方剂药，罨敷伤疮长生药。

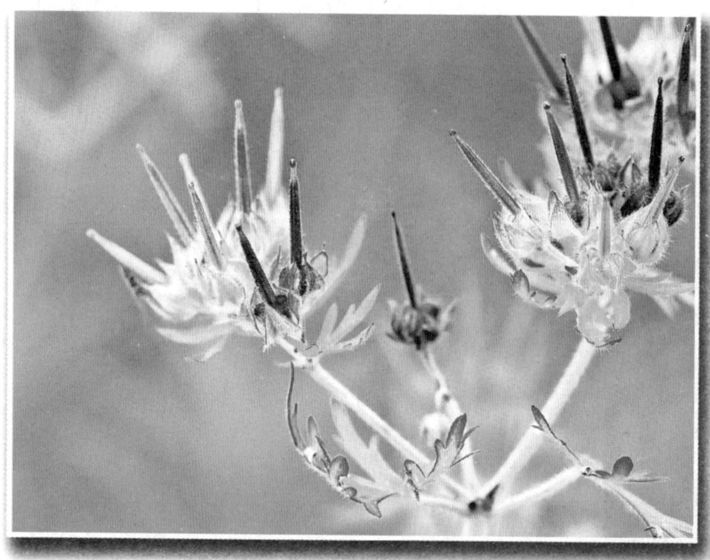

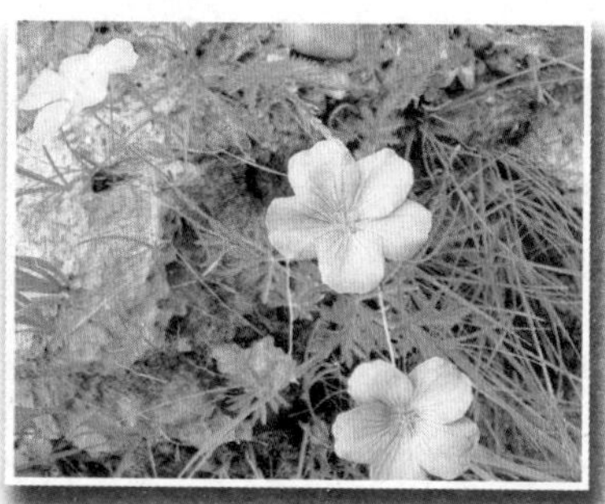

老鹳草 སྦྲོར།

36 . སྦྲོར།

ཐོ་སྨན་སྦྲོར་ཞེས་བྱ་བ་ནི། །ཆེ་ཆུང་རིགས་གཉིས་ཡོད་པ་ཡིན། །ཐང་སྐྱེས་སྦྲོར་ཆུང་དག་ཏུ་བཤད། །ཞིང་ནང་སྐྱེས་པ་སྦྲོར་ཆེན་ཡིན། །ལོ་མ་དམར་སྨུག་མེ་ཏོག་དབྱིབས། །མེ་ཏོག་དམར་སྨུག་རྒྱ་ཕོར་དབྱིབས། །རོ་ནི་ཁ་ལ་མངར་བ་ཡིན། །ལོ་མ་མེ་ཏོག་བཅས་ཕྱེ་མ། །བསྐོལ་ཐང་འཐུང་ན་གཟེར་ཐབས་ནད། །རིམས་སྙིང་ཁྲུག་འབྲུམ་ཤ་རོ་དང་། །མིག་ནད་མ་ལུས་སྲིན་གྱི་ནད། །ཆུ་སེར་དང་ནི་གློ་ན་བ། །ཐྲང་རྒྱབ་རྩེ་བས་ལོགས་གཟེར་བ་དང་། །རྐང་ལག་ལྷུ་ཚིགས་ཆུ་སེར་བབས། །གདོང་སྐྲངས་རོ་སྟོད་མཛེང་པ་དང་། །ཚད་སྙིང་འབྱུང་དཀའི་ནད་རྣམས་སེལ། །རིམས་ནད་ཚད་པ་རྒྱས་པ་ལ། །ཕོང་དུ་བཏང་ལ་གོས་ཀྱིས་བྱིབས། །ག་བུར་རྩལ་འབྱིན་དག་དང་འདྲ། །ཕྱེ་ཡིས་དྲིལ་ཕྱིས་བྱ་བ་གཅེས། །མང་པོ་བསྲུས་ལ་ཞུན་དུ་བྱ། །རྩ་བ་ལྔ་དང་སྦྱར་བའམ། །ཡང་ན་རང་ཉིད་རྐྱང་པར་བཏང་། །གཙོང་ནད་སྐྲུམ་རྩུ་སོ་དྲུག་དང་། །བུད་མེད་མངལ་ནད་མཁལ་ནད་དང་། །གཟེར་དང་ཆུ་སེར་ནད་རྣམས་སེལ། །འདི་ནི་ནོར་བུ་རིན་ཆེན་འདྲ། །སྦྱོར་སྡེ་གཞན་བྱས་ནད་གཞན་སེལ། །

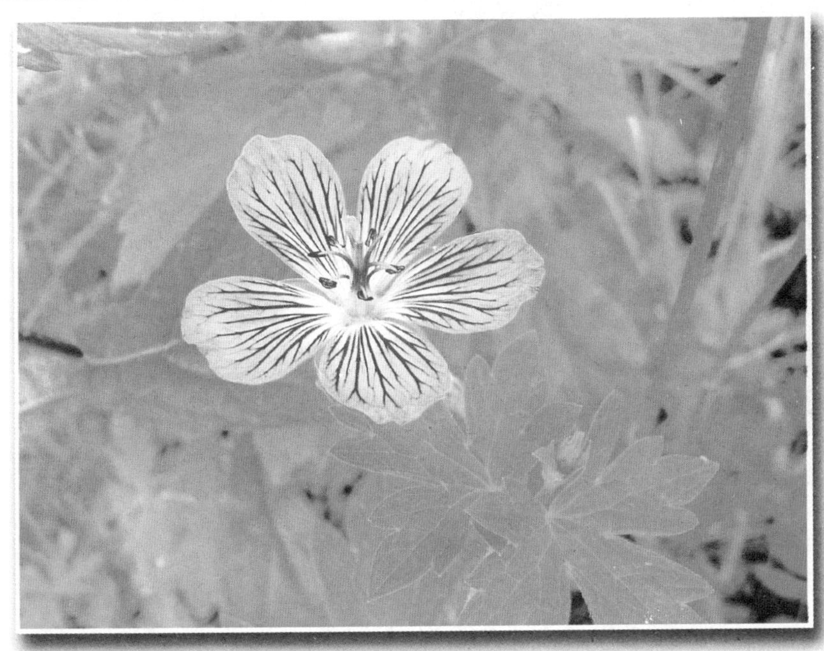

老鹳草 སྒ་ར།

【译文】老鹳草

所说草药老鹳草，分为大小之两种，草坡生者小老鹳，田间生者大老鹳，叶片红紫状似花，花朵红紫似漆碗，其味苦而有点甘。叶片花朵研粉末，煎汤内服止绞痛，治疗陈旧疫疠症、血瘆死肌眼睛病、虫病失水肺疼痛、胸背两肋之疼痛、四肢关节积黄水、脸面肿胀难消散、身体上部宿热症、脖颈宿热难解症。对于疫疠盛热症，内服盖暖衣或被，发汗解热如冰片，面粉擦汗很重要。多药溶液熬成膏，配伍五根药内服，或者本膏单药服，治疗三十六瘤疾、妇女子宫病肾病、各种疼痛黄水病。此味药物如珍宝，配入他方治他病。

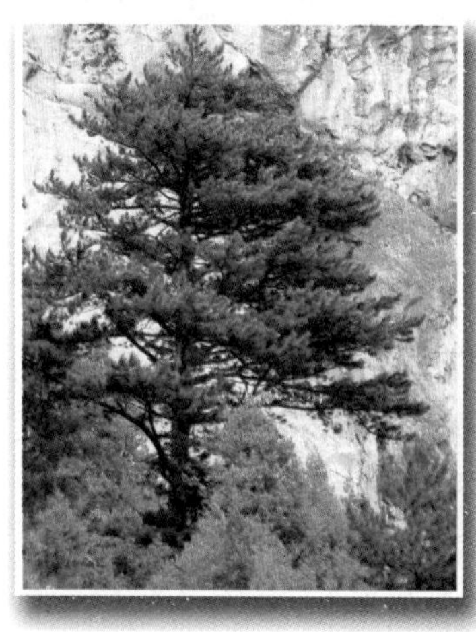

油松 སྲོན་ཤིང་།

37 . སྲོན་ཤིང་།

སྲོན་ཤིང་ལྷོ་བལ་རོང་ན་སྐྱེས། །དབྱིབས་ནི་རིན་ཆེན་མཆོད་སྡོང་འདྲ། །ལོ་མ་གཡུ་ཡི་སྤྲིན་ཕུང་འདྲ། །མེ་ཏོག་དམར་པོ་མེ་ལྕེ་མཆེད་པ་འདྲ། །སྙིང་པོ་རོ་ནི་མངར་ལ་རྩུབ། །རང་གི་ནུས་པས་འབྲུ་བར་བྱེད། །བསྐོལ་ཐང་འོར་ནད་སེལ་བར་བྱེད། །ཁོང་པ་སྲིན་ཞུགས་ནད་རྣམས་ལ། །ཐང་གིས་མྱུར་དུ་སེལ་བར་བྱེད། །སྲོན་ཤིང་རེ་ལྕག་དུད་པ་ཚྭ། །ཨ་ཤོ་ཀན་ཏྲ་རྩ་བ་དང་། །མར་དང་འོ་མ་སྦྱར་བ་ཡིས། །ཤ་གསར་མར་བཏང་སྨད་རླུང་སེལ། །ཐང་དང་མར་སྦྱར་བཏང་བྱས་ན། །ལུད་པ་དབུགས་མི་བདེ་བ་འཇོམས། །བད་ཀན་ནད་ལ་ཅུང་ཟད་གནོད། །ཤིང་ཀུན་ཛཱ་ཏི་ཤ་ཆེན་སྦྱར། །སྙིང་རླུང་ནད་རྣམས་སེལ་བར་བྱེད། །དེ་ཡི་ཐང་ཆུས་སྐྲངས་དང་རྨ། །འབྲས་དང་ཕྲོག་ནད་ཤུ་འབྲུམ་དང་། །འཚོ་འཀའི་ཐོར་པ་ལ་སོགས་འཇོམས། །སྦྱོར་སྡེ་གཞན་ཡང་དཔག་ཏུ་མེད། །

【译文】油松

油松生长在南部、尼泊尔地之河川，形似珍宝的灵塔，叶片状如碧云堆，花朵红色似火舌，果仁味甘其性糙，自身功效能下泻，煎汤内服治水肿，对于体腔之虫病，服汤能够快速除。瑞香狼毒和油松、烟絮盐紫茉莉根、酥油牛奶配成方，加新鲜肉汤灌肠，治疗下体之隆病。汤和酥油配伍服，治疗痰涎气不顺，但对培根病有害。配伍阿魏肉豆蔻，再加大肉口中服，治疗心隆症等病。油松脂能消肿胀，并治疮伤肿核疮、疔疮痘疹黄水疮、日久难愈小脓疮，其他配方难估量。

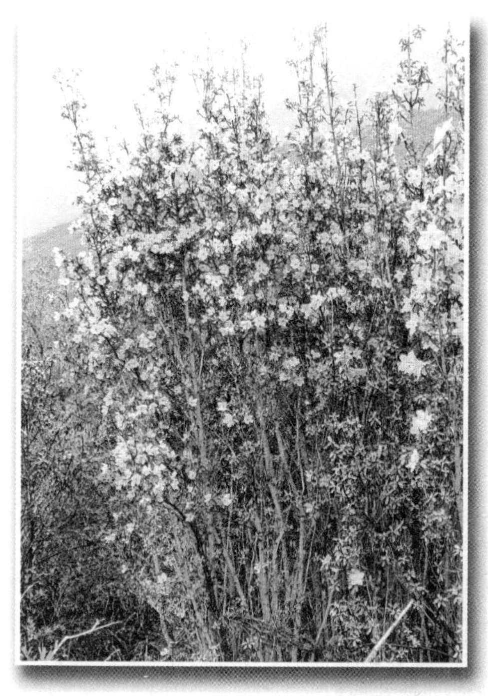

小叶杜鹃 བདུད་རྩི་ད་ལིས།

38. བདུད་རྩི་ད་ལིས།

བདུད་རྩི་ད་ལིས་ཞེས་བྱ་བ། །བལ་བུ་སུར་དཀར་ཞེས་བྱ་སྟེ། །སྲིབ་མོའི་རི་མཐོ་དག་ལ་སྐྱེས། །སྡོང་པོ་དཀར་ལ་ལོ་མ་ཁམ། །མེ་ཏོག་དཀར་ལ་འབྲས་བུ་ཅན། །རོ་ནི་མངར་ལ་ཁ་བ་ཡིན། །རང་བཞིན་རོ་འཇམ་ནུས་པ་ནི། །རླུང་མཁྲིས་བད་ཀན་སྐད་འགགས་དང་། །གློ་ནད་མ་ལུས་སེལ་བར་བྱེད། །ཕོ་རིས་པི་ལིང་བཅའ་སྒ་དང་། །ཀ་ར་ཀ་ར་སྦྱར་བཏང་ན། །གློ་ནད་རིམས་དང་ཕོ་བའི་ནད། །ཆམ་པ་རྙིང་པ་མ་ལུས་སེལ། །ད་ལིས་བདུན་པ་སྨན་གྱི་མཆོག། སྐྱངས་འདུལ་ལུམས་ལ་འདི་ཉིད་བཙུགས། །འདི་ཡི་སྨན་སྦྱོར་བརྗོད་མི་ལང་། །ལྷ་ཆེན་ཚངས་པའི་བདུད་རྩི་ཡིན།།

【译文】小叶杜鹃

小叶杜鹃甘露药，又称帕普和苏嘎，生在高山阴坡上，树干白色叶褐色，花朵白色有果实，其味甘苦自性平，功效治疗隆类病、赤巴病和培根病、一切肺病和喑哑。配伍胡椒藏木香、荜茇生姜白糖服，治疗肺病疫疠病、陈旧流感和胃病。七味小叶杜鹃方，方剂之中堪称最，罨浴消肿最有效。此药方剂说不完，大梵天之甘露药。

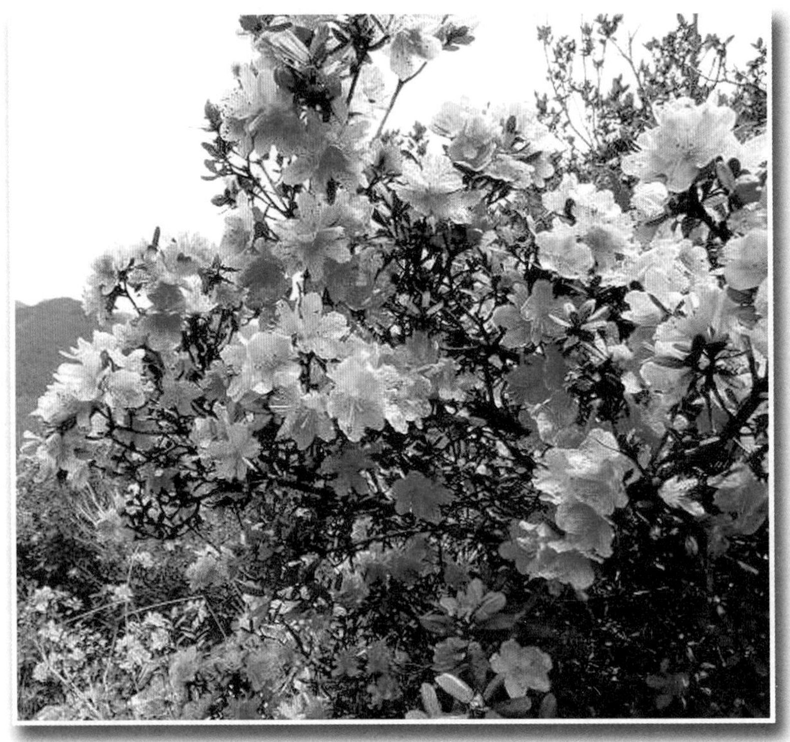

光壳杜鹃　བལ་བུ་ནག་པོ།

39. བལ་བུ་ནག་པོ།

བལ་བུ་ནག་པོ་སུར་ནག་ཡིན། །བལ་བུ་དག་དང་སྐྱེས་ས་མཐུན། །སྡོང་བུ་ལོ་མ་ནག་པ་ལ། །མེ་ཏོག་དམར་ལ་འབྲས་བུ་ཅན། །རོ་ནི་ཚ་ལ་ནུས་པ་དྲོ། །

【译文】光壳杜鹃

光壳杜鹃称苏纳，生地同小叶杜鹃，茎干叶片皆黑色，花朵红色有果实，其味辛而其性温。

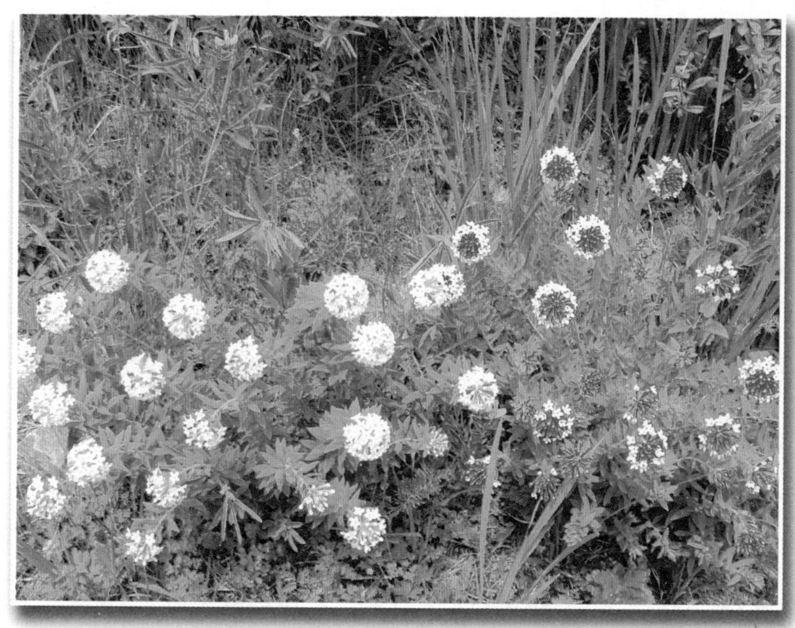

黄花瑞香狼毒 བོང་དུག་ནག་པོ།

40．བོང་དུག་ནག་པོ།

བོང་དུག་ནག་པོ་ཞེས་བྱ་བ། །འདི་ཡི་ལོ་འབྲས་ཆ་གཅིག་དང་། །ཚ་བ་གསུམ་པོ་ཆ་གཅིག་སྦྱར། །གྲང་ནད་སེལ་བར་ཐེ་ཚོམ་མེད། །གག་ལྷོག་ནད་ལ་ལུམས་བྱས་ན། །བདུད་རྩི་ལྟ་བུར་འཚོ་བ་ཡིན། །གསེར་མདོག་བུ་རམ་པི་པི་ལིང་། །སྦྱར་བས་ཕོ་བའི་གྲང་རླུང་སེལ། །ཡོན་ཏན་མང་སྟེ་བརྗོད་མི་ལང་།།

【译文】黄花瑞香狼毒

黄花瑞香狼毒草，此药叶果配一份，三热药亦配一份，治疗寒症毫无疑，罨浴喉蛾和疔疮，如同甘露快速愈。配上红糖金诃子，再加荜茇组成方，治疗胃部寒隆症，功效甚多说不尽。

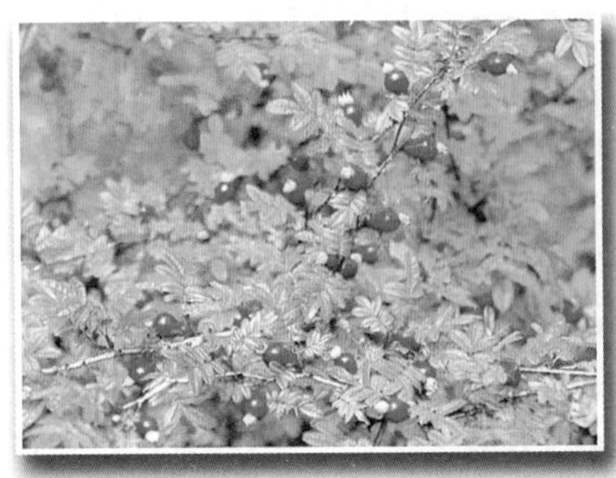

蔷薇　སེ་རྒོད་མ།

41 . སེ་རྒོད་མ།

སེ་རྒོད་མ་ཞེས་བྱ་བ་ནི། །ཁྲིབས་མོའི་ནགས་ཀྱི་ནང་ལ་སྐྱེས། །སྡོང་པོ་ཁོང་སྟོང་ཤུན་པ་སྨུག །མེ་ཏོག་དམར་པོ་རྩ་བ་སྨུག །འབྲས་བུ་ཆེ་ལ་རབ་ཏུ་དམར། །ནུས་པ་རྡོད་ལ་སྐམ་ཞིང་འཛམ། །རང་གི་ནུས་པས་དུག་ནད་སེལ། །སེ་རྒོད་སྐྱེར་དཀར་འོམ་བུ་གསུམ། །ཞུན་བྱས་དུག་རིགས་མ་ལུས་ཐུབ། །སེ་རྒོད་མ་དང་བྱ་རྒོད་སྤྲོས། །གསེར་ཤིང་བར་ཤུན་བོང་ང་དཀར། །འོམ་བུ་ཤུང་མ་ཁ་སྨུག་སྐམ། །བྲག་ཞུན་དཔའ་བོ་དཀར་སེར་དང་། །ཟླུམ་བུ་རེ་རལ་གང་གླ་ཆུང་། །དར་ཡ་ཀན་ནི་སྔོན་པོ་དང་། །ཀ་ར་དཀར་པོ་དང་སྦྱར་ཏེ། །དུག་རིགས་མ་ལུས་ཐམས་ཅད་ལ། །འདི་ཡིས་མི་ཐུབ་གང་ཡང་མེད། །སེ་རྒོད་སྨུག་མའི་ལོ་མ་དང་། །ཧོང་ལེན་གསུམ་པོ་ཞིབ་བཏགས་ཏེ། །མེ་ལོང་སྙིང་དུ་ཞོ་དང་སྦྱར། །རྨ་ལ་བྱུག་ན་འདྲུབ་པར་བྱེད། །སེ་ཏུ་འདམ་བུ་ཀ་ར་དང་། །ཀ་བྲ་བ་དང་འབྲི་མོག་དང་། །ཤིང་མངར་སྦྲང་རྩི་དང་སྦྱར་ན། །གློ་ནད་མ་ལུས་རྣག་རྣམས་སྐེམ། །ཡི་ག་འབྱེད་ཅིང་རིམས་སྙིང་སྦྱོང་། །བད་ཀན་ནད་རྣམས་འོག་སྒོར་འདྲེན། །བྲག་ལ་སྐྱེས་པའི་སེ་རྒོད་མ། །ལོ་སྡོང་མེ་ཏོག་འབྲས་བུར་བཅས། །ཞུན་དུ་བྱས་པ་དེ་ཡི་ནང་། །གུར་གུམ་བྲག་ཞུན་ཕྱི་ཡང་ཀྱུ། །ཀ་ར་དང་སྦྱར་མཆིན་ཚད་སེལ། །ཟས་སུ་སླང་མོ་སྦྲུམ་མའི་ཤ །སྐོམ་དུ་དར་བ་ཆུ་བསླད་བཏང་། །སྐབས་སུ་བུ་རམ་སྦྱར་བ་བཏང་། །ཐོར་བུའི་ཀླུང་ཡང་ནོན་པར་འགྱུར། །

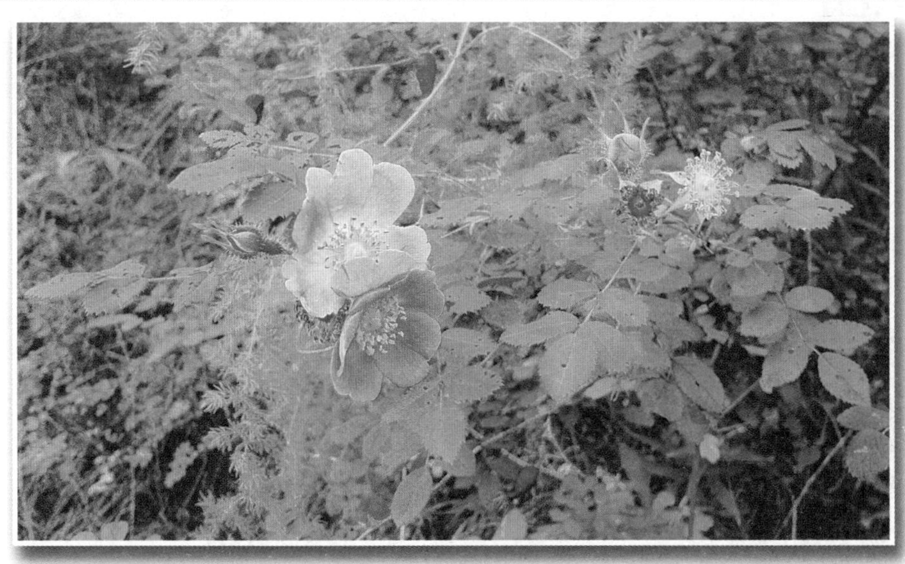

蔷薇 སེ་རྒོད་ས།

【译文】蔷薇

钝叶蔷薇野蔷薇，生在阴坡树林间，茎干中空皮紫色，花朵红色根紫色，果实大而非常红，其性温燥而且和，自身功效治中毒。蔷薇小檗水柏枝，熬膏能解一切毒。蔷薇黄毛翠雀花、小檗中皮白乌头、紫头蔓菁水柏枝、白黄商陆和岩精、乌奴龙胆骨碎补、蓝翠雀花和白糖，解除一切毒类症，除了此方再无药。蔷薇竹叶兔耳草，三药配伍研细粉，铜镜面上酪调糊，涂敷伤疮能痊愈。蔷薇配伍沿沟草、紫悬钩木藏紫草、甘草蜂蜜组成方，治疗肺病并干脓，开胃清泻旧疫疠，下门引泻培根病。石崖生的野蔷薇，叶茎花果熬成膏，调入红花和岩精、甘青青兰和白糖，功效治疗肝热症，进食怀犊黄牛肉，渴时饮用酪浆水。相机配伍红糖服，可压零星隆病头。

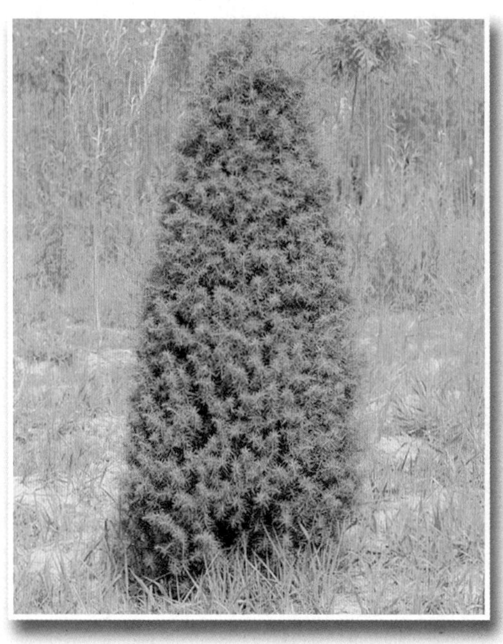
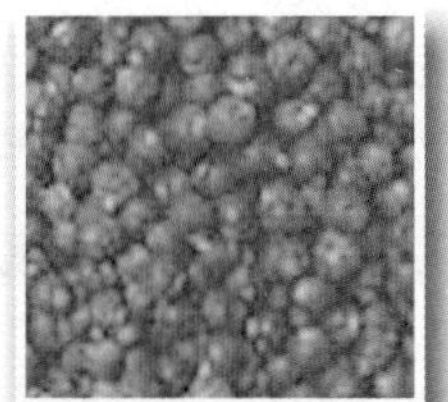
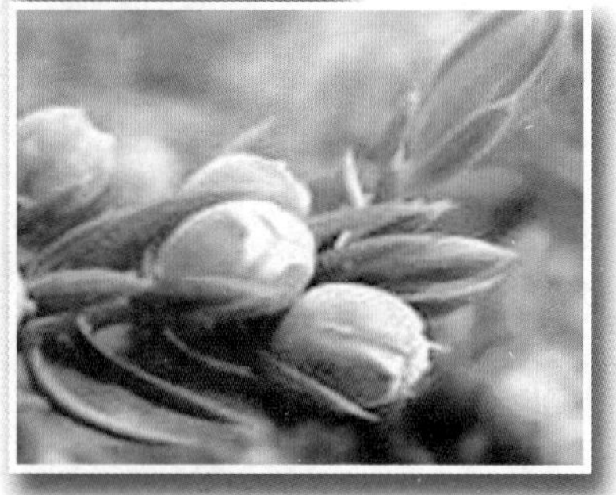

杜松 ཤུག་པ་སྲ་མ།

42．ཤུག་པ་སྲ་མ།

ཤུག་པ་སྲ་མ་བདུད་རྩི་ཟིལ་པ་ཅན། །ཉིན་མོའི་རི་རྩེ་མཐོན་པོར་སྐྱེས། །ལུམས་རྣམས་ཀུན་གྱི་གྲོགས་སུ་འགྱུར། །རྫུལ་འབྲིན་དག་ལ་སྲ་མ་དང་། །སུར་དཀར་སྤེན་མའི་མེ་ཏོག་བཙོ། །འོག་ནས་བདུག་ལ་རྫུལ་འབྱུང་བ། །ཕྱིས་ཏེ་ལན་གསུམ་བསྐྱར་བ་ཡྀ། །རིམས་རྙིང་ལུས་ཞེན་མཆིན་ནད་དང་། །རྐང་ལག་འཁུམས་དང་ཞ་བ་དང་། །འབྲུགས་ནད་ལ་སོགས་མ་ལུས་ཀུན། །བདེ་བར་འགྱུར་བ་ཐེ་ཚོམ་མེད། །ཐང་དུ་བསྐུས་པའི་ཁུ་བ་ཡིས། །ཆུ་འགགས་ནད་རྣམས་ཐམས་ཅད་སེལ། །

【译文】杜松

刺柏杜松具甘露，生在阳坡高山头，罨浴诸药之佐药。小叶杜鹃配杜松、金露梅花水中煎，从下熏罨发出汗，擦去反复发三次，治疗陈旧疫疠症，并且治疗肝脏病、四肢抽搐和残跛、各种神经紊乱症，变为安康毫无疑；煎汤取汁口中服，治疗一切尿闭症。

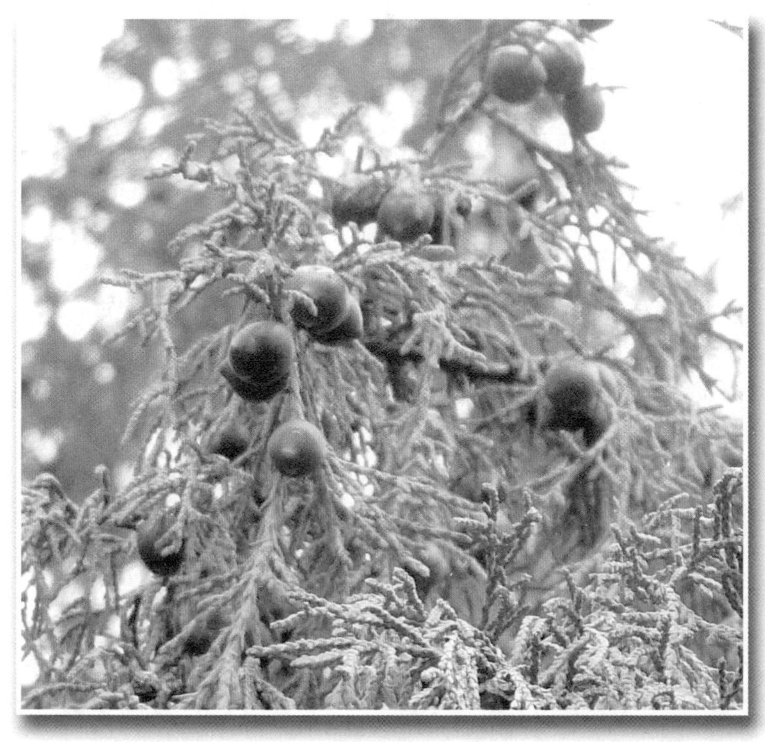

圆柏果 རྒྱ་ཤུག་འབྲས་བུ།

43 . རྒྱ་ཤུག་འབྲས་བུ།

རྒྱ་ཤུག་འབྲས་བུ་དྲོ་ལ་བརྣན། །གློ་མཆིན་མཁྲིས་པའི་ནད་རྣམས་སེལ། །ཞུ་རྗེས་བསིལ་བའི་མཆོག་ཡིན་ནོ། །རྒྱ་ཤུག་ལོ་བཟང་འབྲས་བུའི་ཞུན། །མཁལ་ནད་ཆུ་སེར་ཐམས་ཅད་སེལ། །རྨ་ལ་བཏབ་ན་མྱུར་དུ་འཚོ། །བད་ཀན་ནད་ལ་ཕན་པར་འགྱུར། །

【译文】圆柏果

圆柏果实性温润，治疗肺肝赤巴病，化后性凉为妙药。圆柏叶果熬成膏，治疗肾病黄水病，涂敷伤疮快速愈，兼治一切培根病。

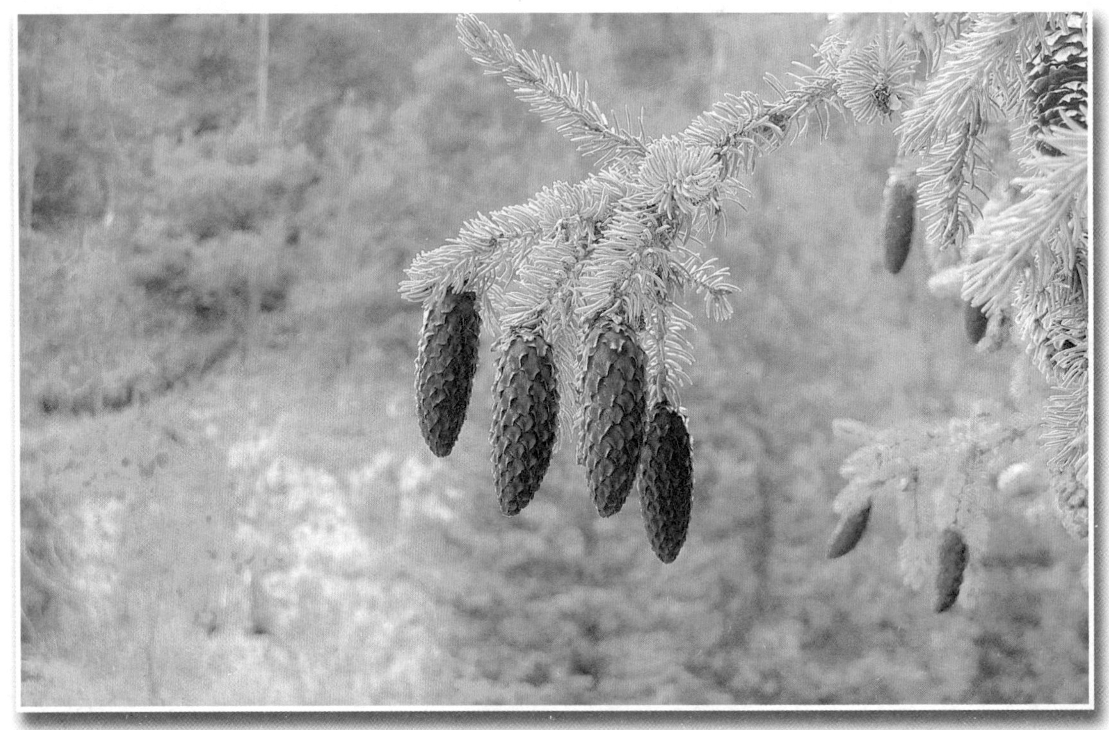

云杉 ཐང་ཤིང་།

44．ཐང་ཤིང་།

ཐང་ཤིང་སྲིབས་མོའི་ལོགས་ལ་སྐྱེས། །ཡལ་ག་ལོ་མས་ནམ་མཁའ་ཁྱབ། །མེ་ཏོག་མ་སྐམ་དུས་སུ་བཏུ། །རོ་ནི་ཁ་ལ་ཅུང་ཟད་རྩུབ། །རང་བཞིན་དྲོ་ཞིང་སྐམ་པ་ཡིན། །མེ་ཏོག་ལོ་མར་བཅས་པའི་ཞུན། །ཟོས་ན་ས་བོན་འཕེལ་བར་བྱེད། །སྟར་བུ་དང་སྦྱར་ལུད་པ་རྣག་ཁྲག་འདྲེན། །རྨ་ཁར་གདབ་པས་རྨ་ཡང་འདྲུབ། །སྣ་ཁྲག་འདྲེན་ཞིང་སྐེམ་པར་བྱེད། །ཐང་ཆུས་ཆུ་སེར་སེལ་བར་བྱེད། །འཕྲོད་སྨན་གཞན་སྦྱར་ནད་རྣམས་སེལ། །

【译文】云杉

云杉生在阴山坡，枝条叶片罩半空，花朵未干适时采，其味苦而有点糙，自性温而其效燥；花叶酥油配制膏，内服能够增精液；配伍沙棘果内服，利痰引出脓和血；撒敷疮伤能愈合，引出鼻血并干涸；杉脂治疗黄水病；配伍不同之药物，治疗不同之疾病。

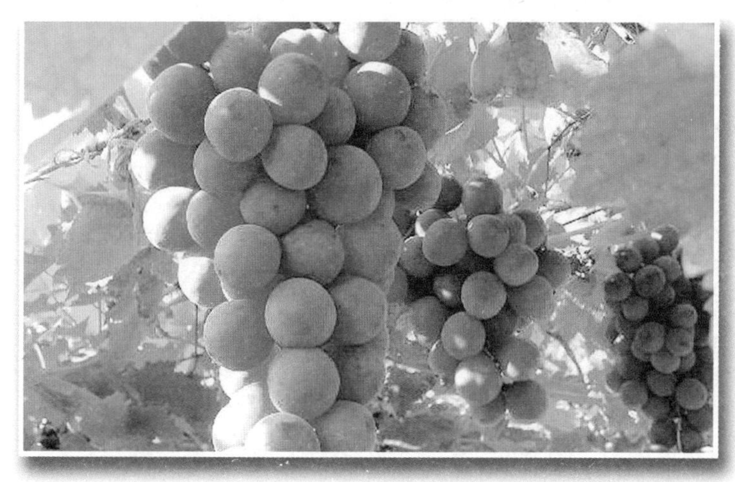

葡萄 རྒུན་འབྲུམ།

45. རྒུན་འབྲུམ།

རྒུན་འབྲུམ་ཤིང་ཏོག་རྣམས་ཀྱི་བཅུད། །རོང་གི་ནགས་ཀྱི་ནང་དུ་སྐྱེས། །ལོ་མ་སྒོར་ཆུང་སྡོང་པོ་རིང་། །སྡོང་པོ་དབྱི་མོང་སྡོང་པོ་འདྲ། །མེ་ཏོག་དམར་ཆུང་མཐོང་བ་དཀའ། །འབྲས་བུ་དམར་སྨུག་འོད་དང་བཅས། །རོ་ནི་མངར་ལ་ཅུང་ཟད་སྐྱུར། །སྣུམ་ཞིང་གྲང་རླན་བཅས་པ་ཡིན། །རང་གི་ནུས་པས་འཁྲུ་བ་གཅོད། །ཁ་ཅང་མང་ན་འཁྲུ་བར་བྱེད། །གློད་ནད་གློ་ནད་གང་ཡིན་ལ། །རྒུན་ཆང་སྦྲང་རྩི་སྦྱར་བས་སེལ། །གློ་ནད་རིམས་སྙིང་ཚམ་པ་དང་། །ཚད་པས་མཆིན་པ་རྒྱས་པ་ལ། །རྒུན་འབྲུམ་བྲག་ཞུན་བྲི་ཡང་ཀྱི། །སྦྱར་བས་མྱུར་དུ་ཞི་བར་འགྱུར། །རྒུན་ཆང་སྙོམས་ལ་ལུས་པོ་བདེ། །བད་མཁྲིས་ནད་ལ་ཅུང་ཟད་གནོད། །རྒུན་འབྲུམ་ཆུ་ནང་བསྒྲུངས་པ་ཡིས། །བྱིས་པའི་གློ་རིམས་ནད་ལ་ཕན། །འཕྲོད་སྨན་གཞན་དང་སྦྱར་བ་ཡིས། །ནད་རྣམས་ཐམས་ཅད་སེལ་བར་བྱེད། །ཡོན་ཏན་བརྗོད་ཀྱིས་མི་ལང་ངོ་།།

【译文】葡萄

葡萄果品有营养，温暖河川林间生，叶片圆小茎蔓长，茎蔓近似铁线连，花朵红色很难见，果实红紫有光泽，其味甘而有点酸，其性油润并寒湿，自身功效止腹泻，进食过多腹自泻。任何痰咳和肺病，蜂蜜配伍葡萄酒，内服治疗皆痊愈。肺病陈旧疫疠症、热肝扩大症流感，葡萄配甘青青兰，再加岩精速息除。葡萄酒平身舒适，对培赤病稍有害。葡萄水浸取汁服，有益幼儿肺疫疠。配伍其他适合药，一切疾病皆可治。葡萄功效说不尽。

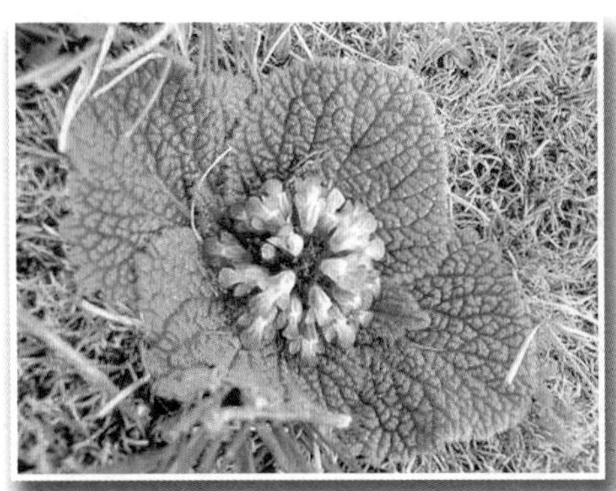

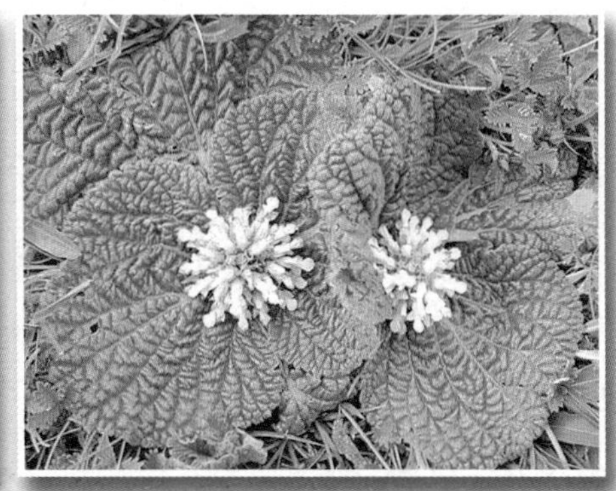

独一味

རྟ་ལྤགས་པ།

46．རྟ་ལྤགས་པ།

རྟ་ལྤགས་པ་ནི་རྣམ་པ་གཉིས། །རི་དང་ཀླུང་ལ་སྐྱེས་པ་ཡིན། །གཉིས་པོ་སྐྱེས་ལུགས་གཅིག་པ་ཡིན། །ལོ་མ་གྲུ་བཞི་མཐུག་པ་ལ། །འབྲུམ་བུ་ཐུག་ཐུག་ཡོད་པ་ཡིན། །སྡོང་པོ་གྲུ་བཞི་ཐིག་ཤིང་འདྲ། །མེ་ཏོག་སྔོ་དམར་དཀར་བ་ཡོད། །ཚེར་མ་དང་བཅས་ཁྱི་མཇུག་འདྲ། །དྲི་ཞིམ་སྤོ་སྣན་མཆོག་ཏུ་བཤད། །རི་ལ་སྐྱེས་པས་སྲིན་ནད་སེལ། །རོ་ནི་ཅུང་ཟད་མངར་དང་ཁ། །སྤང་སྤོས་ཕུར་དཀར་ལོ་མ་དང་། །སྐྱི་བའི་འབྲས་བུ་སྦྱར་བ་ཡིས། །སྲིན་ནད་ཐམས་ཅད་སེལ་བར་བྱེད། །ཀླུང་དང་ནགས་ལ་སྐྱེས་པ་ཡི། །རྟ་ལྤགས་མ་ནི་དྲོ་ལ་སྙོམ། །ད་ཏྲིག་དང་སྦྱར་འཁྲུ་བ་གཅོད། །ལོ་མ་བརྡུང་ལ་རྨ་ལ་གླན། །རྨ་ཁ་གཤེར་ཞིང་འཚོ་རྐང་འདུབ། །ཟླ་མཚན་འབྱམས་དང་ཆུ་འགགས་སེལ། །ས་བོན་ཀླུག་པ་གཅོད་པའི་མཆོག །བཅུད་ལེན་དག་ཏུ་འགྱུར་བ་ཡིན། །དམུ་ཆུ་སྐེམ་པའི་མཆོག་ཏུ་བཤད། །སྦྱོར་སྡེ་གཞན་ཡང་བསམ་མི་ཁྱབ། །

【译文】独一味

独一味分为两种，生在山坡和河川，两种形态皆一样，叶片方形比较厚，叶片面上有疹泡，茎秆方形似戒尺，花朵颜色青红白，被刺状如狗尾巴，气味芳香为妙药。山坡生者治虫病，其味稍许甘而苦，配沙生槐籽甘松、结血蒿叶组成方，一切虫病皆可治。河川林间生长者，其性温来较平和，配盐麸果止腹泻。叶片捣泥敷伤疮，伤口湿润易愈合。月经滴漓能止住，小便闭结能开通，可止遗精之良药，滋补身体之佳品，干涸水臓之妙药。配伍他方治百病。

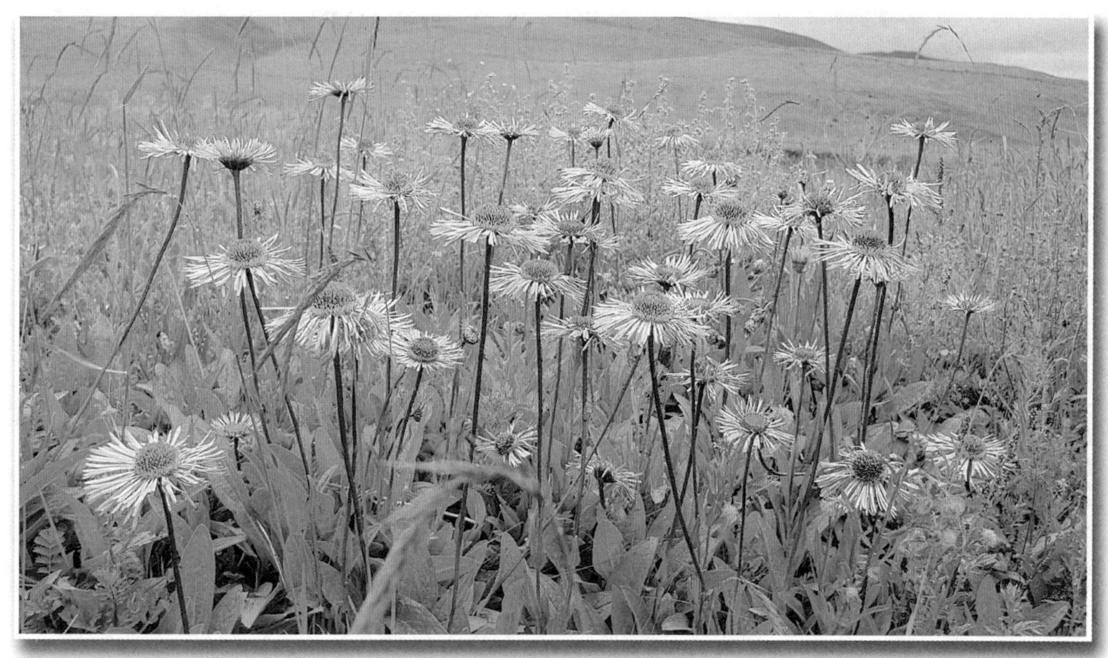

紫菀 མེ་ཏོག་ལུག་མིག

47. མེ་ཏོག་ལུག་མིག

མེ་ཏོག་ལུག་མིག་སྤང་དང་ཚལ་ལ་སྐྱེས། །ལོ་མ་སྔོ་སྐྱ་ཆུང་ལ་སྒོར། །སྡོང་པོ་སྨུག་ལ་རིང་བ་ཡིན། །འདབ་མ་ཨུཏྤལ་སྔོན་པོ་འདྲ། །སྙིང་པོ་ལུག་མིག་ལྟ་བུའོ། །རོ་ནི་ཅུང་ཟད་ཁ་བ་ཡིན། །ཁོང་དུ་བཏང་ན་རྨ་ཁྱོག་པ་འཛོམས། །ལུམས་སུ་བྱས་ན་ཀླད་ནད་འཛོམས། །བསིལ་བས་ཚད་ནད་མ་ལུས་སེལ། །དུག་ནད་སེལ་བར་བྱེད་པ་སྟེ། །ཡོན་ཏན་བསམ་གྱིས་མི་ཁྱབ་བོ། །

【译文】紫菀

紫菀草坡林间生，茎秆紫色并且长，叶片青灰小而圆，花似蓝花绿绒蒿，花心似鲁吉玛眼，其味稍许有点苦，内服能够治疗疮，罨浴能够治脑病，性凉治一切热病，并且治疗中毒症。功效奇特治百病。

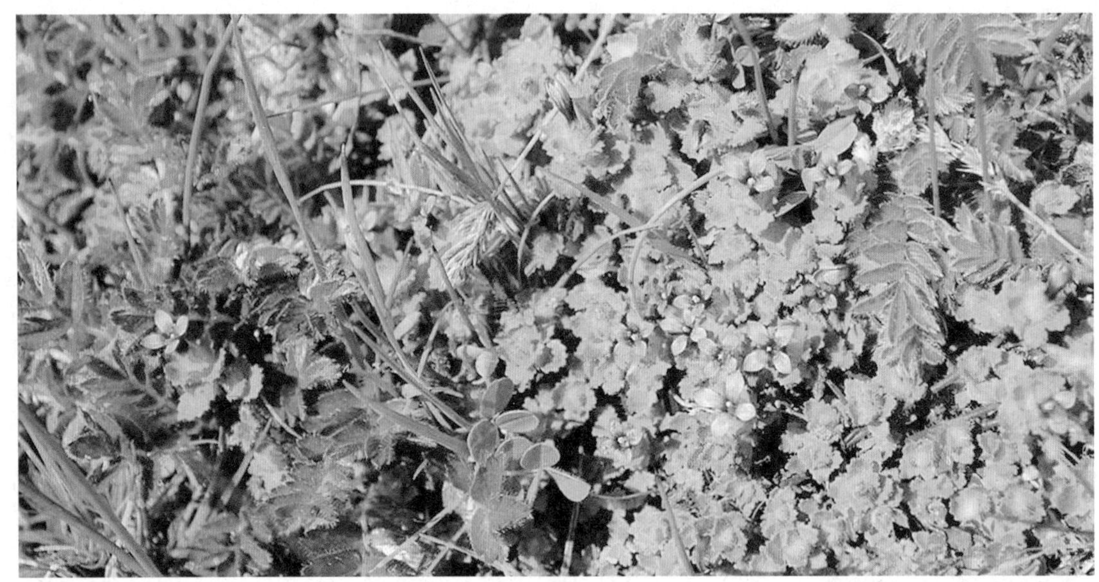

杂毛蓝钟花 སྔོན་བུ།

48. སྔོན་བུ།

སྔོན་བུ་ཞེས་བྱ་ཁ་སྐད་སྐྱེས། །སྡོང་བུ་སྔོ་ལ་མེ་ཏོག་དཀར། །ལོ་མ་དམར་སྔོ་དགུན་མི་སྐམ། །ཤུན་པ་བརྡུང་པས་ཤོག་བུ་འབྱུང་། །རོ་ནི་ཚ་ལ་རྩུབ་པ་ཡིན། །ནུས་པས་ནད་རྣམས་ཕྱུར་དུ་འབྱིན། །སྔོན་བུ་དུར་བྱེད་དན་ད་དང་། །ཐར་ནུ་ཕྲིན་བུ་རེ་ལྟག་པ། །ཚང་སྦྱར་བཏང་བས་སྐྲང་ཐབས་བཤལ། །དུག་ལ་འོམ་བུའི་ཁུ་བས་འཕྱུལ། །ཁྲག་ལ་རྒྱ་ཚྭའི་ཁུ་བས་འཕྱུལ། །རིམས་ལ་སླེ་ཏྲེས་ཁུ་བས་འཕྱུལ། །གློ་ལ་འབྲི་མོག་ཁུ་བས་འཕྱུལ། །ཚད་པའི་ནད་ལ་སོགས་པ་དང་། །བཞི་བརྒྱ་རྩ་བའི་ནད་རྣམས་འཁྲུ། །རང་བཞིན་འཇམ་ལ་རྣོ་ལ་འཁྲུ། །གློ་གཟེར་རྒྱུ་གཟེར་ལ་སོགས་འཇོམས། །བོང་ང་དཀར་ནག་གཉིས་ཆ་མཉམ། །ཚྭ་དང་སྐྱོ་མ་བྱས་ལ་བླུག། སྒོག་པ་ལ་སོགས་སྐྲངས་རྣམས་འདུལ། །བཀྲུ་སྨན་དག་ཏུ་བཏང་བྱས་ན། །བོང་པའི་རླུང་སྐྲན་ལ་སོགས་དང་། །ཆུ་རྒྱུས་འཁྲུམས་པ་ལ་སོགས་གསོ། །རྣ་འོན་ནང་དུ་ཁུ་བ་བླུག། རྣ་བས་སྒྲ་རྣམས་ཐོས་པར་འགྱུར། །དུག་སྐམ་ནད་ལ་ཤིན་ཏུ་རྣོ། །ཏིལ་མར་དང་སྦྱར་དུག་ནད་སེལ། །ཛེ་དང་ཤུ་བ་ལ་སོགས་པ། །མར་སྦྱར་བྱུག་ན་མྱུར་དུ་སེལ། །ནད་སེལ་སྨན་མཆོག་འདི་ཡིན་ནོ། །

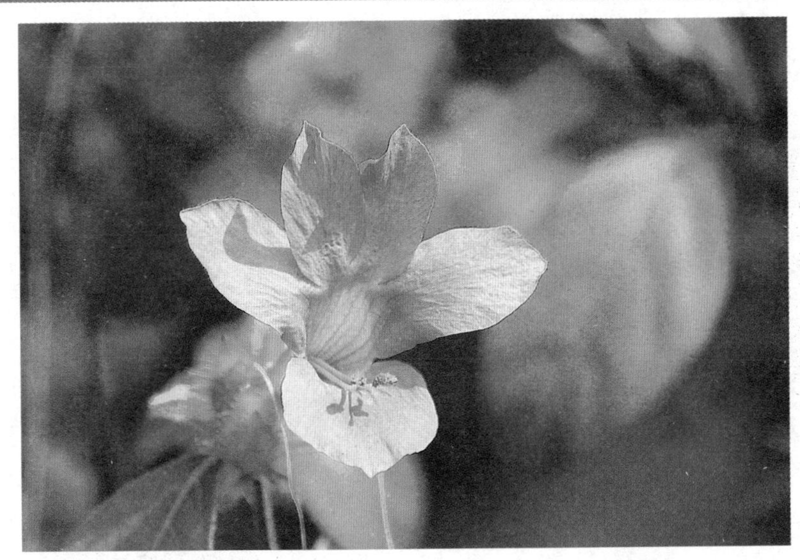

杂毛蓝钟花 སྔོན་བུ།

【译文】杂毛蓝钟花

蓝钟花生山脚下，茎秆青色花白色，叶片红青冬不枯，皮层集聚能造纸，其味辛而其性糙，功效引泻诸疾病。蓝钟花配白狼毒、高山大戟大狼毒、瑞香狼毒巴豆酒，下泻脏腑绞痛症。治疗各种中毒症，水柏枝煎汤送服。治疗各种血分病，宜用硇砂汤送服。治疗传染疫疠症，宽筋藤煎汤送服。咳嗽紫草汤送服。泻除热症等疾病，泻除四百零四病。自性缓而锐又泻，治疗肺痛小肠痛。黑白乌头等份配，进食加盐之面糊，消散疔疮等肿胀。配为泻药口中服，治疗体腔隆痞瘤、韧带转筋抽搐症。汁液滴耳治耳聋，耳朵变得闻声音。大便秘结能锐泻，配芝麻油治中毒。配伍酥油外涂敷，癣癞黄水疮速愈。治病良药数此药。

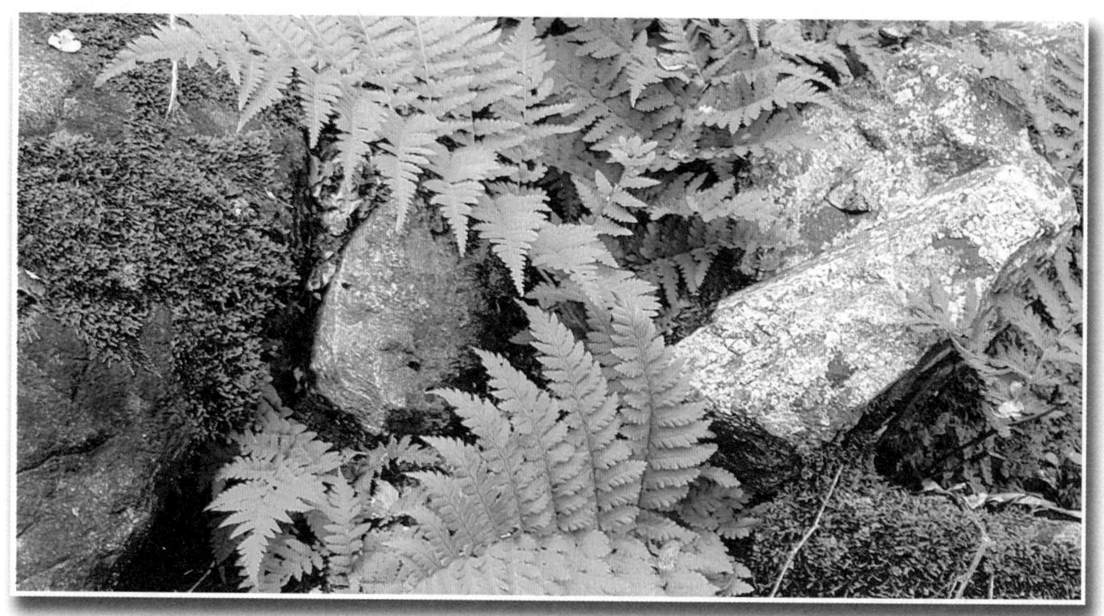

骨碎补 རྒྱལ་པོ་རེ་རལ།

49 . རེ་རལ་གསུམ།

རེ་རལ་དག་ལ་རྣམ་པ་གསུམ། །རྒྱལ་པོ་ཉིན་གྱི་བྲག་ལ་སྐྱེས། །ལོ་མ་མེ་ལྕེ་མཆེད་པ་འདྲ། །རྩ་བ་གཡུ་སྦྲུལ་འཁྱིལ་བ་འདྲ། །རོ་ནི་ཅུང་ཟད་མངར་ལ་བསིལ། །ཆུ་ལ་བསྐུས་ལ་བྱེ་ཙམ་སྐམ། །མང་ཞུང་ཙི་རན་ཚོད་དང་སྦྱར། །རྨ་ལ་ཆུ་ཡིས་མི་གཙོད་ཅིང་། །སྙིང་གི་ཚད་པ་འདེིས་སེལ་འགྱུར། །དུག་ནད་ཐམས་ཅད་སེལ་བར་འགྱུར། །བློན་པོ་ཉིན་གྱི་བྲག་ལ་སྐྱེས། །ཡང་ན་སྤང་དང་ཤིང་ལ་སྐྱེས། །ལོ་མ་ཁ་དབྲག་འབྲེལ་ཁ་ཅན། །ཤིང་མངར་དང་སྦྱར་གློ་ཚད་སེལ། །ལུག་མུར་དང་སྦྱར་སྙིང་པའི་རིམས་ཚད་སེལ། །བྲག་ཞུན་དང་སྦྱར་མཆིན་ནད་སེལ། །བུ་རམ་དང་སྦྱར་བད་ཀན་སྐྱ། །མིག་ཕྱུགས་ཆུ་སེར་ནད་ལ་ཕན། །འབྲས་བུ་སྐྲངས་ལ་བདུད་རྩི་འདྲ། །བུ་རམ་དང་སྦྱར་འོ་མས་འཕྱུལ། །མཆིན་ནད་སྐྲན་དང་མཁལ་ནད་སེལ། །ཆུ་དང་སྦྱར་ན་ཆུ་འགགས་སེལ། །བཙུན་མོ་བྲག་གི་སེར་གར་སྐྱེས། །ལོ་མ་གསེར་གྱི་ཐིག་ལེས་བརྒྱན། །སྨིན་ཐང་མཆིན་པའི་ཚད་པ་དང་། །མཆིན་ནད་མཆིན་དྲི་འགྲམས་ལ་ཕན། །རྨ་ལ་བཏབ་དང་ཕོང་དུ་བཏང་། །སྦྲང་དང་བུ་རམ་གདབ་པར་བྱ། །བད་ཀན་དུག་ནད་ཕོ་བ་ན། །མཆིན་སྐྲན་མཁལ་རྐེད་རླུང་ནད་སེལ། །ཡང་ན་ཚང་གིས་འཕྱུལ་ལ་བཏང་། །འདིས་ནི་གསོ་དཔའི་རྨ་རྣམས་འཚོ། །རྣག་སྐེམ་དག་གི་མཆོག་ཏུ་བཤད། །

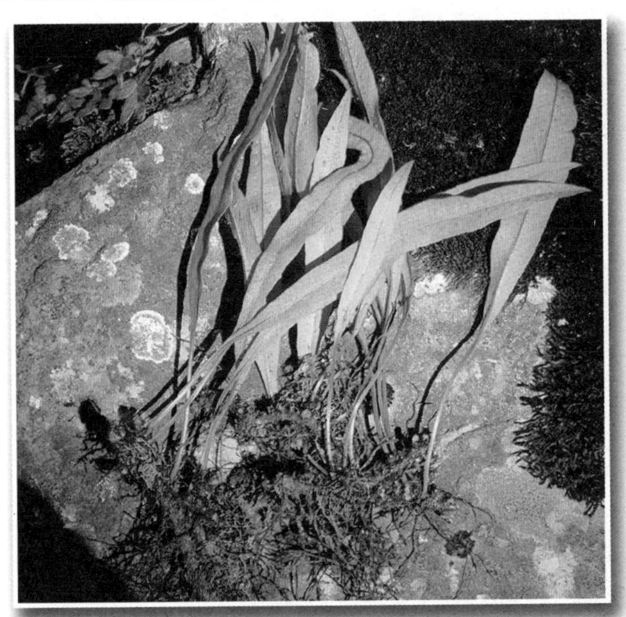

瓦韦 སྣོན་པོ་རི་རལ།

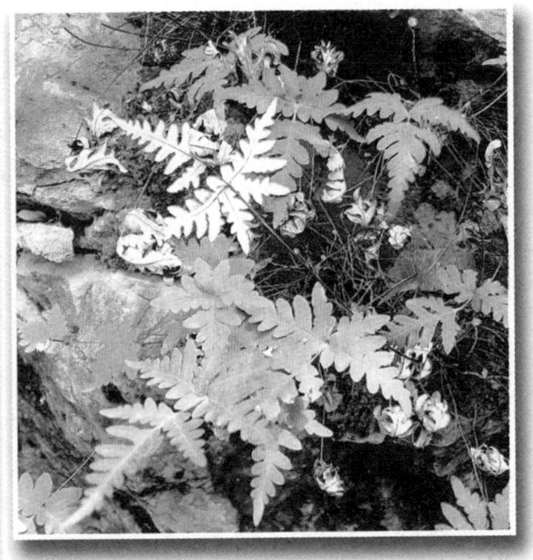

银粉背蕨 བརྩན་མོ་རི་རལ།

【译文】三贯众★

所说贯众分三种：君贯众为骨碎补，生在阳坡石崖上，叶如火舌在蔓延，根子状如玉蛇盘，其味稍甘其性凉，水中浓煎至半干，其量多少按标准，疮伤不被水渗害，清除心脏之热病，并治一切中毒症。臣药贯众为瓦韦，生在阳坡石崖上，或生草坡树檄上，叶片分开又连接，配伍甘草清肺热；配伍螃蟹甲内服，清解日久疫疠热；配伍岩精清肝热；配伍红糖口中服，治疗灰白培根病，并治眼窝水害病，治睾丸肿如甘露；配伍红糖奶送服，治肝病痞瘤肾病；与水配伍通尿闭。妃贯众银粉背蕨，生在石崖缝隙中，叶片布满金斑点，煎汤内服清肝热，治膈膜劳损肝病；调入蜂蜜和红糖，治疗培根和中毒、胃脘疼痛肝肿瘤、肾腰隆病等病症；贴敷疮伤并内服，或者用酒送服时，难治疮伤亦能愈，称为干脓之良药。

★ 三贯众：即骨碎补、瓦韦、银粉背蕨三种。

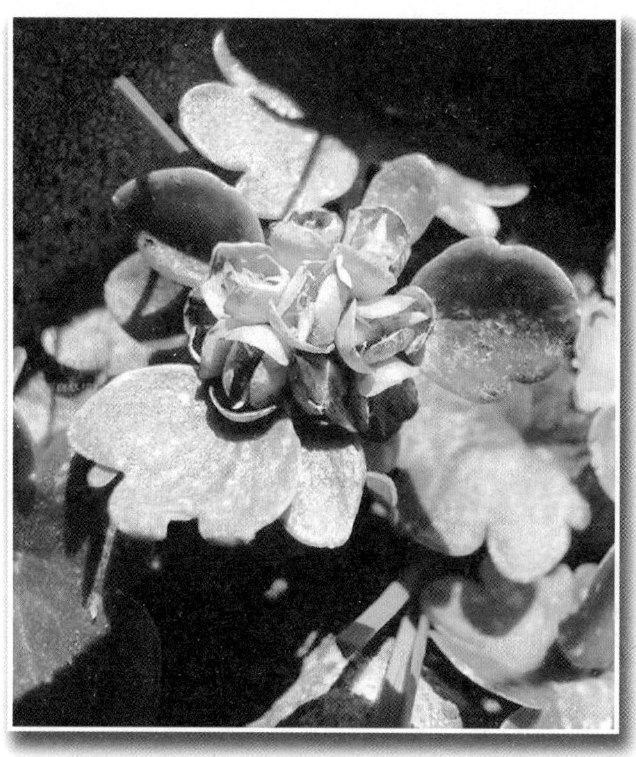

蓝花金腰子　གཡའ་ཀྱི་སྔོན་པོ།

50 . གཡའ་ཀྱི་སྔོན་པོ།

གཡའ་ཀྱི་སྔོན་པོ་རི་གཞན་གངས་ལ་སྐྱེས། །ལོ་མ་མེ་ཏོག་སྔོ་ལ་ཅུང་ཟད་སྐྱ། །རོ་ནི་ཁ་ལ་ནུས་པས་ནད་རྣམས་སྐྱུགས། །ཆིག་ཐང་བཏང་བས་སྙིང་གི་ཚད་པ་སེལ། །འཐིབས་ཤིང་རྨོངས་པའི་ཚད་པ་དང་། །བརྒྱལ་ཞིང་འགོག་པའི་ཚད་པ་དང་། །ར་ཁྲག་སྐག་ཁུའི་ནང་དུ་སྦྱར། །སྨན་གྱི་ཐུན་ནི་ཆེ་བར་བཏང་། །སྙིང་གི་ཚད་པ་སེལ་བ་ལ། །འདི་ཡི་གོང་ན་སྨན་གཞན་མེད། །སྦྱོར་སྡེ་གཞན་སྦྱར་ནད་གཞན་སེལ།།

【译文】蓝花金腰子

所说蓝花金腰子，生在险山和雪山，叶花蓝色稍许灰，味苦功效可催吐，单汤内服清心热，清解昏愦沉迷热，清解昏厥晕倒热。紫草茸汁山羊血，配伍调入金腰粉，加大剂量内服时，功效清解心脏热，此药之上无他药。配入他方治他病。

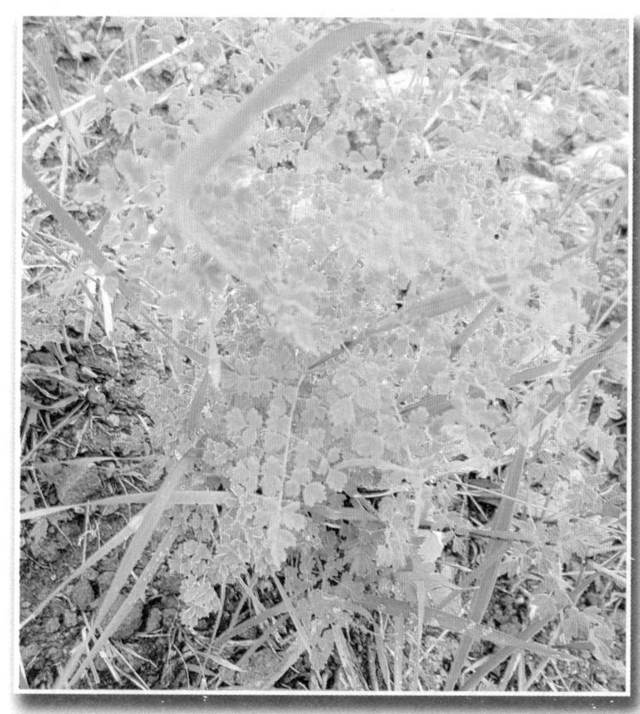

唐松草 སེར་པོ་ཁྲག་རྐང་།

51 . སེར་པོ་ཁྲག་རྐང་།

སེར་པོ་ཁྲག་རྐང་ཞེས་བྱ་བ། །ཉིན་གྱི་བྲག་གི་གསེབ་ན་སྐྱེས། །ཧྲུམ་བུ་ལྕགས་ཀྱུ་ཅན་ཀྱང་ཟེར། །སྡོང་བུ་རིང་ལ་ཡིད་ཙམ་སེར། །ལོ་མ་གཡུ་བུན་གཏོར་བ་འདྲ། །མེ་ཏོག་གསེར་གྱི་གའུ་འདྲ། །འབྲས་བུ་ཆུང་ཞིང་ཤིགས་པ་འདྲ། །རོ་ནི་ཅུང་ཟད་ཁ་བ་ཡིན། །སྟོན་ཟླ་ར་བའི་ཉ་ལ་བཏུ། །ཚད་རིམས་དུག་ནད་གང་ལ་ཡང་། །འདིས་ནི་མི་འཚོ་སྨན་གཞན་མེད། །རྨ་རྣམས་འདྲུབ་ལ་རུས་པ་འབྱོར། །གཞན་ཡང་ཡོན་ཏན་བསམ་མི་ཁྱབ། །ཚད་པ་དྭངས་སྙིགས་འབྱེད་པར་བྱེད། །མ་སྨིན་པ་རྣམས་སྨིན་པར་བྱེད། །ཚ་ནད་འཇོམས་པའི་བདུད་རྩི་བཤད།།

【译文】唐松草

所说草药唐松草，生在阳坡石崖缝，也称敦普介居坚，茎秆长而稍许黄，叶片状似玉碎片，花黄状似护身盒，种子细小似虱子，其味稍许有点苦，秋季孟月望日采，任何热疫中毒病，没有此药不治病。愈合疮伤接断骨，其他功效难描述。分清热邪与清浊，未成熟者使之熟，清解热病之甘露。

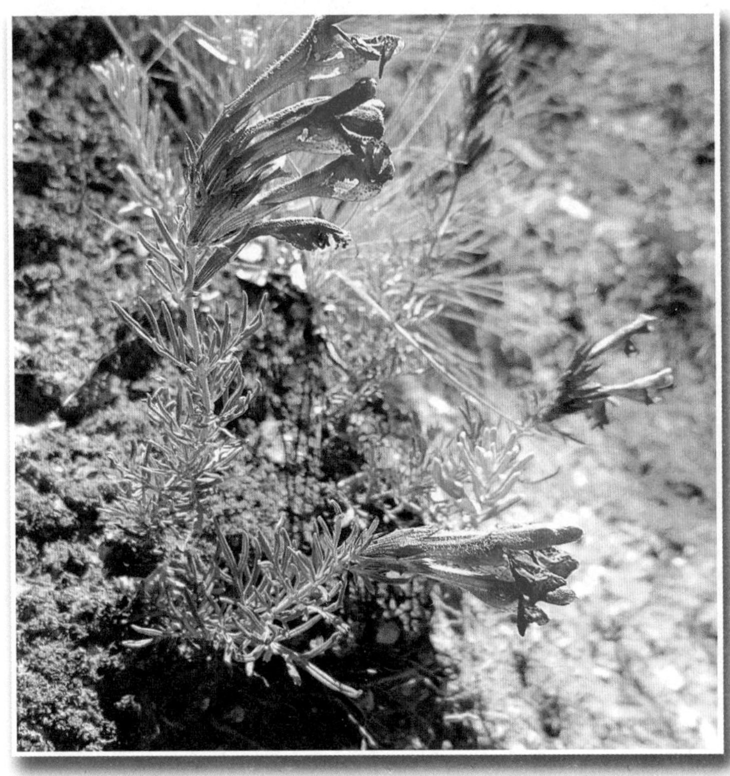

甘青青兰 ཟྲི་ཡང་ཀུ།

52 . ཟྲི་ཡང་ཀུ།

ཟྲི་ཡང་ཀུ་ནི་མཆིན་པའི་ཚད་པ་སེལ། །ཉིན་སྲིབ་འདྲ་སྟེ་ཕལ་ཆེར་སྲིབ་ལ་སྐྱེས། །སྔང་ལ་དར་སྔོན་འཕྱར་བ་འདྲ། །རོ་ནི་མངར་ཁ་དང་བཅས། །བུ་རམ་གི་ཝང་ག་ར་སྦྱར། །མཆིན་ནད་ཐམས་ཅད་སེལ་བར་བྱེད། །ཁུན་དུ་བྱས་ན་བད་ཀན་སེལ། །ཁྲག་གཅོད་རྨ་འདྲུབ་ཆུ་སེར་སྐེམ། །ཡོན་ཏན་བསམ་གྱིས་མི་ཁྱབ་པོ། །

【译文】甘青青兰

甘青青兰清肝热，阴阳皆生阴生多，状似山冈飘蓝旗，其味甘而有点苦。红糖牛黄配白糖，治疗一切肝脏病。熬膏治疗培根病、止血愈疮干黄水。此药功效难料想。

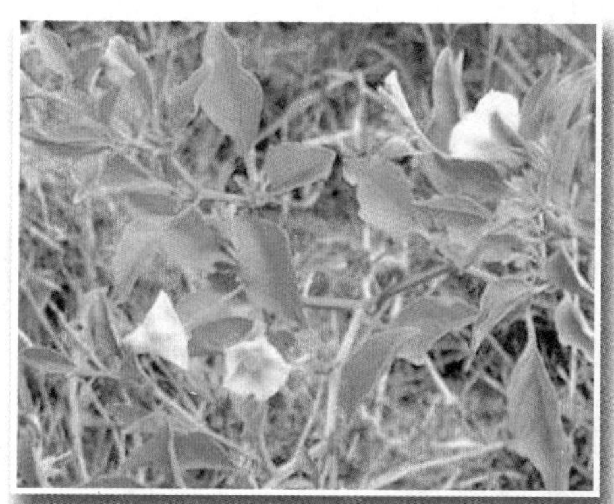

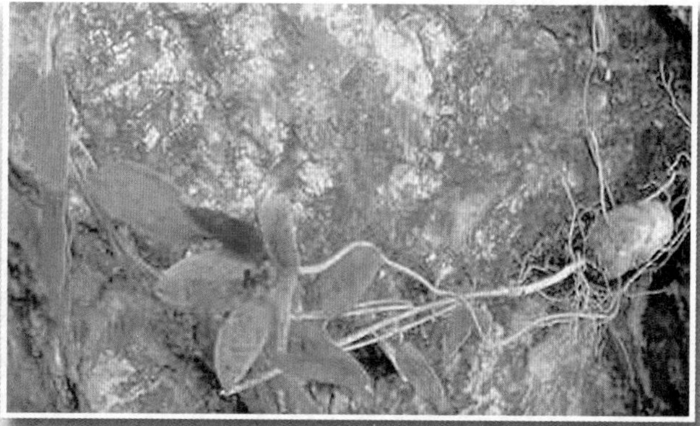

幅冠党参 སྣི་བ།

53 . སྣི་བ།

སྣི་བ་ཞེས་བྱ་སྲིབ་མོར་སྐྱེས། །ལོ་མ་ཕྲ་ལ་མེ་ཏོག་ནི། །ཨུཏྤལ་སྔོན་པོ་དག་དང་འདྲ། །ཞིང་དང་རི་ཡི་ཤིང་དག་ལ། །འཁྲིལ་ནས་སྐྱེས་པའི་ལྷུམ་སྨན་དེ། །རང་གི་ནུས་པས་སྣ་དྲི་ཆོར། །སྣི་བའི་མེ་ཏོག་ཏོང་ལེན་དང་། །ཏ་ལོ་སྨུག་མའི་པགས་པ་རྣམས། །སྣ་ནང་བླུག་པས་དྲི་མི་ཆོར། །མགོ་ནད་ལ་སོགས་སྣ་ལ་འཇུག། དེ་ཕྱིར་གསང་བའི་སྨན་གཅིག་ཡིན། །གཅིག་པུར་བཏང་བས་དང་ག་འབྱེད། །སྐྱུ་རུ་ར་དང་སེ་འབྲུ་སྦྱར། །སྟར་བུ་བུ་རམ་ཏ་ལ་སྦྱོན། །སྐྱིད་བྱེད་ནད་གཞི་གང་ཡང་རུང་། །ཡི་ག་འབྱེད་ལ་དང་ག་བདེ། །སྨན་འཕྲོད་གཞན་གྱིས་ནད་གཞན་སེལ། །

【译文】幅冠党参

幅冠党参生阴坡，叶片窄细茎蔓细，花似蓝花绿绒蒿，攀援其他草木生，功效可治鼻嗅觉。幅冠党参花配伍，锦葵竹茹兔耳草，吹鼻可治嗅不灵；治疗头病也吹鼻，因之是味秘密药；单药内服开胃口。配伍石榴余甘子，沙棘红糖为药引，可治世间各种病，开胃纳食又舒胸。配伍其他治疗药，亦能治疗其他病。

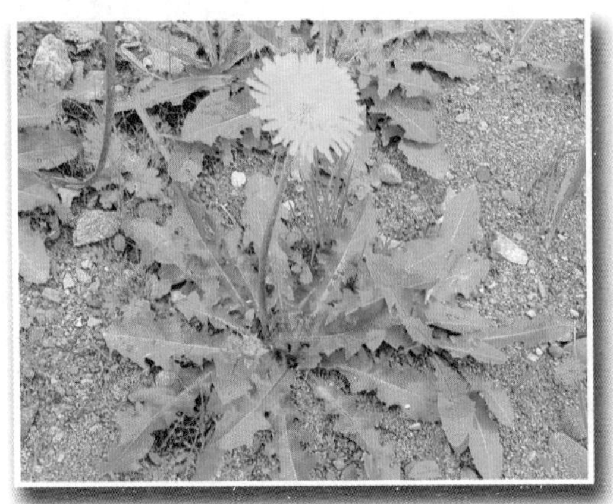

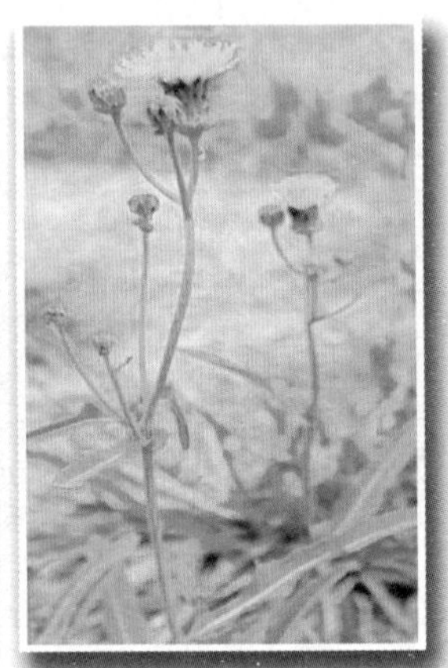

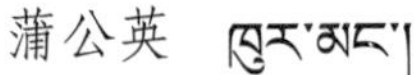

蒲公英 ཁུར་མང་།

苣荬菜 རྒྱ་ཁུར།

54．ཁུར་མང་།

ཁུར་མང་བདུད་རྩི་དར་ཡ་ཀན། །ནད་སེལ་བདུད་རྩི་སྨན་བཞི་ཏ། །རྒྱུད་སྡེ་རྣམས་སུ་གསུངས་པ་ཡིན། །ཁུར་མང་དཀར་ནག་རྣམ་གཉིས་དང་། །རྒྱ་ཁུར་ཞ་ཁུར་རྣམ་བཞི་འོ། །མེ་ཏོག་དཀར་པོ་ཁུར་དཀར་ཏེ། །སེར་པོ་ནག་པོར་བཤད་པ་ཡིན། །རྒྱ་ཁུར་སྡོང་རིང་སྡོང་བུ་ལྡེམ། །མེ་ཏོག་ཁྲེང་བས་ཀུན་ཏུ་ཁྱབ། །ཞ་ཁུར་ལོ་མ་ཕྲ་ལ་སྐུམ། །རོ་ནི་ཁ་ལ་ཡིད་ཙམ་འཁོལ། །རྩ་བ་རམ་པ་འདྲ་བའོ། །མིང་ནི་སྐྱབས་དང་ལས་དཀར་ཟེར། །རང་གི་ནུས་པས་ཚད་རིམས་སེལ། །རྒྱ་ཁུར་ཆོད་མ་བྱས་པའི་ནང་། །སྣ་སྐྱུ་བཏབ་ན་ཚད་ནད་འཇོམས། །ཞ་ཁུར་སོང་ང་དཀར་པོ་དང་། །ཤྲི་མོང་སྐྱག་ཚུང་ཤུ་དྲུས་དང་། །མཚལ་དང་ག་ར་སྦྱར་བྱས་ཏེ། །རྨ་ཡི་ནང་དུ་བཏབ་པ་ན། །རྨ་འདྲུབ་ཆུ་སེར་རྣག་སྙིམ་མོ། །ཞ་ཁུར་ལ་སོགས་སྨན་བཞི་ཡི། །རྩ་བ་ལོ་མ་མེ་ཏོག་གསུམ། །གཅིག་ཏུ་ཞུན་བྱས་རྨ་ལ་བཏབ། །ཕོང་དུ་བཏང་ན་འཆི་མེད་ཡིན། །རྩ་བས་རྩ་ཆད་འཕྲུད་པར་བྱེད། །ལོ་མས་པགས་པ་རལ་བ་གསོ། །མེ་ཏོག་ཏུས་པ་ཆག་གས་སྦྱོར། །སྲུམ་སྦྱར་ཞུན་བྱས་ཆུས་མི་འཇིགས། །གསུམ་པོའི་ནུས་པས་ཤའུ་གསོ། །རྨ་གསར་དག་གི་ཁྲག་ཀྱང་གཅོད། །ཚོད་མས་རིམས་དང་འབྲུ་ནད་སེལ། །སྦྱོར་སྡེ་གཞུང་ཆེན་གཞན་དུ་ཤེས།།

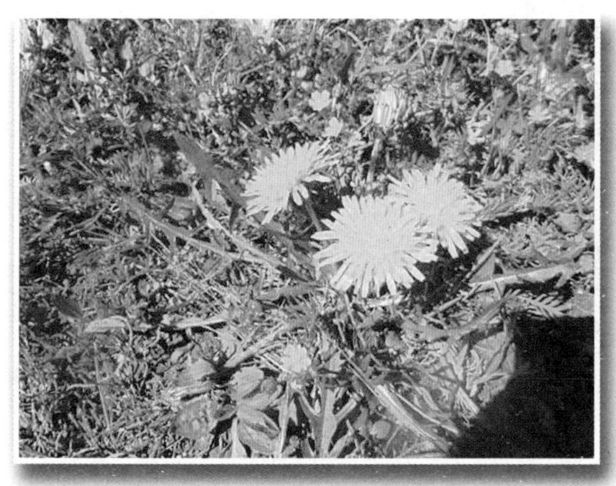

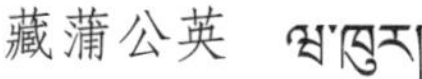

藏蒲公英 ཁ་ཁུར།

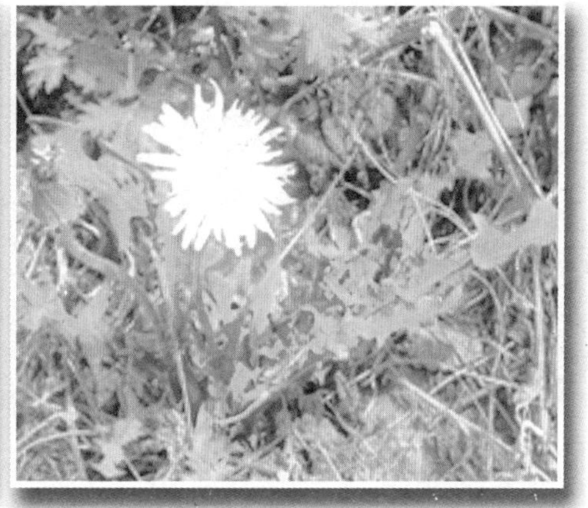

白花蒲公英 ཁུར་དཀར།

【译文】蒲公英★

蒲公英为甘露药，治病甘露四弟兄，医续之中如是说：锡金公英藏公英、毛连菜和苣荬菜，共为四种蒲公英。白花者为白公英，黄花者为黑公英。株高茎柔毛连菜，花朵成串遍全株，叶细油润苣荬菜，其味苦而植株软，根子状如茅草根。锡金公英称加卜，又名称为勒嘎尔，自身功效治热疫。毛连菜可当菜吃，调入干姜治热病。西藏公英白乌头、陕甘瑞香驴蹄草、迭裂黄堇和朱砂，再加白糖配成散，撒入疮伤能愈合，并干黄水和脓液。西藏公英等四药，根子叶片和花朵，一同制膏涂疮伤，内服外用是甘露。根子接续脉断裂，叶片治疗皮肤破，花朵愈合骨折裂，根叶花膏不畏水，三者功效生新肌，新伤出血亦能止；当菜吃时治疫疠，并且治疗腹泻症。其他方剂阅医典。

★ 蒲公英包括蒲公英、苣荬菜、藏蒲公英、白花蒲公英四种。

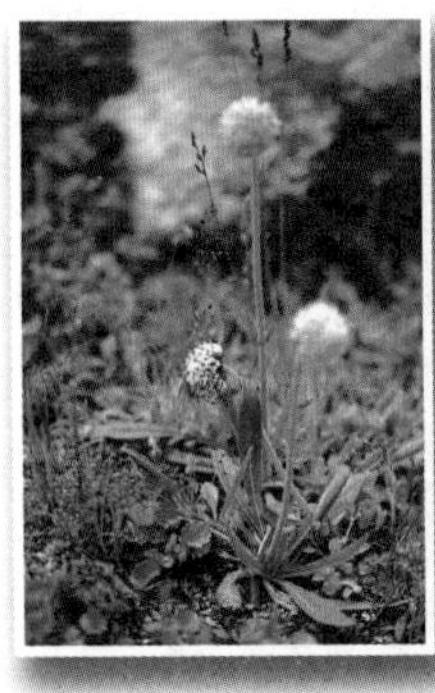

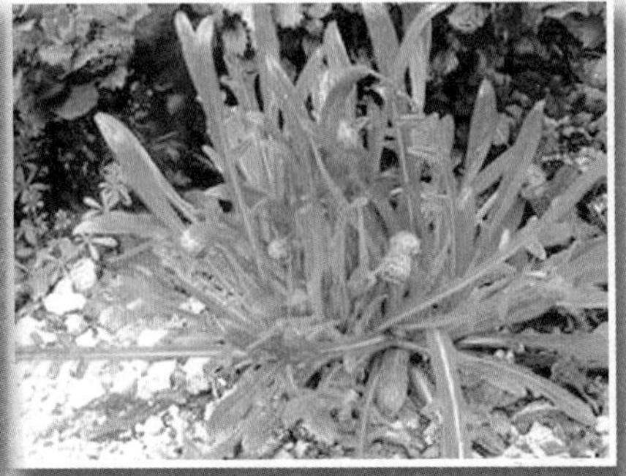

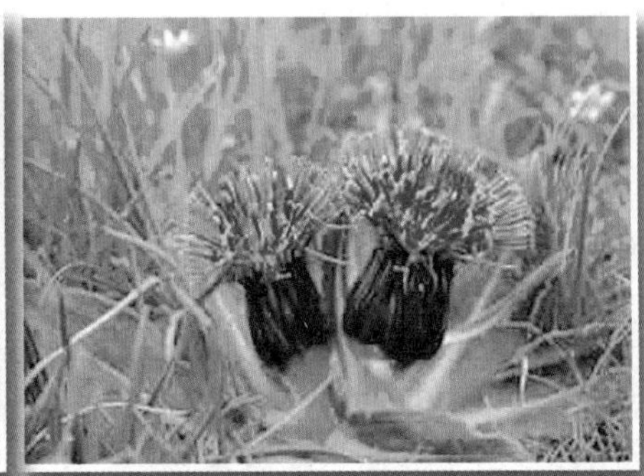

匙叶翼首草 སྤང་རྩི་དོ་བོ། 裂叶翼首草 སྤང་རྩི་འབྱར་བག་ཅན། 美丽风毛菊 ལུག་རྩི།

55 . སྤང་རྩི་དོ་བོ།

སྤང་རྩི་སྤུན་གསུམ་བྱ་བ་ནི། །སྤང་རྩི་དོ་བོ་ལུག་རྩི་དང་། །སྤང་རྩི་འབྱར་བག་ཅན་ཡིན་ནོ། །སྤང་རྩི་དོ་བོ་ཁ་ལུང་སྐྱེས། །ལོ་མ་འདབ་མ་ཉ་ག་མེད། །སྡོང་བུ་རིང་ལ་མེ་ཏོག་དཀར། །རྒྱས་པ་མི་རྒྱན་མགོ་བོ་འདྲ། །བདུད་རྩི་བེར་ཀ་ཞེས་ཀྱང་ཟེར། །རོ་ནི་ཁ་ལ་རྩུབ་པ་ཡིན། །རང་གི་ནུས་པས་ཆུ་སེར་དང་། །རིམས་འཁྲུགས་དུག་ནད་ཐམས་ཅད་དང་། །རྨ་ཡི་ཚད་པ་སེལ་བར་བྱེད། །སྤང་རྩིའི་ལོ་མ་ཞོ་ལྟ་དང་། །ཤེལ་དང་དཀར་པོ་དོམ་མཁྲིས་དང་། །ཁྲི་ཤུ་གསེར་ཐིག་ལ་ཆུ་བ། །བོང་ང་དཀར་པོ་རྣམ་པ་ལྔ། །ཞོ་རེ་ཆ་མཉམ་གཏང་བར་བྱ། །ག་བུར་གྱི་རྩི་གང་བཏབ་ལ། །ཕྱེ་མ་སྦྱོར་བ་བྱས་པ་ནི། །མགོ་དང་ཡན་ལག་བྱུང་ཁོག་རྨ། །འཚོ་ཞིང་ཚད་རིམས་ཐམས་ཅད་སེལ། །ཁྱད་པར་མགོ་བོའི་རྨ་ལ་བསྟུགས། །མར་དང་སྦྱར་ལ་ཁོང་དུ་བཏང་། །ཆུ་སེར་རྣག་ཁྲག་གཅོད་པར་བྱེད། །ལུག་རྩི་དོ་བོ་ཞེས་བྱ་བ། །ས་དྲི་བཟང་པོའི་སྤང་ལ་སྐྱེས། །ལོ་མ་ཐྲ་ལ་བལ་དང་བཅས། །མེ་ཏོག་ནག་པོ་དྲི་ཞིམ་བྲོ། །རང་གི་ནུས་པས་ཚད་རིམས་སེལ། །གོང་ལྟར་རྨ་རྣམས་འཚོ་བར་བྱེད། །སྤང་རྩི་འབྱར་བག་ཅན་ཞེས་པ། །ས་བཟང་སྤང་རི་དག་ལ་སྐྱེས། །ལོ་མ་ས་འགེབས་ཉ་ག་ཅན། །འབྲས་བུ་ནག་པོ་རྩ་བ་སྲ། །ཕྲུམ་བུ་ཙ་ཏ་ཞེས་ཀྱང་བྱ། །སྤང་རྩི་འབྱར་བག་ཅན་ཞེས་བྱ། །རིམས་དང་ཚད་ནད་ཐམས་ཅད་དང་། །མི་ཕྱུགས་ཆུ་སེར་ནད་རྣམས་དང་། །རྨ་དང་གཅོང་ནད་མ་ལུས་སེལ། །ཁྱད་པར་གླང་པའི་རྩ་ནད་སེལ། །འདི་ཡི་ཡོན་ཏན་བསམ་མི་ཁྱབ། །ཁྱད་པར་སྤང་རྩི་མགོ་ཏོག་ནི། །ཡོན་ཏན་བསམ་གྱིས་མི་ཁྱབ་སྟེ། །ཨུ་སུ་མ་ཉུ་གཉིས་སྦྱར་བས། །བད་ཀན་སྨུག་པོའི་ནད་རྣམས་སེལ། །ཤུ་གུ་ཚེར་མ་ཅན་དང་ནི། །ར་དུག་པ་དང་སྤང་སྤོས་དང་། །མི་ཏྲས་རྣམས་ནི་སེར་ཙམ་བསྲེག །ར་ཐུག་སྦྲེ་དང་ལྡེ་པོ་མཉམ། །སྐྱོག་ནད་ལྡེ་པོ་གང་ཡང་ཙང་། །ཐུར་མགོ་རེ་རེ་གཏང་བར་བྱ། །སྨན་ནད་བྱུང་ན་ཐུན་ཆུང་བྱ། །སྨན་བཏང་རྗེས་ལ་སྐྱུགས་ན་ཐུབ། །ཆུ་དང་དོམ་མཁྲིས་སྦྱར་བ་བླུད། །ཁྲིད་དང་རེངས་ན་སྐྱོ་ཚ་བཏང་། །དེ་ཡིས་མི་བདེ་རྒྱ་ཚྭ་བཏང་། །སྐྱོག་ནད

རིགས་རྣམས་གང་ཡིན་པ། །སྤང་རྩེ་དོ་བོའི་སྦྱོར་བ་འདིས། །ཐེ་ཚོམ་མེད་པར་འཚོ་བར་གསུངས། །རྩ་བ་ལོ་མ་མེ་ཏོག་བཅས། །རློན་པ་བརྡུང་བའི་ཁུ་བ་ཡིས། །རོ་སྟོད་ཡན་ལག་ནད་རྣམས་སྐྱུགས། །ཕྱེ་མ་འོ་མར་སྦྱར་བཏང་ན། །ཁྲག་ཏུ་བསལ་དང་ཚད་རྙིང་སེལ། །ཁྱད་པར་ཡི་ག་འཆུས་པ་དང་། །བད་ཀན་སྐྱ་སེར་རྒྱས་པ་དང་། །མཁྲིས་པ་ཤ་སེར་མིག་སེར་ནད། །དེ་ལ་སོགས་པའི་ཚད་རིམས་རྣམས། །འདི་ཡིས་འཚོ་བར་ཐེ་ཚོམ་མེད།།

【译文】翼首草★

翼首草分三种药：一为匙叶翼首草，一为裂叶翼首草，一为美丽风毛菊。匙叶翼首生沟口，叶片周边无裂片，茎秆较长花白色，老后状如老人头，也称都孜培尔嘎，其味苦而其性糙，自身功效治失水、疫疠紊乱中毒症、并能解除疮伤热。匙叶翼首草五钱，水晶熊胆和瓦韦、穗序大黄白乌头，五药等份各一钱，再加冰片一刀尖，配制成散口中服，治头四肢体腔疮，并治一切热疫症，治疗头疮有特效；配伍酥油口中服，能止腹水和脓血。所说美丽风毛菊，生在好土草山坡，叶片细窄被绵毛，花朵黑色气味香，自身功效治热疫，如同上述愈疮伤。所说裂叶翼首草，土质好的草山生，叶片盖地叶缘裂，种子黑色根子细，又名称敦普如达，又称邦孜帕巴坚，可治疫疠热症病，并治人畜失水病，疮伤痼疾皆治疗，尤其治膀胱脉病，此药功效不一般。特别翼首花骨朵，功效出乎想象外，配伍芫荽藏木香，治疗培根瘀紫症。配伍刺柏和甘松，加毛萼多花乌头，人骨火烧成黄色，种山羊阴毛燎黄，上述五药等份配，五种疔疮哪一种，每次内服一药匙，药量若大减剂量，服后上引吐出病；水和熊胆配伍服，喷嚏僵直服热糊，疾病不愈服硇砂，无论哪种疔毒病，这剂翼首草之方，治愈该病不用愁。根子叶片和花朵，一同鲜捣取汁液，引吐上体四肢病。研粉配伍牛奶服，清血并治宿热症，特治胃口败坏症、白黄培根正盛症、肌肤黄疸目黄疸，这些热疫之病症，此方定能治痊愈。

★ 翼首草包括匙叶翼首草、裂叶翼首草、美丽风毛菊三种。

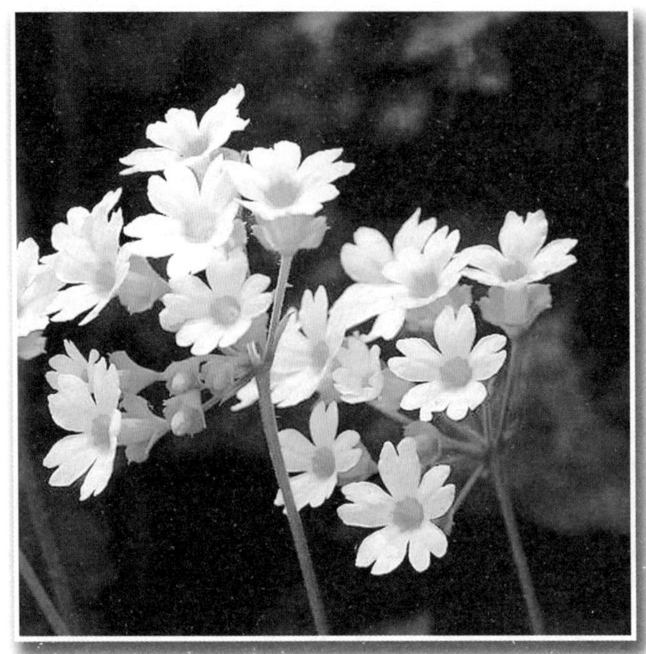

白花报春花　ཤང་དྲིལ།

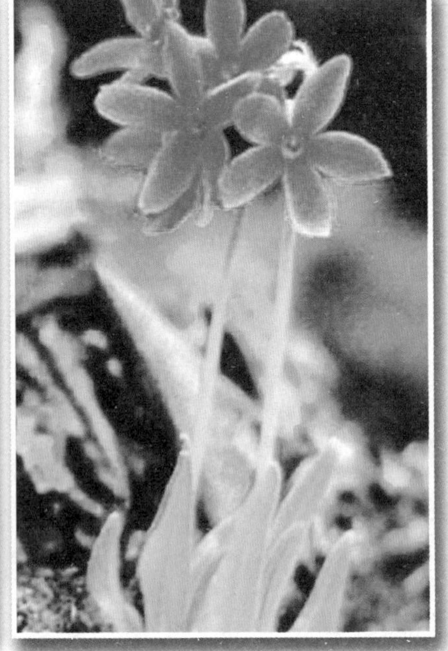

红花报春花　ཤང་དྲིལ།

56. ཤང་དྲིལ།

ཤང་དྲིལ་སྤུན་གསུམ་དཀར་དམར་སྔོ། །དཀར་དམར་རྣམ་གཉིས་ཆུ་ནང་སྐྱེས། །སྨུག་པོ་རི་ལ་སྐྱེས་པ་སྟེ། །རོ་ནི་ཅུང་ཟད་ཁ་མངར་བཅས། །ལོ་མ་ཆུ་ཤོ་འདྲ་ལ་དཀར། །སྡོང་བུ་རིང་ལ་མེ་ཏོག་ནི། །དྲིལ་བུ་གདུགས་ཆེན་ཕུབ་པ་འདྲ། །སེར་པོ་ལུ་གུ་རྐང་དམར་གྱིས། །ཆུ་སྐོལ་དང་སྦྱར་སྔོས་ནད་སེལ། །རྒྱུ་བཤལ་ནད་ལ་བདུད་རྩི་འདྲ། །ཤང་དྲིལ་དམར་པོས་ཚད་པ་འཇོམས། ། སྣ་ལོ་རྐང་གཅིག་ཁྱུག་རྟའི་བྲུན། །གསུམ་པོ་སྦྱར་བཏང་དམར་བཤལ་གཅོད། །དྲི་ཆུ་དང་སྦྱར་རྩ་ཁ་སྡོམ། །ཐང་རྩེ་དང་སྦྱར་ཆུ་ཤོར་སེལ། །འབྲི་མོག་དང་སྦྱར་གློ་ནད་སེལ། །བྲི་ཡང་ཀུ་སྦྱར་འོ་མར་བསྐོལ། །མཆིན་པའི་ཚད་པ་འཇོམས་པར་བྱེད། །ཚེར་ནག་འབྲས་བུ་དང་སྦྱར་ན། །མཆེར་ནད་ཐམས་ཅད་སེལ་བར་བྱེད། །ཏིག་ཏ་དང་སྦྱར་རིམས་ནད་སེལ། །ཀུན་ལ་ག་ར་སྦྱར་བར་བྱ། །ཇ་ཆུ་གངས་ཆུས་འཁྱུལ་ལ་བཏང་། །འདི་ནི་དམར་པོ་དར་ཡ་ཀན། །དབུ་བཟང་དྲིལ་བུ་དམར་པོ་གྲགས། །སྨུག་པོ་རི་དང་སྐམ་སར་སྐྱེས། །ཤང་དྲིལ་སྨུག་པོ་བྱ་བ་སྟེ། །ལ་ལས་ཤ་པོ་རྒྱུ་མའང་ཟེར། །རྨ་ལ་བཏབ་ན་འདྲུབ་པར་བྱེད། །ཆུ་མི་འཛིགས་པའི་སྨན་ཡིན་ནོ། །སྤུན་གསུམ་གཅིག་ཏུ་སྦྱར་བས་ནི། །བཞི་བརྒྱ་རྩ་བཞིའི་ནད་རྣམས་སེལ། །

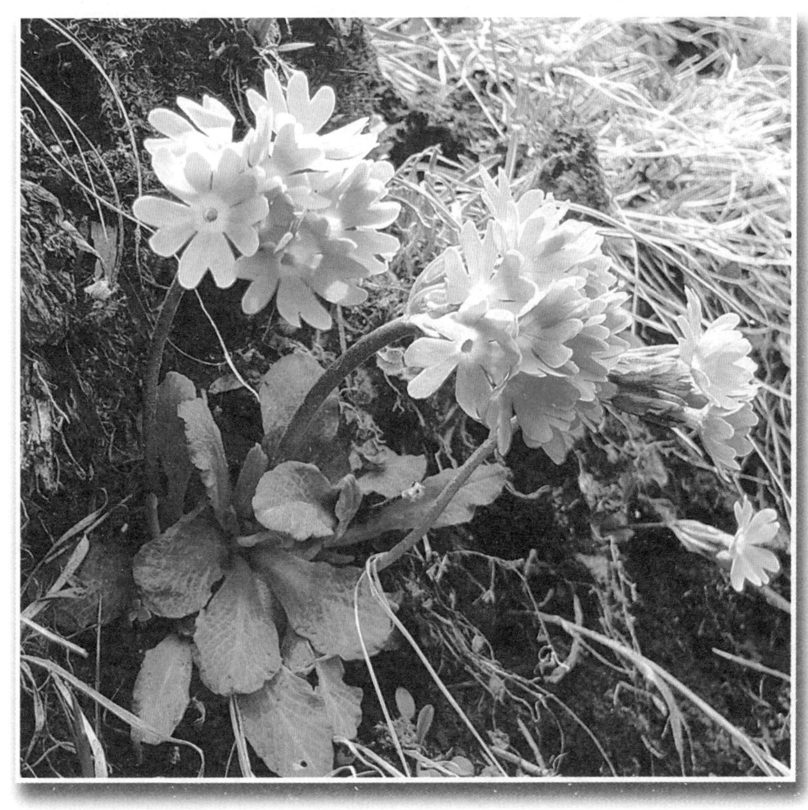

紫花报春花

ཤང་དྲིལ།

【译文】报春花

三兄弟药报春花，分为红白紫三种，白红两种水中生，紫的一种山上生，其味稍苦有点甘。白者称为娘娘菜，叶片如同鹿衔草，茎长花朵状似钟，如同大伞撑展开。配伍锡金报春花、偏花报春花组方，开水送服治胀病，治疗赤痢赛甘露。红花报春治热症，配伍水蓼燕子粪，三药内服治赤痢；配伍童便封脉口，配伍翼首治水肿，配伍紫草治肺病；配伍唐古特青兰，牛奶煎服清肝热；配伍黑刺果内服，治疗一切脾脏病；此药配伍獐牙菜，能够治疗疫疠病；所有方剂加白糖，雪水石山水送服；此为红花报春花，称为妙冠红报春。紫者生在山旱地，也称为相斋木波，有些称夏泡居玛，撒敷伤疮能愈合，不畏水害之良药。报春三兄弟配伍，可治四百零四病。

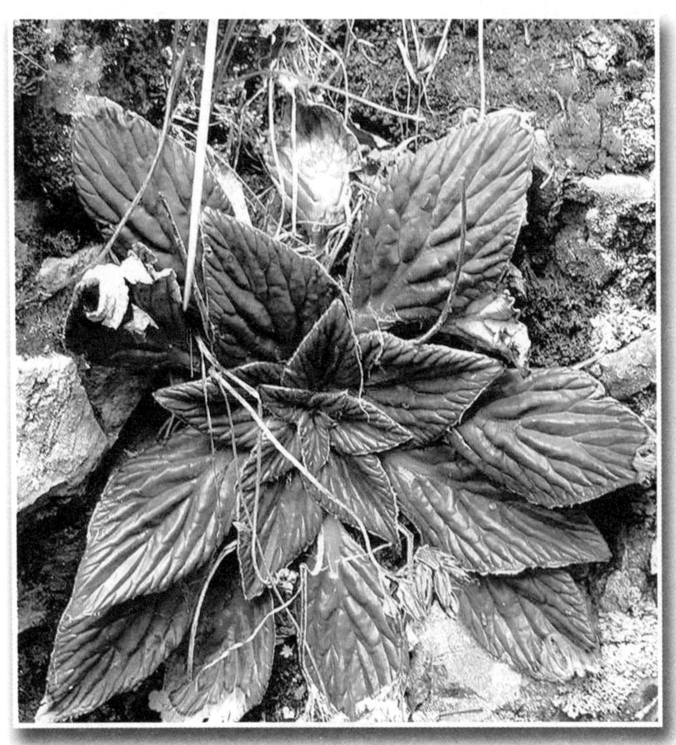

卷丝苣苔 བྲག་ཛ་ཏ་བོ།

57 . བྲག་ཛ་ཏ་བོ།

བྲག་ཛ་ཏ་བོ་བྲག་ལོགས་སྐྱེས། །ལོ་མ་ལེབ་ལ་མེ་ཏོག་ནི། །དཀར་རམ་སྨུག་གམ་སེར་བ་ཡོད། །རོ་ནི་ཁ་ལ་མངར་བ་ཡིན། །རང་གི་ནུས་པས་མཁལ་ནད་སེལ། །བུར་དཀར་དང་སྦྱར་གྲང་རླུང་སེལ། །ཚ་བ་གསུམ་སྦྱར་བད་ཀན་འཛོམས། །ལུས་ཀྱི་ནད་ཡོད་ཐམས་ཅད་དང་། །ཚ་གྲང་གང་ཡིན་སྨན་དང་སྦྱར། །ནད་རྣམས་སེལ་བ་ཐེ་ཚོམ་མེད། །མགོ་དང་ཡན་ལག་བྲང་ཁོག་རྨ། །རྨ་ཁོང་གཉིས་སུ་བཏང་བ་ན། །རྨ་འདྲུབ་ཤའུ་གསོ་བ་ཡིན། །སྦྱོར་སྡེ་གཞན་དུ་བཤད་ལྟར་བྱ། །

【译文】卷丝苣苔

卷丝苣苔生石崖，叶片扁而花白色，或为紫色或黄色，其味苦而有点甘，自身功效治肾病。配伍红糖口中服，能够祛除寒隆症。此药配伍三热药，功效治疗培根病。身体所患一切病，根据寒热配此药，消除其病毫无疑。头部四肢体腔疮，口服外敷两兼治，能够愈疮生新肌。此味药的其他方，按照汤头方剂配。

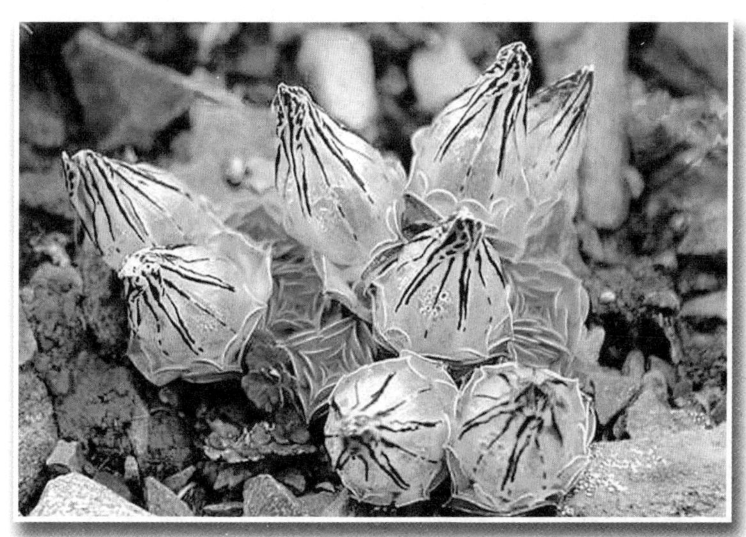

乌奴龙胆　གང་གླ་ཆུང་།

58.གང་གླ་ཆུང་།

རྒྱལ་མཚན་གང་གླ་ཆུང་གི་སྨན། །ཟུར་བཞི་ཤོགས་བརྒྱད་རྩེ་མོ་དབལ། །དེ་སྟེང་མེ་ཏོག་ཡང་ཐོག་ལྡིང་། །རོ་ནི་ཁ་ལ་ནུས་པ་བསིལ། །ཆིག་ཐང་དུག་ནད་ཚད་རིམས་སེལ། །ལྷ་ཡི་དབང་པོ་བརྒྱ་བྱིན་གྱིས། །སེམས་ཅན་དོན་དུ་བདུད་རྩིར་བཞག །གང་གླ་ཆུང་དང་བུར་དཀར་དང་། །སྦྲང་རྩི་དག་ལ་གཞི་བླངས་ཏེ། །སྨན་མར་རྒྱུན་དུ་བསྟེན་པ་ན། །ལུས་སྟོབས་རྒྱས་ལ་མདངས་དང་ལྡན། །ཆང་བཟང་ནར་སོན་བསྟེན་པ་དང་། །ལུག་ཤའི་ཚོ་ཁུ་སྦྱོད་ལྡན་བསྟེན། །དཔའ་བོ་དཀར་སེར་སླ་རྩེ་དང་། །བོང་ང་དཀར་དང་སྦྲང་རྩིས་སྦྲུ། །དུག་ནད་མ་ལུས་སེལ་བར་བྱེད། །ཡང་ན་སླང་ཆེན་ཆིག་ཐུབ（སུ་མི་སྨན）དང་། །རི་རལ་ཁྲུང་ཐེར་དཀར་སྨུག་དང་། །སྲད་མའི་ལོ་མ་སྦྲང་རྩིར་སྦྱར། །དུག་ནད་ཐམས་ཅད་འཇོམས་པར་བྱེད།།

【译文】乌奴龙胆

乌奴龙胆似胜幢，四棱八面顶端尖，花朵开在最顶端，其味苦而其性凉，单汤解毒治热疫，天王帝释为众生，特意降此甘露药。乌奴龙胆白红糖，再加蜂蜜为基础，配成药酥常内服，体力旺盛有神采，佳酿醇酒口中服，绵羊肉汤佐料服。此药配白黄商陆，再配麝香白乌头，蜂蜜糅合口中服，治疗一切中毒症。或者配伍延胡索、白紫钩藤骨碎补、黄芪叶蜂蜜内服，治疗一切中毒症。

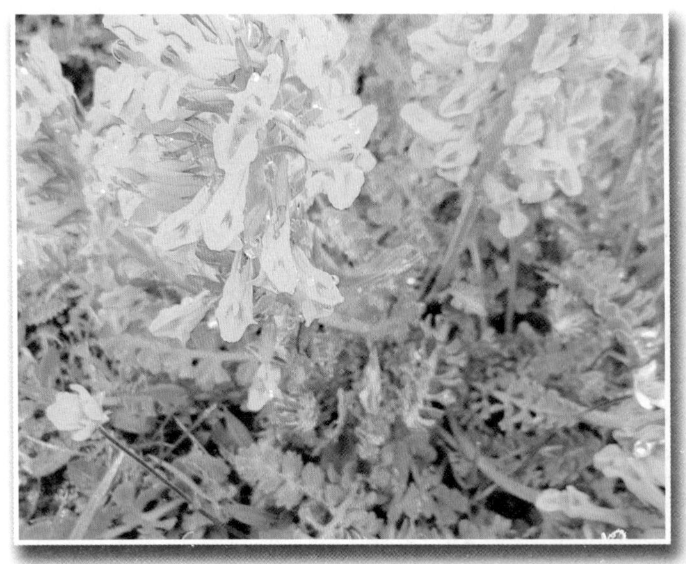

矮紫堇

རྟ་དམར་རྐང་གཅིག

59. རྟ་དམར་རྐང་གཅིག

རྟ་དམར་རྐང་གཅིག་སྲིབས་སྤང་སྐྱེ། །ལོ་མ་ཨུཏྤལ་གྱེས་པ་འདྲ། །རྩ་བ་གཅིག་ལ་སྡོང་པོ་བརྒྱ། །གསེར་གྱི་མེ་ཏོག་སྟོང་དང་ལྡན། །བདུད་རྩི་ཟིལ་པ་རྒྱུན་པར་ཆགས། །དྲི་ཞིམ་རོ་ནི་མཆོག་ཏུ་ཁ། །ཚད་པའི་ནད་ཀྱི་བདུད་རྩི་ཡིན། །ཚད་རིམས་ནད་རྣམས་སྨན་འདིས་སེལ། །ཀུན་གྱི་སྦྱོར་སྡེར་མེད་མི་རུང་། །འདི་མེད་ནད་ནི་སོས་མི་འགྱུར། །རྨ་ནི་ཇི་ལྟར་ཚབས་ཆེ་ཡང་། །འདི་བཏང་འཆི་བས་འཇིགས་མི་དགོས། །ཀ་ར་དང་སྦྱར་སྙིང་ཚད་སེལ། །གང་ཆུང་དང་སྦྱར་འདུས་རིམས་སེལ། །ཚད་པའི་གཟེར་སྦྱོང་ནང་དུ་བཏང་། །ཚད་ནད་མ་ལུས་འདོན་པར་བྱེད། །ཚ་ནད་བྱུང་ན་སྨན་འདི་དགོས། །གཞན་ཡང་ཡོན་ཏན་བསམ་མི་ཁྱབ། །

【译文】矮紫堇★

矮紫堇生阴草坡，叶片状似绿绒蒿，一条根子茎百条，金黄花朵有千朵，经常挂着甘露珠，气味芳香味甚苦，治疗热症之甘露，热疫病症此药治，众方之中不可无，若无此药病不愈。疮伤无论多严重，服用此药死神惧。配伍白糖清心热。配伍乌奴龙胆服，治疗疫疠合并症。清泻热痛口中服，一切热症全清除，出现热症需此药。其他功效难言传。

★　又称尼泊尔黄堇。

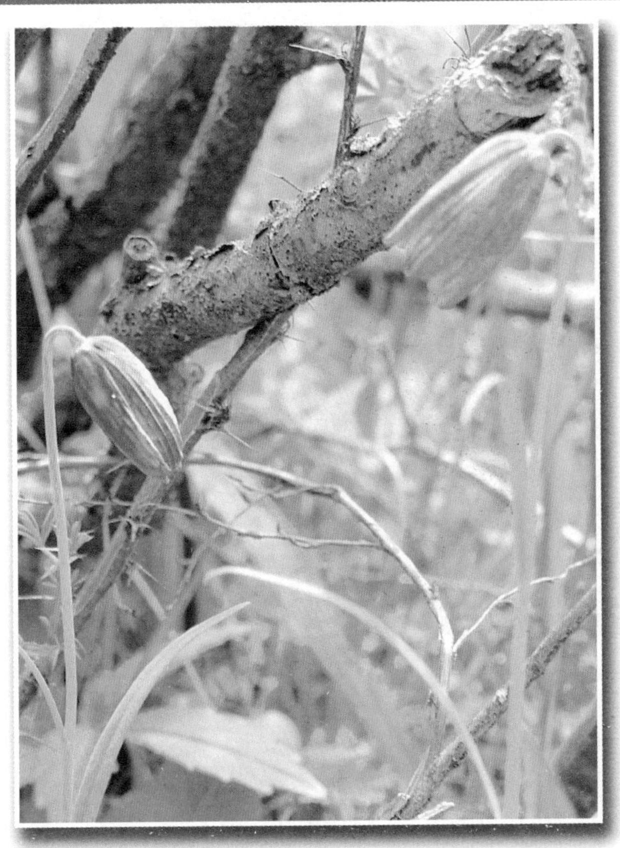

梭砂贝母 ཨ་བྷི་ཁ།

60 . ཨ་བྷི་ཁ།

ཨ་བྷི་ཁ་ནི་སྤང་ལ་སྐྱེས། །ལོ་མ་ར་མཉེའི་ལྷང་འདྲ་རིང་། །སྡོང་བུ་སྨུག་པོ་ལྡེམ་པ་ཡིན། །མེ་ཏོག་སྨུག་པོ་ཁྱུར་དུ་སྒྲུབས། །ར་ས་བྷི་ར་ཞེས་ཀྱང་བྱ། །མིང་ནི་ཁྲིལ་བ་ཞེས་བྱ་སྟེ། །རྩ་བ་སྒོག་གཅིག་མ་དང་འདྲ། །འབྲས་བུ་ཨ་རུ་ར་སྙིང་པོ། །རོ་ནི་མངར་ལ་ནུས་པ་བསིལ། །རང་གི་ནུས་པས་རྨ་རྣགས་གསོ། །དོམ་མཁྲིས་ཆུ་རྩ་དཔའ་སེར་གོན (པ་ཡག) ། །སྤྲལ་རྒྱབ་ལྷ་སྦྲུར་རྨ་ལ་གདབ། །མགོ་ཆག་ཀ་ཏི་ལྟར་ཚབས་ཆེ་ཡང་། །སོས་འགྱུར་འདི་ལ་ཐེ་ཚོམ་མེད། །རྒྱ་དྲུས་བསྣན་པས་ཤཽ་གསོ། །རྩ་ཆད་སྒོ་ང་སེར་པོ་བསྣན། །ཙུས་གྲུམས་སྤྱི་ཞུར་བསྣན་པར་བྱ། །ཀླད་ལུག་ནུ་རིག་བསྣན་པས་ཆད། །སྤྱི་ཞུར་ཤེལ་ཏང་ལུག་རྫི་དོ། །ཕོང་བུ་ལན་ཚྭ་གུར་གུམ་དང་། །ཙ་རུའི་མེ་ཏོག་སྤང་རྩི་སྦྱར། །ཤ་དུག་སྨྱུར་དུ་སེལ་བར་བྱེད། །ཚ་ལ་དང་སྦྱར་ཤ་དུག་སྦྱར་དུག་སེལ། །རྩ་བ་ལོ་མ་བྱེ་མ་ཡིས། །རྨ་རྣམས་གསོ་བར་བཤད་པ་ཡིན། །གཞན་ཡང་སྦྱོར་སྡེ་བསམ་མི་ཁྱབ། །

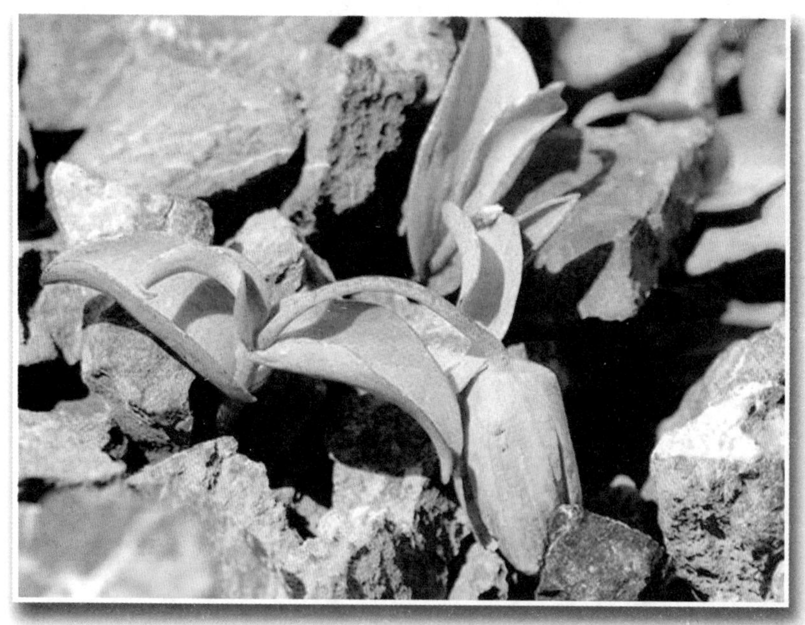

梭砂贝母 ཨ་བྲི་ཀ

【译文】梭砂贝母

梭砂贝母生草坡，叶似黄精苗较长，茎秆紫色柔而韧，花朵紫色朝下垂，又名然萨贝然药，又名也称且瓦药，根子状似独头蒜，果实状似诃子核，其味甘而其性凉，自身功效治伤疮。配伍熊胆黄商陆、穗序大黄肉果草、黛赭石等五味药，研成细粉敷伤疮，无论头伤多严重，能够痊愈毫无疑。育肌加迭裂黄堇，接续断脉加蛋黄，骨碎骨裂配秦皮，脑漏可加珍珠药。配伍秦皮麻花艽、毛茛红花翼首草、川木香花和蜂蜜，可能治愈肉毒症。配伍硼砂解肉毒，并能解除合成毒。根子叶片配成散，能够治疗疮伤等。其他配方难尽述。

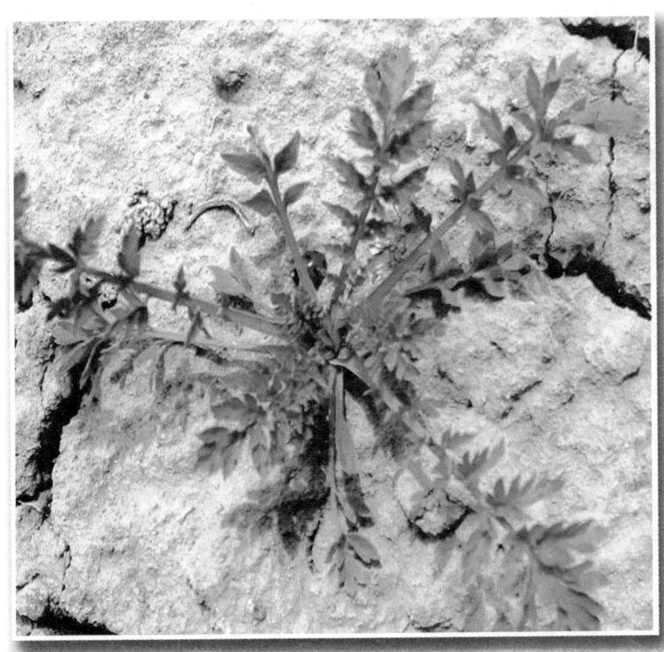

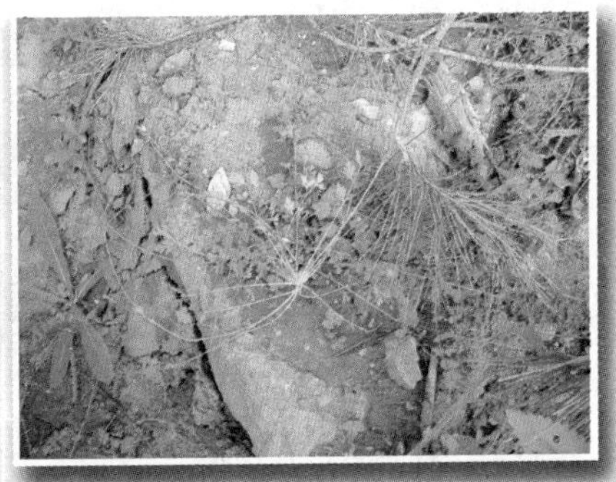

角茴香　པར་པ་ཏ།

61 . པར་པ་ཏ།

པར་པ་ཏ་ཡིས་མཁྲིས་རིམས་སེལ། །ཆམ་པ་གསར་བ་རིམས་གསར་དང་། །མ་སྨིན་ཚད་སེལ་བདུད་རྩི་ཡིན། །ལོ་མ་སྔོ་ལ་ཕུང་པོ་ཆེ། །སྡོང་པོ་ཆེ་ལ་མེ་ཏོག་དཀར། །འབྲས་བུ་སོན་སྲན་དབྱིབས་སུ་འདུག །རོ་ནི་ཁ་ལ་ནུས་པ་བསིལ། །ཨ་བར་འབྲི་མོག་རྒྱ་སྐྱག་དང་། །མཚལ་དང་པི་པི་ལིང་སྦྱར་ཏེ། །ཀ་ར་དཀར་པོའི་ཏ་ལ་སྦྱོན། །གངས་དཀར་ཆུ་ཡིས་འཕྲུལ་བཏང་ན། །ཚད་པས་གློ་བ་ཛོལ་བ་སེལ། །རིམས་ཀྱི་རིགས་ལ་སྨོས་ཅི་དགོས། །སྨིན་དུས་གཏར་ཁ་བྱ་བ་གཅེས། །ཕྱེ་ཟན་སྦྲང་མར་སྐམ་ཤ་བཏང་། །དར་བ་ཆུས་སྐྱད་སྐོམ་དུ་བཏང་།།

【译文】角茴香

角茴香治胆疫症、初发流感和疫疠、未熟热症赛甘露。叶片青色植株大，茎秆长而花色白，果荚形似白扁豆，其味苦而其性凉。配伍诃子毛诃子、藏紫草和紫草茸、朱砂荜茇白糖引，白雪融水送服时，治疗热症肺穿孔，疫疠之类何须说，疾病高峰要放血，进食甜炒面蜂蜜，以及酥油和牛肉，口渴饮用酪浆水。

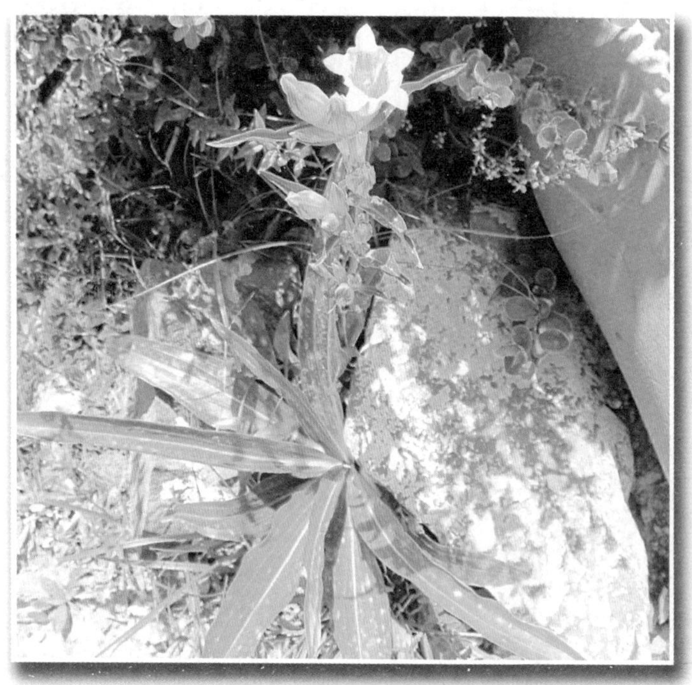

麻花艽 ཞིམ་ཏང་དཀར་པོ།

62．ཞིམ་ཏང་དཀར་པོ།

ཞིམ་ཏང་དཀར་པོ་སྤང་ལ་སྐྱེས། །ལོ་མ་སྔོན་པོ་མཐུག་འཇམ་རིང་། །སྡོང་པོ་དམར་ལ་མེ་ཏོག་དཀར། །འབྲས་བུ་ནག་པོ་ལྕགས་ཕྱེ་འདྲ། །རོ་ནི་ཁ་ལ་རྩུབ་པ་ཡིན། །ནུས་པས་འཁྲུ་བ་ཐམས་ཅད་གཅོད། །ཚད་རིམས་ནད་རྣམས་སེལ་བར་བྱེད། །ཁྱད་པར་མཆིན་པའི་ཚད་པ་སེལ། །ཤིང་མངར་རྒུན་འབྲུམ་ཀ་ར་སྦྱར། །གཡེར་ཆུ་དག་གིས་འཕྱུལ་བཏང་ན། །སྐད་འགགས་ནད་ལ་བདུད་རྩི་ཡིན། །ལོ་མ་མེ་ཏོག་བཙས་པ་བརྡུང་། །ར་དུག་གཞན་ཐུབ་ཁུ་བ་གདབ། །སྐྱོག་སྐྲངས་ཆུ་སེར་བྱུང་བ་ཡང་། །མྱུར་དུ་སེལ་བར་ཤེས་པར་བྱ། །མར་དང་སྦྱར་ན་བརྟངས་པ་སེལ། །ཆིག་ཐང་རིམས་ལ་བདུད་རྩིར་འགྱུར། །སྦྱོར་སྡེ་གཞན་ཡང་བསམ་མི་ཁྱབ། །

【译文】麻花艽

麻花艽生草山坡，叶片青色厚光长，茎秆红色花白色，果实黑色似铁沙，其味苦而其性糙，功效止一切腹泻，并且治疗热疫疠，尤其治疗肝热症。配甘草葡萄白糖，花椒之水送服时，治疗喑哑似甘露。叶片花朵捣成粉，调入草乌棘豆汁，疗肿黄水虽产生，可以迅速除病根。配伍酥油治气结，单汤治疫成甘露。其他配方治百病。

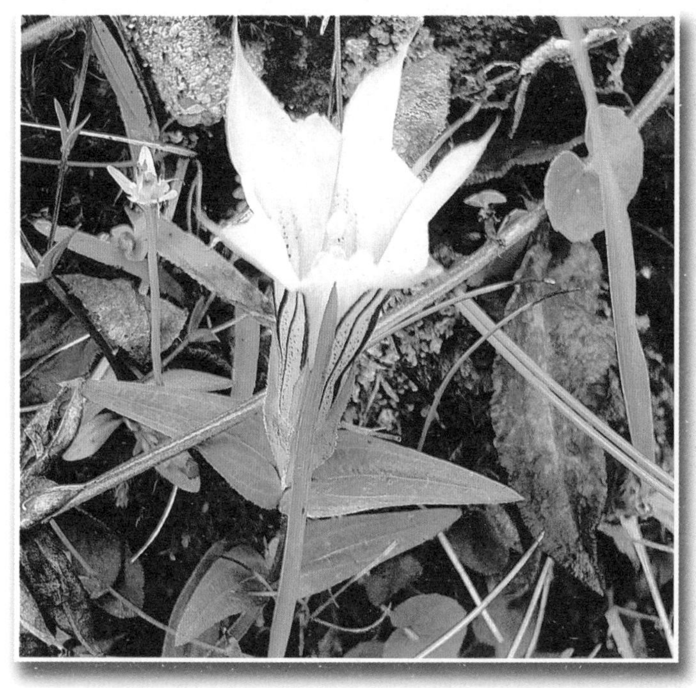

白花龙胆 སྤང་རྒྱན་དཀར་པོ།

63 . སྤང་རྒྱན་དཀར་པོ།

སྤང་རྒྱན་དཀར་པོ་རྫ་སྤང་སྐྱེས། །ལོ་མ་ཆུང་ལ་མེ་ཏོག་རྒྱས། །ཆིག་ཐང་རིམས་ལ་བདུད་རྩིར་འགྱུར། །རོ་ནི་ཁ་བས་ཚད་རིམས་སེལ། །གློ་ནད་སེལ་བའི་དར་ཡ་ཀན། །སྐད་འགགས་ནད་ལ་ཆིག་ཐང་ཐུབ། །གློ་གཙོང་ཟ་བྱེད་སུར་ཡ་དང་། །གློ་ནད་ཐམས་ཅད་རྒྱས་པ་ལ། །སྤང་རྒྱན་འབྲི་མོག་སྲོ་ལོ་དང་། །ག་ བྲ་བ་དང་ལི་ག་དུར། །ཤིང་མངར་ཨ་རུ་ར་དང་སྦྱར། །གློ་ནད་མ་ལུས་སེ་བར་བྱེད། །གློ་རྩ་གང་རྒྱས་གཏར་བར་བྱ། །ཨ་རུ་ར་དང་ད་ལིས་དང་། །ཤིང་མངར་རྒུན་འབྲུམ་སྦྱར་བྱས་ན། །རིམས་རྙིང་འཁྱང་དཀའ་སེལ་བར་བྱེད། །རྒྱ་སྤོས་དང་སྦྱར་གག་པ་སེལ། །ཆིག་ཐང་གྲེ་འགགས་ནད་ལ་ཕན། །ཡོན་ཏན་བསམ་གྱིས་མི་ཁྱབ་བོ། །

【译文】白花龙胆

所说白花龙胆药，生在石山草山坡，叶片小而花朵大，单汤治疫成甘露，味苦故能治热疫，治疗肺病甘露药，喑哑单汤就可治。肺痨消瘦穿溃症、一切肺病正盛时，龙胆紫草无茎芥、紫悬钩木岩白菜、甘草诃子配成方，一切肺病全治疗，肺脉凸臌处放血。配诃子小叶杜鹃、甘草葡萄组成方，治疗陈旧疫疠症。配草木樨治喉蛾，单汤可治喉闭症。此药功效难尽述。

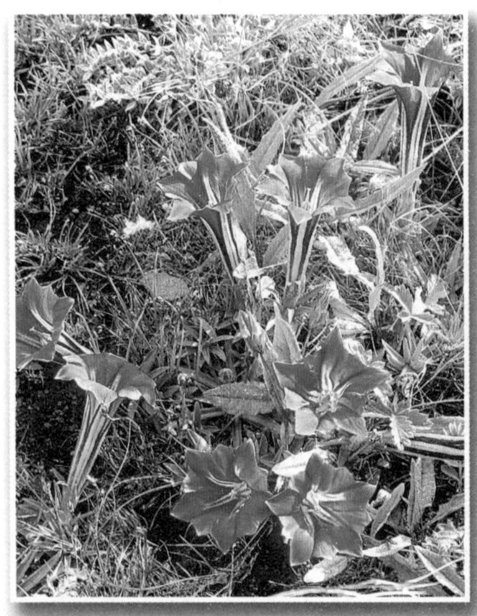

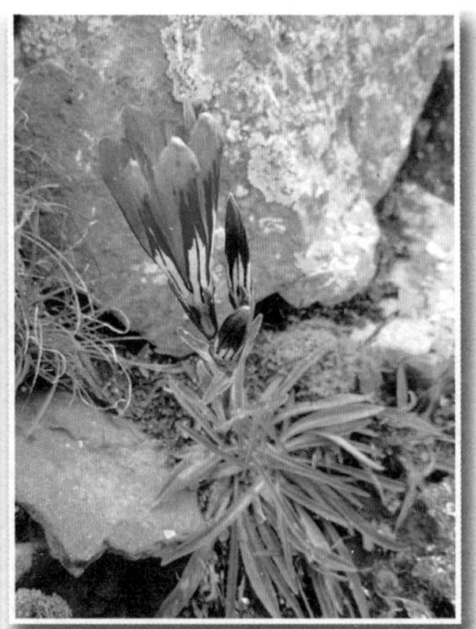

蓝紫两种龙胆　སྤང་རྒྱན་སྔོན་པོ་སྨུག་པོ་གཉིས།

64．སྤང་རྒྱན་སྔོན་པོ་སྨུག་པོ་གཉིས།

སྤང་རྒྱན་སྔོན་པོ་སྨུག་པོ་གཉིས། །སྤྲིན་གསུམ་ལོ་མ་འདྲ་བ་སྟེ། །རོ་ནུས་བསིལ་ཡང་སོ་སོར་ཡོད། །རོ་ནི་ཁ་ལ་ནུས་པ་བསིལ། །འབྲུམ་ནག་མ་ལུས་འཇོམས་པར་བྱེད། །སྤང་རྒྱན་དཀར་སྔོན་སྨུག་པོ་གསུམ། །གླ་རྩི་ཚ་ལ་ཞེལ་ཏང་དྲུག། དྲི་ཆུ་དང་སྦྱར་ཤ་དུག་འཇོམས། །ཕུར་མོང་བྱི་ཏང་ག་དང་སྦྱར། །སྲིན་ནད་མ་ལུས་འཇོམས་པར་བྱེད། །རྒྱ་ཚ་ཟླུམ་པ་སྡིག་སྲིན་སྦྱར། །ཆུ་འགགས་ནད་རྣམས་འབིགས་པར་བྱེད། །ཆུ་རུག་པ་ཡིས་ཆུ་སེ་འཇིགས། །སྤྲལ་རྒྱབ་དང་སྦྱར་སྣང་རྡེབ་གསོ། །ཁབ་ལེན་དང་སྦྱར་ཞྭ་བ་འགུགས། །ཆུ་དང་སྦྱར་ན་ལིང་ཏོག་སེལ། །མར་དང་སྦྱར་ན་མགུལ་འགགས་སེལ། །གཞན་ཡང་ཡོན་ཏན་བསམ་མི་ཁྱབ།།

【译文】蓝紫两种龙胆

白蓝龙胆紫龙胆，三种龙胆叶相似，性味凉而各不同，其味苦而其性凉，治疗天花痘疹病。白蓝紫三种龙胆、麝香硼砂麻花艽，六药组方配童便，功效治疗肉毒症。配结血蒿酸藤果，一切虫病可治愈。配伍硇砂冬葵果、再配螃蟹组成方，小便闭结定开通。配伍紫花碎米荠，水肿之病定治愈。此药配伍黛赭石，治疗碰撞凹陷病。配伍磁石敛软骨。与水配伍治翳障。配伍酥油通喉闭。其他功效难表述。

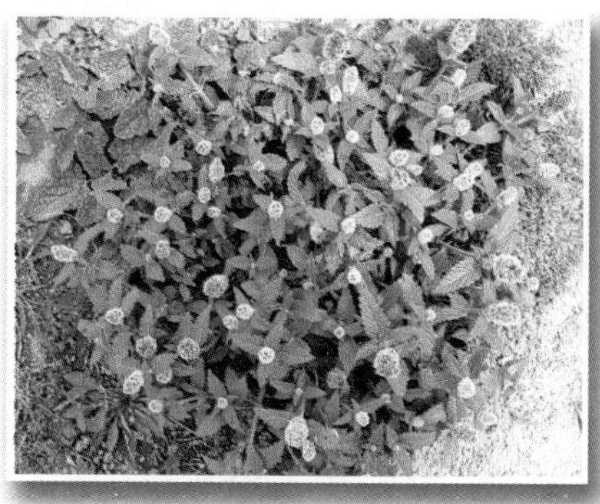

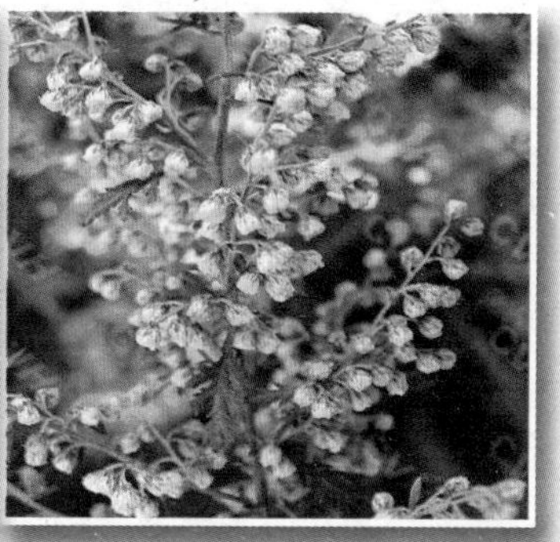

结血蒿　ཕུར་མོང་དཀར་པོ།

65 . ཕུར་མོང་དཀར་པོ།

ཕུར་མོང་དཀར་ནག་སྨུག་པོ་གསུམ། །སྨན་གསུམ་སྐྱེ་ས་སོ་སོར་ཡོད། །དཀར་པོ་བདུད་རྩི་ཐིལ་པ་ཅན། །ཉིན་སྲིབས་རི་མཐོ་དག་ལ་སྐྱེས། །ལོ་མ་སྔོ་ལ་སྡོང་བུ་རིང་། །མེ་ཏོག་དཀར་པོ་དྲི་ཞིམ་པ། །རོ་ནི་ཁ་ལ་ཚ་བ་ཡིན། །ཆིག་ཐང་རིམས་ནད་སྲིན་ནད་སེལ། །སྒོག་སྐྱ་ལང་ཐང་ཐྱི་ཧྲང་ག། མ་རུ་རྩེ་དང་ཤ་བའི་ཚིལ། །ར་ཐུག་ཚིལ་དང་སྦྱར་བྱས་ན། །སྲིན་རྣམས་བཤལ་ལམ་དག་ཏུ་འདྲེན། །སྦྱོར་སྡེ་སྲིན་སེལ་གཞན་ཡང་སྦྱར། །

【译文】结血蒿★

普尔芒分白黑紫，三药生境各不同，白者其名结血蒿，植株常挂甘露珠，阴阳高山皆生长，叶片蓝色茎秆长，花朵白色气味香，其味苦而有点辛，单汤治疫疠虫病。配伍大蒜天仙子、酸藤果和紫铆果、种山羊脂和鹿脂，诸虫可驱肛肠外，也入其他驱虫方。

★　结血蒿亦名毛莲蒿，说法不一，一说为小香薷。

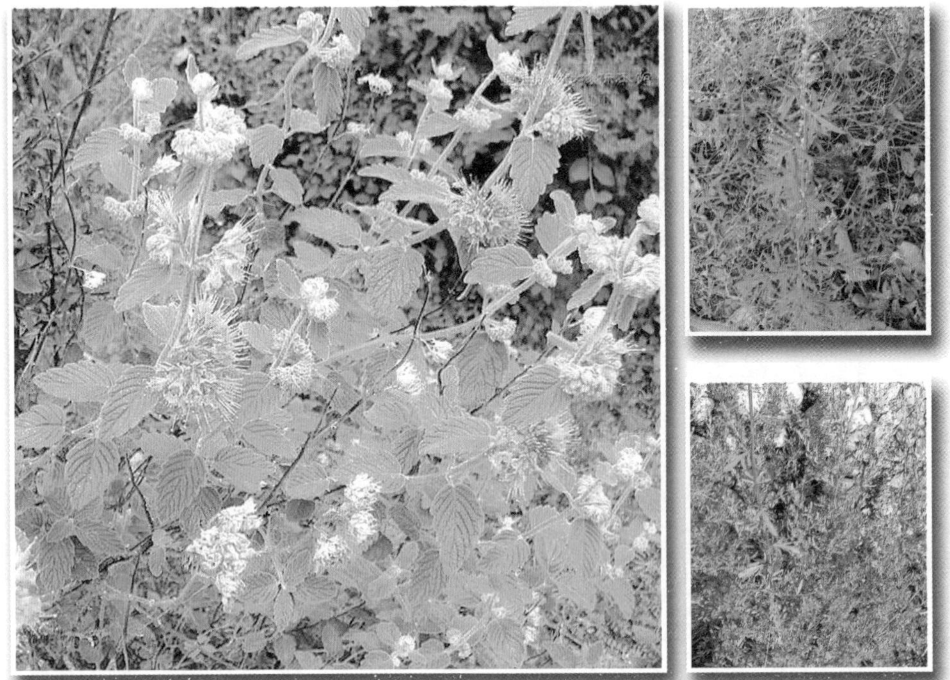

牛尾蒿　ཕུར་ནག

66 . ཕུར་ནག

ཕུར་ནག་སྲིབས་ཀྱི་ཁ་སྨད་སྐྱེས། །མེ་ཏོག་སྔོ་ལ་ནག་པོ་སྐྱེས། །དྲི་ནི་མི་ཞིམ་རོ་ཡང་ཁ། །ཕུར་ནག་མཚེ་ཡི་ཁནྡ་དང་། །ཆས་མ་གསུང་རྩི་སྦྱིས་རྣམས་ནི། །ར་ཡི་ཁྲག་གིས་སྦྱུས་བྱས་ནས། །དྲིག་སྐྲངས་བྱུང་སར་དམ་དུ་དགྲིས། །ཁྱི་སྤུ་ར་བལ་སྐུད་པས་བཅིང་། །སྨྲ་བཅད་བྱས་ལ་ཉལ་བར་བྱ། །དྲིག་ནད་ལ་ནི་ཕན་པར་འགྱུར། །གཞན་ཡང་ཡོན་ཏན་བསམ་མི་ཁྱབ། །

【译文】牛尾蒿*

所说药物牛尾蒿，生在阴坡山脚下，花朵蓝色有点黑，气味不香味也苦。

牛尾蒿麻黄熬膏、黄连三药配成方，用山羊血调和好，缠敷痛风肿胀处，

狗毛山羊毛线缚，不要说话安静卧，可治各种痛风病，其他功效难表述。

★　牛尾蒿，包括藏龙蒿，说法不一，一说为毛球莸、小毛球莸。

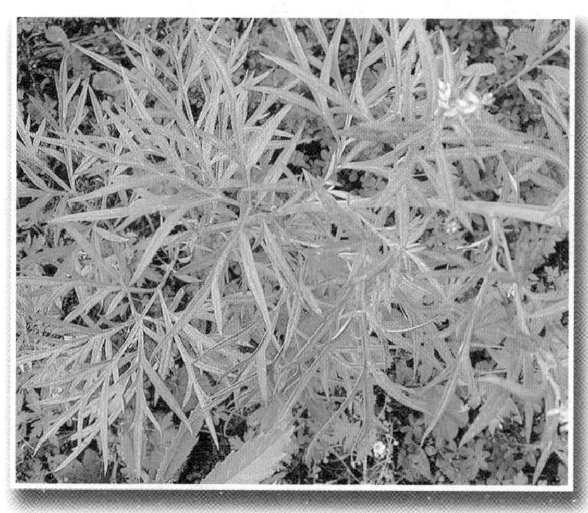

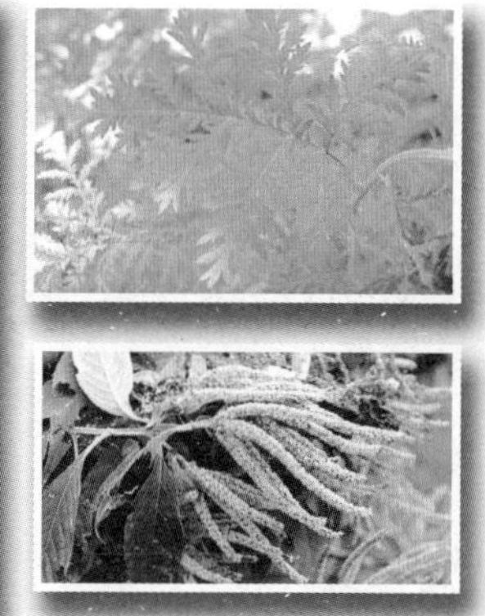

粘毛蒿　ཕུར་མོང་སྨུག་པོ།

67．ཕུར་མོང་སྨུག་པོ།

ཕུར་མོང་སྨུག་པོ་ཉིན་བྲག་ལ། །སྐྱེས་ཏེ་མེ་ཏོག་སྨུག་པོའི་མདོག །ལྷ་སྣང་བར་ནི་གྲགས་པ་ཡིན། །མེ་ཏོག་བསྐོལ་ཐང་ཕོ་ལོག་འཇོམས། །གླང་ཐབས་དྲག་པོའི་ནད་ཀྱང་སེལ། །ཟེ་ཚྭ་པི་ལིང་བཅའ་སྒ་དང་། །སྦྱོར་བས་མ་ཞུའི་ནད་རྣམས་འཇོམས། །སྣ་ལོ་པི་ལིང་སུམ་སྦྱོར་གྱིས། །རྒྱུ་ལོང་ནད་རྣམས་འཇོམས་པར་འགྱུར། །གཞན་ཡང་ཡོན་ཏན་བསམ་མི་ཁྱབ། །

【译文】粘毛蒿★

紫者其名粘毛蒿，生在阳坡石崖上，花紫称为拉岗瓦，花朵煎汤治胃逆，也治剧烈绞痛症。配伍火硝和荜茇、干姜四药组成方，治疗食物不化症。配伍水蓼和荜茇，三药组方口中服，治疗小肠大肠病，其他功效多无边。

★　粘毛蒿，包括蒙古蒿，说法不一，一说为鸡骨柴。

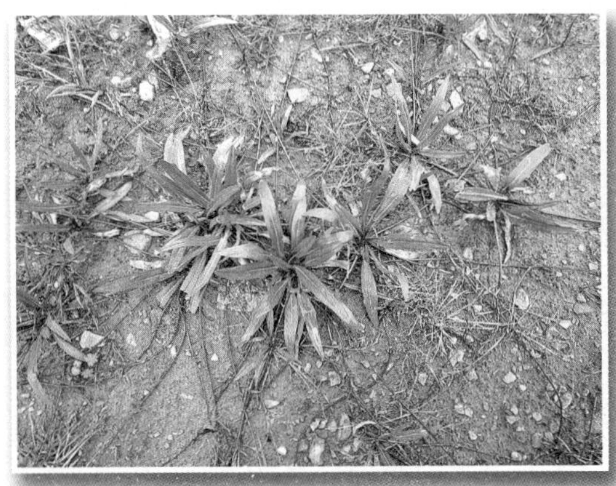

短穗兔耳草 འབྲི་ཏ་ས་འཛིན།

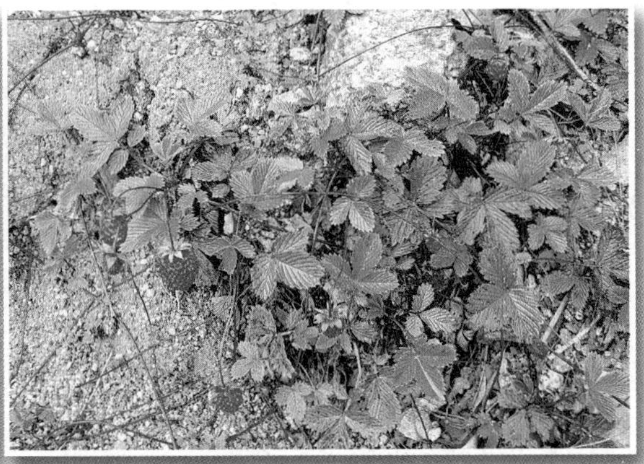

东方草莓 འབྲི་ཏ་ས་འཛིན།

68 . འབྲི་ཏ་ས་འཛིན།

འབྲི་ཏ་ས་འཛིན་ཞེས་བྱ་བ། །ལ་ལས་རྒྱལ་མ་རྒྱུ་མ་ཟེར། །ལོ་མ་དམར་པོ་ཆུང་བ་ལ། །སྡོང་བུ་དམར་པོས་ས་གཞི་ཁྱབ། །མེ་ཏོག་དཀར་པོ་ཆུང་བ་ཡིན། །འབྲས་བུ་རི་ལུ་དབྱིབས་དང་འདྲ། །ལ་ལས་ཙི་ཙི་མོ་ཞེས་ཟེར། །རོ་ནི་ཅུང་ཟད་མངར་སྐྱུར་ཡིན། །ནུས་པས་སྐྱོད་དུ་འདྲེན་པར་བྱེད། །ཕྱེ་མ་བྱས་ལ་རྨ་ལ་གདབ། །རྨེན་ངན་སྐྲེས་དང་སྐྲངས་པ་འཛོམས། །ཤུ་བ་སྐྲ་ཐྲོ་ལ་སོགས་པ། །མར་སྦྱར་བྱུག་ན་བདེ་བར་འགྱུར། །གཞན་ཡང་ཡོན་ཏན་བསམ་མི་ཁྱབ། །

【译文】短穗兔耳草★

所说短穗兔耳草，有的称加玛居玛，叶片红色比较小，茎蔓红色铺地面，花朵白色比较小，果实状如羊粪蛋，有的称为孜孜茂，其味稍许甘而酸，功效上引能催吐，研成细粉敷疮伤，可治结疤和肿胀。青白脓疥黄水疮，配伍酥油外涂愈，其他功效特殊胜。

★ 短穗兔耳草包括东方草莓。

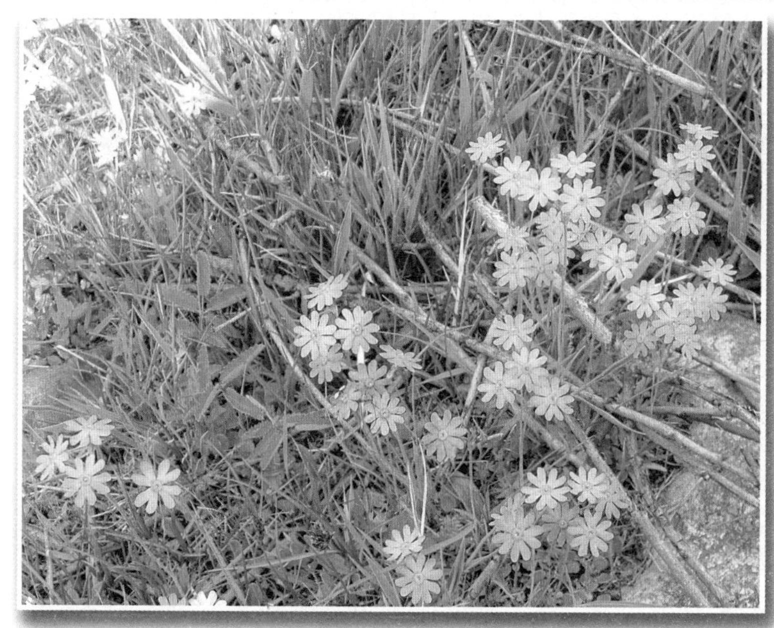

束花报春 མེ་ཏོག་བསིང་མ།

69. མེ་ཏོག་བསིང་མ།

མེ་ཏོག་བསིང་མ་ཞེས་བྱ་བ། །གྲིབས་ཀྱི་ན་བ་དག་ལ་སྐྱེས། །མེ་ཏོག་དམར་པོས་ས་མདོག་བསྒྱུར། །རོ་ནི་ཁ་ལ་རྨ་ནད་སེལ། །རང་གི་ནུས་པས་མགོ་རྨ་གསོ། །བསིང་མ་མེ་ཏོག་སྟག་ཤ་བ། །རྟ་ཞྭགས་པ་དང་བོང་ང་དཀར། །བྲེ་གུ་གསེར་ཐིག་པ་ཏོ་ལ། །སྤང་རྩེ་དོ་བོ་འདི་རྣམས་ནི། །ཁན྄་བྱས་པའི་ནང་དག་ཏུ། །ཙ་ཏྟ་ཤུ་དག་ཁ་ཚར་གདབ། །མགོ་རྨ་ཇི་ལྟར་ཐུ་ཡང་སེལ། །བསིང་མ་མེ་ཏོག་དོམ་མཁྲིས་དང་། །ཙ་ཏྟ་སྤྱིན་བཞི་སྦྱར་བ་ཡིས། །རྨ་རྣམས་འབྲུབ་ལ་རྨེན་རྣམས་གཅོད། །རྣག་རྣམས་སྐེམས་པའི་མཆོག་ཏུ་བཤད། །

【译文】束花报春

所说束花报春花，生在阴坡青草地，红花改变地表色，味苦可治疮伤病，自身功效治头疮。束花报春配棘豆、瓦韦鸦葱翼首草、甘青乌头熬成膏，调入菖蒲川木香，头伤严重亦治愈。束花报春配熊胆、川木香胶四味方，愈合疮伤去疮疤，也是干脓之良方。

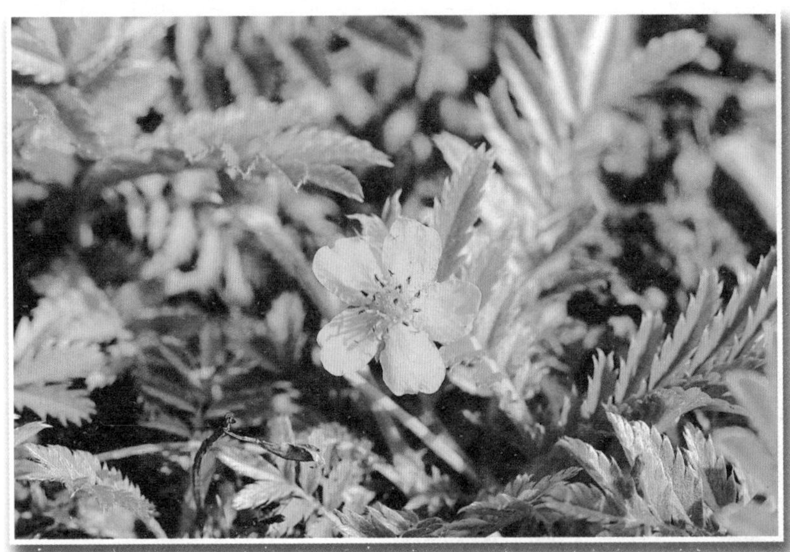

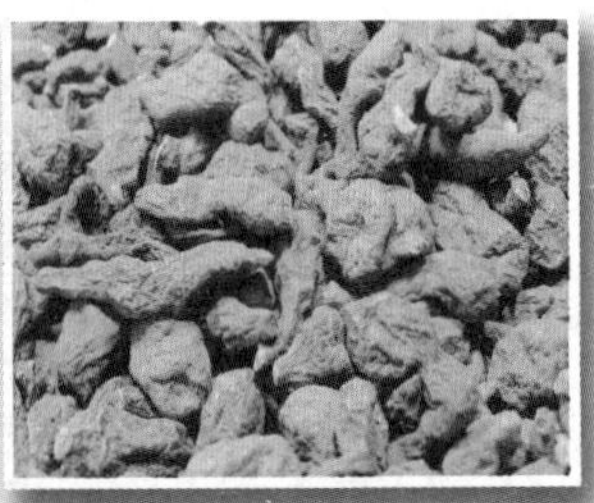

蕨麻　གྲོ་མ།

70. གྲོ་མ།

གྲོ་མ་ཞེས་བྱ་བ་ལུང་སྐྱེས། །ལོ་མ་དམར་སྔོ་སྐྱ་བ་ལ། །སྡོང་བུ་ས་སྟེང་ཁྱབ་པར་སྐྱེས། །མེ་ཏོག་སེར་པོ་མདངས་དང་ལྡན། །རོ་ནི་མངར་ལ་ནུས་པ་བསིལ། །སྟོན་དུས་དྲོད་དུ་འགྱུར་བ་ཡིན། །སྟོན་ཁའི་གྲོ་མ་བཟང་པོ་དང་། །བྲ་བོ་བུ་རམ་བསྲེས་ལ་བཏགས། །ཟན་དྲོན་བྱས་བཏང་ཚད་འཁྲུ་གཅོད། །སྐོམ་དུ་སྐྱེར་པའི་འབྲས་བུའི་ཕྱེ། །སིང་བུ་རྩེ་ཆག་ནང་བཏབ་བཏང་། །ཀ་བྲ་རྩ་བ་ཆུ་སྐོལ་བཏང་། །ན་སར་བྲ་བོའི་ཟན་དུགས་བྱ། །ཚད་པས་འཁྲུ་བ་སེལ་བར་བྱེད། །ཡང་ན་གྲོ་སྐམ་ཕྱེ་མ་ཡི། །ཟན་དྲོན་བྱས་བཏང་ཚད་འཁྲུ་གཅོད། །སྒོག་སྐྱ་འོ་མར་བསྐོལ་བ་ནི། །བཏུང་བ་དག་ཏུ་གཏང་བར་བྱ། །ཚ་འཁྲུ་གྲོ་མས་སེལ་བར་བྱེད། །འདི་ལ་སྦྱོར་སྡེ་མང་པོ་མེད། །

【译文】蕨麻

所说蕨麻生山沟，叶片红青灰白色，茎蔓铺在地面生，花朵黄色有光泽，其味甘而其性凉，秋季之时性变温，秋季蕨麻质最好。配伍荞麦和红糖，混合研粉做面团，进食能够止热泻。口渴配伍小檗果，研粉调入薄酒服。配伍黑腺悬钩根，研成细粉开水服，痛处荞麦面团罨，能够治疗热泻症。或者蕨麻磨成粉，做成面团进食后，功效也能止热泻。配伍大蒜牛奶煮，口渴之时口中服，热泻蕨麻能止住。此药配方并不多。

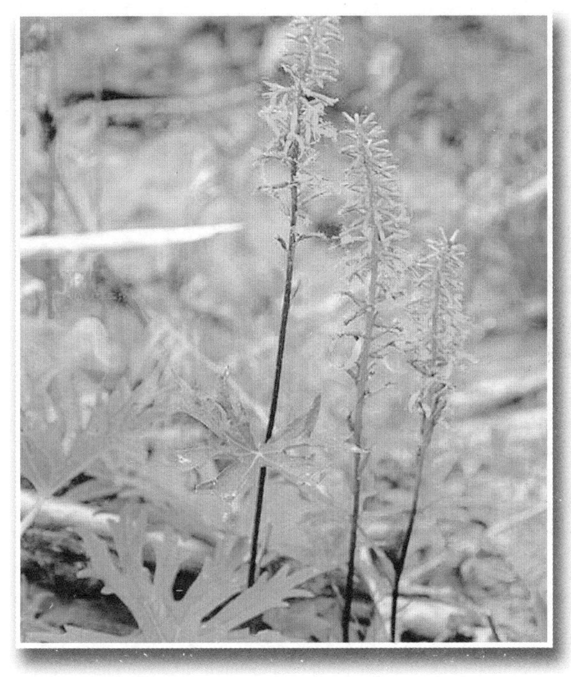

掌叶橐吾 ག་བྲ་བ།

71 . ག་བྲ་བ།

ག་བྲ་བ་ཞེས་བྱ་བ་ནི། །བོད་ཡུལ་ཆུ་ཀླུང་ཡུར་བར་སྐྱེས། །དེ་མིང་ཆུ་ཤོ་བ་ཡང་ཟེར། །སྐྱེས་ལུགས་ཤོ་མང་གཞན་དང་འདྲ། །རོ་ནི་ཅུང་ཟད་སྐྱུར་བ་ཡིན། །ཤོ་མང་རྩ་བ་ཨ་གྲོང་དང་། །ཅུ་གང་རྩེ་དམར་པི་པི་ལིང་། །ཨ་རུ་ར་དང་ལི་ག་དུར། །ཚ་ལ་ཀ་ར་བརྒྱད་འགྱུར་སྦྱར། །གློ་ནད་གསར་བ་རྣག་ཁྲག་རྣམས། །འདིས་ནི་གཅོད་དང་སྐེམ་པར་བྱེད། །ག་བྲ་བ་དང་ལི་ག་དུར། །ཅུ་གང་གུར་གུམ་ཨ་གྲོང་སྦྱར། །འདིས་ཀྱང་གློ་ནད་སྐེམ་པར་བྱེད། །ག་བྲ་བ་དང་ཡུལ་ཤ་མོང་། །འདི་གཉིས་གློ་ནད་གསར་བ་སེལ། །གཞན་ཡང་ཡོན་ཏན་བསམ་མི་ཁྱབ། །

【译文】掌叶橐吾

所说掌叶橐吾药，藏地河川渠边生，此药也叫曲肖瓦，形如其他橐吾药，其味稍许有点酸。掌叶橐吾之根子，配伍石砾唐松草、竹黄荜茇矮紫堇、诃子硼砂岩白菜，再加八倍之白糖，可治初期之肺病，也止脓血干病灶。掌叶橐吾岩白菜、竹黄红花雪灵芝，此方可治诸肺病。掌叶橐吾配蘑菇，治疗初期之肺病。其他功效难表述。

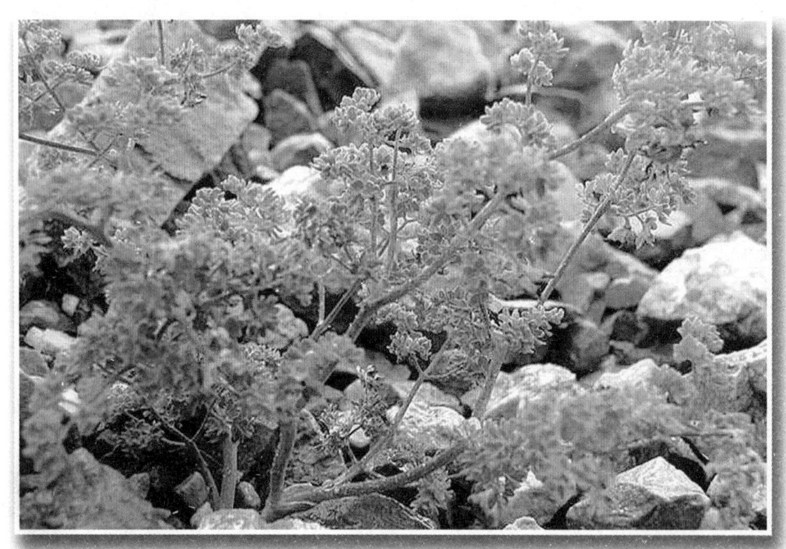

石砾唐松草　ཨ་གྲོང་བ།

72 . ཨ་གྲོང་བ།

གློ་སྨན་རྒྱལ་པོ་ཨ་གྲོང་བ། །བྱང་གི་རི་ལ་སྐྱེས་པ་ཡིན། །ལོ་མ་སྔོ་ལ་ཉ་ག་ཅན། །སྡོང་པོ་གླུ་ཤིང་ནག་པོ་འདྲ། །མེ་ཏོག་གསེར་གྱི་ཚོ་ལོ་འདྲ། །བདུད་རྩི་ཟིལ་པ་སྣུམ་གྱིས་བརྒྱན། །བྱང་ཁོག་སྟོད་དུ་རྣག་གསོག་པ། །སྐེམ་དང་སྦྱོར་བ་འདྲེན་པ་ལ། །འདི་ནི་བདུད་རྩི་ལྟ་བུའོ། །ཨ་གྲོང་བ་དང་ཅུ་གང་དང་། །ག་བྲ་སྲོ་ལོ་རྒུན་འབྲུམ་དང་། །ཤིང་མངར་བ་ལུའི་མེ་ཏོག་རྣམས། །སྟར་བུ་བུར་དཀར་སྦྱར་ལ་བཏང་། །གློ་གཅོང་ཚད་པ་ཐམས་ཅད་དང་། །བྱང་ཁོག་རྣག་རྣམས་སྐེམ་པར་བྱེད། །གློ་ནད་གང་ཡིན་ཐམས་ཅད་ཀྱི། །སྨན་སྦྱོར་དག་ཏུ་སྨན་འདི་བཏབ། །གློ་ནད་སེལ་བའི་བདུད་རྩི་ཡིན། །ཡོན་ཏན་བསམ་གྱིས་མི་ཁྱབ་བོ། །

【译文】石砾唐松草

肺药之君唐松草，生在北面山坡上，叶片青色叶缘裂，茎秆状似黑水柏，花朵如同金飘带，挂有露珠常油润，可干胸腔之积脓，对于治疗诸肺病，此药功效如甘露。石砾唐松草竹黄、黑腺悬钩无茎芥、葡萄甘草沙棘果、再加小叶杜鹃花，红糖白糖配后服，可治肺痨热病症，干涸体腔之积脓。一切肺病之配方，皆要配伍这味药，此乃肺病之甘露，功效确实不一般。

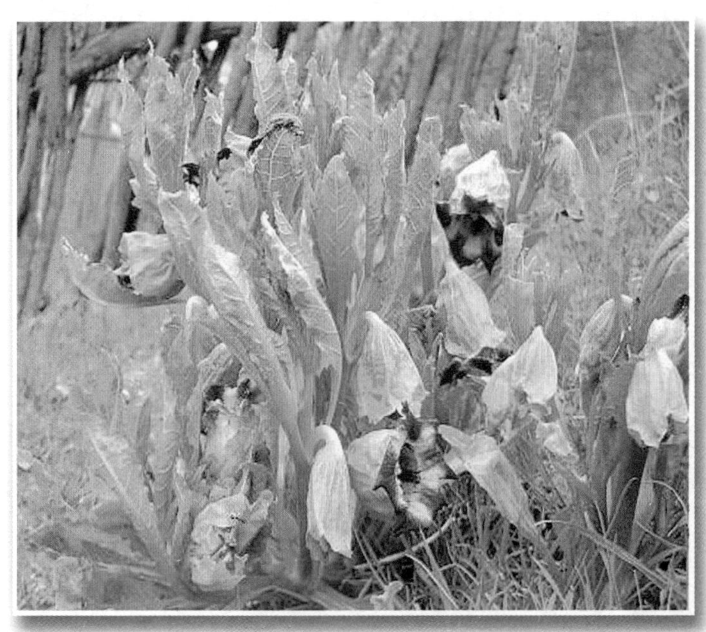

莨菪 ཐང་ཕྲོམ་དཀར་པོ།

73. ཐང་ཕྲོམ།

ཐང་ཕྲོམ་ཞེས་བྱ་བ་ནི། །བོད་སྐད་དུ་ནི་ཐང་ཕྲོམ་ཟེར། །ཆོར་རྩ་ཀུན་དང་ལུད་ལ་སྐྱེས། །རྩ་བ་སྔོང་པོ་ལོ་མ་སྔོམ། །མེ་ཏོག་དཀར་ནག་འཕྱུག་པ་ལ། །འབྲས་བུ་སོ་མ་ར་ཛ་འདྲ། །རོ་ནི་ཚ་ལ་ནུས་པས་ནི། །སྲོག་འབྲས་ལ་སོགས་སྐྲངས་རྣམས་འདུལ། །ཐང་ཕྲོམ་དང་ཀྱི་ཀུལ་ནག །ཤུ་དག་སླ་རྩེ་ལུ་ཟེ་དང་། །ཞོང་རོས་ཤིང་ཀུན་བདུན་སྦྱོར་བྱ། །བྱ་རོག་བྱ་རྒོད་སྤྲུང་ཀིའི་ཤ །ཏྲེད་ན་གོང་གི་སྟེང་དུ་བསྣན། །ཆུ་གྲང་ཐུལ་ལ་ཁོང་དུ་བཏང་། །ལོ་བརྒྱུད་བྱིས་པའི་ཆུ་དང་ནི། །མངར་གསུམ་སྦྱར་ལ་ཕྱི་ལ་བྱུག །སྲོག་པ་གསོ་ན་ར་དུག་བསྣན། །སྲོག་རིགས་མ་ཡིན་གང་ཡིན་པ། །སྨན་འདིས་མ་ལུས་འཚོ་བར་བྱེད། །ཐང་ཕྲོམ་དེ་མེར་བསྲེགས་ན། །གདོན་བགེགས་ཞུགས་པ་འབྲོས་པར་འགྱུར། །ཡོ་མ་བརྡུངས་པ་རྨ་སྟེང་བླན། །མཚོན་རྨ་གང་ཟུང་མི་སྐྲངས་སོ། །མི་ཕྱུགས་གང་ཡང་ཟུང་བ་ཡི། །བུ་དང་ཤ་མ་མ་བྱིན་ན། །ཐང་དུ་བསྐུས་ཏེ་བཏང་གྱུར་ན། །བུ་དང་ཤ་མ་འབྱུང་བར་འགྱུར། །སྲུག་སྙིལ་ལྟམ་པ་དང་སྦྱར་བཏང་། །རྨ་ཡི་སྙོམ་དང་སེལ་བར་བྱེད། །སྲིན་ནད་མ་ལུས་སེལ་བར་བྱེད། །ཡོན་ཏན་བསམ་གྱིས་མི་ཁྱབ་བོ། ।

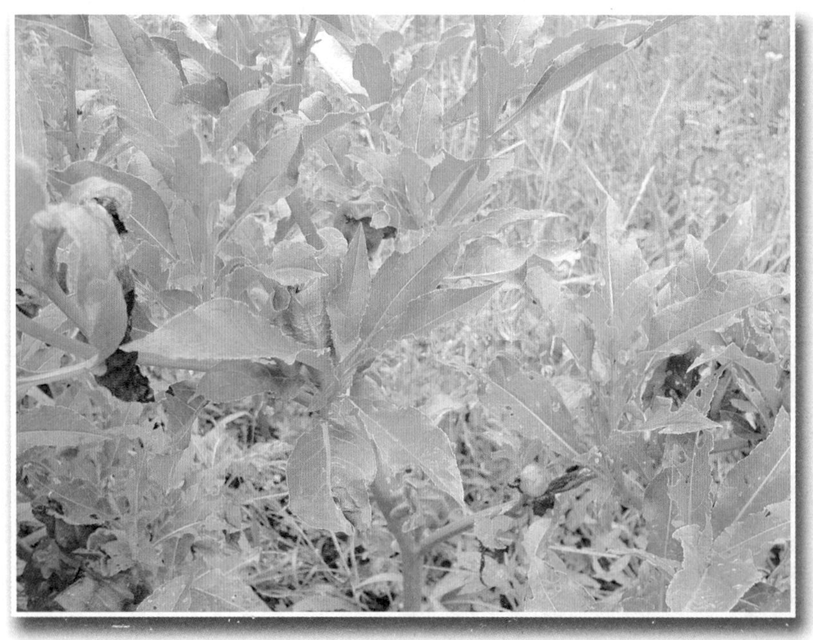

莨菪 ཐང་ཕྲོམ།

【译文】莨菪

梵语所说达度拉，藏语称为唐超木，皆生旧圈粪堆旁，根茎粗壮叶片大，花朵白黑花瓣厚，种子状似曼陀罗，其味辛辣功效是：消散疔疮和肿痛。莨菪配伍藏菖蒲、穆库尔没药麝香、硫黄雄黄和阿魏，七药配伍组成方，渡鸦秃鹫和狼肉，若能得到配成方，研成细粉凉水服。八岁童便和三甘，调成药糊体外敷，治疗疔疮加草乌，哪怕就是其他疮，此方亦能治痊愈。莨菪火烧熏烟时，邪魔逃也会无影。叶片捣泥敷伤口，任何创伤能痊愈，人和牲畜皆可用。胎儿胎衣不下时，水煎成汤腹中服，胎儿胎衣皆产出。配伍冬葵白豆蔻，可解疮伤之烦渴，一切虫病皆能疗。此药功效堪称奇。

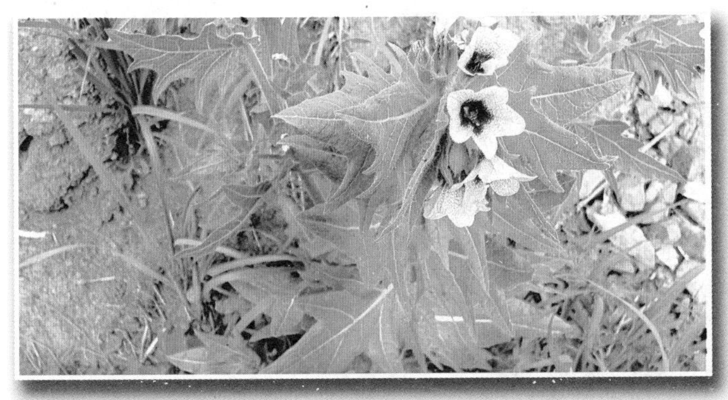

天仙子 ལང་ཐང་རྩེ།

74 . ལང་ཐང་རྩེ།

སྲིན་ནད་འཇོམས་པའི་ལང་ཐང་རྩེ། །ཉིན་གྱི་ཁ་སྨད་དག་ལ་སྐྱེ། །རྩ་བ་ཆུང་ལ་ལོ་མ་སྐྱ། །སྡོང་པོ་རིང་ལ་ལྷེམ་སྣུག་ཙམ། །སྡོང་པོ་ཐམས་ཅད་མེ་ཏོག་རྒྱས། །གང་བུ་ཟླུམ་པོ་འབྲས་བུ་ནག ། རོ་ནི་ཚ་ལ་སྲིན་ནད་འཇོམས། །ཤ་བའི་ཚིལ་དང་སྦྱར་བྱས་ནས། །སླ་ངའི་ནང་དུ་ཆུ་བླུག་ལ། །འཁར་གོང་སྲིན་ཐོས་བསྲེགས་པའི་སྟེང་། །མེ་བཞག་དེ་སྟེང་སྨན་བསྲེགས་ནས། །ནད་པའི་ཁ་གདངས་བདུག་པར་བྱ། །མགོ་བོ་ར་ཡི་པགས་པས་བཏུམ། །ནམ་ཚོང་ཡན་ཆད་ཁ་སོ་དང་། །མགོ་བོའི་སྟེང་དུ་ར་པགས་གཡོགས། །སྲིན་ནད་ཐམས་ཅད་འཇོམས་པར་བྱེད། །ས་རུ་རྩེ་དང་བྱི་ཏང་ག ། ཕུར་མོང་ལོ་མ་ཤིང་ཀུན་དང་། །སྤང་སྤོས་གླ་རྩི་ཏྲ་ཕྱགས་མ། །ར་ཡི་འོ་མ་སྒོག་སྐྱ་སྨུར། །བླུད་ན་ཁོང་པའི་སྲིན་རྣམས་འཇོམས། །སྦྱོར་བའི་སྡེ་ཚན་གསང་བ་སྟེ། །ཤེའུ་མཆིན་པ་ལང་ཐང་རྩེ། །ཆ་མཉམ་བླུད་ན་བརྒྱལ་བར་འགྱུར། །ཆུ་འདམ་མར་བཏབ་བླུད་ན་སོས། །གཞན་ཡང་སྦྱོར་སྡེ་བསམ་མི་ཁྱབ། །ནད་རྣམས་སེལ་བའི་སྨན་ཡིན་ནོ། །

【译文】天仙子

治虫病的天仙子，生在阳坡低洼地，根子小而叶灰白，茎长柔韧似箭竹，满茎花朵很繁盛，果荚圆形种子黑，其味辛辣治虫病。天仙子配鹿脂肪，放在锅中加入水，有虫石英火烧红，然后放上天仙子，病人张口烟熏治，头上包裹山羊皮，锁骨以上口齿病、一切头虫病能除。配伍紫铆酸藤果、结血蒿叶和阿魏、甘松麝香独一味、山羊奶和红皮蒜，可治体腔之虫病。方剂类中之秘方：鹿羔肝脏天仙子，等份配伍治昏厥，酥油调入温水服，昏厥快速能苏醒。此药可配多方剂，确为治病之良药。

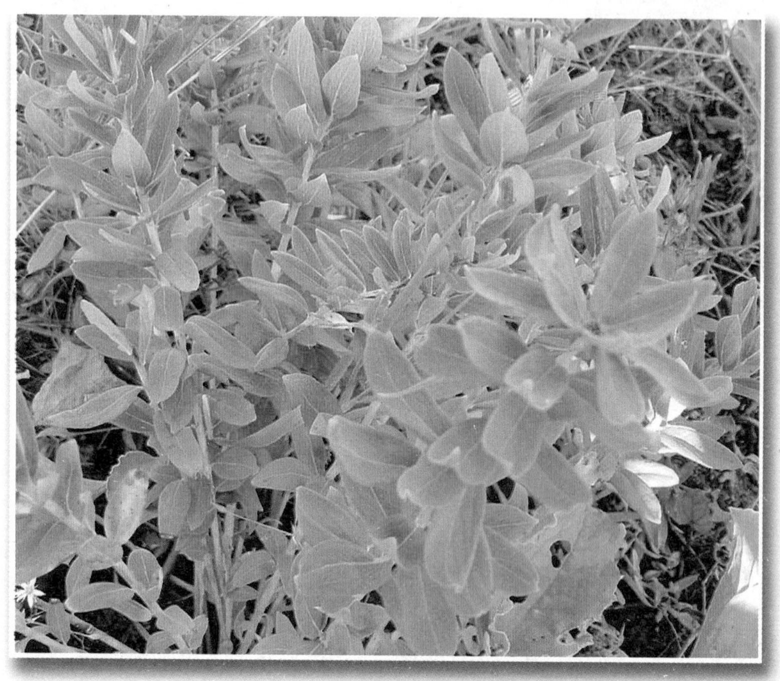

大狼毒　ཐར་ནུ།

75. ཐར་ནུ།

ཐར་ནུ་ཉིན་སྲིབས་གཉིས་ཀར་སྐྱེས། །རྩ་བ་ལོ་སྡོང་འཐུག་ལ་འཇམ། །འོ་མའི་རྒྱ་མཚོ་སྐྱེད་པར་བྱེད། །ལོ་མ་མེ་ཏོག་འབྲས་བུ་དམར། །རོ་ནི་ཚ་ལ་བཤལ་བ་སྟེ། །ནུས་པ་རྗེ་དང་ཐོར་བ་འཇོམས། །ཞུན་བྱས་ནད་རྣམས་མ་ལུས་བཤལ། །བད་ཀན་ནད་རྣམས་སྟོད་དུ་འདྲེན། །ཨ་བར་རྒྱམ་ཚྭ་གླ་རྩི་དང་། །པི་པི་ལིང་སྦྱར་ཕོང་དུ་བཏང་། །འདུ་བ་རྣམ་བཞིའི་ནད་རྣམས་སེལ། །མན་ངག་སོ་སོར་བསྒྱུར་བ་གཅེས། །སྲིན་ནད་མ་ལུས་སེལ་བར་བྱེད། །སྨན་རྗེས་ནས་ཐུག་ཚོ་ཁུ་བཏང་། །ཟན་དྲོན་དག་ནི་གཏང་བར་བྱ། །སྤྱོད་ལམ་གཟབ་བྱས་ནད་རྣམས་སེལ། །ཡོན་ཏན་བསམ་གྱིས་མི་ཁྱབ་བོ། །

【译文】大狼毒

阴阳皆生大狼毒，根叶茎密而光滑，根茎折断生乳海，叶花果实皆红色，其味辛而性下泻，功效治疗癣疱疹，制成膏剂泻诸病，向上引吐培根病。配伍诃子毛诃子、光明盐麝香荜茇，配成散剂口中服，治疗三因四种病，依据医诀各加药，虫病全能治干净，药后进食青稞粥、菜汤以及热面团，起居行为要慎重，疾病才能从根除。功效真是太奇妙。

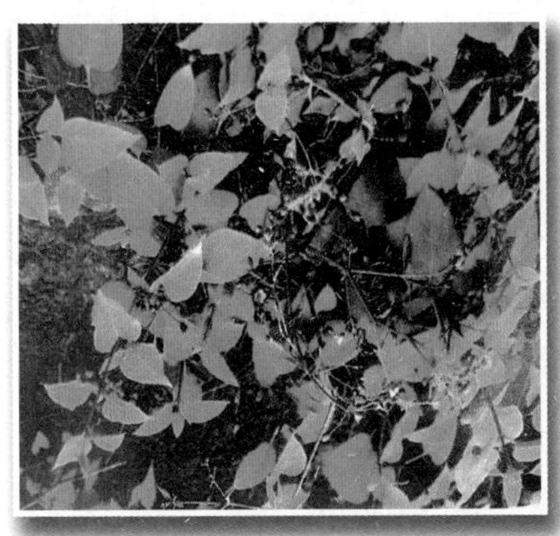

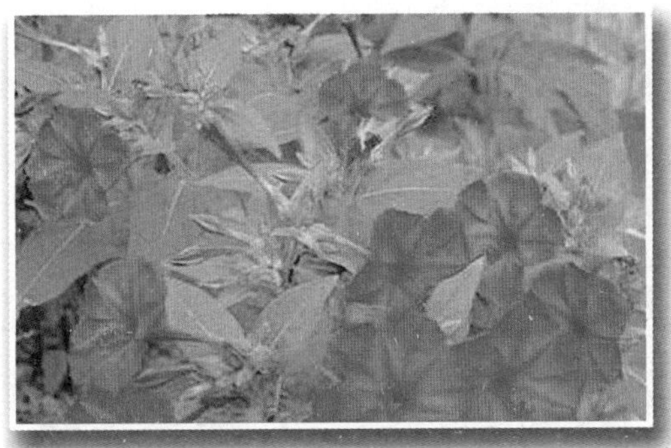

喜马拉雅紫茉莉　ཨ་ཤྭ་ག་ན་དྷ།

76 . ཨ་ཤྭ་ག་ན་དྷ།

ཨ་ཤྭ་ག་ན་དྷ་ཞེས་བྱ་བ། །རྒྱ་ཤོད་དག་ནས་སྐྱེས་པ་སྟེ། །རྩ་བ་ཐང་ཕྲོམ་རྩ་བ་འདྲ། །ལོ་མ་སྔོ་སྐྱ་འབྱུར་རྩི་ཅན། །སྡོང་པོ་ཚིགས་པ་མང་པོས་བརྒྱན། །མེ་ཏོག་དམར་པོ་མཛེས་པའི་ཚུལ། །རོ་ནི་མངར་ལ་ཚ་བ་ཡིན། །ནུས་པས་སྨད་ཀྱི་དྲོད་སྐྱེད་ཅིང་། །ཕོ་ལོང་རྒྱུ་མའི་དྲོད་སྐྱེད་ཅིང་། །རྩ་བ་ལྔ་ཡི་ནང་ན་མཆོག །གག་པ་ཕྲོག་པ་གང་ཡིན་གྱི། །ཁོང་སྨན་དུ་ནི་བཟང་བ་ཡིན། །ཨ་ཤྭ་ག་ན་དྷ་སྤྲུང་ཚེར་དང་། །འབྲི་ཏ་ས་འཛིན་ར་འོ་སྦྱར། །བད་ཀན་སྟོད་དུ་འདྲེན་པར་བྱེད། །སྦྱོར་སྡེ་གཞན་ཡང་བསམ་མི་ཁྱབ། །

【译文】喜马拉雅紫茉莉

喜马拉雅紫茉莉，生在沟口之滩地，根子状似莨菪根，叶片青灰有黏液，茎秆饰有许多节，花朵红色很美丽，其味甘而有点辛，功效能生下体阳，并生大小肠胃阳，五根药中之良药。喉蛾疔疮哪一病，此药内服疗效好。喜马拉雅紫茉莉，配东方草莓刺参，再配山羊奶内服，上引催吐培根病。可配其他诸多方。

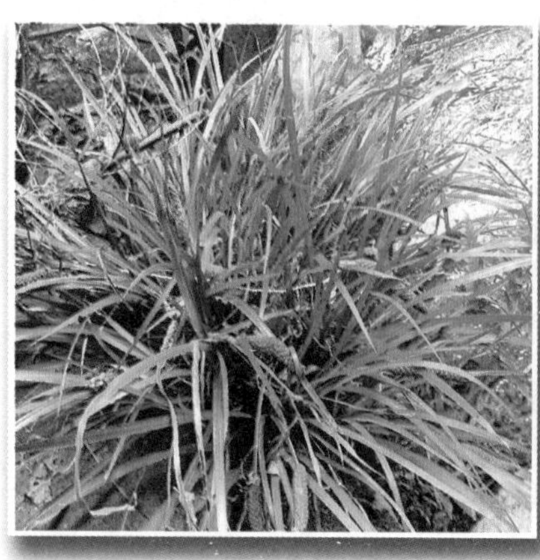

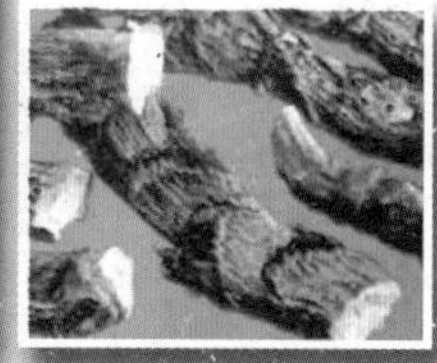

菖蒲　ཤུ་དག

77．ཤུ་དག

ཤུ་དག་ཆུ་ཡི་ནང་ན་སྐྱེས། །ལོ་མ་འབྲས་ཀྱི་སོག་མ་འདྲ། །རྩ་བ་ཤུ་དག་ཕྲ་གཉེར་ཅན། །དཀར་ནག་རྣམ་པ་གཉིས་ཡོད་དེ། །རོ་ནི་ཚ་ལ་རྩུབ་པ་ཡིན། །དཀར་པོ་རྒྱ་དྲུས་ཞེས་བཤད་དོ། །རང་གི་ནུས་པས་གསོད་པར་བྱེད། །ཤུ་དག་ཙ་ཏྲ་སྟག་ཤ་བ། །མི་ཏུས་བཙའ་མ་བསྲེགས་པ་དང་། །དབྱི་མོང་འབྲུ་གུ་སྦུབ་མ་དང་། །སྤྲིན་དང་སླ་རྩི་སྦྱར་བ་ཡིས། །རྨ་རྙིང་རྨེན་ངན་གསོད་པར་བྱེད། །ཤའུ་གསོ་སྐྱེད་བྱེད་པ་ཡིན། །ཤུ་དག་དང་ནི་སྟག་ཤ་བ། །བྲེ་ཏོག་སྤོས་དང་བོང་ང་ནག །ཨ་རུ་ར་དང་སྦྱར་བྱས་ཏེ། །ཆུ་གྲང་ཕུལ་ན་ལྷོག་པ་འཇོམས། །ཤུ་དག་ནག་པོ་བོང་ང་ནག །ཨ་རུ་ར་དང་སྦྱར་བྱས་ན། །གཟེར་ཐུང་ནད་རྣམས་སེལ་བར་བྱེད། །ཤུ་དག་འདམ་བུ་ག་ར་དང་། །བོང་ང་དཀར་པོ་རྒྱ་དྲུས་དང་། །མཚལ་དང་ག་ར་སྦྱར་བ་ཡིས། །རྨ་ཡི་རྨེན་ངན་གསོད་པར་བྱེད། །ཤའུ་གསོ་སྐྱེད་བྱེད་པ་ཡིན། ཤུ་དག་འདམ་བུ་ག་ར་ཡིས། །མི་ཡིས་འཚོག་པའི་རྨ་རྣམས་གསོ། །ཤུ་དག་དཀར་པོ་བུར་དཀར་སྦྱར། །རྡོ་རྗེ་ལི་ཤི་སུག་སྨེལ་དང་། །ཤིང་ཀུན་ཚ་བ་གསུམ་སྦྱར་བས། །སྙིང་རླུང་ནད་རྣམས་གསོ་བར་བྱེད། །གཞན་ཡང་ཡོན་ཏན་བསམ་མི་ཁྱབ། །

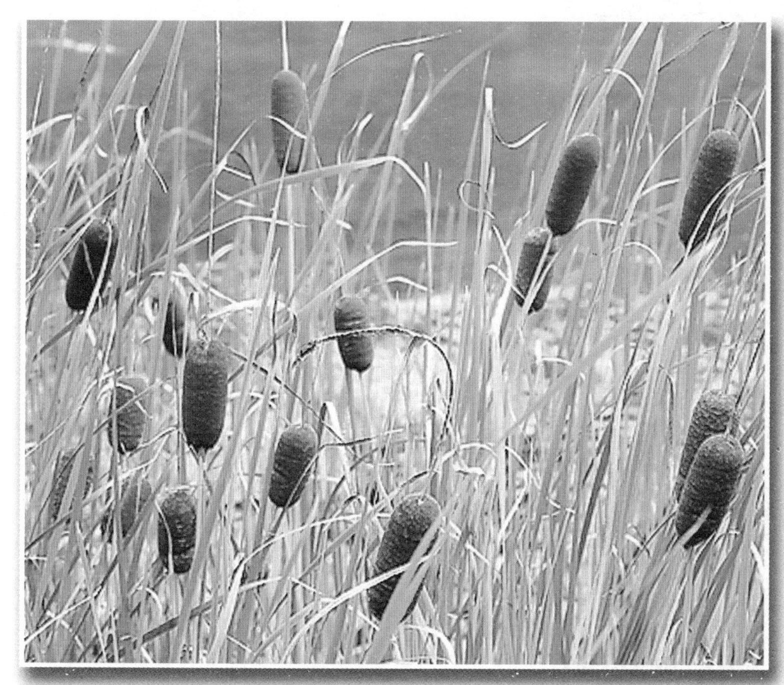

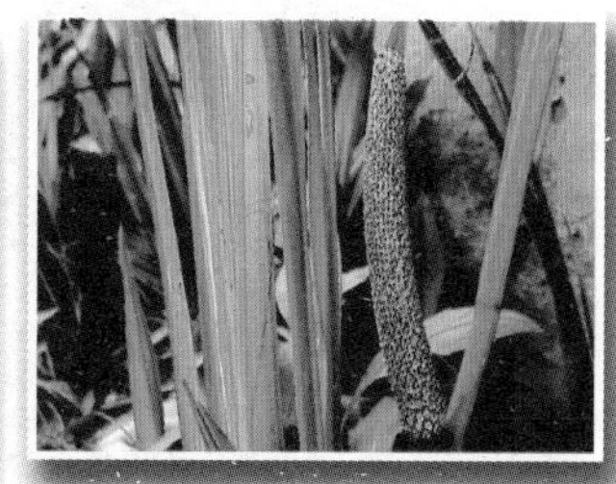

菖蒲 ཚ་དག

【译文】菖蒲

菖蒲生长在水中，叶片状如水稻叶，根子上面节纹多，分为黑白两品种，其味辛而其性糙，又名叫嘎波荀珠，自身功效为断除。菖蒲棘豆川木香、陈旧人骨烧成灰、铁线莲籽草玉梅、骨胶麝香配成方，去除旧疮伤之疤，并且能够生新肌。菖蒲棘豆毛翠雀、细叶草乌和诃子，配伍成方研成粉，凉水送服治疗疮。藏菖蒲细叶草乌，再加诃子配成方，能够止住刺痛病。菖蒲配伍沿沟草、迭裂黄堇白乌头、朱砂白糖组成方，去除疮伤之疤痕，并且能够生新肌。菖蒲配伍沿沟草，功效治疗火烧伤。白菖蒲配红白糖、豆蔻丁香白豆蔻、阿魏以及三热药，功效治疗心隆病。其他功效说不尽。

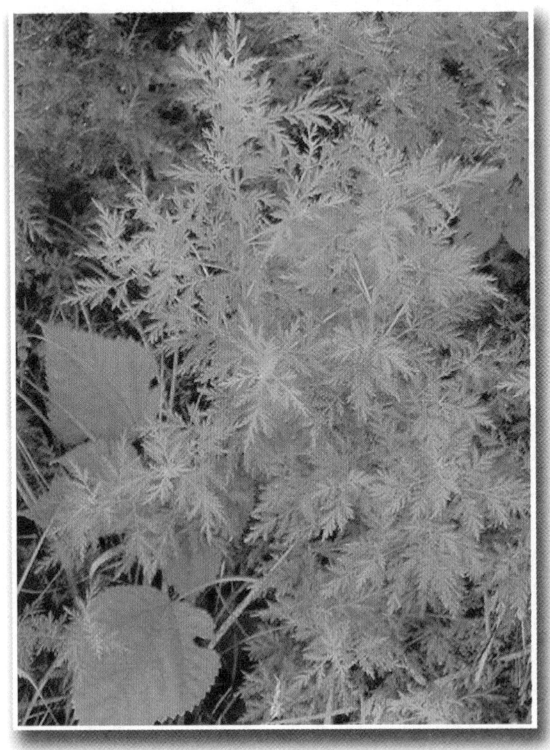

臭蒿 ཟངས་རྩི་བ།

78 . ཟངས་རྩི་བ།

ཟངས་རྩི་བ་ཞེས་བྱ་བ་ནི། །ས་ནག་ལུད་ཀྱི་ནང་ན་སྐྱེས། །མཁན་པ་ལྷ་བུ་དྲི་ཡང་ཆེ། །ལོ་མ་མཉེན་ལ་ཉ་ག་ཅན། །སྡོང་པོ་སྤྲེའུ་ཇ་མ་འདྲ། །མེ་ཏོག་འབྲས་བུ་ཁམས་དམར་འདྲ། །རོ་ནི་ཚ་ལ་ཅུང་ཟད་ཁ། །ནུས་པས་སྲིན་ནད་མ་ལུས་སེལ། །ཤིང་ཀུན་ལང་ཐང་མ་རུ་རྩེ། །ཧྲ་ཐགས་མ་དང་སྐྱི་འབྲུམ་དང་། ། ཤ་བའི་ཆིལ་དང་སྦྱར་བྱས་ན། །སྲིན་ནད་མ་ལུས་སེལ་བར་བྱེད། །ར་དུག་སླ་རྩེ་ཨ་རུ་ར། །ཤུ་དག་ནག་པོ་བྱི་ཚེར་མ། །གཉན་ཐུབ་ནག་པོ་དང་སྦྱར་བས། །སྲོག་རིགས་ཐམས་ཅད་སེལ་བར་བྱེད། །སྙིང་དུ་ཐུགས་ལ་ཁོང་དུ་བཏང་། །དཀར་གསུམ་མངར་གསུམ་མི་བཏང་ངོ་། །ཟངས་རྩེ་ཤང་ཤང་དྲིལ་བུ་དམར། །ག་བྲ་སྲོ་ལོ་དཀར་པོ་སྦྱར། །མི་ཕྱུགས་ཆུ་སེར་ནད་རྣམས་སེལ། །སྲོ་ལོ་དཀར་པོ་བོང་ང་དཀར། །མཁན་དམར་རྒྱལ་མཚན་གང་གླ་ཆུང་། །ཆུ་སྦྱར་ཁོང་བཏང་དུག་ནད་སེལ། །དུག་ནད་ཕོ་བར་འདུས་པ་ན། །དན་ད་ཕྱ་བདུན་མར་དུ་བཏུམ། །དེ་བཏང་དུག་ནད་བཤལ་དུ་འོང་། །ཟངས་རྩེ་རྒྱ་མཚོ་བྱེ་མ་དང་། །རྒྱ་ཚྭ་མཚལ་དཀར་སྦྱར་ལ་བཏང་། །དེས་ནི་རྩ་ཡི་བཤལ་དུ་འགྱུར། །

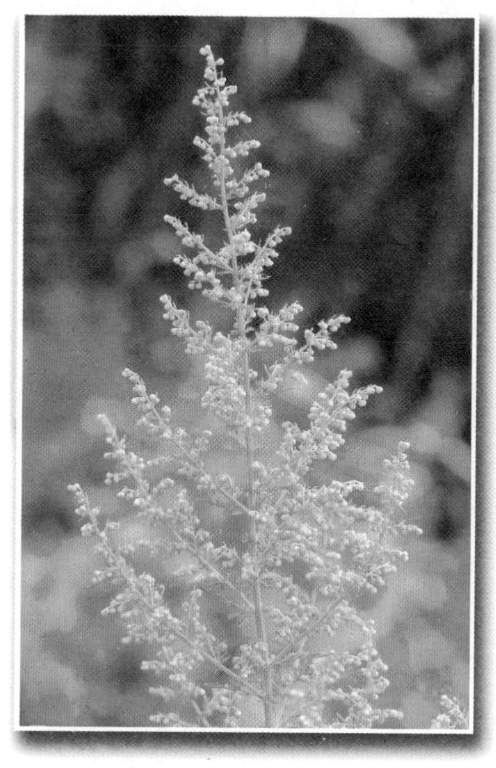

臭蒿 ཟངས་རྩེ་བ།

【译文】臭蒿

桑孜瓦为臭蒿草，生在黑土粪肥地，状似野蒿气味大，叶片柔软叶缘裂，茎梢状如猴尾巴，花朵果实褐红色，其味辛而稍许苦，功效可治微虫病。配伍阿魏和紫铆、天仙子和独一味、白刺果和鹿脂肪，一切虫病皆能治。草乌麝香和诃子、藏菖蒲和苍耳籽、黄花棘豆组成方，可治一切疔毒疮，疮上涂敷口中服，三白三甘须禁食。臭蒿配红花报春、黑腺悬钩无茎芥，治疗人畜失水病。无茎芥和白乌头、乌奴龙胆毛连蒿，制成散剂水送服，功效治疗中毒症，毒病聚敛胃中时，巴豆五粒或七粒，酥油包裹品中服，毒病全都可泻出。臭蒿以及海金砂、硇砂白砂组成方，此方功效能泻毒。

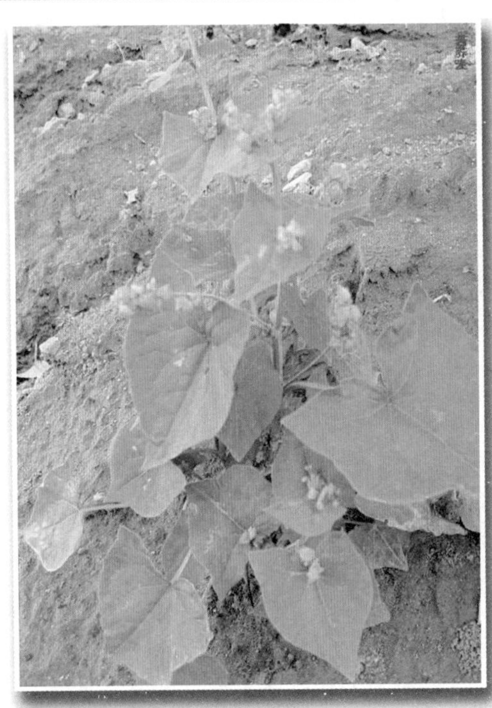

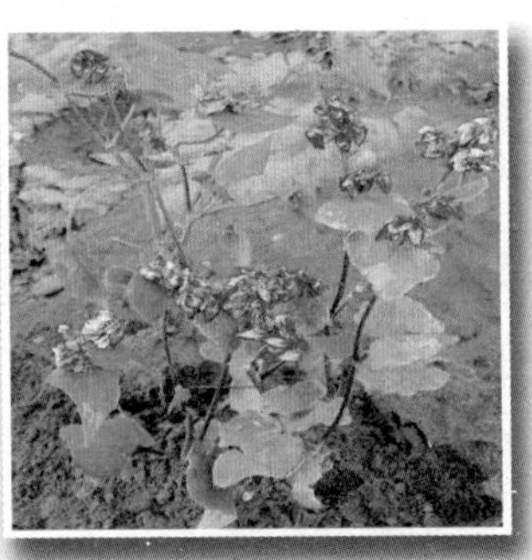

荞麦 བྲ་བོ།

79 . བྲ་བོ།

བྲ་བོ་ཞེས་བྱའི་སྔོ་ལྡུམ་ནི། །ལོ་མ་དམར་སྔོ་འཐུག་པ་ལ། །སྡོང་བུ་དམར་སྔོ་མེ་ཏོག་ཅན། །འབྲས་བུ་ནག་སྐྱ་རྣམ་གཉིས་ཡོད། །རོ་ནི་ཁ་དང་མངར་བ་ཡིན། །རང་གི་ནུས་པས་རྒྱུ་ནད་སེལ། །རྒྱུ་མ་འཁྲོག་ཅིང་ན་བ་ལ། །གང་དུ་ན་བའི་སྟེང་དག་ཏུ། །བྲ་བོ་ཚ་མོ་བརྔོས་པའམ། །བྲ་ཟན་དག་གིས་དུགས་བྱས་ན། །རྒྱུ་མ་འཁྲོག་ཅིང་ན་བ་སེལ། །བྲ་ཟན་ཁུར་མང་ཚོད་མར་བཅས། །བཏང་བས་ཚད་ནད་མ་ལུས་འཇོམས། །

【译文】荞麦

所说草药之荞麦，叶片红青并厚密，茎秆红青花朵繁，果实黑灰有两种，其味分为苦和甘，功效治疗小肠病。小肠鸣响并疼痛，选好小腹的痛点，荞麦炒热布包罨，或用荞麦面团罨，小肠鸣响疼痛止。荞麦面团蒲公英，做菜食时治热病。

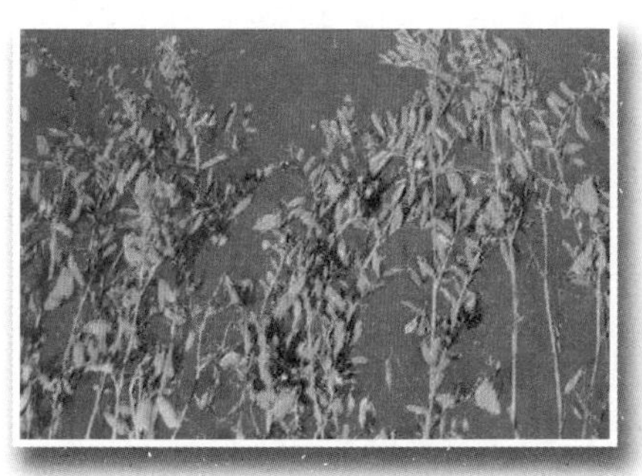

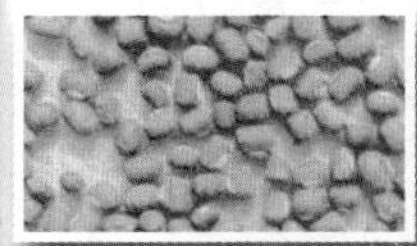

兵豆　སྲན་ཆུང་།

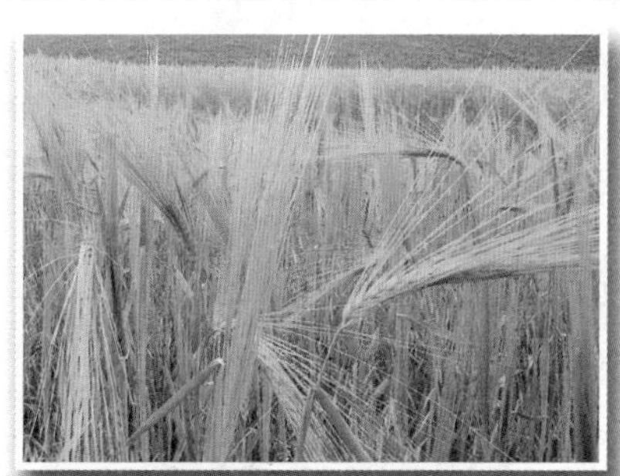

白青稞　ནས་དཀར།

80．སྲན་ཆུང་དང་ནས་དཀར།

སྲན་ཆུང་རྐྱང་པའི་ཟན་དྲོན་ནམ། །ཚོད་མ་བྱས་ན་དང་ཁ་འབྱེད། །ནས་དཀར་བཙོས་པའི་ཁུ་བ་དང་། །སྲན་ཆུང་ཟན་གྱིས་དང་ག་འབྱེད། །ནས་དཀར་སྲུས་ཆང་སྲན་ཆུང་ཟན། །ནད་རྣམས་གང་ཡིན་དང་ཁ་འགགས། །དེ་དག་མ་ལུས་སེལ་བར་བྱེད། །དང་ཁ་འབྱེད་པའི་སྡེ་ཚན་ཡིན།།

【译文】兵豆和白青稞

单一兵豆热面团，或者做菜开胃口。煮熟白青稞汁液，兵豆面团能开胃。白青稞酒豆面团，任何疾病胃口坏，食此皆能开胃口，此为开胃之药类。

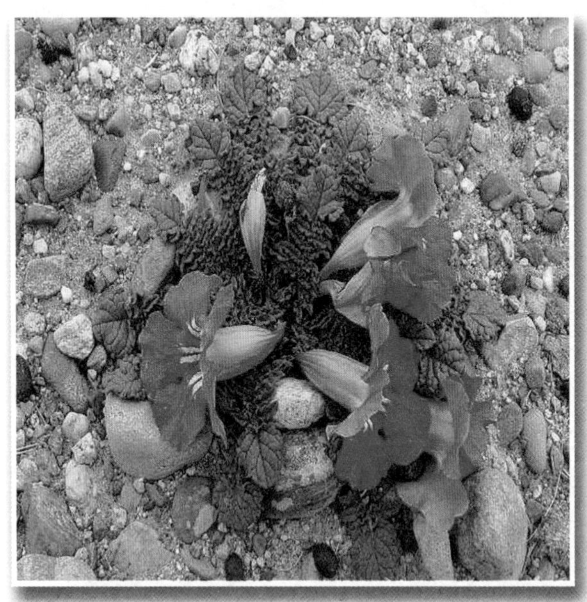

波罗花 ཨུག་ཆོས།

81．ཨུག་ཆོས།

ཨུག་ཆོས་ཞེས་བྱའི་མེ་ཏོག་ལ། །རིགས་ནི་རྣམ་པ་གཉིས་སུ་ཡོད། །དཀར་དམར་གཉིས་སུ་ཤེས་པར་བྱ། །དམར་པོ་སྤང་དང་བྲག་ལ་སྐྱེས། །ལོ་མ་ས་འབྱར་ཉ་ག་ཅན། །མེ་ཏོག་བྱུ་རུའི་ཕུང་པོ་འདྲ། །ལི་ཁྲི་ལྟ་བུའི་དམར་འཇམ་མཛེས། །མེ་ཏོག་དབུས་ན་རྡོ་རྗེའི་རྭ། །གང་བུ་རྣ་བའི་ར་ཅོ་འདྲ། །ནང་འབྲས་རྒྱ་ཡི་སྲན་ཆུང་འདྲ། །རོ་ནི་ཁ་ལ་མངར་བ་ཡིན། །རང་གི་ནུས་པས་རླུང་འཁྱིལ་འབྱིན། །གླང་ཐབས་རླུང་གིས་གྱེན་ལོག་ན། །བུལ་ཏོག་དང་སྦྱར་རིང་བུར་བཏང་། །ཨུག་ཆོས་མེ་ཏོག་རྩ་བའམ། །འབྲས་བུ་བུལ་ཏོག་ཆུ་སྐོལ་བླུད། །གླང་ཐབས་ནད་རྣམས་གང་ཡིན་དང་། །རླུང་ལོག་ནད་རྣམས་ཐུར་དུ་འདྲེན། །ནད་སེལ་སྨན་གྱི་རྒྱལ་པོར་བཤད། །

【译文】波罗花

所说草药波罗花，分为白红两品种。红者草坡石崖生，叶片铺地叶缘裂，花红好似珊瑚堆，如同黄丹红润美，花心有只金刚角，果荚如同岩羊角，籽如汉地小豆子，其味苦而有点甘，自身功效治隆滞。如若绞痛隆上逆，配伍碱花制锭治。波罗花根或种子，配伍碱花开水服，无论任何绞痛病、隆逆症等下引出。此为治病之主药。

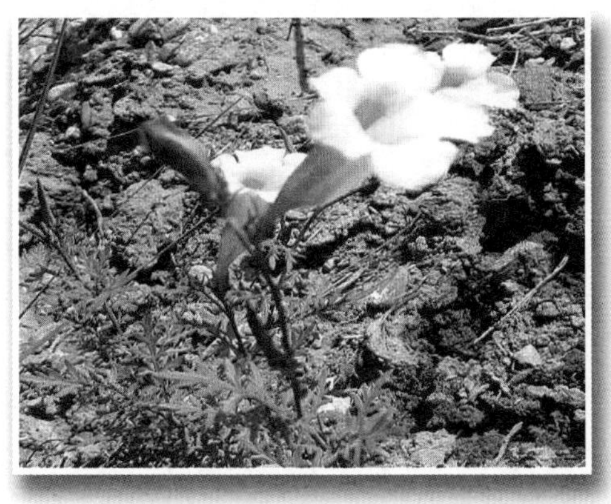
角蒿 ཨུག་ཆོས་དཀར་པོ།

82 . ཨུག་ཆོས་དཀར་པོ།

ཨུག་ཆོས་དཀར་པོ་ཞེས་བྱ་བ། །ལོ་མ་ཨུག་ཆོས་འདྲ་བ་ལ། །མེ་ཏོག་ཨུག་ཆོས་འདྲ་སྟེ་དཀར། །རོ་ཁ་ནུས་པས་ཆུ་སེར་སྐེམ། །འདི་ཡི་སྨན་གྱི་སྦྱོར་བ་ནི། །ཆུ་སེར་ནད་འདྲེན་བཤལ་ཞེས་བྱ། །ཨུག་ཆོས་དཀར་པོའི་རྩ་བ་ཤག །སྤང་རྒྱན་དཀར་པོ་ཤེལ་ཏང་དཀར། །སྤྲུང་ཚེར་དཀར་པོ་དབྱི་མོང་དཀར། །སྨག་ཤད་དཀར་དང་བ་སྤུ་དཀར། །བྲ་མ་དཀར་པོ་དང་བརྒྱད་ལ། །ཞོ་ནི་བདུན་བདུན་ཆ་མཉམ་སྦྱེ། །གུ་གུལ་དཀར་པོ་ཞོ་གཅིག་བསྣན། །རྩི་བཞིན་བཏགས་ལ་དར་ཚགས་བྱ། །སྦྲང་སྦྱར་རིལ་བུ་ལུག་རིལ་ཙམ། །ལྟོ་སྟོང་གསུམ་གསུམ་མུར་དུ་བཅུག། འདི་ཡི་ཕན་ཡོན་བསྟན་པ་ནི། །མཛེ་ནད་དྲེག་དང་གྲུམ་བུ་དང་། །རུས་ནད་ཆུ་སེར་རྒྱས་པ་ཡི། །རུས་མགོ་གར་ཡོད་ན་བ་དང་། །ཚིགས་ལ་ཞེན་པའི་ཆུ་སེར་ནད། །རྐང་དང་ཤ་ཚིལ་ཞུ་བ་དང་། །ཤ་མདངས་བར་གྱི་ཆུ་སེར་རྣམས། །སེལ་འགྱུར་བདུད་རྩི་ལྟ་བུའི་སྨན། །ཆུ་སེར་འདྲེན་བྱེད་དཀར་པོ་དགུ། །བཤལ་གྱི་རྒྱལ་པོར་བཤད་པ་ཡིན། །གཞན་ཡང་སྦྱོར་སྡེས་ནད་སེལ་འགྱུར། །

【译文】角蒿

白波罗花为角蒿，叶似红波罗花叶，花似红波罗而白，味苦功效干黄水。此味药物之配方，称黄水病引泻方。白波罗花之花根、白花龙胆白秦艽、白铁线莲白刺参、白绣线菊白锦鸡、喜马拉雅紫茉莉，八药等份各七钱，再加白乳香一钱，研粉极细丝箩筛，蜂蜜制丸羊粪大，空腹含化服三丸，论起此药之功效，治疗麻风痛风症、风湿病及骨痛病、骨节之间聚黄水、凝滞关节黄水症、骨髓肌脂等消融、治疗各种黄水病，功效如同甘露药，引出黄水九白方，称为泻水之君药。若配他方治他病。

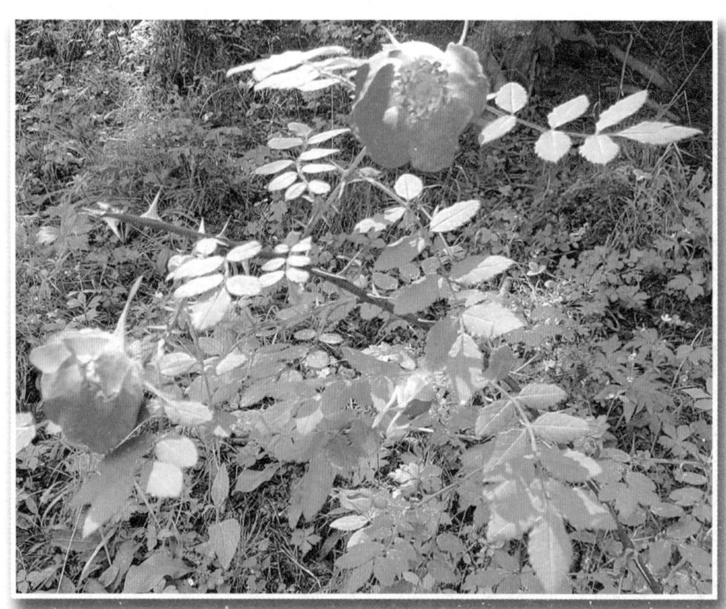

红蔷薇 སེ་བ་དམར་པོ།

83 . སེ་བ་དམར་པོ།

སེ་བ་དམར་པོ་ཞེས་བྱ་བ། །ཤིང་རྩུབ་ཚེར་མ་ཟུར་གསུམ་རྒྱ། །མེ་ཏོག་དཀར་པོ་འབྲུམ་བུ་ཅན། །འབྲས་བུ་ཀ་ཙེ་སྨིན་ལེགས་འདྲ། །རོ་ནི་མངར་ལ་སྐྱུར་བ་སྟེ། །རང་གི་ནུས་པས་རིམས་ནད་སེལ། །སེ་བའི་འབྲས་བུ་དམར་པོ་དང་། །བྲ་བོ་དང་ནི་སྲན་མ་དང་། །སྲན་ཆུང་དང་ནི་བུ་རམ་རྣམས། །བསྐོལ་བའི་ཁུ་བ་བླུད་པའམ། །བརྔོས་པའི་ཡོས་རྣམས་བཏང་བྱས་ན། །རིམས་ནད་རིགས་རྣམས་གང་ཡིན་ཡང་། །འདིས་ནི་ཐེ་ཚོམ་མེད་པ་ཡིན། །ཚད་རིམས་གསར་རྙིང་གང་ཡིན་གྱི། །ཐང་གི་ནང་དུ་འདི་བཏབ་ན། །ཚད་རིམས་གསར་རྙིང་མ་ལུས་བྱང་།།

【译文】红蔷薇

所说树药红蔷薇，树糙长满三角刺，花朵白色结果实，籽如瓜子成熟好，其味甘而稍带酸，自身功效治疫疠。红花蔷薇红种子，配伍荞麦和豌豆、兵豆红糖组成方，煎汤取汁口中服，或者炒后口中服，治疗各种疫疠病，此药可谓最神奇。无论新旧热疫疠，汤中调入此药服，新旧热疫无不除。

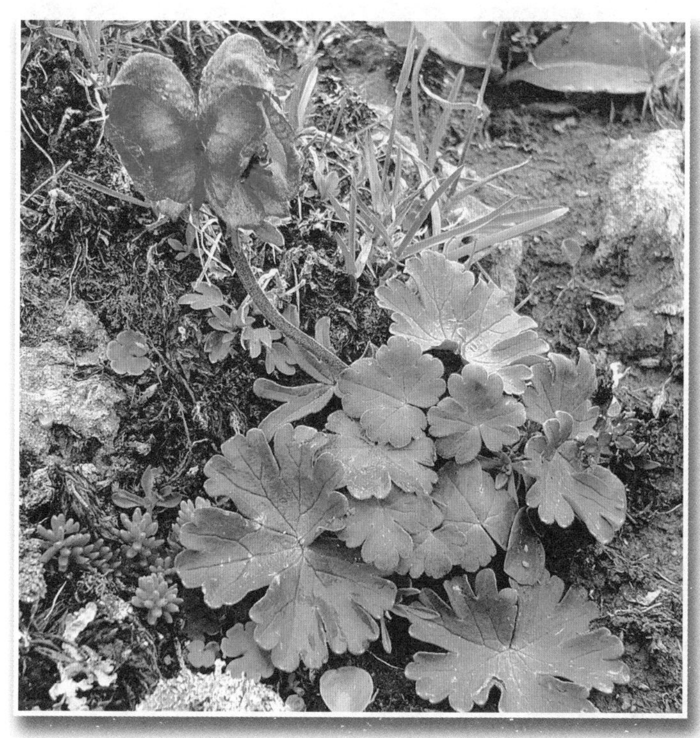

乌头　ར་དུག་པ།

84 . ར་དུག་པ།

ར་དུག་པ་ཞེས་བྱ་བ་ནི། །ཤྲིབས་ཀྱི་ནགས་ཚལ་ས་གཞིར་སྐྱེས། །རིགས་ནི་རྣམ་པ་བཞི་རུ་འདོད། །དཀར་སེར་དམར་པོ་ནག་དང་བཞི། །སྐྱེས་པ་ཕྱོགས་བཞིར་དག་ན་སྐྱེས། །སྤྱི་ཡི་ལོ་མ་མཁན་པ་འདྲ། །སྡོང་བུ་རིང་ལ་ལྷེམ་པ་ཡིན། །མེ་ཏོག་རང་རང་ཁ་དོག་ཡོད། །ཡུལ་རིགས་མི་མཐུན་སྐད་མི་མཐུན། །དེ་ཕྱིར་ཐམས་ཅད་བོད་སྐད་བསྒྱུར། །བོང་ང་དཀར་ནག་དམར་སེར་ཡིན། །དཀར་དམར་སེར་གསུམ་སྨན་ཡིན་ནོ། །སྨན་གསུམ་རོ་ནི་ཁ་བ་ཡིན། །ནག་པོ་དུག་ཡིན་སྨན་ཡང་ཡིན། །རང་གི་ནུས་པས་དུག་ནད་རིམས། །ཚད་པ་དང་ནི་རིམས་རྙིང་སེལ། །

【译文】乌头

所说草药拉毒巴，生在阴坡树林地，乌头品种有四种，分为白黄红和黑，叶片朝向四面长，总的叶片似野蒿，茎秆较长而柔韧，花朵颜色各不同，地域不同话不同，因之全都译藏语，称白黑红黄乌头。白红黄三种为药，三种乌头其味苦；黑乌是毒也是药，自身功效治毒症、疫疠热症旧疫疠。

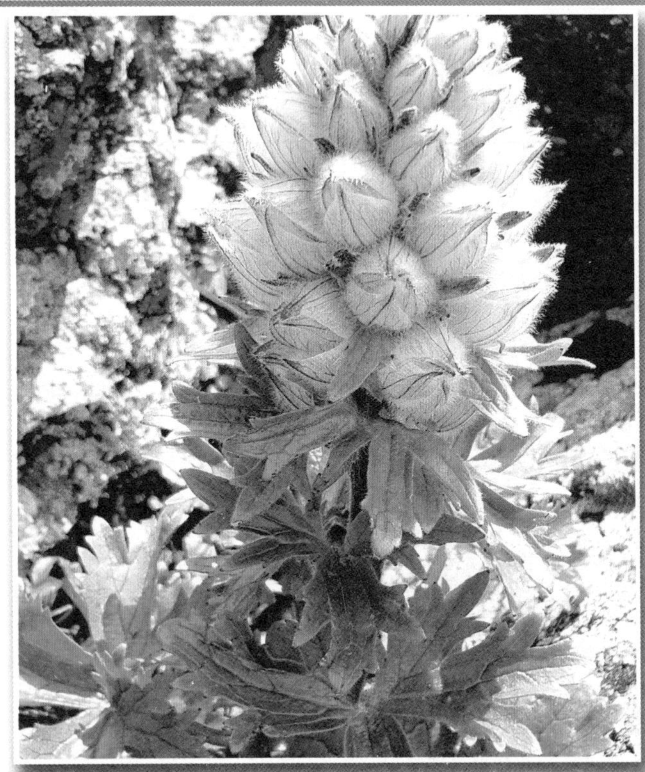

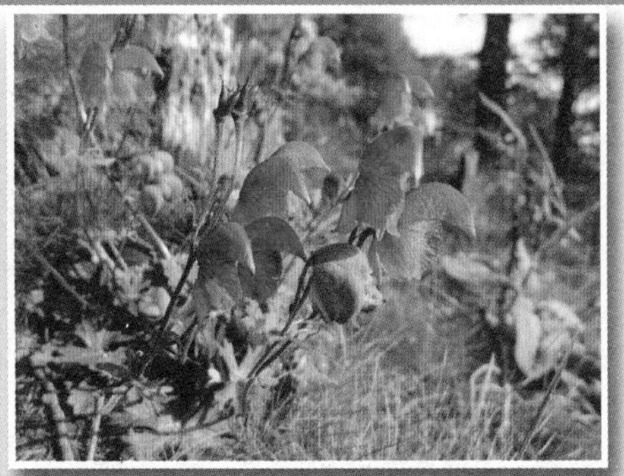

甘青乌头　ར་དུག་དཀར་པོ།

白乌头　ར་དུག་དཀར་པོ།

85 . ར་དུག་དཀར་པོ།

དཀར་པོ་ཅིག་འཕྲེད་ལུས་རིང་བ། །མེ་ཏོག་དཀར་དམར་རི་མོ་ཅན། །རྩ་བ་ལོ་མ་དུས་སུ་བཏུ། །ལེགས་སྐམ་ཤུ་གུ་ཚེར་མ་ཅན། །ཁྲོན་བུ་དང་སྦྱར་ཁོང་དུ་བཏང་། །གག་པའི་རིགས་རྣམས་གང་ཡིན་ཡང་། །གསུམ་སྦྱོར་སྨན་གྱིས་སེལ་བར་འགྱུར། །སྐྲངས་པོ་ཆེ་བར་གྱུར་པ་ན། །གཙགས་བུས་དྲལ་ལ་གདབ་པར་བྱ། །ཅིག་ཐང་སྐྱོག་ནད་མ་ལུས་སེལ། །སྦྱོར་སྡེ་གཞན་ཡང་བསམ་མི་ཁྱབ། །

【译文】白乌头

白乌单茎直而长，花朵白红有花纹，根子叶片适时采，阴干保存炮制后，配藏菖蒲悬钩木、高山大戟口中服，无论哪种喉蛾症，三药方剂病必除；如若肿块肿大时，剖切肿块药撒敷。单汤可治所有疮。该药配方实在多。

★　一派认为白乌头为甘青乌头，一派认为白乌头为毛翠雀。

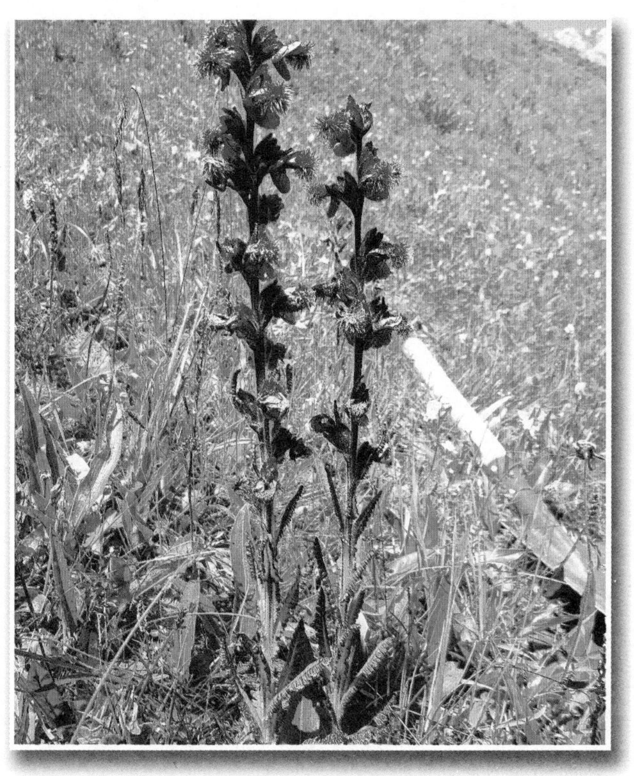

红乌头　ར་དུག་དམར་པོ།

86 . ར་དུག་དམར་པོ།

ར་དུག་དམར་པོ་ཞེས་བྱ་བ། །བོང་ང་དམར་པོ་ཞེས་ཀྱང་བྱ། །ལོ་མ་སྔོང་པོ་གོང་དང་འདྲ། །མེ་ཏོག་རྒྱས་སྐབས་མེ་ཏོག་འདྲ། །རྩ་བ་དམར་ལ་རོ་ནི་ཁ། །རང་གི་ནུས་པས་དུག་ནད་འཇོམས། །ཁྱད་པར་བཙན་དུག་ནུས་པ་རྣམས། །རྨ་བྱ་བཞིན་དུ་སྨོས་ཅི་དགོས། །དུག་ལྡན་གཞན་གྱི་ནུས་པ་རྣམས། །འདི་ཡིས་ཐམས་ཅད་ཟིལ་གྱིས་གནོན། །ཆིག་ཐང་དུག་རྣམས་མ་ལུས་འཇོམས། །ཚད་རིམས་མེ་ལྟར་འབར་བ་ལ། །འདི་ཡིས་མྱུར་དུ་གསོ་བར་བྱེད། །སྙིང་རླུང་ཅན་གྱི་ནད་པ་ལ། །ཨ་རུ་ར་དང་བྱིས་པའི་རྒྱ། །སྦྱར་བཏང་མྱུར་དུ་སོས་པར་བྱེད། །བོང་ང་དམར་པོ་སུམ་ཆ་ལ། །ཨ་རུ་སུམ་གཉིས་གཟེར་ཐུང་སེལ། །བོང་ང་ཨ་བར་སུམ་གཉིས་ལ། །སྤོང་རི་སུམ་ཆ་སྦྱར་བཏང་ན། །ལྐོ་སྙིང་ཏྲེ་ཏྲེ་ཧོ་ལ་བརྟགས། །དམར་པོ་ཐུན་གཅིག་རྩ་བ་སྡེ། །ཐར་ནུ་སུམ་ཆ་ལྔུམ་རྩ་ནི། །སུམ་གཉིས་གོང་ལྟར་སྦྱར་བ་ན། །གཟེར་ནད་ཐམས་ཅད་སེལ་བར་བྱེད། །ཡོན་ཏན་བརྒྱད་ལྡན་སྨན་ཡིན་ལ། །ནད་བརྒྱ་འཇོམས་པའི་སྨན་ཡིན་ནོ། །

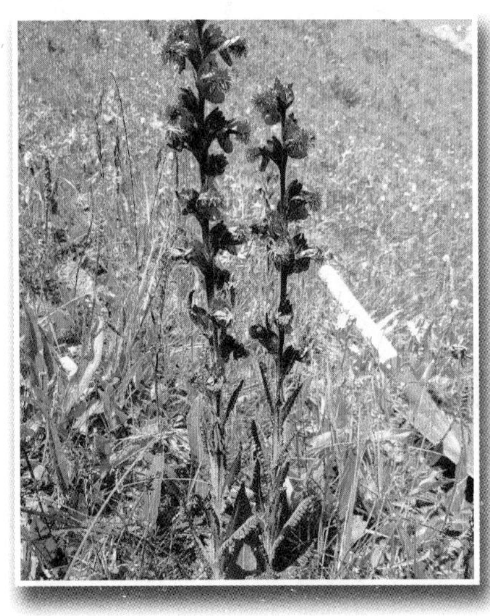

红乌头 ར་དུག་དམར་པོ།

【译文】红乌头*

所说草药红乌头，又名叫旺阿玛波，叶片茎秆同上述，花朵盛时花相似，根子红色其味苦，自身功效治毒病，尤其能解黑乌毒，如同孔雀解百毒，对于其他有毒物，此药全都能制伏。单汤能解所有毒，热疫如同烈火烧，此药迅速能扑灭。对于心隆病患者，配伍诃子和童便，内服能够速救治。红乌头三分之一，诃子占三分之二，配伍组方治刺痛。红乌诃子毛诃子，共占三分之二份，糙果紫堇三之一，配伍研粉口中服，治疗肺心为上品。红乌一份为主药，配大狼毒三之一、大黄占三分之二，如同上述配伍服，治疗一切疼痛症。此药具有八功能，实乃百病之良药。

★ 实为毛盔马先蒿。

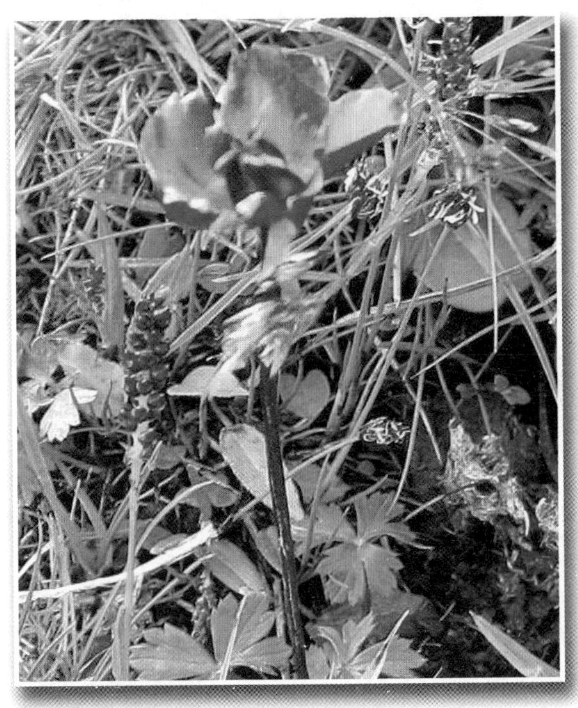

黄乌头 བོང་ང་སེར་པོ།

87. བོང་ང་སེར་པོ།

བོང་ང་སེར་པོ་ཞེས་བྱ་བ། །ར་དུག་སེར་པོ་ཞེས་ཀྱང་བྱ། །ལོ་མ་སྡོང་བུ་སྔར་དང་འདྲ། །མེ་ཏོག་ཅུང་ཟད་སེར་པོའི་མདངས། །རོ་ཁ་ནུས་པ་བསིལ་བ་ཡི། །དུག་རིགས་ཚད་པའི་ནད་རྣམས་ལ། །འདི་ཡིས་མི་སེལ་ནད་གཞན་མེད། །ཁྱད་པར་མཁྲིས་པའི་རིགས་ལ་བསྔགས། །ཏིག་ཏ་ བྱི་ཚེར་པར་པ་ཏ། །ཀུར་ཀུམ་དང་ནི་ལྔ་པོ་སྦྱར། །ཀ་ར་དྲུག་འགྱུར་ཆུ་གྲང་རྟ། །ནད་རྣམས་མ་ལུས་ཐམས་ཅད་ཀུན་སེལ་ཏེ། །ཁྱད་པར་འཁྲུགས་རིམས་ཐམས་ཅད་སེལ། །སྦྱོར་སྡེ་གཞན་གྱིས་གཞན་ཡང་སེལ།།

【译文】黄乌头★

所说草药黄乌头，又名叫拉毒色波，叶子茎秆同上述，花朵稍有黄光泽，其味苦而其性凉，对于毒类和热症，此药均能连根除，赤巴病类尤特效。此药配伍獐牙菜、苍耳籽和角茴香、红花五药组成方，白糖六倍凉水引，一切疾病全消除，尤其紊乱疫疠症，皆能全部消除掉。配上他方治他病。

★ 黄乌头也称毛莨状金莲花。

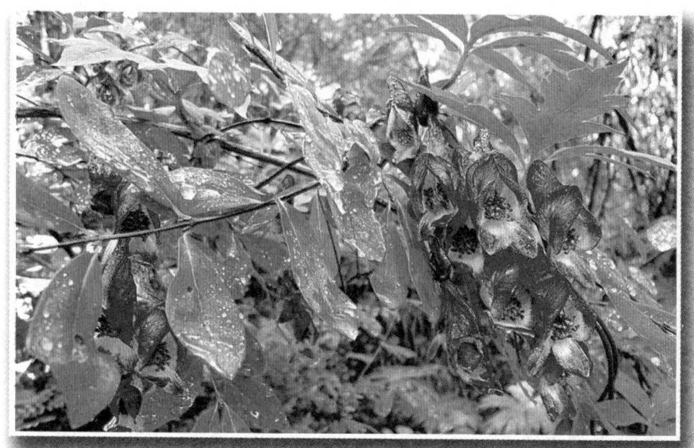

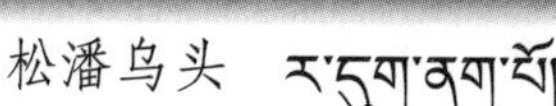

松潘乌头 ར་དུག་ནག་པོ།

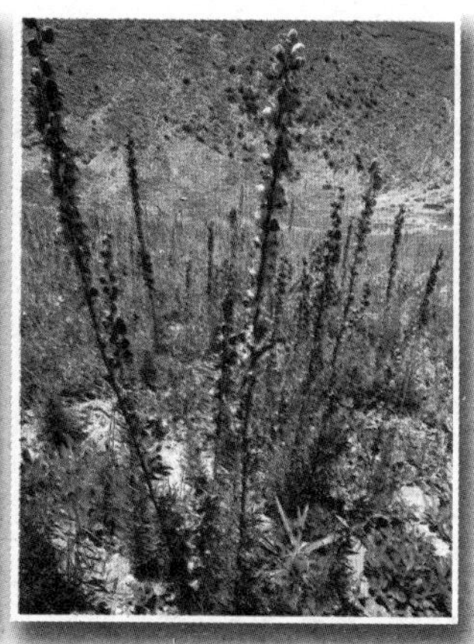

铁棒槌 ར་དུག་ནག་པོ།

88. ར་དུག་ནག་པོ།

ར་དུག་ནག་པོ་བཙན་དུག་ཡིན། །འདི་ནི་དུག་དང་སྨན་གཉིས་ཡིན། །གཅིག་པུ་གསོད་བྱེད་དུག་ཡིན་ནོ། །སྦྱོར་བ་ལེགས་བྱས་ནད་གཞན་སེལ། །བདུད་རྩི་ལྟ་བུའི་སྦྱོར་བ་བཤད། །སྨན་ཆེན་བཟང་པོ་ཞོ་གཅིག་ལ། །གསེར་མདོག་ཕྱེ་མ་ཞོ་གཉིས་སྦྱར། །མ་གི་ཏ་ནི་ཞོ་ཕྱེད་དང་། །པི་པི་ལིང་ནི་བཞི་ནམ་གཅིག །ལོ་བརྒྱད་བྱིས་པའི་ཆུ་དང་སྦྱར། །རིལ་བུ་སྲན་མ་འབྲིང་པོ་ཙམ། །ལྔ་བདུན་བཏང་ལ་སྤྱོད་ལམ་སྲུང་། །ཡངས་ན་སྐྱོ་ཚ་སྔོར་ཙན་བཏང་། །འདི་ནི་ནད་བརྒྱ་སྨན་གཅིག་ཡིན། །འདི་ཡིས་རླུང་ནད་མ་ལུས་དང་། །བད་ཀན་སྐྱ་པོ་དམུ་ཆུ་དང་། །སྐྲན་དང་དམུ་རྫིང་ཐམས་ཅད་དང་། །གག་ལྷོག་གཟེར་གསུམ་ནད་རྣམས་འཇོམས། །འདི་ཡིས་མི་སེལ་གང་ཡང་མེད། །ནད་འཇོམས་སྨན་གྱི་སྦྱོར་བ་ཡིན།།

【译文】黑乌头*

拉毒那波为剧毒，此物为毒也为药，单用定是毒中毒，配伍恰当治他病，如同甘露之配方。上好草乌占一钱、金色诃子粉二钱、玛格达麝香半钱、荜茇四钱或一钱，八岁童便团成丸，如同中等豌豆大，每服五丸或七丸，起居行为须禁忌，进食佐肴为面糊，此为百病一药方，此方治疗诸隆症、灰白培根及水肿、痞瘤诸症水臌症、喉蛾疔疮剧痛症，唯有此方治百病，可谓治病良药方。

★ 黑乌头为细叶草乌，包括松潘乌头、铁棒槌等。

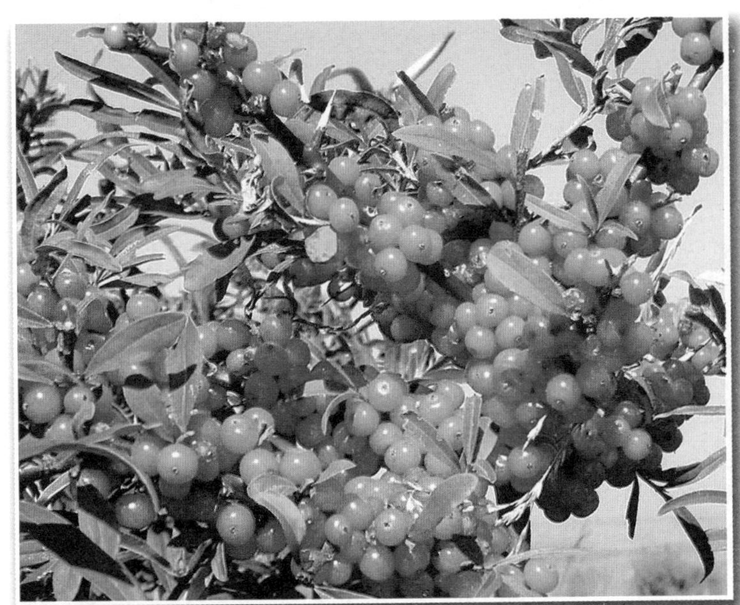
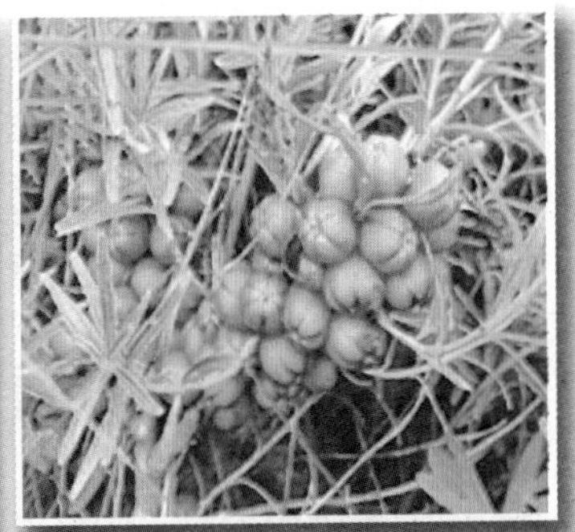
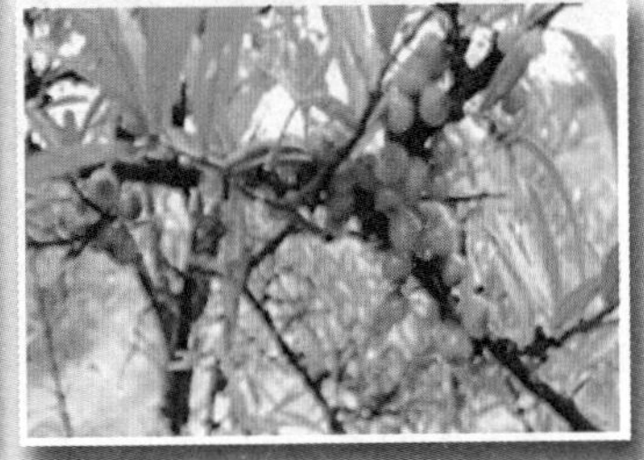

沙棘果　སྟར་བུ།

89．སྟར་བུ།

སྟར་བུ་གདུག་རྩུབ་ཚེར་མ་ཅན། །རིགས་ནི་དཀར་ནག་གཉིས་ཡོད་དེ། །ཤིང་སྡོང་ཆེན་པོར་སྐྱེས་པ་ལ། །ལོ་མ་ཆུང་ལ་སྐྱ་བ་སྟེ། །འབྲས་བུ་གསེར་གྱི་སྲན་མ་འདྲ། །སྲིབས་ལུང་ནགས་ཚལ་དག་ལ་སྐྱེ། །རོ་ནི་སྐྱུར་ལ་ལྕེ་ཡང་འབིགས། །སྟར་ཆེན་ནུས་པས་དངུལ་ཆུ་བཤིག །སྟར་ཆུང་ནུས་པས་གློ་ནད་སེལ། །སྟར་བུ་མ་ནུ་སེ་རྒོད་དང་། །ཅུ་གང་སྲོ་དཀར་ལ་ཕྲོམ་དཀར། །སྤང་རྩི་དང་སྦྱར་གློ་གཙོང་སེལ། །སྟར་བུ་རྒུན་འབྲུམ་ཤ་ཀྱོང་བ། །ཅུ་གང་འབྲི་མོག་རྣམ་པ་ལྔ། །སྦྲང་རྩི་དང་སྦྱར་གློ་སྙིང་སེལ། །ཁ་ཟས་རྟ་རྐྱང་ཤ་ཡང་ཤིས། །སྦྱོར་སྡེ་གཞན་ཡང་བསམ་མི་ཁྱབ། །

【译文】沙棘果

沙棘黑糙长满刺，分为白黑两大种，树干长得高又大，叶片小而灰白色，果实如同金豆子，阴坡山沟林缘生，其味甚酸又涩舌。大沙棘果破水银，小沙棘果治肺病。沙棘果和藏木香、蔷薇竹黄无茎芥、麻花艽和翼首草，诸药配伍治肺痨。沙棘果葡萄竹黄、石砾唐松草紫草，五药配伍加蜂蜜，功效治疗肺心病，若食野驴马肉吉。其他组方说不尽。

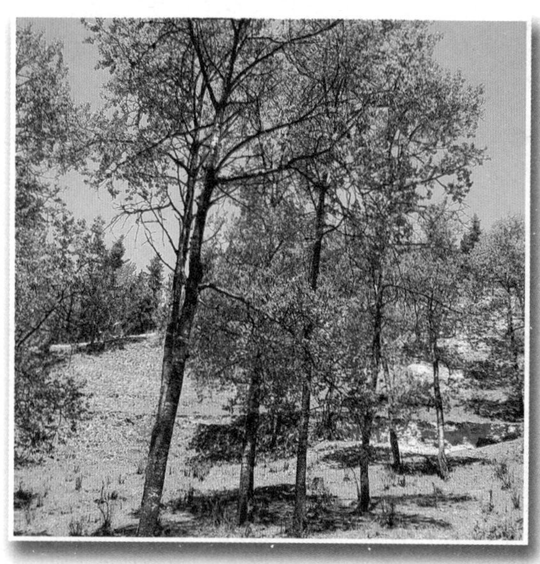

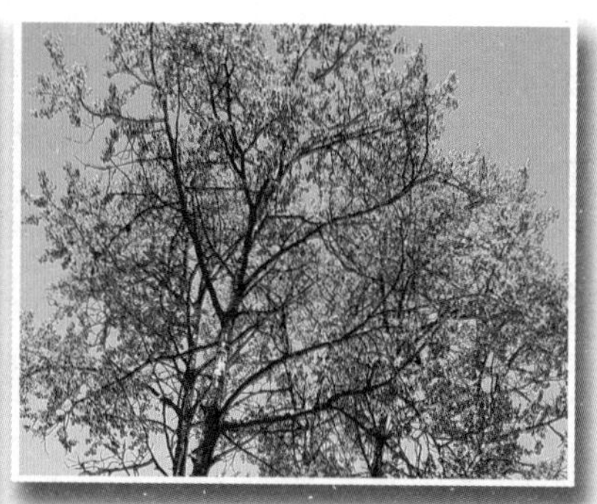

山白杨 མ་གལ།

90 . མ་གལ།

མ་གལ་ཞེས་བྱ་ལྕང་མའི་རིགས། །ལོ་མ་རྒྱབ་སྐྱ་སྐྲངས་པ་འདྲ། །པགས་པ་ལྕང་མ་འདྲ་བ་ལ། །རོ་ནི་ལྕང་མ་དག་དང་འདྲ། །དེ་ཡི་ཤུན་པ་སེང་ལྡེང་དང་། །ཟླ་སྐྱང་དང་ནི་དོང་ག་དང་། །སྤང་རྒྱན་སྔོན་པོ་ལྔ་འདི་རྣམས། །ལིགས་བཏགས་འབྲུམ་བུའི་ནད་རྣམས་སེལ། །སྲོ་ལོ་དཀར་པོའི་རྩ་བ་བསྐོལ། །ཆུ་ལ་བཤལ་ནས་སྐམ་པ་དང་། །ཨ་གྲོང་བ་དང་རྒུན་འབྲུམ་དང་། །ཟངས་རྩེ་བ་དང་རྣམ་པ་ལྔ། །སྦྱར་ནས་བཏང་བས་གློ་ནད་སེལ། །གཅིག་ཏུ་བསྐོལ་བའི་ཁུ་བའི་ཐང་། །ཡུན་བསྲིང་བསྟེན་ན་གློ་གཙོང་སེལ། །གློ་བའི་གོ་རལ་བྱུང་གྱུར་ན། །དམར་པོ་ལྔ་ཡི་ཐང་ནང་དུ། །ཅུ་གང་ཨ་གྲོང་ག་བྲ་བ། །སྤྲེ་ཞུར་ཝ་ཡི་གློ་བ་དང་། །བསེ་རུ་ག་དོར་ཏ་སློ་སྦྱར། །སྦྲང་སྦྱར་ནད་རྣམས་སེལ་བར་བྱེད། །གཞན་ཡང་ཡོན་ཏན་བསམ་མི་ཁྱབ། །

【译文】山白杨

山白杨属杨柳类，叶背灰白如肿胀，树皮状如柳树皮，其味如同柳皮味。杨树皮配头花蓼、西藏猫乳腊肠果、蓝花龙胆等五药，研粉治天花痘疹。无茎芥根水中煮，涮洗干净风晾干，配伍石砾唐松草，猪殃殃葡萄五药，研粉内服治肺病。单药煎汤取汁液，久服治疗肺瘤疾。肺叶分位破裂时，五红药煎汤取汁，配入竹黄悬钩木、石砾唐松草秦皮、狐肺马肺犀牛角、鹿茸蜂蜜治其病。其他功效特别多。

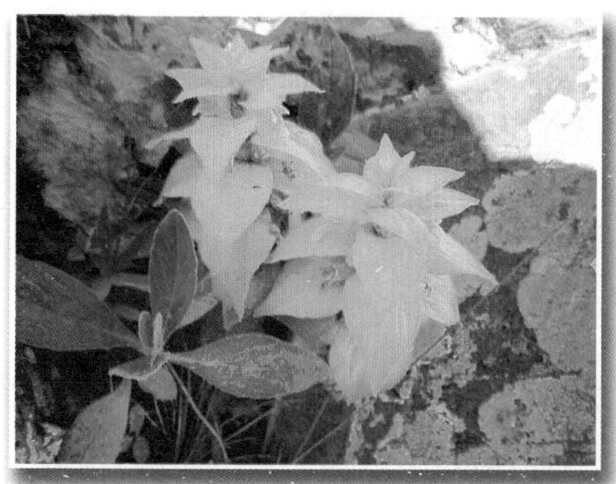

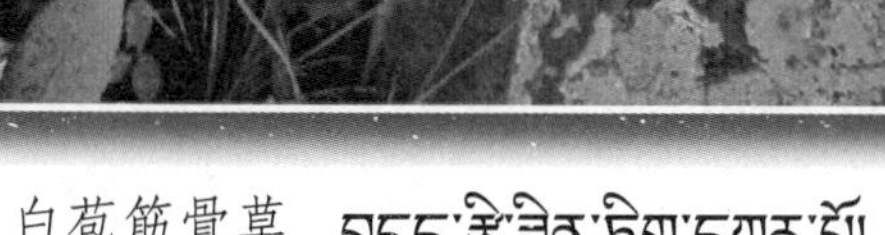

白苞筋骨草 བདུད་རྩི་ཟིན་ཏིག་དཀར་པོ།

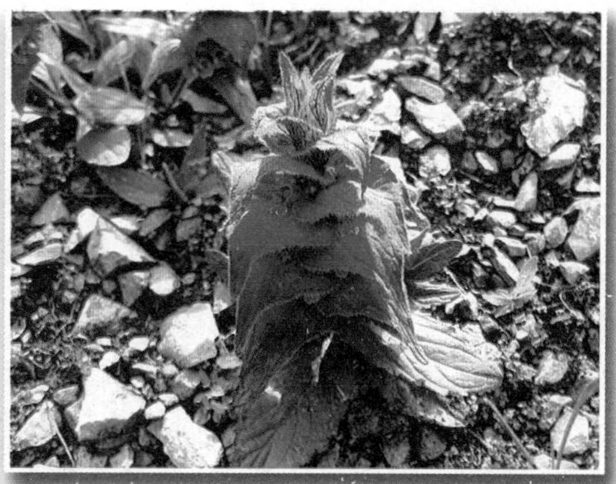

红苞筋骨草 བདུད་རྩི་ཟིན་ཏིག་དམར་པོ།

91．བདུད་རྩི་ཟིན་ཏིག

བདུད་རྩི་ཟིན་ཏིག་རྣམ་གཉིས་ནི། །རི་མཐོ་རྫ་ཡི་ཆུ་ནང་སྐྱེས། །མེ་ཏོག་དཀར་དང་དམར་བ་ཡིན། །ཤ་ལྷམ་རྣམ་གཉིས་ཞེས་ཀྱང་ཟེར། །མེ་ཏོག་དཀར་པོ་ཨོག（མགོ་ཟེར་བའང་འདུག）ནག་པ། །མེ་ཏོག་སྨུག་པོ་པུ་ཤུད་མགོ། །དཀར་པོས་ནད་རྣམས་ཐམས་ཅད་སྐྱུགས། །དམར་པོས་གག་ལྷོག་ཐམས་ཅད་སེལ། །ར་དུག་སྐྱེར་པ་སྟག་ཤ་པ། །སྲང་རྩི་དོ་བོ་ཤེལ་ཏང་རྣམས། །བསྐོལ་ལ་ཁོང་བཏང་ལྷོག་པ་འཇོམས། །ཁ་ཟས་ནས་ཐུག་ཚྭ་མེད་བཏང་། །བསྲེགས་པ་ལ་སོགས་ཚོད་དང་སྦྱར། །ནད་དང་གང་ཉེའི་རྩ་ལ་གཏར། །སྟག་ཤ་ཟིན་ཏིག་བོང་ང་ནག །ལུམས་བྱས་ནད་རྣམས་འཚོ་བར་འགྱུར། །ཁོང་དུ་བཞི་སྦྱོར་རིལ་བུ་བཏང་། །གག་ལྷོག་འཇོམས་པའི་གཉེན་པོ་ཡིན།།

【译文】筋骨草★

甘露之药筋骨草，生在高山涧水边，花朵白色和红色，以花分为两品种，又名叫夏都纳尼，花朵白色花喉黑，花紫犹如戴胜冠，白者催吐一切病，红者治喉蛾疔疮。配伍草乌小檗皮、棘豆秦艽翼首草，煎汤内服治疔疮，进食无盐青稞糊，结合火灸要适度，患处近旁脉放血。棘豆草乌筋骨草，煎汤罨浴可疗病。内服四味方剂丸，喉蛾疔疮病可愈。

★　筋骨草分为白苞筋骨草、红苞筋骨草两种。

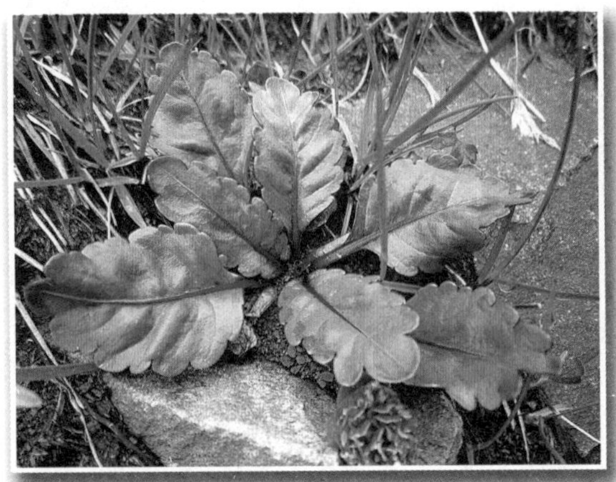
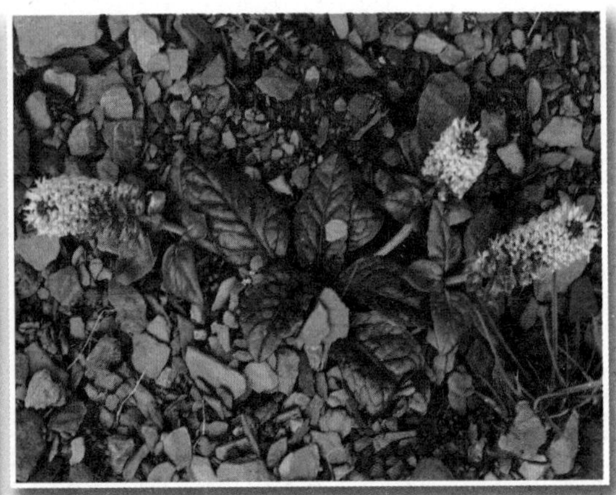

兔耳草 ཧོང་ལེན།

92. ཧོང་ལེན།

ཧོང་ལེན་རི་མཐོའི་རྫ་ལ་སྐྱེས། །ལོ་མ་ནས་ཀྱི་ལྷང་བུ་འདྲ། །ཕོ་ལ་མེ་ཏོག་སྡོང་བུ་ཡོད། །མོ་ལ་སྡོང་བུ་མེད་པ་ཡིན། །རང་གི་ནུས་པས་རིམས་རྙིང་སེལ། །གྲོགས་དང་སྦྱར་ན་ཆུ་མི་འཇིགས། །བ་མར་སྦྱར་བཏང་མིག་ཀྱང་རྣོ། །སྣོད་ཀྱི་ཚད་པའི་རིགས་རྣམས་སེལ། །གང་གླ་ཆུང་དང་བོང་ང་དམར། །སླང་ཆེན་ཆེག་ཐུབ（སུ་མི་སྨན）གསེར་མདོག་དང་། །བེ་སྐྱེས་རེ་རལ་ཧྲི་ཤིགས་འཐྲོམ། །ཕུར་སླེབས་སྣ་ཆུང་ཞིབ་བཏགས་ལ། །རིལ་བུ་བྱས་ལ་ཁོང་དུ་བཏང་། །ཤ་དུག་སྦྱར་དུག་ལ་སོགས་པ། །ཧོང་ལེན་དགུ་ཡི་སྦྱོར་བས་འཇོམས། །ནད་སེལ་སྨན་སྦྱོར་བསམ་་མི་ཁྱབ།།

【译文】兔耳草

兔耳草生高石山，叶片状似青稞苗，雄株有花也有茎，雌株不同而无茎，功效治疗旧疫疠，配伍佐药不畏水。配伍黄牛奶酥油，服用眼睛变敏锐，清除腑器发热症。此药配伍红乌头、乌奴龙胆延胡索、金色诃子骨碎补、黄乌头和肉托果、天山千里光研粉，制成丸药口中服，九味兔耳草方剂，可治中毒肉毒症，能配各种药方子。

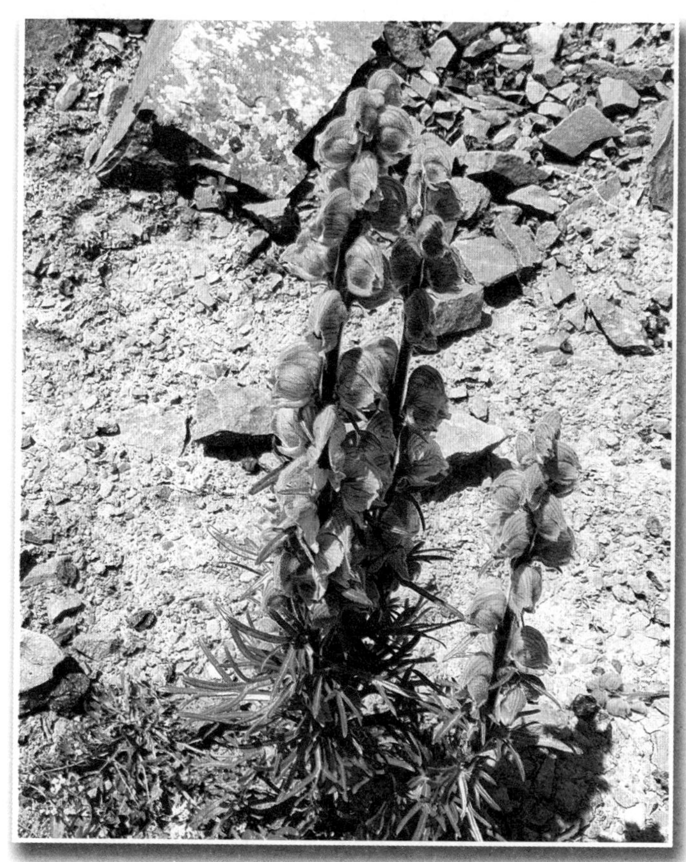

铁棒槌　ནག་པོ་ཆིག་ཐུབ།

93．ནག་པོ་ཆིག་ཐུབ།

ནག་པོ་ཆིག་ཐུབ་ཅེས་བྱ་བ། །ལོ་མ་ལྡི་དུག་པ་དང་འདྲ། །འབྲས་བུ་གོ་སྙོད་འབྲས་བུ་འདྲ། །དེ་དང་ཐང་ཕྲོམ་འབྲས་བུ་དང་། །གཡེར་མའི་མེ་ཏོག་ཤ་རྩི་བ། །སྔག་ཤ་མཁན་རྩ་དབྱི་མོང་དང་། །ཡུ་མོ་མདེ་འབྱིན་དག་དང་སྦྱར། །ཞིབ་བཏགས་བྱིས་པའི་ཆུ་དང་སྦྱར། །གཉན་ནད་སྤོག་པའི་རིགས་རྣམས་འཇོམས། །ལུམས་དང་དམ་ལ་སོགས་པ་རྣམས། །གསོ་དཔྱད་གཞན་དུ་བསྟུན་པར་བྱ། །སྦྱོར་སྡེ་གཞན་ཡང་བསམ་མི་ཁྱབ། །

【译文】铁棒槌

所说草药铁棒槌，叶片状似筋骨草，种子状如藏茴香。此药配伍莨菪籽，花椒花和蓝色韭、棘豆蒿根铁线莲、耧斗菜等组成方，研成细粉配童便，治疗瘟毒疔疮病。罨浴缚浴等疗法，可依其他医疗书。该药配方实在多。

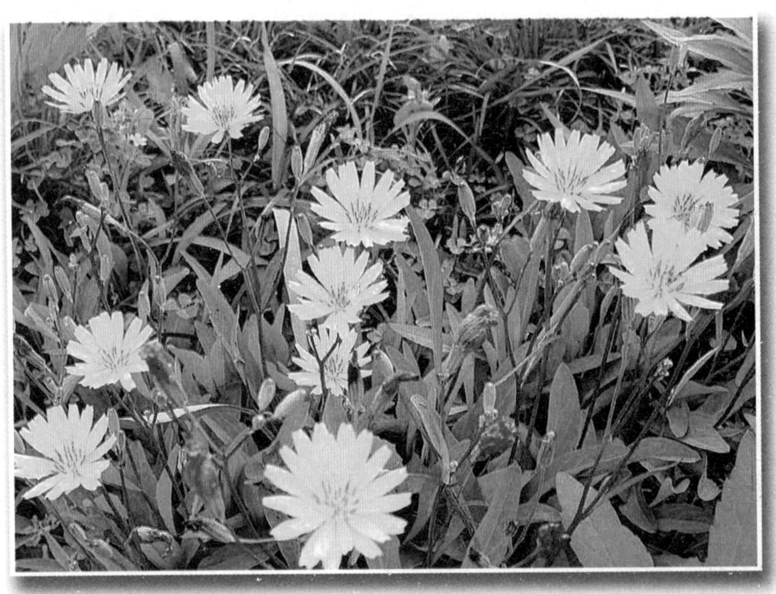

粉苞苣　ཙ་མཁྲིས་ནད་མ།

94．ཙ་མཁྲིས་ནད་མ།

ཙ་མཁྲིས་ནད་མ་ཞེས་བྱ་བ། །ས་གཞི་བདེ་འཇམ་དག་ལ་སྐྱེ། །ལོ་མ་སྔོ་ལ་ཅུང་ཟད་རྩུབ། །མེ་ཏོག་སེར་ཆུང་འདབ་བཞི་ཡོད། །རོ་ནི་ཁ་ལ་ནུས་པ་རྩུབ། །མཁྲིས་ནད་མ་ལུས་སེལ་བར་བྱེད། །འདི་ཡི་སྦྱོར་བ་བསྟན་པ་ནི། །ཏིག་ཏ་སྐྱེར་བའི་བར་ཤུན་དང་། །མ་ནུ་ཧོང་ལེན་སྣ་བཟང་རྣམས། །ཀ་ར་དཀར་པོའི་ཏ་ལ་སྦྱོན། །ཆུ་སྐོལ་གྲང་མོས་འཕྲུལ་ལ་བཏང་། །མཆིན་མཁྲིས་ཚད་པ་མ་ལུས་དང་། །འཁྲུགས་རྙིང་འབྱམས་པ་སེལ་བར་འགྱུར། །ཁ་ཟས་གླང་ག་ར་ཤ་བཏང་། །སྐོམ་དུ་ཞོ་དང་ཆུ་ནང་དུ། །ཕུར་དཀར་བཏབ་ལ་བླུད་པར་བྱེད། །ཐེ་ཚོམ་མེད་པར་ཐུབ་པར་འགྱུར། །

【译文】粉苞苣

所说草药粉苞苣，生在平坦之地上，叶片青色稍许糙，花黄而小四花瓣★，其味苦而其性糙，治疗一切胆腑病。此药配伍獐牙菜、小檗中皮藏木香、兔耳草和角茴香，再配白糖为药引，开水晾凉送服后，清除一切肝胆热、陈旧紊乱蔓延症，饮食搭配黄牛肉、黄羊肉和山羊肉，口渴之时宜饮用，酪和酪浆调白糖，治愈其病断无疑。

★　原文为四瓣，实际上花瓣数多。

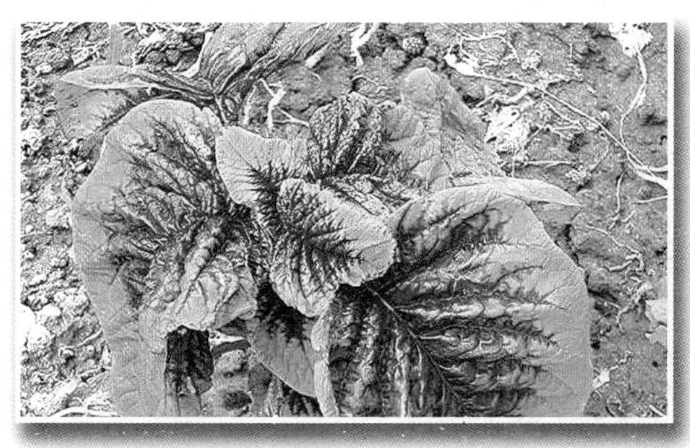

红苋菜　རྒྱ་སྟེའུ་དམར་པོ།

95 . རྒྱ་སྟེའུ་དམར་པོ།

རྒྱ་སྟེའུ་དམར་པོ་བོད་སྟེའུ་སྔོ། །རིགས་ནི་གཉིས་སུ་བཤད་པ་ཡིན། །རྒྱ་སྟེའུ་ལུད་དང་མ་ཐལ་སྐྱེས། །རྩ་བ་སྡོང་པོ་དམར་བ་སྟེ། །ལོ་མ་དམར་སྔོ་ཤིན་ཏུ་མཐུག ། དབྱིབས་ནི་ཟླུམ་ལ་འབྲས་བུ་རྒྱས། །བདུད་རྩི་ཐིལ་བ་ཆགས་པ་འདྲ། །ནད་རྣམས་ཐམས་ཅད་སེལ་བ་ཡིན། །སྟེ་འབྲས་ཀ་ཤོ་ཀན་ཧྲ་དང་། །གུ་གུལ་ནག་པོ་དུད་པ་བཞི། །ཆ་མཉམ་བ་ཆུས་འདམ་བཏགས་བྱ། །རིལ་བུ་སྲན་མ་ཙམ་གྱི་ཚད། །བ་ཆུ་ཕུལ་གང་ནང་དག་ཏུ། །རི་ལུ་སྲན་མ་བདུན་བདུན་བསྣུར། །དགོང་དང་ཐོ་རངས་དུས་སུ་བཏང་། །སྨན་ནད་དྲན་ཉམས་འགྱེལ་བ་འོང་། །དེ་ལ་འཇིགས་པར་མི་བྱའོ། །རླུང་ཤས་ཆེ་ན་ཆང་དང་སྦྱར། །རྗེས་ལ་དང་ག་འགགས་གྱུར་ན། །ཨ་རུ་ར་དང་བོང་ང་དཀར། །བྲག་ཞུན་རི་ལུ་སྲན་ཙམ་བཏང་། །དུག་རིགས་མ་ལུས་ཐམས་ཅད་ནི། །སྦྱོར་བ་འདི་ཡིས་མྱུར་དུ་སེལ། །ཁྱད་པར་ཚ་མཁྲིས་དག་ལ་བཟློགས། །དུག་ནད་རྣམས་ཀྱི་བདུད་རྩི་ཡིན། །གཞན་ཡང་ཡོན་ཏན་བསམ་མི་ཁྱབ། །

【译文】红苋菜

红苋菜红灰条青，依此分为两品种。红苋菜生粪肥地，根子茎秆皆红色，叶片红青非常厚，叶状圆形果繁盛，叶面常有甘露珠，一切疾病皆能治。红苋菜籽为主药，配伍穆库尔没药、喜马拉雅紫茉莉、水绵四药皆等份，黄牛尿液研成泥，团成豌豆大之丸，一普量之黄牛尿，七粒药丸研磨化，傍晚黎明时分服，药毒忘念会跌倒，对此不要生恐惧。隆邪大时配酒服，其后食欲若不振，诃子岩精白乌头，制成豌豆大之丸，一切毒类之病症，此方皆能快速愈，尤对热胆病有效，治疗毒病之甘露。该药功效难表述。

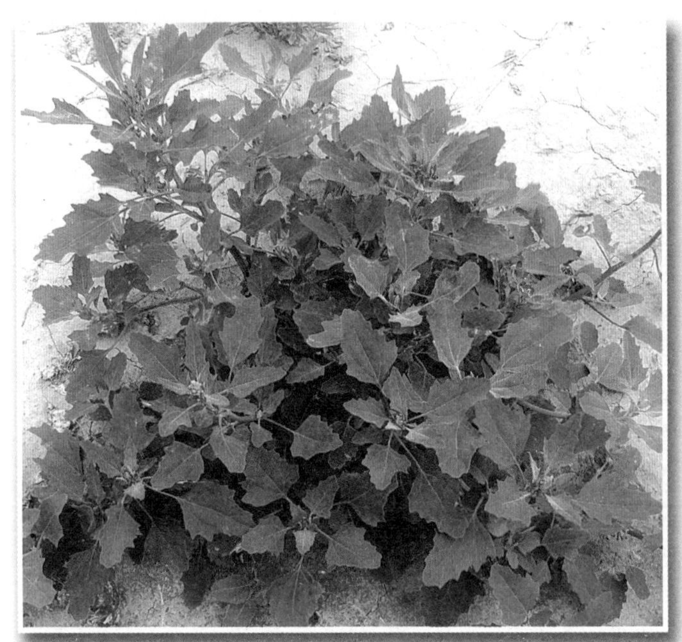

灰条菜 བོད་སྣེའུ་སྔོན་པོ།

96 . བོད་སྣེའུ་སྔོན་པོ།

བོད་སྣེའུ་སྔོན་པོ་ཞིང་ནང་སྐྱེས། །ལོ་མ་གཡུ་ཡི་བསིལ་ཡབ་འདྲ། །རྒྱབ་ཏུ་བདུད་རྩིའི་ཟིལ་བ་ཆགས། །རོ་ནི་མངར་ལ་ཡིད་ཙམ་ཚ། །ཁོང་བཏང་རྨ་ལ་ཆུ་མི་འཛིགས། །ཁབ་ལེན་རྡོ་དང་སྦྱར་བྱས་ནས། །ཁོང་དུ་བཏང་ལ་རྨ་ལ་བཏབ། །རུས་ཆེན་ལ་ཟུག་མདེའུ་ལྕགས་འབྱིན། །ཟས་སུ་སྦང་ཟན་ཤ་བའི་ཤ། །སྐོམ་དུ་ངེས་མེད་འཚོལ་བ་བླུད། །འདི་ནི་གནད་ཀྱི་གདམས་ངག་ཡིན། །ཟླ་ཕྱེད་ཞག་བཅུའི་བར་གྱི་ནི། །ཟུག་རྫུ་མ་ལུས་འཛོམས་པ་ཡིན། །བོད་སྣེའུ་སྔོན་པོ་དུལ་མ་དེ། །རྨ་ལ་བཏང་དུ་མི་རུང་བ། །དྲང་སྲོང་ཀུན་གྱིས་བཤད་པ་ཡིན། །རྨ་བཞིག་མདེའུ་འབྱིན་དུས་སུ་བཏང་། །སྦྱོར་སྡེ་མང་པོ་འདི་ལ་མེད། །

【译文】灰条菜

灰条菜生田地间，叶片青色似玉扇，叶背挂有甘露珠，其味甘而稍许辛，内服疮伤不畏水。此药配伍磁石后，无论内服或外敷，可排骨中之镞铁，进食醪糟和鹿肉，渴饮无定慎重饮，这是要害之教诫，半月十天之期间，镞头剧痛皆排除。青色灰条炮制后，不可撒敷伤和疮，众位仙人如是说，只有破伤排镞用，除此之外无多方。

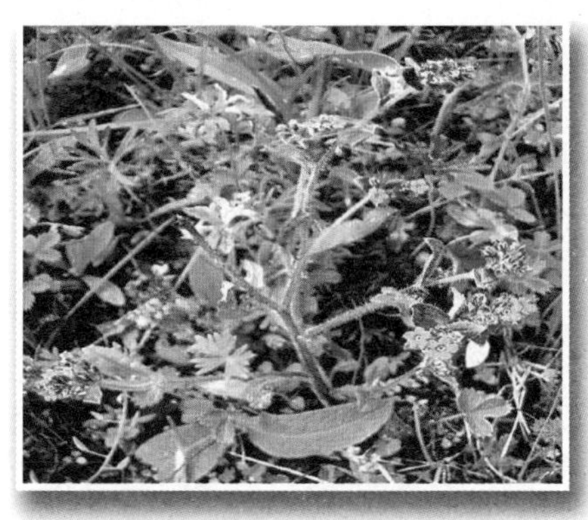

倒钩琉璃草　ནད་མ་འབྱུར་མ།

97．ནད་མ་འབྱུར་མ།

ནད་མ་སྤྱན་གསུམ་བྱ་བ་དེ། །ནད་མ་འབྱུར་མ་ཞེས་བྱ་བ། །ནད་མ་སྤྱན་གསུམ་རྒྱུན་བུ་དང་། །ནད་མ་སྤྲིབ་མ་སྤྱན་གསུམ་མོ། །ནད་མ་འབྱུར་མའི་མཚན་ཉིད་ནི། །ཡུལ་ནི་དྲོ་བའི་ས་ལ་སྐྱེས། །ལོ་མ་སྔོན་པོ་རྩུབ་པ་ལ། །སྡོང་བུ་གྲུ་བཞི་རིང་བ་ཡིན། །མེ་ཏོག་མཐིང་ཤུན་བེའུ་རྩེ་འདྲ། །འབྲས་བུ་སྤྱན་ལ་ཟླུམ་པོ་སྟེ། །ལོ་མ་འདབ་བཞི་འབྱུར་ཞིང་འཁྲིལ། །རོ་ནི་ཁ་ལ་ཅུང་ཟད་མངར། །ནུས་པས་རྨ་རྣམས་གསོ་བར་བྱེད། །རྩ་བ་ལོ་མ་མེ་ཏོག་དང་། །འབྲས་བུས་ནད་རྣམས་ཐམས་ཅད་སེལ། །རྨ་ལ་བདབ་ཅིང་ཁོང་དུ་བཏང་། །རྨ་ལ་བདབ་པས་འབྲུབ་པར་བྱེད། །ཆུ་ནག་སྐེམ་པའི་རྒྱལ་པོ་མཆོག །ཁོང་དུ་བཏང་ན་རྩ་ཁ་འཛིན། །རྩ་གཉན་ཆོད་ཀྱང་འཇིགས་མི་དགོས། །ཟས་སྐོམ་ངེས་མེད་ཚ་སྐྱུར་བསྲེས། །བདུད་རྩི་རྨ་གསོའི་སྨན་ཡིན་ནོ། །

【译文】倒钩琉璃草

琉璃草药三兄弟：一称倒钩琉璃草，一称甘青琉璃草，再一其名称糙草。倒钩琉璃草性相，生在温暖之地域，叶片青色较粗糙，茎秆方形比较长，花朵外皮青蓝色，形状如同吉祥结，果实簇生成圆形，叶片黏物并盘绕，其味苦而稍许甘；功效治疗诸疮伤，根叶花果治诸病，外敷疮伤并内服，撒敷疮伤速愈合，干涸脓水之君药，内服续接诸脉管，要害脉断也不惧，饮食无定辛酸混，治疗疮伤甘露药。

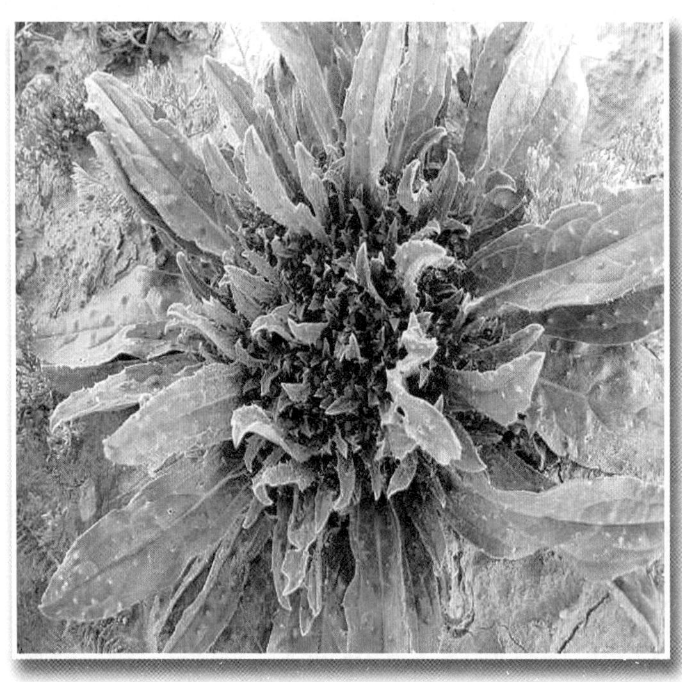

甘青琉璃草 ནད་མ་སྨན་བུ།

98 . ནད་མ་སྨན་བུ།

ནད་མ་སྨན་བུའི་མཚན་ཉིད་ནི། །ཆུ་ཀླུང་ཆེན་པོའི་འགྲམ་ན་སྐྱེས། །ལོ་མ་རྩུབ་མོ་གང་རེག་འཁྲིལ། །འབྲས་བུ་ལུང་ཐང་འབྲས་བུ་འདྲ། །བྱང་ཁོག་རྨ་རྣམས་གང་ལ་ཡང་། །ཁོང་དུ་བཏང་ན་ཆུས་མི་འཇིགས། །ཆུ་རྒྱུས་ཆད་པ་འབྲེལ་བར་འགྱུར། །ཕྲ་བ་འཐོར་པ་བསྡེགས་པར་ནུས། །རྨ་ཁོང་གཉིས་སུ་གཏང་བར་བྱ། །སྨན་གསུམ་སྦྱར་ན་རྨ་སྐོར་གསུམ། །གསོ་བྱེད་སྨན་གྱི་རྒྱལ་པོར་བཤད། །ཀ་ར་དང་སྦྱར་རྨ་ལ་གདབ། །ཚེན་ངན་གཅོད་ལ་ཤའུ་གསོ། །ཤ་བ་རི་བོང་ཉ་ཤ་སྐྱང་། །ཁ་ཟས་མར་གསར་འབྲས་ཟན་བཏང་། །སྐོམ་དུ་ཆུ་གདུས་བླུད་པར་བྱ། །སྦྱོར་སྡེ་གཞན་ཡང་བསམ་མི་ཁྱབ།།

【译文】甘青琉璃草

甘青琉璃草性相，大河川之岸滩生，叶片粗糙遇物黏，果实状似油患子。体腔任何疮和伤，内服之时水不害，韧带筋断能续接，软骨溃散能追敛，内服外敷两同治。琉璃三药配伍时，乃为治疮之君药，配伍白糖敷疮伤，去除疤疣育新肌。鹿肉兔肉和鱼肉，一定忌口防肿胀，进食米饭新酥油，口渴宜饮久煮水。此药可配方剂多。

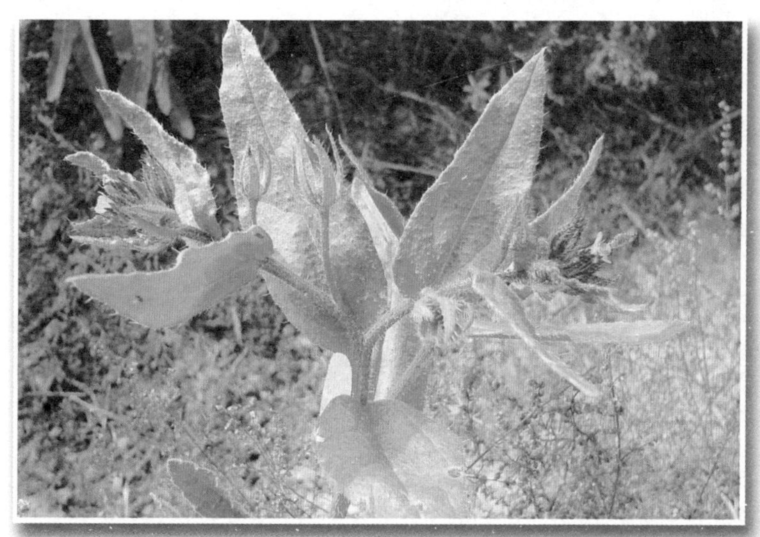

糙草 ནད་མ་སྙིབ་མ།

99．ནད་མ་སྙིབ་མ།

ནད་མ་སྙིབ་མ་ཞེས་བྱ་བ། །ཞིང་གི་དབུས་རྣམས་ཀུན་ཏུ་སྐྱེས། །ལོ་མ་འབྱར་ཞིང་ཆུང་བ་ལ། །སྡོང་པོ་གཡུ་ཞགས་འཁྱིལ་བ་འདྲ། །འབྲས་བུ་སྦལ་པའི་སྒོ་ང་འདྲ། །གང་ལ་ཉེ་བ་འབྱར་ཞིང་འཁྲིལ། །རོ་ནི་གོང་དང་འདྲ་བ་ལ། །རྨུས་པ་རྨ་རྣམས་གསོ་བའི་སྨན། །རྩ་བ་ལོ་སྡོང་འབྲས་བཅས་པ། །ཞུན་བྱས་ཕྱེ་མ་ཤིང་མངར་དང་། །ཆུ་རྟ་མོ་དང་སྲུབ་མ་རྣམས། །ཁོང་དུ་བཏང་ལ་རྨ་ལ་གདབ། །མགོ་རྨ་ཀླད་པ་རལ་ཡང་འཚོ། །བྱང་ཁོག་སྟོད་སྨད་རྨ་ཡང་འཚོ། །ཡན་ལག་ཆག་འགྲམས་ཐམས་ཅད་འཚོ། །རྨ་ཡི་སྐྱོན་དྲུག་སེལ་བར་བྱེད། །ནད་མ་སྤུན་གསུམ་དོམ་མཁྲིས་དང་། །ཨན་འདུམ་དཀར་ནག་སྐྱེའུ་ལོ་མ་དང་། །ཆུ་རུག་རྣམས་ནི་ཞུན་བྱས་ནས། །རྨ་ཁོང་གཉིས་ཀར་བཏང་བྱས་ན། །རྨ་ཡི་སྐྱོན་དྲུག་སེལ་བར་བྱེད། །ཡོན་ཏན་གཞན་ཡང་བསམ་མི་ཁྱབ། །

【译文】糙草

三琉璃草之糙草，田园之中处处生，叶片小而黏他物，茎秆如同玉绳盘，种子状似青蛙卵，功效治疗疮伤药。根叶茎果熬成膏，配伍甘草千里光、草玉梅等研成粉，可以内服或外敷，无论头伤及脑裂，上下体腔伤可愈，并治四肢断裂损，消除六类伤疮病。琉璃草三兄弟药、熊胆猪殃殃臭蒿、苋菜叶和碎米荠，熬膏内服并外敷，可治六类伤疮病。其他功效难述尽。

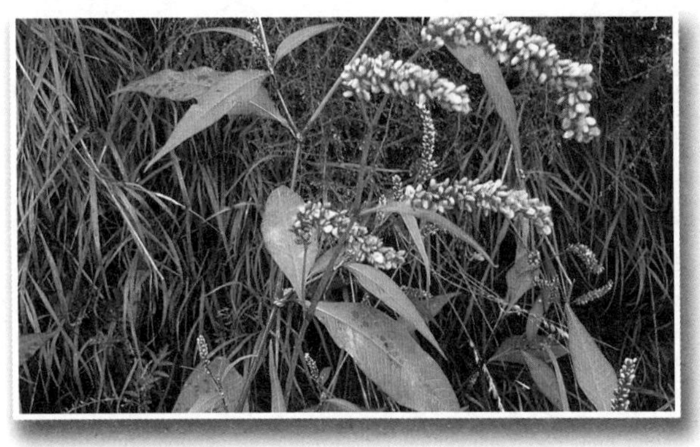

多穗蓼 ཉ་ལོ།

100 . ཉ་ལོ།

ཉ་ལོ་སྲིབས་ཀྱི་རི་ལ་སྐྱེས། །ལོ་མ་ཅུང་ཟད་རྩུབ་པ་ལ། །སྡོང་པོ་དམར་པོ་རིང་ལ་ལྡེམ། །མེ་ཏོག་དཀར་པོ་སྤྲིན་ཕུང་གཏིབས། །རོ་ནི་ཅུང་ཟད་ཁ་སྐྱུར་རྩུབ། །ནུས་པས་ཁོང་ནད་གཙོང་རྙིང་སེལ། །ནས་དཀར་དྲུས་ཕྱེས་དག་དང་གདུ། །ཡུན་བསྲིང་མང་དུ་འཐུང་གྱུར་ན། །མཁལ་རྐེད་རླུང་གཟེར་ཐམས་ཅད་དང་། །བུ་བཙས་རྗེས་ཀྱི་རླུང་གཟེར་འཇོམས། །བུ་ག་དགུ་ནས་ཁྲག་འཛག་དང་། །རྨས་པའི་ཁྲག་འཛག་གཅོད་པར་བྱེད། །ཉ་ལོའི་རྩ་བ་ཁུག་རྟའི་ཤ། སྦྱར་ལ་བཏང་བས་རྒྱུ་གཟེར་དང་། །དམར་འཤལ་ནད་རྣམས་འཇོམས་པར་བྱེད། །ཁ་ཟས་འབྲས་ཆན་ཞོ་ཕྱུམ་བཏང་། །ཆང་དང་ལུག་ཤ་ཉེ་མི་རུང་། །རྒྱ་ནད་འཁོར་བ་ན་གྱུར་ན། །ཉ་ལོའི་རྩ་བ་ཅོང་ཞི་དང་། །བཙོད་དང་སྦྲང་སྦྱར་བཏང་བྱས་ན། །མྱུར་དུ་བདེ་བར་འགྱུར་བ་ཡིན། །འབྱུང་པོ་སྲུང་བའི་ཆོ་ག་བྱ། །ཉ་ལོའི་རྩ་བ་རྣོ་གསུམ་དང་། །ལྕམ་པ་ཤུ་གུ་ཆེར་མ་ཅན། །ཆང་ལ་སྦྱར་བཏང་ཆུ་འགགས་སེལ། །གཞན་ཡང་སྦྱོར་སྡེ་བསམ་མི་ཁྱབ།།

【译文】多穗蓼

多穗蓼生阴山坡，叶片稍许有点糙，茎秆红色长而柔，花朵白色如云朵，其味苦酸其性糙，治疗体腔旧痼疾。配伍脱皮白青稞，研粉煎煮长久服，治疗肾腰隆痛症、妇女产后隆痛症，并治九窍出血症，止住创伤之流血。多穗蓼根燕子肉，配伍内服治肠痧，并且治疗赤痢症，宜食米饭和稀酪，莫近酒和绵羊肉。地方热病缠绵疼，多穗蓼根寒水石、茜草蜂蜜配伍服，快速病愈得安乐，要作防魔之法事。多穗蓼根三锐药、冬葵果和悬钩木、配酒内服治尿闭。此药方剂特别多。

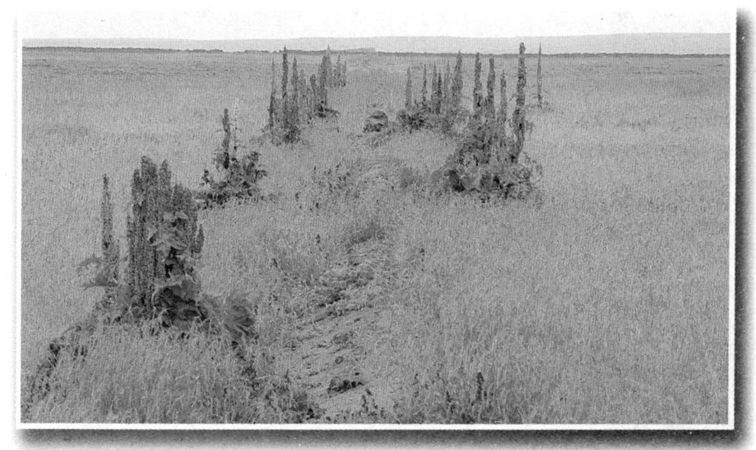

大黄　ཤིང་ཞིམ།

101．ཤིང་ཞིམ།

ཤིང་ཞིམ་སྡོང་པོ་བསེ་ཞོ་འདྲ། །ལོ་མ་གཡུ་ཡི་གཤོག་བརྒྱང་འདྲ། །ཐོག་ཐུ་བྱུ་ཏུའི་ཇ་ཡབ་འདྲ། །རོ་ནི་སྐྱུར་ལ་ཞུ་རྗེས་མངར། །བད་ཀན་སྨུག་པོའི་ནད་འཇོམས་ཞེས། །སངས་རྒྱས་རྣམས་དང་དྲང་སྲོང་གསུངས། །རྩ་ལྟོ་གཉིས་ཀྱི་སྦྱོང་དག་ལ། །འདི་བཏང་ནད་རྣམས་ཐམས་ཅད་སེལ། །བུལ་ཏོག་སེངས་པོ་ཆུ་རྩ་སྦྱར། །ཕོང་ངུ་བཏང་བས་ལྷན་ཐབས་དང་། །སྨད་དུ་རྒྱུས་པའི་ནད་རྣམས་འདྲེན། །སྐྱུགས་ཀྱི་སྨན་ནང་བཏང་གྱུར་ན། །སྣོད་ནད་ཐམས་ཅད་སེལ་བར་བྱེད། །སྐྲངས་རྣམས་ནན་བྱས་དཀྲིས་ན་བདེ། །ལ་གོད་རྩ་བ་དང་སྦྱར་ནས། །བཏང་ན་ནད་རྣམས་ཐམས་ཅད་བཤལ། །སེ་ཡབ་སྣ་ལོའི་རྩ་བ་དང་། །ཆང་སྦྱར་བླུད་ན་རྒྱུ་ནད་སེལ། །རྗེས་ལ་གཅད་རན་དུས་དག་ཏུ། །ཚ་བ་གསུམ་དང་མར་ཁུ་བླུད། །ར་ཕག་ཤ་དང་ཆང་སྐྱུར་སྤང་། །གཞན་ཡང་ཡོན་ཏན་བསམ་མི་ཁྱབ། །

【译文】大黄

大黄茎似漆红黑，叶如玉翅伸展开，顶如珊瑚之拂尘，其味酸而化味甘，治疗培根瘀紫症，佛和仙人如是说。脉腹二泻服此药，一切疾病皆消除。配伍碱花和薄酒、穗序大黄口中服，胃脘疾病下体病，全能下引清泻出。配入催吐方剂时，一切腑病皆吐出。一切肿胀缚敷安。配伍穗序大黄根，内服泻除一切病。配木瓜多穗蓼根，酒服治疗小肠病。断除后遗症之时，内服三热酥油汁，禁食山羊肉猪肉，并且禁饮酸味酒。其他功效难尽述。

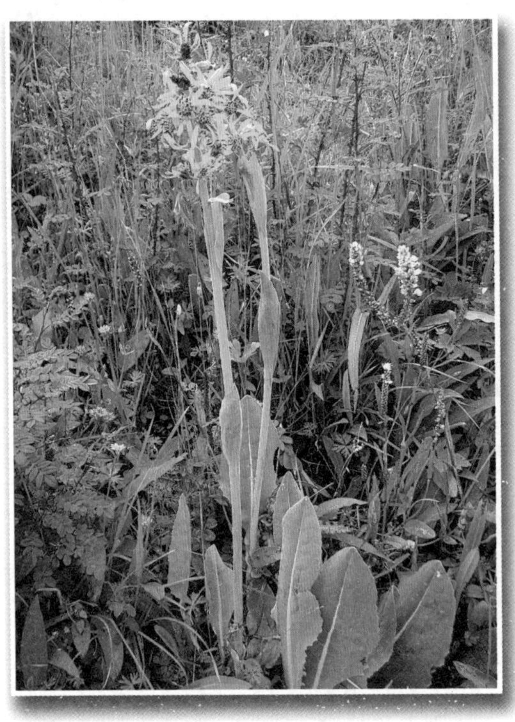

川生黄帚橐吾 ཉ་དུག་དཀར་པོ།

102.ཉ་དུག་དཀར་པོ།

ཉ་དུག་དཀར་པོའི་མཚན་ཉིད་ནི། །ལོ་མ་གཡུ་ཡི་སྨར་ཞགས་འདྲ། །མེ་ཏོག་སེ་བའི་མེ་ཏོག་འདྲ། །རོ་ནི་མངར་ལ་ཚ་བ་ཡིན། །ནུས་པས་སྲིན་བུ་གསོད་པར་བྱེད། །ཉ་རྣམས་འཆི་དང་བརྒྱལ་བར་བྱེད། །དེ་ཡི་རྩ་བ་སྐམ་པོའི་ཕྱེ། །ཕུར་མོང་དཀར་པོ་ཤིང་མངར་རྣམས། །སྦྲང་རྩི་དང་སྦྱར་བཏང་བྱས་ན། །བད་ཀན་ནད་དང་སྲིན་ནད་རྣམས། །སྐྱུགས་པར་འགྱུར་བར་ཐེ་ཚོམ་མེད། །ཆུ་སྐོལ་ལྡུམ་རྩས་ཡང་ཡང་དྲངས། །སྦྱོར་སྡེ་གཞན་ཡང་བསམ་མི་ཁྱབ། །

【译文】川生黄帚橐吾

黄帚橐吾之性相，叶茎形状似玉络，花朵状如蔷薇花，其味甘而有点辛，自身功效能杀虫，致鱼昏迷和死亡。此药干根研成粉，配伍结血蒿甘草，再配蜂蜜口中服，治疗培根和虫病，上引催吐无疑问，开水频服大黄粉。其他配方有许多。

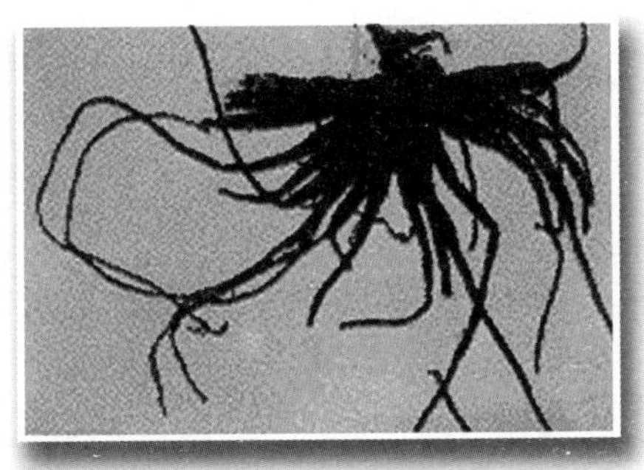

山生黄帚橐吾根　རི་ཤོ་རྩ་བ།

103.རི་ཤོ་རྩ་བ།

རི་ཤོ་རྩ་བ་འབྲི་ཏ་དང་། །པི་པི་ལིང་དང་ཨ་རུ་ར། །སྲྀ་བཟང་མོན་སྲན་ཉི་དགའ་དང་། །ར་འོར་བསྐོལ་ལ་ཁོང་དུ་བཏང་། །ཞག་བདུན་བར་དུ་སྐྱུགས་པ་སྲུང་། །ཐར་ནུ་བཏུལ་བའི་ཁུ་བ་ནི། །ཐུག་ཏུ་ཡང་དང་ཡང་དུ་བཏང་། །རྗེས་ལ་ཚོ་ཁུ་ཚྭ་མེད་ཤིས། །བད་ཀན་ཆུ་སྐྱུགས་གྲང་བ་དང་། །ཕོ་བའི་མེ་དྲོད་ཉམས་པ་ཡི། །ནད་རྣམས་མ་ལུས་སེལ་བར་བྱེད།།

【译文】山生黄帚橐吾根

黄帚橐吾根配伍，东方草莓和荜茇、诃子菜豆角茴香、冬葵果和山羊奶，煎煮成汤口中服，五至七日防呕吐，制大狼毒煎取汁，反复内服催下泻，后服无盐浓汤吉，治培根吐水寒症、胃阳衰弱等病症。

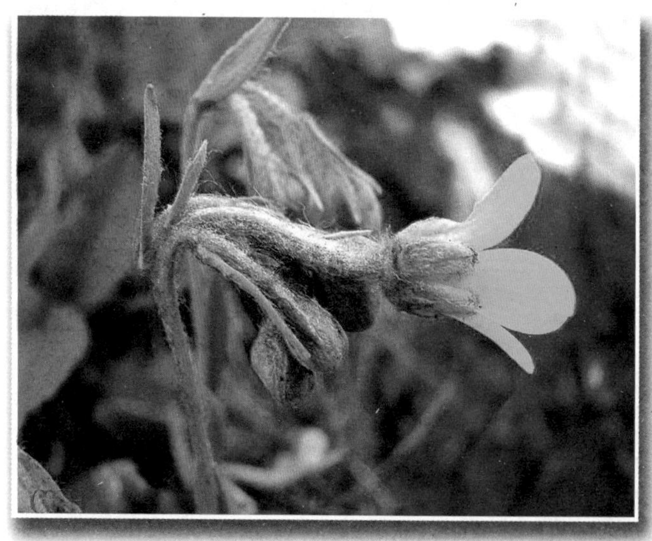

垂头虎耳草 མཆིན་པ་བཅད་འཁྱོར།

104. མཆིན་པ་བཅད་འཁྱོར།

མཆིན་པ་བཅད་འཁྱོར་ཞེས་བྱ་བ། །སྔོ་སྨན་རྣམས་ཀྱི་རྒྱལ་པོ་མཆོག །ཉིན་ལུང་སྲིབས་ཀྱི་སྨད་ན་སྐྱེས། །ལོ་མ་གཡུ་ཡི་མེ་ལོང་འདྲ། །མེ་ཏོག་གསེར་གྱི་ཙོང་ཙོང་འདྲ། །རོ་ནི་ཚ་ལ་ཡིད་ཙམ་ཁ། །རང་གི་ནུས་པ་རྨ་འཁྱོར་བྱེད། །མཆིན་པའི་ནད་ལ་བདུད་རྩི་འདྲ། །བཅད་འཁྱོར་བདུད་རྩི་དོམ་མཁྲིས་དང་། །གུར་གུམ་བྲག་ཞུན་ སྤྲི་ཡང་ཀྱུ། །འདི་ལྔ་ཆ་མཉམ་ར་ཁྲག་སྦྱར། །མཆིན་གས་དང་ནི་མཆིན་སྐྲན་དང་། །མཆིན་པ་བརྡད་པ་ལ་སོགས་པ། །འདི་ཡིས་ཐེ་ཚོམ་མེད་པར་འཚོ། །བཅད་འཁྱོར་མར་དང་སྦྱར་བྱས་ནས། །རྨ་རྙིང་འཚོ་དཀའ་ལ་བྱུགས་ན། །ཉིན་ཞག་གསུམ་ན་འཚོ་བ་ཡིན། །གཞན་ཡང་རྒྱ་ཙེ་གཡན་པ་དང་། །ཤུ་བ་རྨ་རྙིང་ཐོར་བ་དང་། །རྟ་ཡི་རྒྱབ་ཆད་ལ་སོགས་པ། །མར་སྦྱར་བྱུགས་ན་འཚོ་བར་འགྱུར། །

【译文】垂头虎耳草

所说垂头虎耳草，草类药之君王药，阳坡阴沟下部生，叶片形状似玉鉴，花朵金黄端直开，其味辛而有点苦，自身功效愈伤口，治疗肝病胜甘露。垂头虎耳配熊胆、甘青青兰和红花、岩精五药等份配，再配山羊血内服，治疗肝裂肝肿瘤、肝脏受伤等疾病，此方无疑能断根。垂头虎耳配酥油，涂敷难愈旧伤口，三日之后即可愈。另外癞痢和顽癣、旧疮脓疱黄水疮、马背鞍疮等疮类，配上酥油涂敷愈。

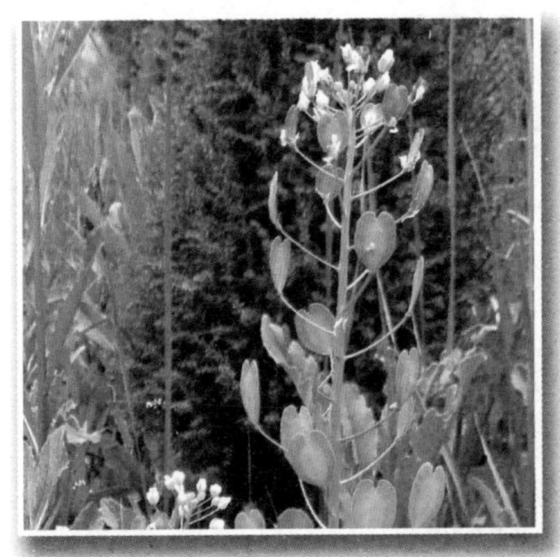

菥蓂 བྲེ་ག

105 . བྲེ་ག

སྔོ་ཡི་གཙོ་བོ་བྲེ་ག་ནི། །འབོལ་བའི་ས་དང་ཞིང་ནང་སྐྱེས། །ལོ་མ་སྔོ་མཐུག་མདངས་དང་ལྡན། །སྡོང་པོ་མདའ་སྨྱུག་ལྟ་བུར་རིང་། །མེ་ཏོག་དཀར་པོ་ཆུང་བ་ཡིན། །གང་བུ་རྔ་དང་འདྲ་བའི་ནང་། །འབྲས་བུ་དམར་པོ་སེ་སྔོང་འདྲ། །རོ་ནི་སྣུམ་ལ་ཚ་བ་ཡིན། །ནུས་པས་ནད་རྣམས་ཐམས་ཅད་སེལ། །ཆུ་ནང་ལེགས་པར་གདུས་བྱས་ཏེ། །སྲོར་ཆེན་སྦྲང་རྩི་ཁ་ཚར་གདབ། །བུར་དཀར་སྦྱར་བཏང་བད་ཀན་སེལ། །སྨན་དེ་བཏང་བའི་དུས་ཉིད་དུ། །ཆུ་དེ་བསྲུང་བ་དམ་ཚིག་ཡིན། །གུར་གུམ་ལི་ཤི་སུག་སྨེལ་དང་། །བུར་དཀར་དང་ནི་སྦྱར་བྱས་ན། །མཆིན་དྲིའི་ནད་རྣམས་སེལ་བར་བྱེད། །ཤུ་དག་ཆུ་ལྷུམ་ཟངས་རྩེ་བ། །ཆུ་གྲང་དང་སྦྱར་ཆུ་ཤོར་སེལ། །རྩ་བ་ལྔ་དང་ཚ་བ་གསུམ། །ཚྭ་སྣ་གང་འཚོགས་བུར་དཀར་སྦྱར། །མཁལ་མའི་ནད་རྣམས་འཚོ་བར་བྱེད། །སྦྱོར་སྡེ་གཞན་གྱིས་ནད་གཞན་སེལ། །

【译文】菥蓂

草药主药之菥蓂，生在田间松软地，叶片青厚有光泽，茎秆如同箭竹长，花朵白色比较小，果荚形状如龙鼓，籽红状似天鹅蛋，其味油腻并且辛，功效治疗一切病。水中煎煮停当后，调入老鹳草蜂蜜，配伍白糖口中服，功效治疗培根病，服用此药之期间，禁服暗绿紫堇药，必须遵守此教言。配伍红花和丁香、白豆蔻和白蔗糖，治疗膈膜之疾病。配伍菖蒲和紫堇、猪殃殃等凉水服，治疗脱水危害症。此药配伍五根药、三热药和各种盐，白糖为引治肾病。配成他方治他病。

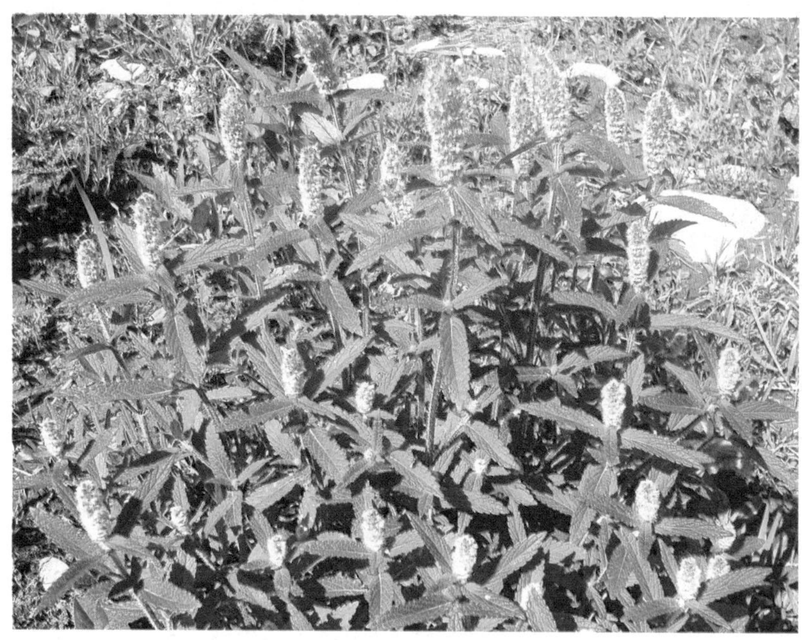

香薷 བྱི་རུག

106 . བྱི་རུག

བྱི་རུག་ཞིང་གི་ནང་ན་སྐྱེས། །ལོ་མ་མཐིང་ཤུན་ཛ་ཡབ་འདྲ། །འབྲས་བུ་སྨུ་མེན་མཆོད་སྡོང་འདྲ། །རོ་ནི་བསྐ་ལ་ཡིད་ཙམ་ཚ། །རང་གི་ནུས་པས་བད་ཀན་སེལ། །ཏིག་ཏ་ཧོང་ལེན་བ་ལེ་ཀ། གསེར་གྱི་མེ་ཏོག་ཨུ་སུ་དང་། །ཨུཏྤལ་སྔོན་པོ་དང་སྦྱར་ཏེ། །ཀ་ར་དྲུག་འགྱུར་རྟ་ལ་སྦྱོན། །བད་ཀན་སྐྱ་བོ་སེལ་བར་བྱེད། །བཙོས་པའི་ཚོད་མ་ཐང་དང་འདྲ། །བད་ཀན་ནད་དང་རིམས་གསར་ལས། །སྲུར་དུ་རྒྱལ་བར་བྱེད་པ་ཡིན། །རྨ་གསར་ལ་གདབ་ཁྲག་ཀྱང་ཆད། །ཆུ་རུག་དོམ་མཁྲིས་སྲན་མ་དང་། །ཨན་ལྕུམ་བྱིའུ་རུག་རེ་རལ་དང་། །སྦྲོར་དང་ནད་མ་སྨྱུན་གསུམ་སྦྱར། །སྦྲང་རྩིས་རིལ་བུ་བྱས་པ་དེ། །མགོ་དང་བྱང་ཁོག་ཡན་ལག་གི །རྨ་ལ་གདབ་ཅིང་ཁོང་དུ་བཏང་། །རྨ་རྣམས་འདྲུབ་ཅིང་ཆུ་སེར་སྐེམ། །ཤ་ནད་རུས་ནད་རྩ་ནད་འབྱིང་། །རྨ་རྣམས་གསོ་བའི་དར་ཡ་ཀན། །སྐོམ་ཤ་ར་ཤ་ཕག་ཤ་བཏང་། །སྐོམ་དུ་བ་རའི་འོ་སྐོལ་བཏང་། །ལུག་ཤ་ཆང་ནི་སྤྱང་བར་བྱ། །ཤིང་ཀུན་སླ་རྩེ་དང་སྦྱར་ནས། །སོ་ནད་ལ་བདུགས་སྲིན་ནད་འབུད། །གཞན་ཡང་ཡོན་ཏན་བསམ་མི་ཁྱབ། །

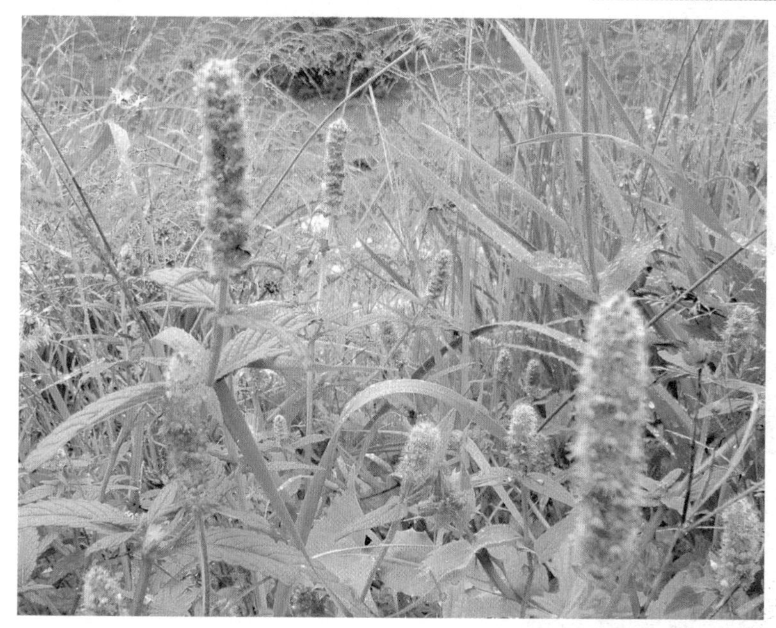

香薷 བྱི་རུག

【译文】香薷

香薷生长在田间，叶青花穗似拂尘，籽似青金石灵塔，其味涩而有点辛，功效治疗培根病。此药配伍獐牙菜、兔耳草藏马兜铃、波棱瓜籽和芫荽，再配蓝花绿绒蒿，六倍白糖为药引，治疗灰白培根病。煮成菜汤内服时，初期疫疠培根病，皆能迅速战胜之，涂敷新伤也止血。香薷紫花碎米荠、熊胆豌豆猪殃殃、骨碎补和老鹳草、琉璃草三药配伍，再加蜂蜜团成丸，治疗头体四肢疮，外敷疮伤并内服，疮伤愈合黄水干，根除肉骨脉之病，渴饮黄牛山羊奶，禁忌酒和绵羊肉。此药配阿魏麝香，熏治妇女病驱虫。其他功效难表述。

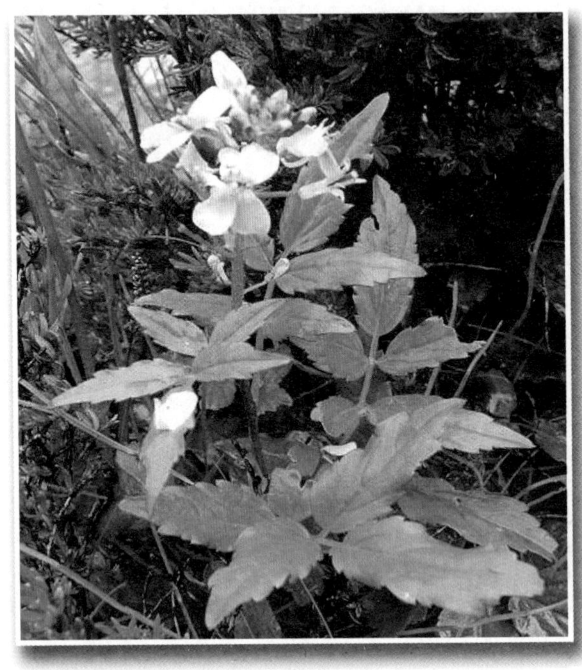

紫花碎米荠　ཆུ་རུག

107．ཆུ་རུག

ཆུ་རུག་གྲང་དྲོད་ཀྱི་མཚམས་ན་སྐྱེས། །རྩ་བ་གཡུ་སྦྲུལ་འཁྱིལ་བ་འདྲ། །ལོ་མ་གཡུ་ཡི་ཕྱག་རྗེ་འདྲ། །མེ་ཏོག་དམར་ལ་ཅུང་ཟད་སྔོ། །རང་ནུས་ཆུ་རྒྱུས་ཆད་པ་འབྲེལ། །ཧོང་ལེན་བྱི་ཁྱུང་དང་སྦྱར་ན། །ཆུ་མི་འཇིགས་ལ་སྐོམ་དང་སེལ། །རྨ་སྨན་རྣམས་ཀྱི་འཕྲོད་དུ་བཟང་། །ཆུ་རུག་སྤོས་དཀར་ཟེམ་པ་དང་། །སོ་མ་ར་ཛ་ཏིལ་དཀར་ནག །སྦྲང་རྩི་དང་སྦྱར་ཁོང་དུ་བཏང་། །ཆུ་སེར་ནད་རྣམས་འདྲེན་པར་བྱེད། །གཞན་ཡང་ཡོན་ཏན་བསམ་མི་ཁྱབ། །

【译文】紫花碎米荠

所说紫花碎米荠，生在寒温交界处，根似玉蛇在盘卧，叶片状如玉佛手，花朵红色稍许青，自身功效续断筋。碎米荠配兔耳草、斑花黄堇口中服，不畏水害治烦渴。适配伤疮药最妙。紫花碎米荠乳香、山豆根和黄葵籽、黑白芝麻和蜂蜜，配伍成方口中服，功效引出黄水病。其他功效难尽述。

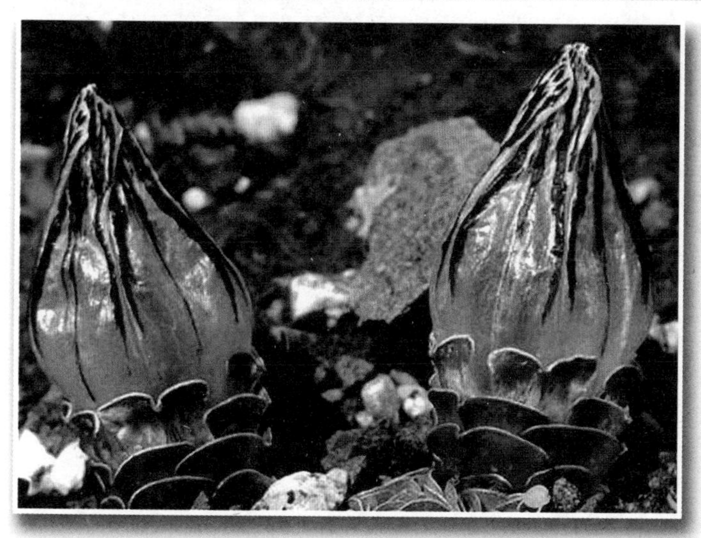

假鳞片龙胆　གཉེན་པོ་བྱ་ཁྱུང་།

108．གཉེན་པོ་བྱ་ཁྱུང་།

གཉེན་པོ་བྱ་ཁྱུང་རི་སྟོད་སྐྱེས། །ལོ་མ་སྟོང་ཁེབས་གཞིབས་པ་འདྲ། །སྡངས་ན་གཡུ་རྔམ་རྒྱལ་པོ་འདྲ། །རོ་ནི་ཁ་ལ་མཁྲིས་བག་ཅན། །མེ་ཏོག་འབྲས་བུ་གཉིས་ཀ་མེད། །རང་གི་ནུས་པ་ཆུ་མི་འཇིགས། །གྲོགས་དང་སྦྱར་ན་ཚད་ནད་སེལ།།

【译文】假鳞片龙胆

所说假鳞片龙胆，生在高山之上部，千叶盖顶似排列，株高似乌奴龙胆，其味特苦如胆汁，花朵果实两皆无，自身功效不畏水，配伍佐药治热病。

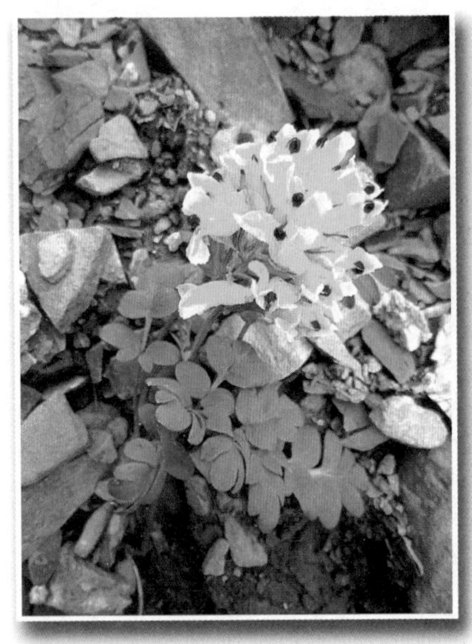

斑花黄堇　སྟོང་རི་ཟིལ་པ།

109．སྟོང་རི་ཟིལ་པ།

གཉན་ཐུབ་སྟོང་རི་ཟིལ་པ་ཅན།།（ལྕགས）ཏིག་ཏ་སུམ་ཏིག་བ་ཤ་ཀ །སྲང་རྩེ（དོ་བོ）ཤེལ་ཏང་པར་པ་ཏ། །ཞིབ་བཏགས་ཀ་རའི་རྟ་ལ་སྦྱོན། །ཆུ་གྲང་དག་གིས་འཕྱུལ་བཏང་ན། །ཚད་རིགས་མ་ལུས་ཐམས་ཅད་སེལ། །ཁྲིད་པར་འབྲུགས་རིམས་སྨྱུང་དཀའ་སེལ། །འཕྲོད་སྨན་དང་སྦྱར་ནད་གཞན་སེལ།།

【译文】斑花黄堇

斑花黄堇降瘟药，花锚篦齿虎耳草、鸭嘴花和翼首草、麻花艽和角茴香，配伍成方研成粉，再加白糖为药引，并用冷水送服时，治疗一切发热病、难治紊乱疫疠症。可配他药治他病。

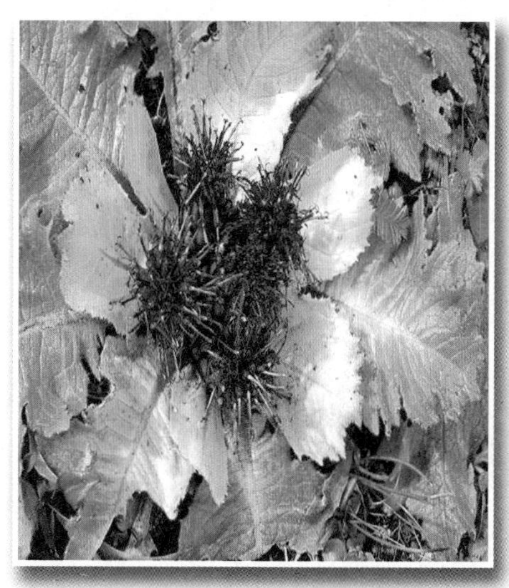

川木香　སྲེ་མོ་སྤྲག་ཆུང་།

110 . སྲེ་མོ་སྤྲག་ཆུང་།

སྲེ་མོ་སྤྲག་ཆུང་མཚན་ཉིད་ནི། །ལོ་མ་ཅུང་ཟད་ནར་མོ་ལ། །སྡོང་པོ་གཡུ་ཡི་མཆོད་སྡོང་འདྲ། །མེ་ཏོག་གསེར་གདུགས་ཕུབ་པ་འདྲ། །ལོ་མ་མེ་ཏོག་གང་ཡང་རུང་། །ན་ལེ་ཤམ་དང་སུག་སྨེལ་དང་། །བུ་རམ་དཀར་པོ་གོད་ཞོ་བཙོས། །ལྔ་པོ་སྦྱར་ལ་ཁོང་དུ་བཏང་། །མཆིན་ཁྲག་ཕོ་བར་ལྷུང་བ་སེལ། །རང་ནུས་ཕོ་མཆིན་ཚད་པ་སེལ། །སྨུག་པོ་རྒྱས་པར་གྱུར་པ་ལ། །སྤྲག་ཆུང་མ་ནུ་བཞི་པ་དང་། །འུ་སུ་སེ་ཡབ་བདུན་པ་སྦྱར། །སྨུག་པོ་རྒྱས་པ་སེལ་བར་བྱེད། །སྤྲག་ཆུང་སྟི་བའི་མེ་ཏོག་དང་། །སྲད་མའི་མེ་ཏོག་དམར་པོ་དང་། །འུ་སུ་བསྐོལ་བའི་ཐང་དང་སྦྱར། །ཁོང་བཏང་སྨུག་པོའི་ནུག་གཟེར་འཛོམས། །གཞན་ཡང་ཡོན་ཏན་བསམ་མི་ཁྱབ། །

【译文】川木香

所说川木香性相，叶片稍许有些长，茎秆如同玉灵塔，花朵好似撑金伞。无论叶片或花朵，配伍胡椒白豆蔻、白糖等牦牛奶煮，五药配伍口中服，治疗肝血犯胃症。药效清除胃肝热。培根瘀紫症盛时，川木香芫荽木瓜，再加四味藏木香，七药配伍口中服，治疗培根瘀紫症。川木香配伍红花、幅冠党参花芫荽、黄芪之花煎汤服，可治培根瘀紫症。其他功效难尽述。

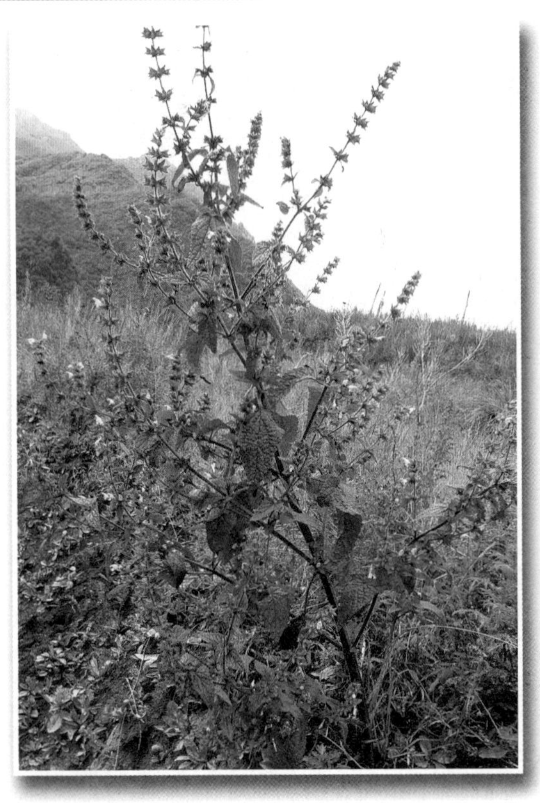

黄花鼠尾草 བདུད་རྩི་དོ་བ།

111．བདུད་རྩི་དོ་བ།

བདུད་རྩི་དོ་བ་ཞེས་བྱ་བ། །ལོ་མ་ཆུང་ལ་སྡོང་པོ་སྔོ། །མེ་ཏོག་སེར་པོ་རབ་ཏུ་རྒྱས། །འབྲས་བུ་ཟེ་ར་དཀར་པོ་འདྲ། །རོ་ནི་ཁ་མངར་རྨ་རྣམས་འདྲུབ། །རང་གི་ནུས་པས་མིག་ནད་སེལ། །སྲུམ་རྩུ་ཏིག་དང་རྩ་མཁྲིས་དང་། །པར་པ་ཏ་སྦྱར་ཆུ་ཡིས་དབུལ། །ཟས་སུ་ནས་ཐུག་སླ་བ་བཏང་། །རིམས་ནད་ཐམས་ཅད་ཐུབ་པ་ཡིན། །ក្រུང་སྐྱེས་ཚ་བ་གསུམ་པོ་བཏང་། །བུར་དཀར་དང་སྦྱར་ཚོད་ཟིན་བཏང་། །རི་ཐང་མཚམས་སུ་གཟབ་པར་བྱ། །གཞན་ཡང་ནད་རྣམས་མ་ལུས་སེལ། །

【译文】黄花鼠尾草

所说黄花鼠尾草，叶片小而茎青色，花朵黄色很繁茂，种子状似香旱芹，其味苦甘愈疮伤，自身功效治眼病。配伍篦齿虎耳草、以及禾叶风毛菊、角茴香粉水送服，进食青稞面稀糊，治疗一切疫疠病。生隆内服三热药，配伍白糖适量服，山原界热症慎用，其他疾病亦能治。

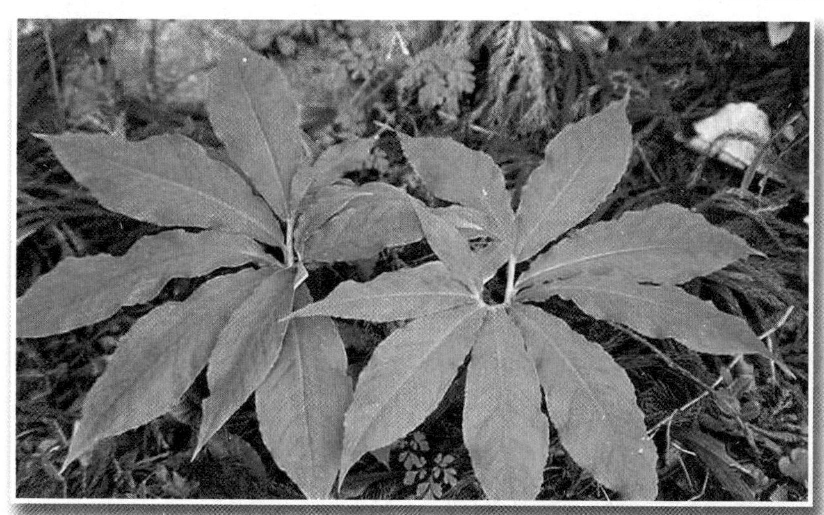

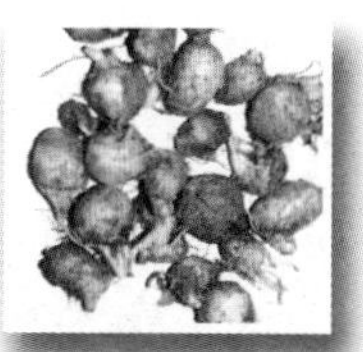

半夏 བདུད་རྩི་བུམ་པ།

112．བདུད་རྩི་བུམ་པ།

བདུད་རྩི་བུམ་པ་གཡུ་ཡི་རྒྱལ་མཚན་འདྲ། །དྲི་ཆེ་རོ་ཁ་ནུས་པས་སྲིན་རྣམས་གསོད། །ཤིང་མངར་སྲིན་ཐལ་སྤང་རྒྱན་དཀར། །ཀ་ར་དང་སྦྱར་གློ་ནད་སེལ། །ཕྱུར་མོང་ལོ་མ་སྤང་སྤོས་དང་། །ཐང་ཕྲོམ་འབྲུ་གུ་དང་སྦྱར་ན། །སྲིན་ནད་མ་ལུས་སེལ་བར་བྱེད། །གཞན་ཡང་ཡོན་ཏན་བསམ་མི་ཁྱབ།།

【译文】半夏

半夏之叶似玉幢，气味大而其味苦，自身功效能杀虫。配伍甘草露梅灰、白花龙胆和白糖，研粉内服治肺病。配伍结血蒿之叶、甘松以及莨菪籽，一切虫病皆能治。其他功效难表述。

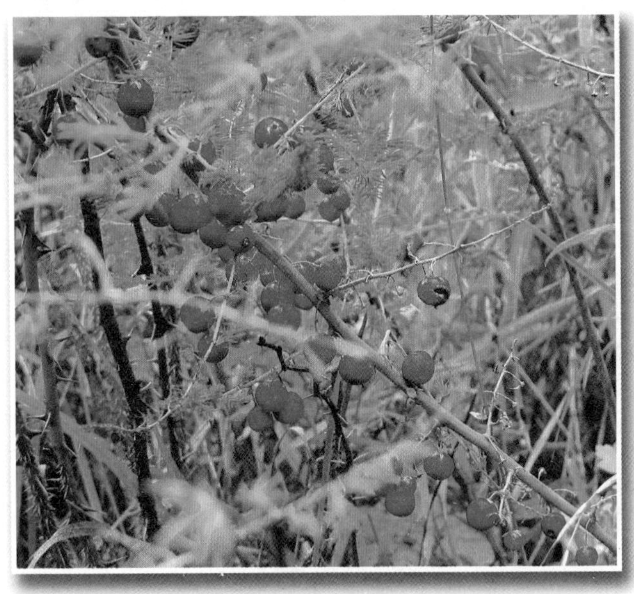

天门冬　བདུད་རྩི་ཉེ་ཤིང་།

113 . བདུད་རྩི་ཉེ་ཤིང་།

བདུད་རྩི་ཉེ་ཤིང་ཞེས་བྱ་བ། །ཉི་མ་སྲིབ་ཀྱི་རི་མཚམས་སྐྱེ། །ལོ་མ་ལྕགས་ཕྱེ་གཏོར་བ་འདྲ། །འབྲས་བུ་ལྕགས་ཀྱི་སྲན་ཆུང་འདྲ། །རོ་ནི་ཁ་ལ་བསྐ་བ་སྟེ། །ནུས་པས་བད་ཀན་ལྷེན་ཐབས་སེལ། །རྩ་བ་ལྔ་ལ་འདི་ཉིད་མཆོག ། ཉེ་ཤིང་བུར་དཀར་སྦྲང་རྩི་སྦྱར། །ཟས་བསྡམས་ནང་གསུམ་སྲེབ་པ་ན། །བད་ཀན་ལྷེན་ཐབས་ཞི་བར་བྱེད། །བྱང་ཁོག་ལ་སོགས་རྣག་སྐེམ་ལ། །འདི་ནི་མཆོག་ཏུ་གྱུར་པ་ཡིན། །མཁལ་འགྲམས་གྲང་བ་ཐམས་ཅད་དང་། །ཆུ་སེར་ནད་ལ་བདུད་རྩི་འདྲ། །བསིལ་དྲོད་གཉིས་ཀར་འགྲོ་བ་ཡིན། །འདི་ཡི་ཡོན་ཏན་བསམ་མི་ཁྱབ། །

【译文】天门冬

所说甘露天门冬，半阳半阴山界生，叶片好似撒铁粉，果实如同铁小豆，其味苦而有点涩，功效治培根脘症，五根药中之妙药。天冬配白糖蜂蜜，禁食晨服三日时，能息除培根脘症，干涸体腔等之脓，此方功效最为妙，治疗肾劳损寒症、黄水症如同甘露，寒热两症皆可用。此药功效不一般。

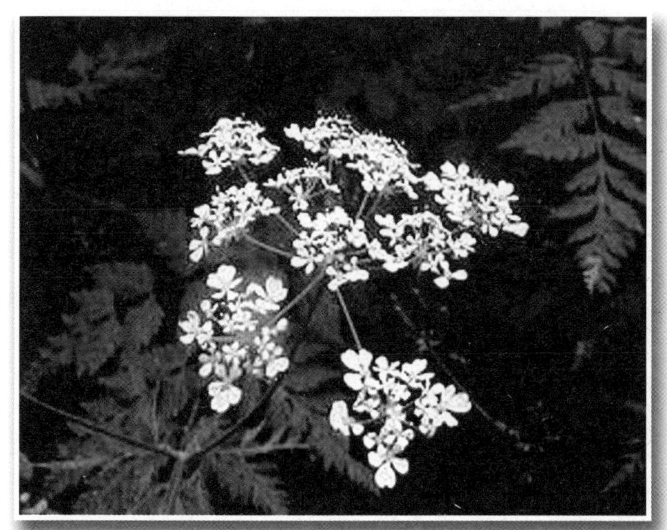

林地峨参 བ་སླང་ལྕ་བ།

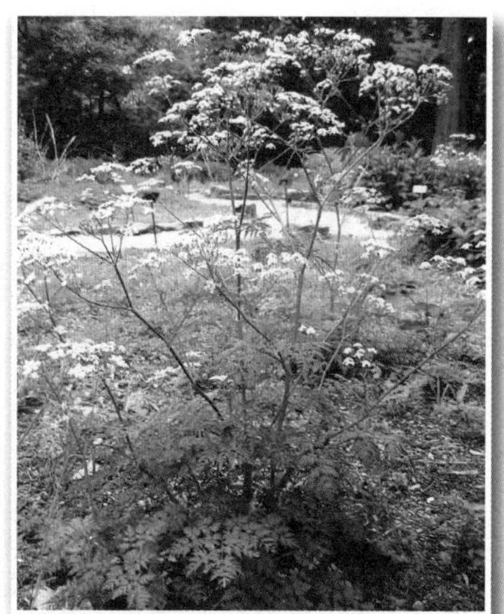

迷果芹 ལྕ་རྒོད།

114．ལྕ་བ།

ལྕ་བ་དག་ལ་རིགས་གསུམ་ཡོད། །ལྕ་རྒོད་སྲིབ་ཀྱི་ནགས་ལ་སྐྱེ། །ལོ་མ་གཡུ་ཡི་མཆུ་ལ་འདྲ། །མེ་ཏོག་དམར་སྐྱ་གདུགས་ཕུབ་འདྲ། །གདུག་རྩུབ་ཚེར་མས་ཐམས་ཅད་བརྒྱན། །རང་གི་ནུས་པས་སྦྲུལ་དུག་གསོད། །རྩ་བ་ལྡེ་ཡི་གཙོ་བོ་ཡིན། །ལྕ་གཡུང་ཞིང་གི་ནང་ན་སྐྱེ། །ལོ་མ་གོ་སྙོད་འདྲ་བ་ལ། །སྡོང་པོ་སྨུག་པོ་མེ་ཏོག་དཀར། །འབྲས་བུ་གོ་སྙོད་འདྲ་བ་ལ། །རོ་ནི་ཚ་ལ་ཁ་མངར་བཅས། །ནུས་པས་བད་ཀན་གྲང་བ་དང་། །ཕོ་བའི་ནད་རྣམས་ཐམས་ཅད་དང་། །གྲང་བའི་ནད་ལ་མཆོག་ཏུ་ཕན། །ཆུ་སེར་ནད་རྣམས་ཐམས་ཅད་སེལ། །རྩ་བ་ལྡེ་ཡི་སྦྱོར་སྡེར་ཤེས། །བ་སླང་ལྕ་བ་ཞེས་བྱ་བ། །ཤིང་དང་རྫ་མོའི་ནང་དུ་སྐྱེ། །ལྕ་གཡུང་བུ་རམ་ཙོང་ཞེ་སྦྱར། །བད་རླུང་གཉིས་ལྡན་སྙིང་ནད་སེལ། །སྙིང་གསང་མེ་ཡིས་བསྲེགས་པ་དང་། །ཐུར་མ་དང་ནི་རིག་པས་དཔྱད། །ལན་ཚྭ་གཡེར་མ་ཚ་བ་གསུམ། །སྟག་ཤ་བ་དང་ཉ་སྨན་པ། །བསེ་ཡི་འབྲས་བུ་སུ་ཟེ་དང་། །ཤུལ་ཆོལ་དང་སྦྱར་འབྲས་ལ་བྱུགས། །སྙིང་ནས་འཇག་མས་བསྐྲིལ་བྱས་ལ། །འབྲས་རིགས་མ་ལུས་འཇོམས་པར་བྱེད། །ཟས་སུ་བཙུད་མེད་ཐམས་ཅད་བཏང་། །མེ་བཙའ་གར་བབས་གསང་ལ་བསྲེགས། །སྤྱོད་ལམ་གཞན་དང་མཐུན་པར་བྱ། །གཞན་ཡང་ཡོན་ཏན་བསམ་མི་ཁྱབ།།

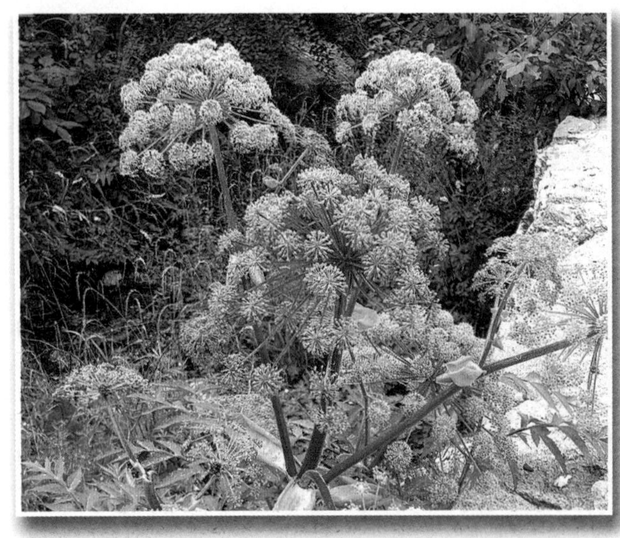

当归 ལྕ་གཀྱང་།

【译文】峨参★

所说峨参分三种：迷果芹生阴坡林，叶片状似玉曼札，花朵红青如撑伞，茎秆粗糙被小刺，自身功效解蛇毒，五根药中为主药；一为当归生田间，叶片状如藏茴香，茎秆紫色花白色，种子状似藏茴香，其味辛而又苦甘，功效治疗寒培根、一切胃部之疾病，对于寒症很有益，并治一切黄水病，配入五根药甚吉；所说的林地峨参，生在树林片岩山。当归配伍红块糖，再配寒水石内服，治疗培隆心脏病，心窍需要艾绒灸，穿刺治疗须机智；配伍食盐和花椒、三热药和漆树籽、臭虱草棘豆硫黄、再加猪脂配成膏，涂敷肿核茅草包，一切肿核疮皆除，进食无营养之食，患处穴位宜火灸，起居行为同他病。其他功效特别多。

★ 峨参包括当归、林地峨参、迷果芹三种。

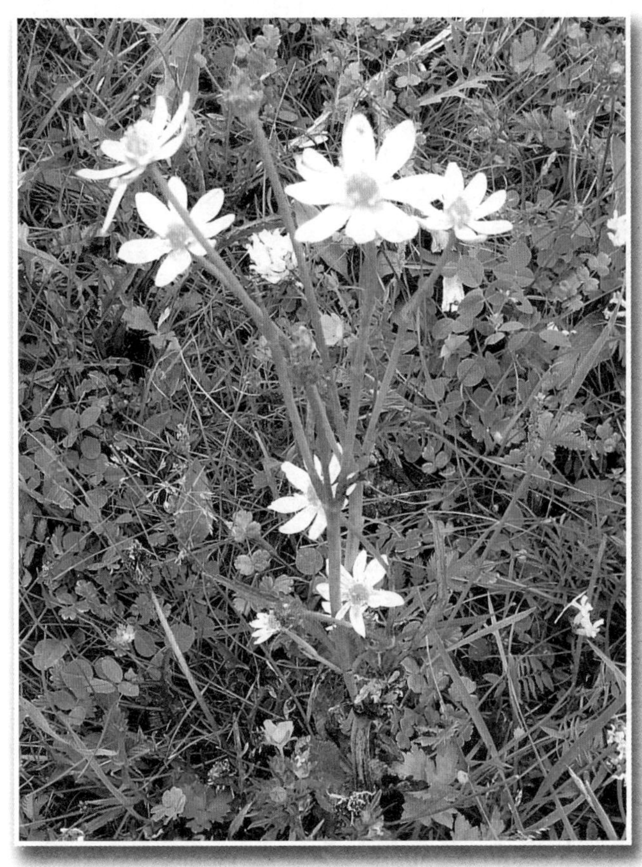

草玉梅 ཚ་ཏ་ར།

115. ཙ་ཏ་ར།

རྩོ་སྨན་རྒྱལ་པོ་ཚ་ཏ་ར། །བོད་སྐད་དུ་ནི་ཤུབ་མ་ཟེར། །རྩ་བ་སེར་པོ་ཕྲ་ལ་སྤུན། །ལོ་མ་སྔོར་འདྲ་སྤུ་ཆུང་ཅན། །སྡོང་པོ་རིང་ལྡེམ་གདུགས་ཤིང་འདྲ། །སྐྲང་སྙོན་བྱུང་ན་བྱུགས་བྱས་ཕན། །སྦྱོར་སྡེ་འདི་ལ་མང་པོ་མེད།།

【译文】草玉梅

草中君药草玉梅，藏语称为舒卜玛，根子黄细成簇生，叶子好似老鹳草，叶片被有小绒毛，茎秆长柔似伞把，涂敷湿肿有疗效。此药方中不多见。

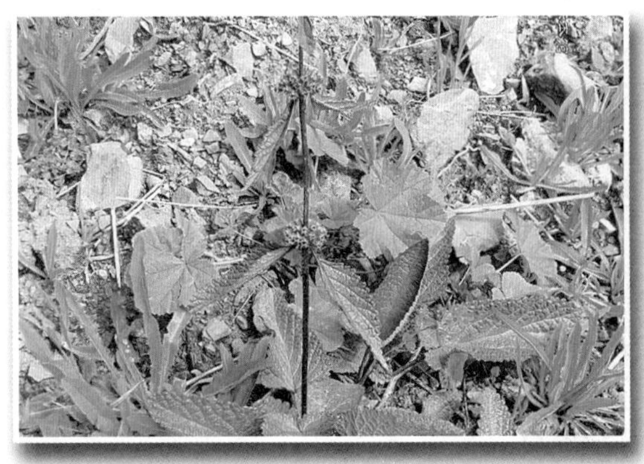

螃蟹甲 ལུག་མུར།

116 . ལུག་མུར།

ལུག་མུར་ལ་ལུང་དག་ལ་སྐྱེ། །ལོ་མ་ནག་ལ་མཐུག་ཅིང་རྩུབ། །སྡོང་བུ་མཐར་ཐབས་དམར་སྐྱ་ལ། །མེ་ཏོག་དམར་སྨུག་རིམ་པར་རྒྱས། །རྩ་བ་སྒོག་སྐྱའི་གཡག་དང་འདྲ། །རོ་ནི་མངར་ལ་བསྐ་བ་ཡིན། །རང་གི་ནུས་པས་གློ་གཙོང་སེལ། །མཁལ་ནད་ཆུ་སེར་ནད་རྣམས་དང་། །འདི་ཟད་འབྲུགས་ནད་ཐམས་ཅད་ལ། །ལུག་མུར་རྩ་བ་བདུད་རྩི་འདྲ། །ལུག་མུར་རྩ་བ་ཆུ་རྒོད་སྦྱར། །བད་ཀན་གྲང་རླུང་འཐབ་པའི་ནད། །འདི་ཡིས་སེལ་འགྱུར་གཞན་གྱིས་མིན། །རྩི་མར་དག་དང་སྦྱར་བཏང་ན། །གྲང་བའི་སྲིན་རྣམས་ཞི་བར་འགྱུར། །རྩ་བ་ལྔ་དང་སྦྱར་བྱས་ན། །དེ་ལྔས་གང་སེལ་ནད་རྣམས་ལ། །འདིས་ནི་མཆོག་ཏུ་རྣོ་བར་བྱེད། །གློ་འབྲུགས་ཆམ་རིམས་གཟེར་ཐབས་དང་། །ཤ་དུག་ལ་སོགས་ཐམས་ཅད་ལ། །རྩ་བ་ཆུ་ལ་བསྐོལ་བ་བཏང་། །དེ་དག་ཐམས་ཅད་སེལ་བར་བྱེད། །ཧ་ཕྱུགས་འབྲུག་པའི་ཁོང་སྨན་མཆོག །གཞན་ཡང་ཡོན་ཏན་བསམ་མི་ཁྱབ།།

【译文】螃蟹甲

螃蟹甲生山沟中，叶片黑色厚而糙，茎秆方形灰红色，花朵红紫依次开，根茎如包大蒜皮，其味甘甜稍许涩，自身功效治肺痨，并治肾病黄水病，治疗所有紊乱症，螃蟹甲根如甘露。穗序大黄螃蟹甲，培根寒隆交攻症，此药能治他药难。配伍肥酥油内服，息除寒性之虫症。螃蟹甲配五根药，对于五药所治病，增强锐性效更佳。对于肺紊乱流感、疫疠疼痛交攻症、食肉中毒等病症，螃蟹甲根水煎服，这些病症能消除。人畜紊乱诸病症，内服药之上品药。其他功效特别多。

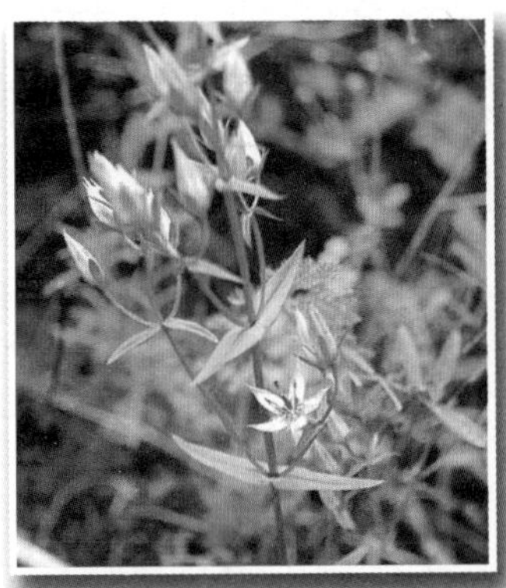

抱茎獐牙菜 དངུལ་ཏིག

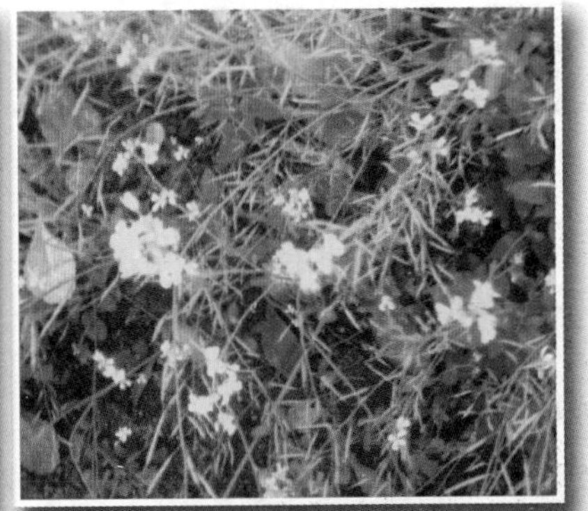

长果糖芥 གསེར་ཏིག

117. ཏིག་ཏ།

ཏིག་ཏ་དག་ལ་རིགས་གཉིས་ཏེ། །གསེར་དངུལ་ཏིག་ཏ་རྣམ་པ་གཉིས། །དངུལ་ཏིག་མེ་ཏོག་དཀར་བ་སྟེ། །ལོ་མ་སྡོང་པོ་རབ་ཏུ་རིང་། །རོ་ནི་ཁ་ལ་ནུས་པ་རྩུབ། །རྨ་ནད་ཐམས་ཅད་སོས་པར་བྱེད། །གསེར་ཏིག་ཡུང་དཀར་སྡོང་པོ་འདྲ། །ལོ་མ་སྡོང་པོ་མེ་ཏོག་སེར། །རོ་ནི་ཁ་བའི་མཆོག་ཡིན་ནོ། །རང་གི་ནུས་པས་བད་ཀན་སེལ། །ཆིག་ཐང་ནུས་པས་བད་ཀན་འཇོམས། །ཏིག་ཏ་བྲག་ཞུན་གུར་གུམ་དང་། །གི་ཝང་ཀ་ར་བ་ལེ་ཀ །སྦྱར་བཏང་མཆིན་པའི་ཚ་བ་སེལ། །ཁ་ཟས་ཡང་ལ་རྩུབ་པ་བསྟེན། །སྤྱོད་ལམ་སོས་དལ་ཡིད་འོང་འགྲོགས། །གཏམ་མང་མི་སྨྲ་བསིལ་གནས་བསྟེན། །བད་ཀན་སྐྱ་སེར་སྨུག་ནག་སོགས། །ཐམས་ཅད་སེལ་བའི་བདུད་རྩི་ཡིན། །བདུད་རྩི་ཨ་མྲི་ཏ་རུ་གྲགས། །འདི་ཡི་ཡོན་ཏན་བསམ་མི་ཁྱབ། །

【译文】獐牙菜★

獐牙菜分为两种，一种为金獐牙菜，一种为银獐牙菜。银獐牙菜花白色，叶片茎秆皆很长，其味苦而其性糙，治疗一切疮和伤。金獐牙菜似白芥，叶片茎秆花皆黄，其味甚苦苦之最，自身功效治培根，单汤即治培根病。獐牙菜岩精红花、牛黄白糖马兜铃，配伍内服清肝热，饮食宜进轻糙食，起居行为宜悠闲，称心如意友相伴，话不多说凉处息，白黄紫黑培根症，全都治疗赛甘露，称都孜阿美达如。此药功效难尽述。

★ 獐牙菜通称藏茵陈。开白花的银獐牙菜为抱茎獐牙菜，开黄花的金獐牙菜为长果糖芥。

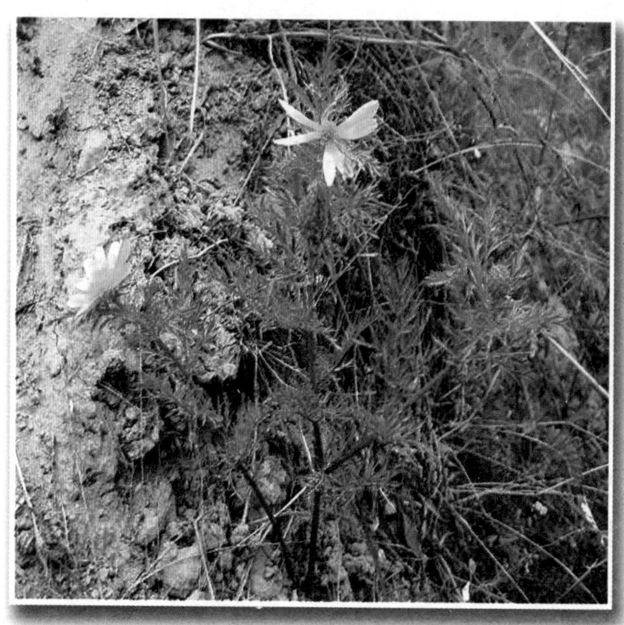

臭虱草　ཉ་སྨན་པ།

118．ཉ་སྨན་པ།

ཉ་སྨན་པ་ཞེས་བྱ་བ་ནི། །སྔོག་དུག་ནག་པོ་ཅེས་ཀྱང་བྱ། །ཤྲིབས་མོའི་རི་ལ་སྐྱེ་པ་ཡིན། །ལོ་མ་ཆུང་ལ་སྣུམ་པའི་མདངས། །འབྲས་བུ་གོ་སྙོད་འབྲས་བུ་འདྲ། །རང་གི་ནུས་པས་ཡན་ལག་གི། །ཉ་ རྨས་སྐྲངས་པ་འདུལ་བར་བྱེད། །འབྲས་བུ་གླ་རྩི་སྦྱར་བ་ཡིན། །གཉན་ནད་མ་ལུས་སེལ་བར་བྱེད། །ཡན་ལག་བཞི་ཡི་གཉན་ནད་ལ། །ལུམས་བྱས་མྱུར་དུ་སོས་པར་བྱེད། །ས་སྔོག་ཆུ་སྔོག་ལ་སོགས་པའི། །གཉན་ནད་མ་ལུས་སྐྲངས་པ་ལ། །ཁོང་བཏང་ལུམས་ཀྱིས་མྱུར་དུ་འཚོ། །སྦྱོར་སྡེ་གཞན་གྱི་གྲོགས་དང་སྦྱོར། །གག་སྔོག་འབྲས་གསུམ་སེལ་བར་བྱེད། །ཡོན་ཏན་གཞན་ཡང་བསམ་མི་ཁྱབ། །

【译文】臭虱草

所说草药臭虱草，又名称洛杜纳波，生在阴面山坡上，叶小而有油润光，种子状如藏茴香，自身功效能治疗，四肢腓肠肌肿胀。种子配伍麝香服，治疗一切瘟毒病。对于四肢瘟毒病，罨浴能够速痊愈。土疗水疗瘟毒肿，内服罨浴速痊愈。配伍他方之佐药，白喉疔疮肿核疮，三类毒疮能治疗。其他功效难料想。

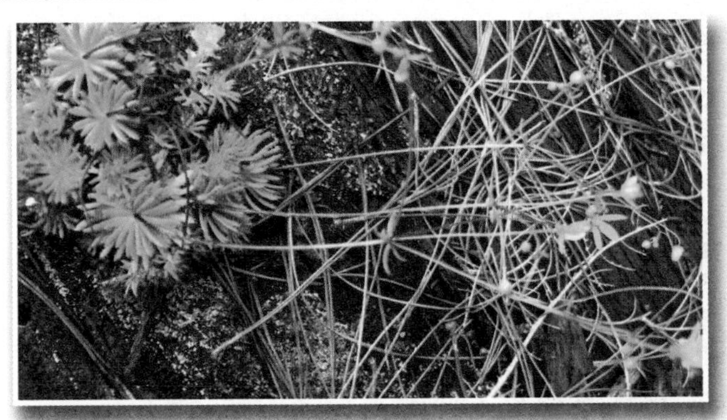

篦齿虎耳草 སུམ་ཅུ་ཏིག

119 . སུམ་ཅུ་ཏིག

སུམ་ཅུ་ཏིག་ནི་སྲིབས་མོར་སྐྱེ། །ལོ་མ་པདྨ་སྤུངས་པ་འདྲ། །སྡོང་པོ་བྱུ་རུའི་མཆོད་སྡོང་འདྲ། །མེ་ཏོག་གསེར་གྱི་པདྨ་འདྲ། །སྤྱིར་ནི་རྒྱལ་པོ་གདན་བཞུགས་འདྲ། །རང་གི་ནུས་པས་རུས་ཚད་སེལ། །ཚད་རིམས་ནད་ལ་བདུད་རྩི་འདྲ། །ཕྱེ་དཀར་མེ་ཏོག་སུམ་ཅུ་ཏིག །སྙིང་ཞོ་ཤ་དང་ག་ར་སྦྱར། །གངས་རྙིང་ཆུ་ཡིས་ཐུལ་བཏང་ན། །སྙིང་དང་རུས་པའི་ཚད་པ་སེལ། །སུམ་ཅུ་ཏིག་དང་བ་ཤ་ག །འབྲས་བུ་གསུམ་དང་བ་ལེ་ག །མ་នུ་སླེ་ཏྲེས་ག་རྣ་ག །སྐྭ་ཐང་གདུས་པའི་ཁུ་བ་ཡིས། །མ་སྨིན་རིམས་དང་འཁྲུགས་ནད་སེལ། །འདི་ནི་བསིལ་སྨན་རྒྱལ་པོར་བཤད། །རིམས་ནད་ཚད་པ་སེལ་བའི་སྨན། །སུམ་ཅུ་ཏིག་དང་སླེ་ཏྲེས་དང་། །བྱི་ཚེར་དུག་ཞུང་ག་ར་སྦྱར། །（བྱི་ཚེར་ར་དུག་ཡུང་གར་སྦྱར་ཟེར་བའང་འདུག）ཁོང་བཏང་བྱིབས་ལ་རྔུལ་དུ་དབྱུང་། །རུས་ནད་གྲུམ་བུ་སེལ་བར་འགྱུར། །གཞན་ཡང་ཡོན་ཏན་བསམ་མི་ཁྱབ། །

【译文】篦齿虎耳草

所说篦齿虎耳草，生在阴面山坡上，叶片状似莲座堆，植株状似珊瑚塔，花朵状似金莲花，如同君王坐垫上，自身功效清骨热，治疗热疫似甘露。篦齿虎耳草配伍，银露梅花广酸枣、白糖陈雪水送服，清解心热和骨热。篦齿虎耳草配伍，鸭嘴花和藏木香、藏马兜铃和三果、宽筋藤悬钩木姜，煎汤取汁口中服，治疗未熟疫疠症，并且治疗紊乱症，此为凉药之王药，治疗疫疠清热药。篦齿虎耳草配伍，宽筋藤及苍耳籽，止泻木籽加白糖。又说配伍苍耳籽、细叶草乌白芥籽，内服盖暖发出汗，治疗骨病风湿症。其他功效更奇妙。

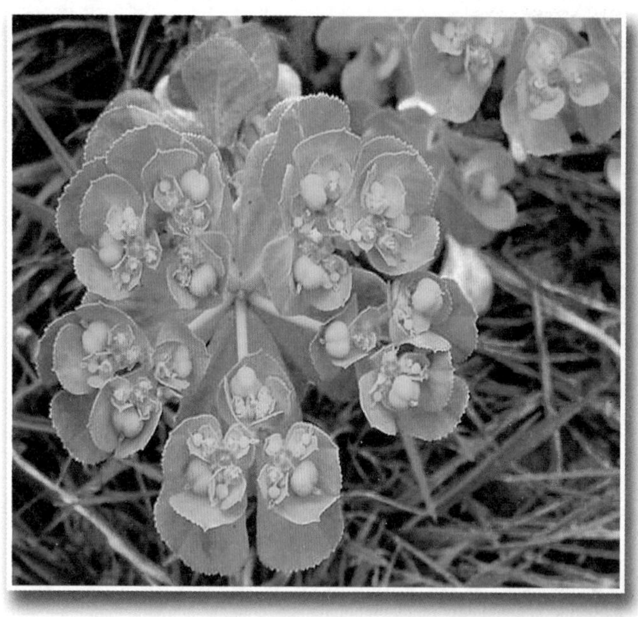

白狼毒 དུར་བྱིད།

120 . དུར་བྱིད།

དུར་བྱིད་ཐར་ནུ་དག་དང་འདྲ། །ལོ་མ་སྡོང་བུ་ཁ་དོག་འདྲ། །རྩ་བ་ཕྲ་ལ་ནུས་པ་ཆེ། །རང་གི་ནུས་པས་ཐུར་དུ་འདྲེན། །བཞི་བརྒྱ་རྩ་བཞིའི་ནད་རྣམས་ལ། །འདི་མེད་ནུས་པ་འབྱུང་མི་སྲིད། །དུར་བྱིད་མི་རུས་བཙའ་མ་དང་། །ར་ཡི་རྐང་མར་བསྲེས་པ་ཡིས། །བྱུག་པ་བྱས་ན་ཡན་ལག་ནད། །སྤྲིན་ལྟར་བྱེར་བ་ཐམས་ཅད་སེལ། །དེ་སྟེང་མི་ཚིལ་དྲོ་བས་གཡོགས། །ཡང་ན་བ་སེར་མར་གསར་དང་། །ཚིགས་མ་སྦྱར་བས་བྱུག་པ་བྱ། །སྐྲངས་རྣམས་མ་ལུས་ཐམས་ཅད་སེལ། །གཞན་ཡང་ཡོན་ཏན་བསམ་མི་ཁྱབ། །

【译文】白狼毒

白狼毒似大狼毒，叶片茎秆颜色同，根子细小功效大，自身功效能下泻，治四百零四种病，若无此药难生效。白狼毒陈旧人骨、山羊骨髓配伍敷，腿臂四肢一切病，如云消散皆痊愈。此方加人脂盖暖，或配黄牛鲜酥油，连同药渣外涂敷，能消散一切肿胀。其他功效难述尽。

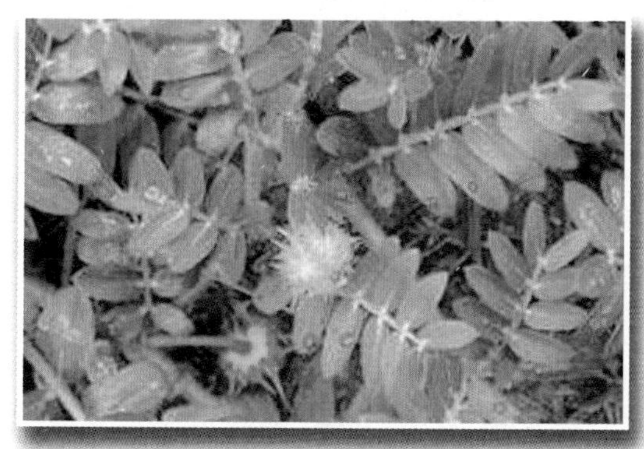

白蒺藜 ཟེ་ཏི་ཀ

121．ཟེ་ཏི་ཀ

ཆུ་ཀླུང་འགྲམ་སྐྱེས་ཟེ་ཏི་ཀ །ལོ་མ་གཡུ་ཡི་སྡེར་མོ་འདྲ། །འབྲས་བུ་ལྕགས་ཀྱི་སྲན་མ་འདྲ། །དྲི་དང་རོ་མཆོག་ཕུན་སུམ་ཚོགས། །རང་གི་ནུས་པའི་ཕན་ཡོན་ནི། །ཆིག་ཐང་རླུང་ནད་འབྱམས་པ་གཅོད། །སྒ་སྐྱ་དང་སྦྱར་བད་རླུང་སེལ། །པི་ལིང་སྣ་གོད་ཤིང་ཚ་སྦྱར། །ཕོ་བའི་མེ་དྲོད་ཉམས་པ་དང་། །མ་ཞུ་གསར་རྙིང་ནད་ལ་བསྟུགས། །འབྲས་བུ་ཟན་དྲོན་སྦྱར་བྱས་ཏེ། །སྐྲངས་ཀྱི་སྟེང་དུ་སླན་བྱས་ན། །སྐྲངས་རླུང་ཇི་ལྟར་འདུལ་དཀའ་འདུལ། །སྦྱོར་སྡེ་གཞན་ཡང་བསམ་མི་ཁྱབ། །

【译文】白蒺藜*

白蒺藜生河川滩，叶片形状似玉爪，果实状如铁豌豆，气和味优皆丰满，自身性味之功效，单汤祛除隆蔓延。配伍干姜治培隆。配荜茇野姜肉桂，治疗胃阳衰弱症、新旧未消化二症。果实配伍热面团，压敷肿块之上面，难消肿隆亦会消。其他配方难述尽。

* 蒺藜分两种：即刺蒺藜和无刺蒺藜，亦称白蒺藜。

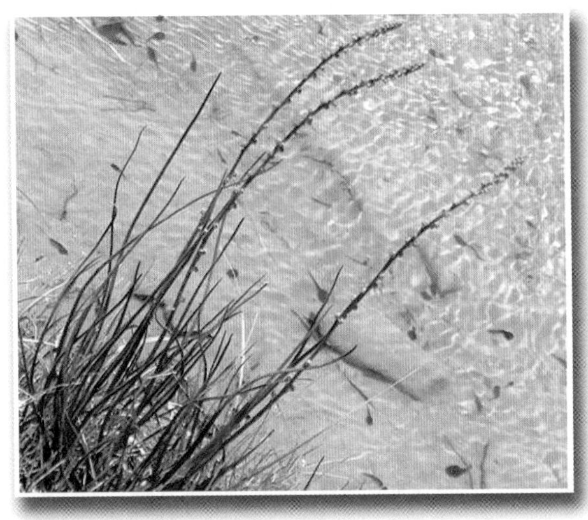

水麦冬　བདུད་རྩི་གསང་བའི་སྨན་གཅིག

122．བདུད་རྩི་གསང་བའི་སྨན་གཅིག

བདུད་རྩི་གསང་བའི་སྨན་གཅིག་ནི། །སྲིབ་རི་མཐོན་པོ་དག་ལ་སྐྱེས། །རྩ་བ་ལྕ་བའི་རྩ་བ་འདྲ། །ལོ་མ་བཙོང་བུའི་རྩེ་མོ་འདྲ། །འབྲས་བུ་གོ་སྙོད་འབྲས་བུ་འདྲ། །རོ་ནི་ཅུང་ཟད་ཁ་བ་ཡིན། །རང་གི་ནུས་པས་འཁྲུགས་རིམས་དང་། །གཟེར་ཐུང་ནད་རྣམས་སེལ་བར་བྱེད། །རྩ་བ་དགུན་གྱི་དུས་སུ་བཀོ། །སྦྱོང་ཚེར་རྩ་བ་སོ་མ་ར（ཛ）། །ཆུ་ཕུལ་གསུམ་བསྐོལ་སུམ་གཅིག་ལུས། །ཁུ་བ་བཙགས་བཏང་ཚད་པ་སེལ། །དབྱར་དུས་ལོ་མ་དག་དང་སྦྱར། །སྟོན་དུས་འབྲས་བུ་དག་དང་སྦྱར། །གཟེར་ཐུང་འཁྲུགས་རིམས་གཉིས་ཀ་སེལ། །གཏར་བ་ལ་སོགས་གཞན་དང་འདྲ། །ཡོན་ཏན་གཞན་ཡང་བསམ་མི་ཁྱབ། །

【译文】水麦冬

甘露密药水麦冬，生在高山之阴坡，根子状如峨参根，叶片状如小葱尖，果实状似藏茴香，其味稍许有点苦，功效治紊乱疫疠，并且治疗刺痛病。冬季采挖其根子，配刺参根黄葵籽，三普水煎留一普，过滤内服清热症。夏季用叶子配伍，秋季用果实配伍，治刺痛紊乱疫疠，放血等同其他病。其他功效难描述。

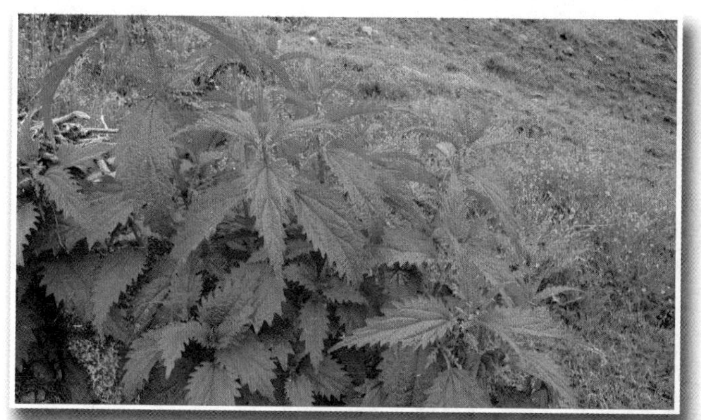

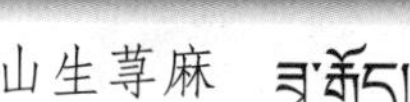

山生荨麻 ཟྭ་རྒོད།

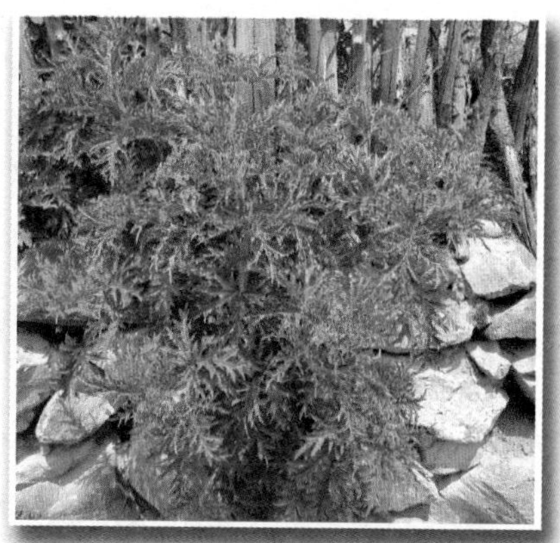

川生荨麻 ཟྭ་གཡུང་།

123．ཟྭ།

ཟྭ་ལ་རྒོད་གཡུང་རིགས་གཉིས་ཡོད། །ཟྭ་རྒོད་བྲག་ལ་སྐྱེ་བ་ཡིན། །རྩ་ནད་མ་ལུས་འདྲེན་པར་བྱེད། །ཀླུང་དུ་སྐྱེས་པའི་ཟྭ་ཡིས་ནི། །བད་ཀན་བསྐྱེད་པས་སྦྱོར་བ་དམན། །ཟྭ་གཡུང་དག་གི་ནུས་པས་ནི། །བུད་མེད་ནུ་མ་ཆུ་ཤོར་སེལ། །ཚིག་ཐང་གདུས་པའི་ནང་དུ་ནི། །བྲེ་ག་སྦྲང་རྩི་ཁ་ཚར་གདབ། །ཁ་ཟས་སྐྱུ་ལ་བཙུད་མེད་བཏང་། །ཅུང་ཟད་ཁུགས་ནས་རུས་ཁུ་དང་། །མར་ཁུ་དག་ནི་གཏང་བར་བྱ། །སྨན་སྦྱོར་འདི་ནི་བདུད་རྩི་འདྲ། །སྦྱོར་སྡེ་གཞན་ཡང་བསམ་མི་ཁྱབ། །

【译文】荨麻★

山生川生荨麻草：山生三角叶荨麻，生在石崖和山坡，能引出一切脉病。川生羽裂叶荨麻，河川两岸处处生，增生培根配伍低。此药功效能治疗，妇女乳房失水症，单药煎汤取汁液，调入荞蓂和蜂蜜，进食无油之素食，病情稍转喝骨汤，并且要服融酥油，此方功效似甘露。其他配方特别多。

★ 荨麻分为山生荨麻、川生荨麻两种。

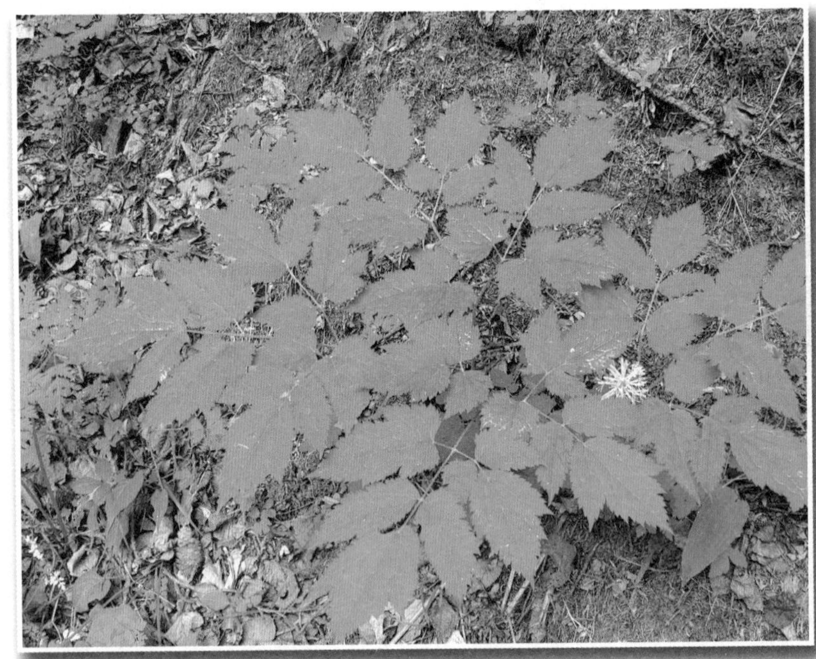

升麻 རྒྱ་སྤྲི་བ།

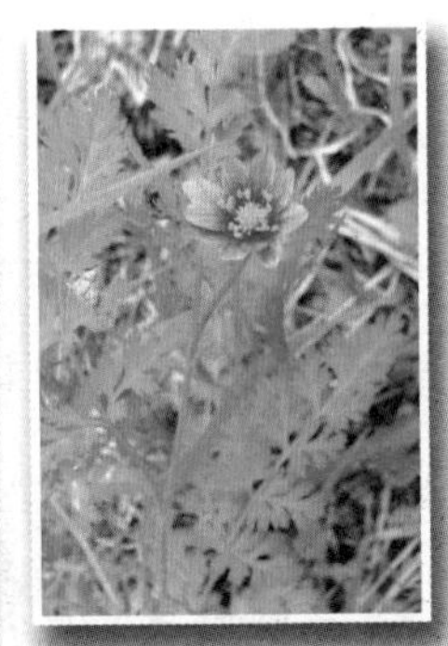

蓝花侧金盏 རྒྱ་སྤྲི་བ།

124．རྒྱ་སྤྲི་བ།

རྒྱ་སྤྲི་བ་ཞེས་བྱ་བ་ནི། །ལོ་མ་གཡུ་བྱུན་གཏོར་བ་འདྲ། །མེ་ཏོག་དུང་གི་སྡོང་པོ་འདྲ། །འབྲས་བུ་ལྕགས་ཀྱི་གོང་བུ་འདྲ། །རོ་ནི་ཚ་རྩུབ་དྲི་བསུང་ལྡན། །རང་གི་ནུས་པས་སྐྲངས་རྣམས་འདུལ། །རྨ་ནད་སྨེན་སྐྱེས་ཤུ་ལིབ་དང་། །ཀྲུ་ཛེ་མཛེ་དང་འབྲས་ནད་དང་། །དྲེག་དང་ཐོར་བ་ཆུ་ནད（ཤུ་བ）ལ། །མར་དང་སྦྱར་ནས་བྱུག་པ་ན། །སྨྱུར་དུ་ཞི་བར་འགྱུར་བའོ། །གཏར་ག་སྨེན་སྐྱེས་ནད་རྣམས་ལ། །གཞན་ཡང་ཡོན་ཏན་བསམ་མི་ཁྱབ།།

【译文】升麻★

所说草药之升麻，叶似松耳石瓶片，花似海螺满树梢，果实如同小铁丸，味辛性糙气味香，自身功效消肿胀。恶疮腺疣百口疖、癞痢麻风肿核疮、痛风丘疹黄水疮，配伍酥油外涂敷，诸疮皆能快速愈，腺疣放血能消除。其他功效难描述。

★ 本味药中包括蓝花侧金盏。

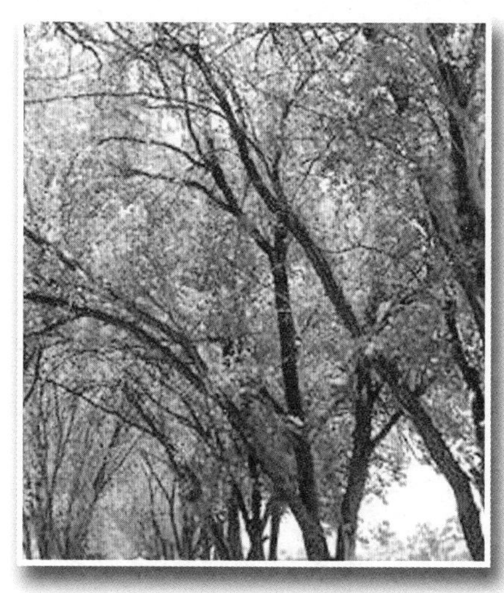

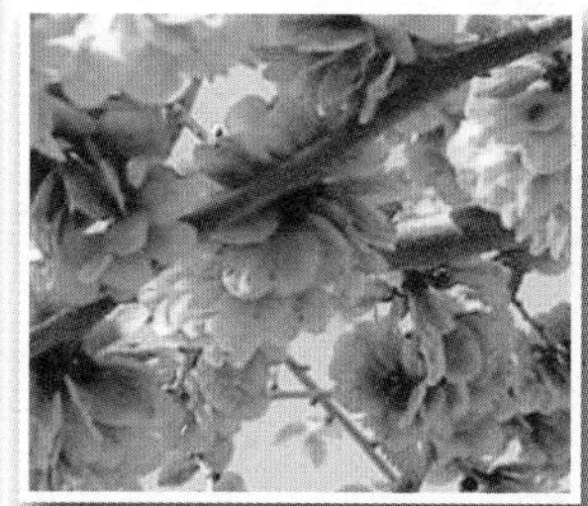

榆树 ཡོ་འབོག་ཤིང་།

125．ཡོ་འབོག་ཤིང་།

ཡོ་འབོག་ཤིང་ནི་སྡོང་པོ་ཅན། །ལྕང་མའི་ལོ་མ་འདྲས་བུ་འདྲ། །རོ་ནི་ཅུང་ཟད་ཁ་བ་ཡིན། །རང་གི་ནུས་པས་ཚིགས་ནད་སེལ། །ཡོ་འབོག་ཤུག་པའི་ཐང་ཆུ་དང་། །སྒོ་ངའི་ནང་གི་སེར་པོ་དང་། །རུས་པའི་སྤྱིན་དང་སྦྱར་བྱས་ནས། །ཚིགས་ནད་རྒྱུ་ལྟར་འཁྲིལ་བ་དང་། །ཡན་ལག་ཚིགས་ཁ་སྡོམ་ཕྱིར་བྱུག །ཕྱིང་བ་ཏབ་སྟོད་དུམ་བུས་བསྡམས། །ཚིགས་མིག་ན་སར་མེ་བཙའ་བྱ། །རས་འཇག་དག་གིས་ལེགས་པར་དཀྲིས། །ལུས་པོ་འབོལ་སྟན་ཁྲི་ལ་བཞག །འཕྲལ་ལ་ན་བར་གྱུར་པ་ན། །ལུས་པོ་འགུལ་བསྐྱོད་མི་བྱའོ། །ཚིགས་ནད་ཇི་ལྟར་ཐུ་ཡང་འཚོ། །

【译文】榆树

榆树为树木类药，叶片状如柳树叶，果实圆形似铜钱，其味稍许有点苦，功效治疗关节病。榆树皮配柏树脂、鸡蛋黄瓤和骨胶，治疗关节病拖曳，为固四肢关节口，外面涂敷毡片盖，上用薄皮包扎紧，关节痛处要火灸，布条茅草绑缚好，身体坐在软座上，如若出现临时痛，身体千万莫活动，关节病重亦治愈。

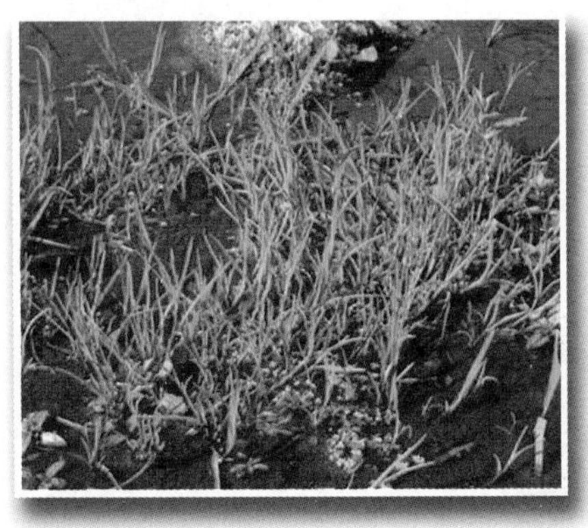

沿沟草　འདམ་བུ་ཀ་ར།

126 . འདམ་བུ་ཀ་ར།

འདམ་བུ་ཀ་ར་ཞེས་བྱ་བ། །ཆུ་མིག་ལུ་མའི་ནང་ན་སྐྱེས། །ལོ་མ་བཙོང་གི་ལོ་མ་འདྲ། །སྙེ་མ་རམ་བུ་ལྟ་བུར་ལྡེམ། །རོ་ནི་འཇམ་ལ་མངར་བའོ། །རང་གི་ནུས་པས་རུས་ཚད་སེལ། །གློ་སྙིང་ནད་ལ་བདུད་རྩི་འདྲ། །རུས་ཚད་གང་གིས་མ་གསོས་ན། །འདམ་བུ་ཀ་རའི་ཐང་ནང་དུ། །འབྲས་བུ་གསུམ་དང་སླེ་ཏྲེས་དང་། །ལི་ག་དུར་གྱི་ფྱེ་མ་གདབ། །ཁམས་ཀྱིས་ཅི་ནུས་བླུད་པར་བྱ། །ཁ་ཟས་ཐ་བྲན་གཡུང་ཤ་དང་། །མར་གསར་འབྲས་ཆན་གཏང་བར་བྱ། །རུས་ནད་གྲུམ་བུ་འཚོ་བར་འགྱུར། །སྦྱོར་སྡེ་གཞན་ཡང་བསམ་མི་ཁྱབ། །

【译文】沿沟草

所说草药沿沟草，生在水泉和沼泽，叶片形状似葱叶，穗似珠芽蓼柔韧，其味甘而其性和，自身功效清骨热，治肺心病似甘露。任何骨热久不愈，沿沟草的汤液中，调入三果宽筋藤、岩白菜的极细粉，按照身体尽量饮，进食雌雄犏牛肉、绵羊肉和新酥油、大米软饭等饮食，骨病风湿皆痊愈。其他妙方数不尽。

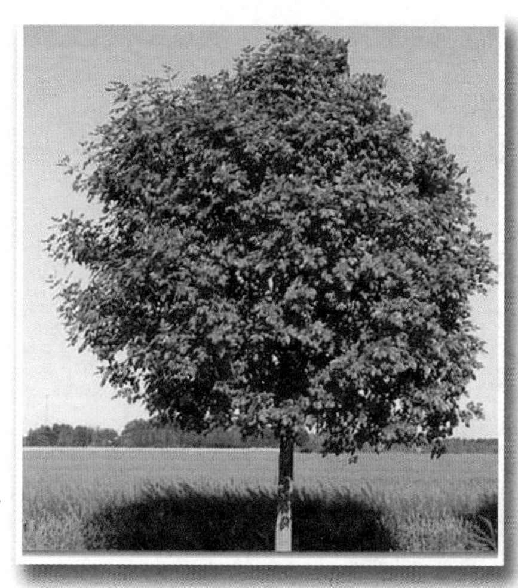
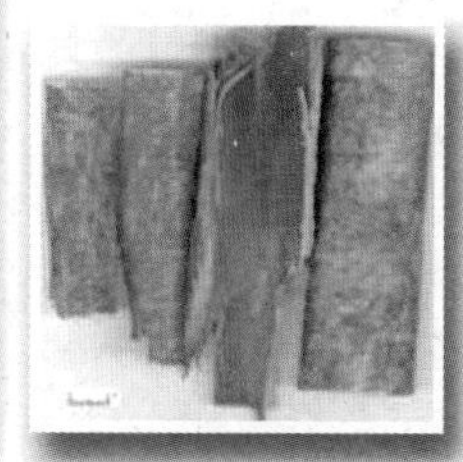

秦皮 སྟྲི་ཤུར་ཤིང་།

127. སྟྲི་ཤུར་ཤིང་།

སྟྲི་ཤུར་ཤིང་དཀར་རྩབ་མོ་ནི། །སྔོ་ཡི་རོང་གི་ནགས་སུ་སྐྱེ། །ཤུན་པ་ལྕང་མ་སྦྱར་པ་འདྲ། །རང་གི་ནུས་པས་རུས་ནད་སེལ། །ཆུ་རུ་བསྐུངས་ལ་ཁོང་དུ་བཏང་། །གང་ཡིན་རྨ་རྣམས་ཐམས་ཅད་ལ། །ཆུ་མི་འཛེགས་པའི་གཙོ་མོ་ཡིན། སྟྲི་ཤུར་ཨ་ཤྭ་སྦྲ་མ (སྲད་མ་ཟེར་བའང་སྣང་ངོ་) སྦྱར། །རྨ་ལ་བཏབ་དང་ཁོང་དུ་བཏང་། །མགོ་རྨ་གླད་པ་རལ་ཡང་འཚོ། །ཐལ་ཀ་རྡོ་རྗེ་དང་སྦྱར་ན། །རྐང་ལག་ལྷ་བ་སྐོམས་པར་བྱེད། །སྦུ་ཟེ་དང་ནེ་སྦྱར་བ་ན། །རྐང་གི་རུལ་རྣམས་གཙོད་པར་བྱེད། །འབྲས་བུ་གསུམ་དང་སྦྱར་བ་ན། །རྐང་གི་ཤའུ་བསྐྱེད་པར་བྱེད། །བཟང་དྲུག་དང་ནི་ག་དུར་ཆུས། །རྐང་གི་ཚད་པ་གསོད་པར་བྱེད། །གུ་གུལ་དང་ནི་བྲུ་སྤོས་དང་། །སྒོག་སྐྱའི་ཆུ་དང་སྦྱར་བ་ཡིས། །རྐང་ལ་འབུ་ཞུགས་ཐམས་ཅད་སེལ། །ཨ་བ་བྲག་ཞུན་ཉེ་ཤིང་ར་མཉེའི་རྩ། །དོམ་མཁྲིས་མཚལ་དང་སྦྱར་བ་ཡིས། །རྐང་རིང་ཆག་པ་འཛུད་པར་བྱེད། །གཞན་ཡང་ཡོན་ཏན་བསམ་མི་ཁྱབ།།

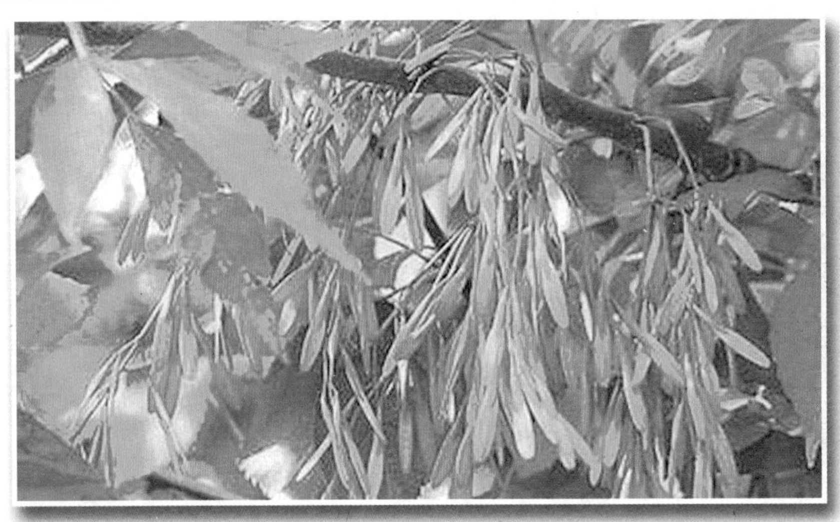

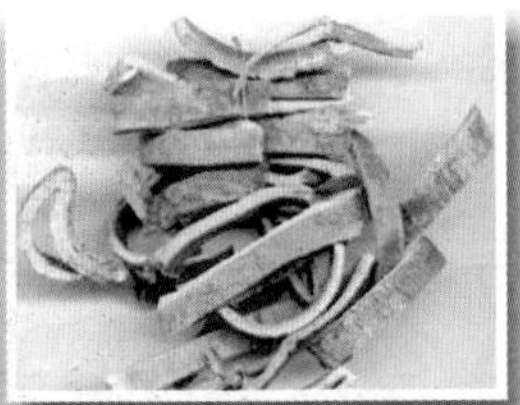

秦皮 སྟ་ཤུར་ཤིང་།

【译文】秦皮

所说秦皮树类药，南部河川林中生，树皮状如白杨皮，自身功效治骨病。水中浸泡口中服，任何伤疮不畏水，方剂之中后妃药。秦皮配木贼艾蒿，（也有人说用黄芪），外敷伤疮并内服，头伤脑裂亦治愈。秦皮配伍决明子，平衡臂腿之软骨。秦皮配伍黄硫黄，腿足腐烂可去除。秦皮配伍三果时，能使腿足生新肌。秦皮配伍六良药，并配狭叶景天水，能够扑灭腿足热。秦皮配伍安息香、草木樨和大蒜水，治疗腿足微虫病。秦皮配木贼岩精、天门冬和黄精根、熊胆朱砂组成方，能续接腿骨断裂。其他功效难描述。

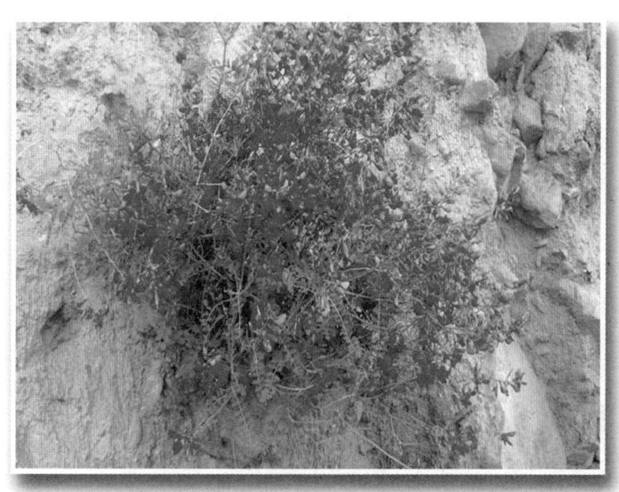

红花黄芪 སྲད་མ་དམར་པོ།

128 . སྲད་མ།

སྲད་མ་དག་ལ་རིགས་གསུམ་སྟེ། །དཀར་དམར་སྔོན་པོ་གསུམ་ཡིན་ནོ། །དཀར་པོ་མེ་ཏོག་དཀར་བས་ཏེ། །དཀར་པོས་བད་ཀན་སྐྱ་པོ་སེལ། །དམར་པོ་མེ་ཏོག་དམར་པོ་ཡིན། །བད་ཀན་སྨུག་པོའི་ཟུག་གཟེར་འཇོམས། །སྔོན་པོ་མེ་ཏོག་སྔོན་པོ་སྟེ། །མཆོག་ཏུ་རྨ་ནད་ཐམས་ཅད་འཚོ། །སྲད་མའི་མེ་ཏོག་ཏོང་ལེན་དང་། །ལྕང་མ་སྦྱར་པའི་པགས་པ་དང་། །ཕག་བྲུན་བསྲེགས་པའི་ཐལ་བ་དང་། །པླ་ཏེ་དྲི་ཆུ་སྦྱར་བ་ཡིས། །གཟེར་ཐུང་ནད་རྣམས་འཚོ་བར་བྱེད། །ཐལ་སྨན་ག་བུར་ནག་པོ་ཡིན། །སྲད་མའི་ལོ་མ་བོང་ང་དང་། །རི་རལ་སྦྱར་བས་དུག་ནད་འཇོམས། །སྲད་མའི་མེ་ཏོག་དག་དང་ནི། །སྒྲོ་བའི་མེ་ཏོག་དར་ཡ་ཀན། །སེམས་ཅན་དོམ་གྱི་མཁྲིས་པ་རྣམས། །དམར་པོ་གསུམ་གྱི་ཀྲ་ལ་སྦྱོན། །བད་ཀན་སྨུག་པོ་མཚོ་རལ་ནས། །ཁྲག་ཏུ་སྐྱུགས་པའི་རྩ་ཁ་སྡོམ། །ཁྲག་གཅོད་པ་ལ་ཐེ་ཚོམ་མེད། །སྤྱི་ཡི་ཁྲག་གཅོད་སྨན་དུ་བཟང་། །སྲད་མའི་མེ་ཏོག་དམར་པོ་དང་། །དར་ཡ་ཀན་ནི་སྔོན་པོ་དམར། །སྒྲོ་བའི་མེ་ཏོག་དོམ་མཁྲིས་དང་། །བཙོད་དང་འབྲི་མོག་རྒྱ་སྐྱོག་གི། ཐང་གིས་ཕུལ་ན་མཆིན་ནད་དང་། །བད་ཀན་སྨུག་པོ་ཁྲག་སྐྱུགས་གཅོད། །སྲད་མའི་མེ་ཏོག་རྒྱམ་ཚྭ་དང་། །བ་ཤ་ཀ་ཡི་ཐང་གིས་ནི། །བད་ཀན་སྨུག་པོ་འདྲིལ་བ་འཇོམས། །སྲད་དམར་མེ་ཏོག་ཉེ་ཤིང་བ། །བུལ་ཏོག་ཆུ་སྐྱོལ་སྦྱར་བ་ཡིས། །བད་ཀན་སྨུག་པོའི་ཟུག་གཟེར་འཇོམས། །སྲད་མ་སྤུན་གསུམ་ཞུན་གྱིས་ནི། །རྨ་ཡི་རིགས་རྣམས་འཚོ་བར་བྱེད། །སྦྱོར་སྡེ་ཀུན་གྱི་གྲོགས་སུ་འགྱུར། །ཡོན་ཏན་བསམ་གྱིས་མི་ཁྱབ་བོ།།

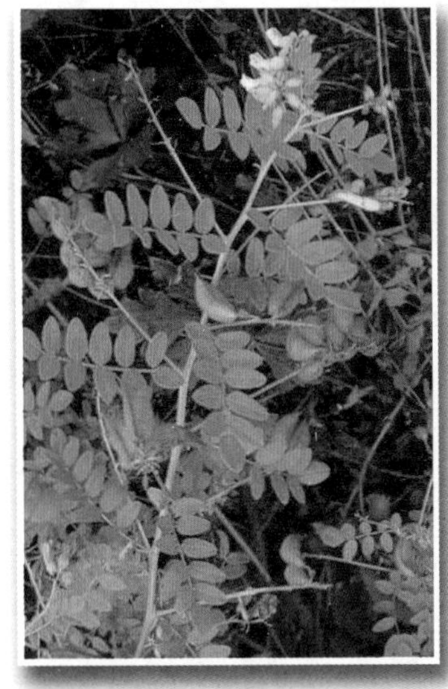

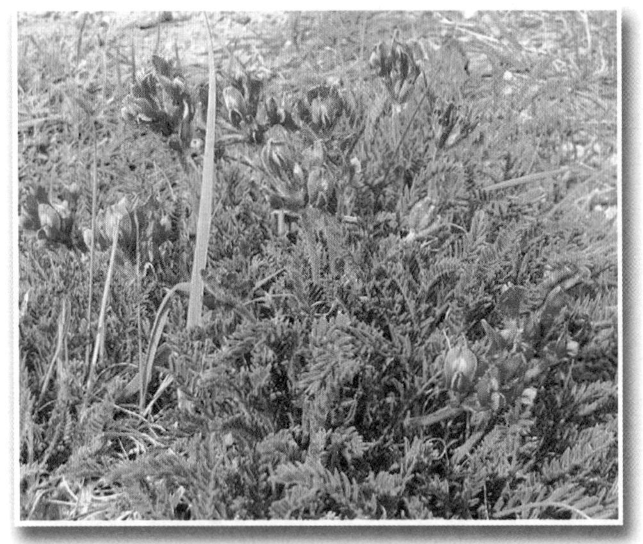

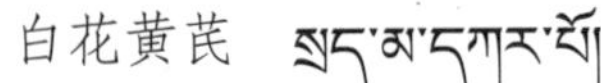

白花黄芪　སྲད་མ་དཀར་པོ།

蓝花黄芪　སྲད་མ་སྔོན་པོ།

【译文】黄芪★

黄芪分为三品种，以花分为白红蓝：白者花朵为白色，治疗灰白培根病；红者花朵为红色，治培根瘀紫症痛；蓝者花朵为蓝色，治疗一切伤疮病。黄芪花配兔耳草、白杨树皮猪粪灰、八岁童便和麝香，功效治疗刺痛病，此称灰药冰片方。黄芪叶配草乌头，再配贯众解毒病。黄芪花配桦树花、独行菜以及熊胆，三红药为药引子，破除培根瘀紫症，封闭吐血之脉口，对于止血毫无疑，可称止血之良药。红花黄芪花配伍，红花报春鞑新菊、熊胆以及桦树花，茜草紫草研细粉，蒜汤送服治肝病、培根瘀紫吐血症。黄芪花配光明盐、鸭嘴花煎汤送服，治培根瘀紫凝聚。红花黄芪花配伍，天冬碱花开水服，治培根瘀紫疼痛。三种黄芪熬成膏，治疗疮伤类疾病。一切方剂之佐药，功效真是特奇妙。

★　黄芪主要包括红花黄芪、白花黄芪、蓝花黄芪等。

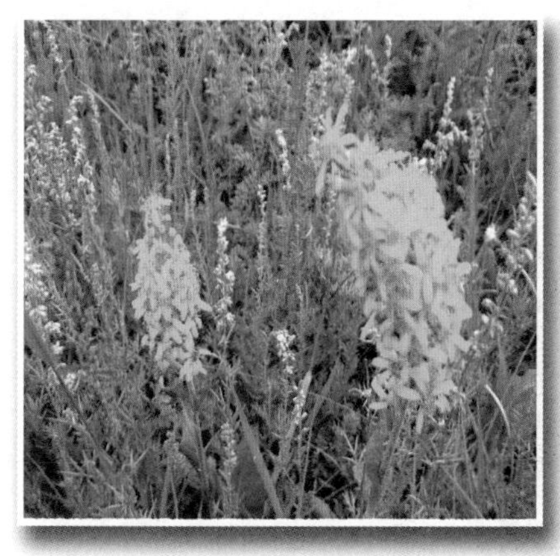

滩生橐吾　ཐང་ཤ་བ།

129．ཐང་ཤ་བ།

ཐང་ཤ་བ་ཞེས་བྱ་བ་ནི། །ཤ་མང་ལོ་མ་སྒྲ་ལ་རིང་། །གཅིག་པུར་སྐྱེས་ཀྱི་འབྲས་བུ་དང་། །རྩ་བ་ལོ་མར་བཅས་པ་དང་། །མ་གསར་ཁྱེའུའི་ལྟེ་ཚན་དང་། །བྱིས་པའི་འོ་སྐྱུགས་བོང་ང་དཀར། །རུས་པ་མང་པོ་རྫ་ནང་བསྲེགས། །དེ་ཡི་ཐལ་བ་དཀར་པོ་དང་། །བཟང་དྲུག་དག་དང་སྦྱར་བཏང་ན། །དུག་ནད་མ་ལུས་ཐམས་ཅད་སེལ། །རྩ་བ་བསྲེགས་པའི་ཐལ་བ་ཡིས། །ཤུ་བའི་རིགས་རྣམས་ཐམས་ཅད་འཚོ། །གཞན་ཡང་ཡོན་ཏན་བསམ་མི་ཁྱབ། །

【译文】滩生橐吾

所说的滩生橐吾，叶似酸模窄而长，茎秆单生之果实，连同根子和叶子，配初生男婴脐屎、婴儿吐奶白乌头、多骨闷煅之白灰，再加六良药内服，治疗一切中毒症。根子烧灰外涂敷，治疗一切黄水疮。其他功效难尽述。

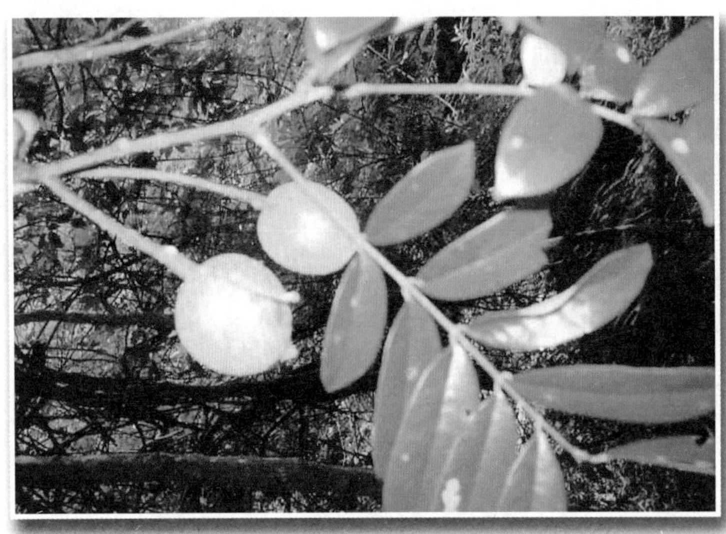

苦檀　དེ་བ་ཤིང་།

130．དེ་བ་ཤིང་།

དེ་བ་ཞེས་བྱའི་ཤིང་དེ་ནི། །སྦྱར་པ་འདྲ་ལ་ཅུང་ཟད་དཀར། །འཛེར་པ་མང་ལ་མཁྲེགས་པ་སྟེ། །དེ་ཡི་ཤུན་པ་བཤུས་པ་དང་། །མཁལ་སྲན་དཀར་པོའི་ལོ་མ་དང་། །ཕྱེ་མར་གསུམ་ནི་སྦྱར་བྱས་ཏེ། །ཆུ་གྲང་དག་གིས་ཕུལ་བཏང་ན། །ཚ་རིམས་གཟེར་ཐུང་ནད་རྣམས་སེལ། །ཞུན་བྱས་རྨ་རྣམས་འཚོ་བར་བྱེད། །གཞན་ཡང་ཡོན་ཏན་བསམ་མི་ཁྱབ།།

【译文】苦檀

所说树类之苦檀，状似水白杨略白，节疤多而木坚硬。剥取此树之树皮，配伍白刀豆之叶，研粉再加肥酥油，凉水送服治热疫，并且能够止刺痛。熬膏涂敷治伤疮。其他功效说不尽。

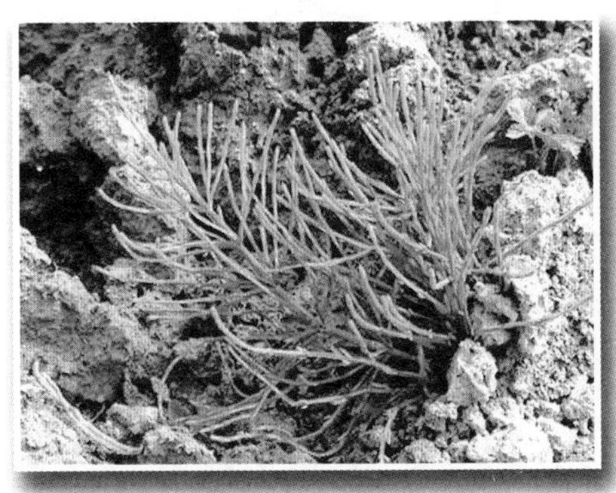
问荆 གཡའ་རྩི་རྩ།

131．གཡའ་རྩི་རྩ།

གཡའ་རྩི་རྩ་ཞེས་བྱ་བ་སྟེ། །ལོ་མ་སྤང་ལ་རྩྭ་ལྟར་སྐྱེས། །སྡོང་པོ་མེ་ཏོག་འབྲས་བུ་མེད། །ལོ་མ་ཅུང་ཟད་ལེབ་པ་ཡིན། །ལོ་མ་སྐྱ་ལ་རོ་ནི་ཁ། །དེ་དང་བོང་ང་དཀར་པོ་སྦྱར། །རྩི་དམར་ཀྲང་གཅིག་ཨ་རུ་ར། །ཀ་ར་དྲུག་འགྱུར་ཆུ་གྲང་བཏང་། །ཚད་རིམས་རྒྱས་པའི་ནད་རྣམས་ལ། །འདི་ཡིས་མི་ཐུབ་ནད་མེད་དོ། །སྤྱིར་ཡང་བསིལ་བ་ག་བུར་འདྲ། །ག་བུར་འགྲོ་བའི་ནད་རྣམས་ལ། །འདི་ཡིས་མི་སེལ་གང་ཡང་མེད། །སྦྱོར་སྡེ་གཞན་ཡང་བསམ་མི་ཁྱབ།།

【译文】问荆

所说草药之问荆，叶似草坡生长草，没有茎秆和花果，叶片稍许有点扁，叶片灰白其味苦。此药配伍白乌头、以及诃子矮紫堇，六倍白糖凉水服，热疫正盛之病症，没有此药不治症。总之性凉如冰片，药效功能同冰片，没有此药不治症。其他配方难尽述。

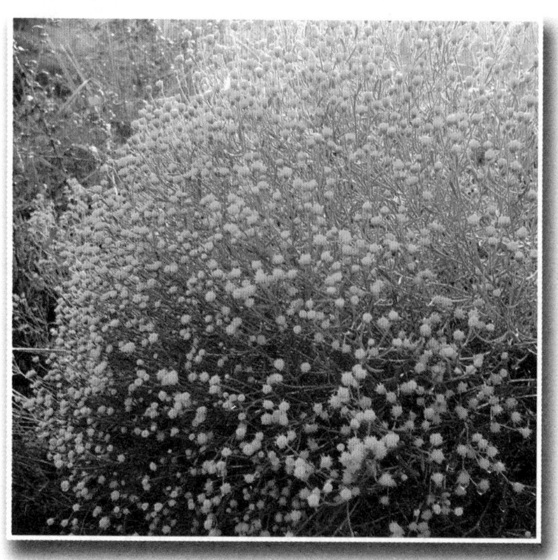

细叶亚菊　ཚངས་པ་ལྷ་ཡི་མེ་ཏོག

132 . ཚངས་པ་ལྷ་ཡི་མེ་ཏོག

ཚངས་པ་ལྷ་ཡི་མེ་ཏོག་ནི། །ཉིན་རི་བྲག་གི་ལོགས་ལ་སྐྱེས། །ལོ་མ་སྔོ་སྐྱ་སྤུ་ཅན་རྩུབ། །མེ་ཏོག་སེར་པོ་གསེར་མདོག་ཅན། །རོ་ནི་ཁ་ལ་རྩུབ་པ་ཡིན། །རང་གི་ནུས་པས་གློ་ནད་སེལ། །དེ་ཡི་ལོ་མ་མེ་ཏོག་བཅས། །སྲོ་ལོ་དཀར་པོ་ཨ་གྲོང་བ། །ཤིང་མངར་རྒུན་འབྲུམ་ཅུ་གང་སྦྱར། །པི་པི་ལིང་ནི་མར་བཙོས་བཏང་། །གློ་ནད་ཐམས་ཅད་སེལ་བར་བྱེད། །གཞན་ཡང་ཡོན་ཏན་བསམ་མི་ཁྱབ། །

【译文】细叶亚菊★

所说的细叶亚菊，生在阳山石崖上，叶片淡青被毛糙，花朵黄色有金光，其味苦而其性糙，自身功效治肺病。此药叶片和花朵、无茎芥甘草葡萄、石砾唐松草竹黄，配伍组方研成粉，荜茇酥油煎汤服，一切肺病能治疗。其他功效难表述。

★　梵天花的记载前后不一，《妙音本草》中译为垂头菊，此处译为细叶亚菊，究竟是哪种，待考。

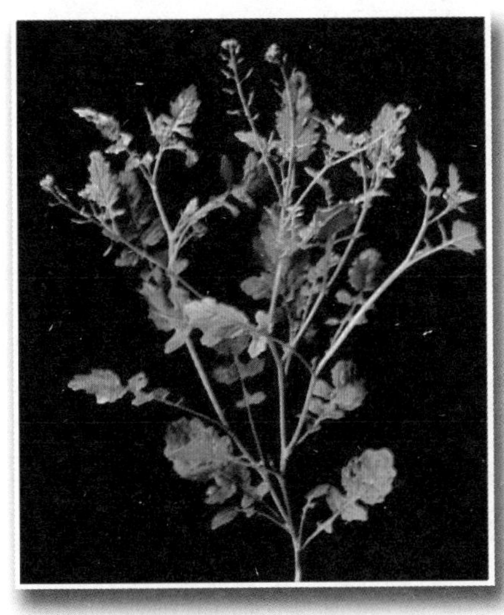
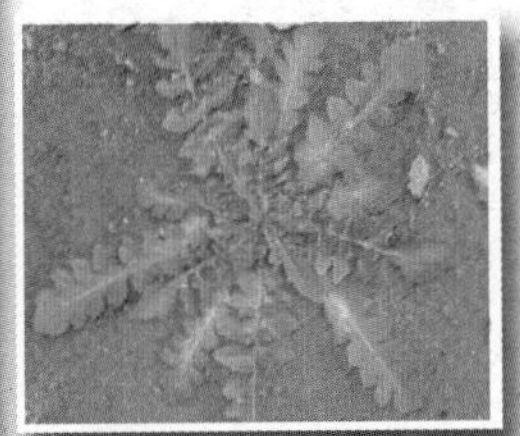

沼生蔊菜　སྐྱེ་ཚེ།

133．སྐྱེ་ཚེ།

སྐྱེ་ཚེ་ལོ་མ་ནག་ལ་རྩུབ། །སྡོང་བུ་མེ་ཏོག་འབྲས་བུ་གསུམ། །ཡུངས་ནག་དག་དང་འདྲ་བ་ཡིན། །རོ་ནི་ཚ་ལ་རྩུབ་པ་ཡིན། །ནུས་པས་སྐྲངས་དང་ཕྱོག་པ་འདུལ། །སྐྱེ་ཚེ་ཤང་ཚེ་བོང་དུག་པ། །བཙན་དུག་ཐར་ནུ་རེ་ལྕགས་པ། །མུ་ཟི་སྐྱེ་ཚེ་སྦྱར་བ་ཡིས། །ཕྱོག་པའི་སྐྲངས་རྣམས་མ་ལུས་འདུལ། །མེ་ཕྱོག་དེ་སྟེང་སྐྱུང་ཚེར་དང་། །ཟི་ར་སྣ་ཚོགས་ཚྭ་སྦྱར་བྱུག །ས་ཕྱོག་དེ་སྟེང་མི་རྟ་ཝ། །གཡག་དང་སྤྱང་གི་སྲེ་མོང་ཕག །སྦལ་སྦྲུལ་ཤ་རྣམས་ཆང་སྦྱར་བསྐུ། །རླུང་ཕྱོག་དེ་སྟེང་ཕག་ཁྲག་དང་། །སྐྱ་ཀའི་ཁྲག་དང་སྦྲང་རྩི་བྱུག །ཆུ་ཕྱོག་དེ་སྟེང་བྱ་རྒོད་ཚིལ། །བྱ་རོག་མཁྲིས་པ་སྤྱང་གི་ལྕེ། །སྤྱང་དུག་གླ་རྩི་སྣག་ཚ་དང་། །མི་སྐྲ་དུད་པ་ཆུ་ངན་སྦྱར། །བྱུགས་པས་ཆུ་ཕྱོག་སེལ་བར་བྱེད། །གཞན་ཡང་སྦྱོར་སྡེ་དཔག་ཏུ་མེད། །

【译文】沼生蔊菜

沼生蔊菜叶黑糙，茎秆花朵果实三，形状如同黑芥菜，其味辛而其性糙，功效消肿治疗疮。蔊菜配伍播娘蒿、止泻木果白乌头、大狼毒和铁棒槌、瑞香狼毒和硫黄，外涂消散疗疮肿。此方之上加刺参、香旱芹籽各种盐，配伍外涂治火疗。此方加人马狐肉、公牦牛肉和狼肉、黄鼬猪蛙蛇等肉，用酒配敷治土疗。此方之上加猪血、喜鹊血以及蜂蜜，配伍涂敷治风疗。此方再加秃鹫脂、渡鸦胆和狼之舌、麝香香墨狼毒草、人发烟絮祈情水，配伍涂敷治水疗。其他配方特别多。

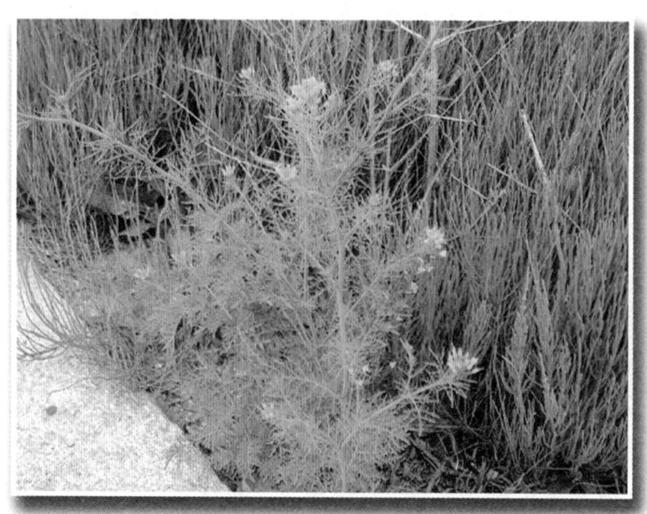

播娘蒿 ཤང་ཚེ།

134．ཤང་ཚེ།

ཤང་ཚེ་སྙེ་ཚེ་འདྲ་བ་ལ། །སྡོང་པོ་རིང་ལྡེམ་ནམ་མཁའ་ཁེངས། །འབྲས་བུ་ཆུང་ལ་སེར་བ་ཡིན། །རོ་ནི་ཚ་ལ་དྲག་པོའི་རྩས། །སྲོག་སེར་རྩས་སུ་འདི་དག་བཟང་། །རང་གི་ནུས་པས་སྙོག་པ་འཇོམས། །སྙོག་རིགས་གང་ཡིན་ཐམས་ཅད་ལ། །ཁོང་དུ་བཏང་དང་བྱུག་པས་སེལ། །སྦྱོར་སྡེ་གཞན་གྱི་ནང་དུ་བཏང་། །གང་ཡིན་འབྲས་དང་སྐྲན་ནད་འཇོམས། །གཞན་ཡང་ཡོན་ཏན་བསམ་མི་ཁྱབ། །

【译文】播娘蒿

播娘蒿状似蓴菜，茎秆长柔伸向天，种子小而颜色黄，其味辛而其性猛，命脉之药此为妙，自身功效治疗疮，无论任何疗毒疮，内服外敷可消肿。配入其他方剂服，可治各种肿瘤病。其他功效更奇妙。

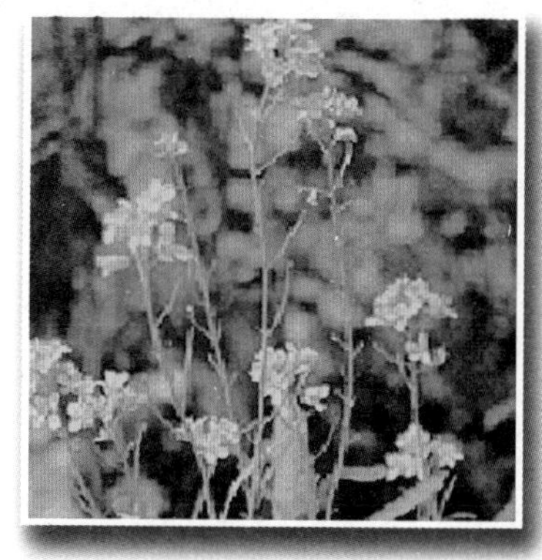
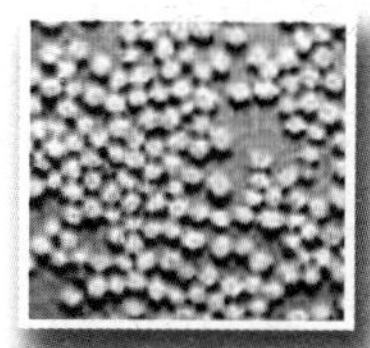

白芥籽 ཡུངས་དཀར།

135. ཡུངས་དཀར།

ཡུངས་དཀར་ལོ་མ་སྡོང་པོ་དང་། །མེ་ཏོག་ཡུངས་ནག་དག་དང་འདྲ། །འབྲས་བུ་སེར་ལ་སྒོང་འདྲ། །རོ་ནི་ཚ་ལ་རྩུབ་ཅིང་སྣུམ། །རང་གི་ནུས་པས་དུག་ནད་སེལ། །ཆིག་ཐང་འཐུང་བས་ཤ་དུག་ཐུབ། །ཡུངས་དཀར་དཔའ་བོ་དཀར་སེར་དང་། །གང་གླ་ཆུང་དང་ཨ་རུ་ར། །རྩད་དང་འཕུར་སློབ་བོང་ང་དཀར། །གཅིག་ཏུ་སྦྱར་ཏེ་བཏང་བ་ཡིས། །དུག་ནད་གང་ཡིན་ཐམས་ཅད་ཐུབ། །ནུས་པ་འཕྲལ་དུ་འབྱིན་པར་བྱེད། །ཡུངས་དཀར་སེང་ལྡེམ་ཤུ་དག་དང་། །རྒྱ་ཚྭ་སྟག་པའི་ལྡེ་གུ་སྦྱར། །གདོང་བསྐུས་པདྨའི་མདངས་ལྡན་འགྱུར། །ཡུངས་དཀར་བཙོད་དང་སྐག་ཁུ（བཙག་ཡུགས་ཟེར་བའང་སྨྲང）དང་། །སྤོར་ནི་རྣམ་གཉིས་ར་མར་བསྐོལ། །ལྡེ་གུ་གདོང་ལ་བསྐུས་པ་ནི། །ཉི་མ་འཆར་ཀའི་མདངས་འདྲར་འགྱུར། །ཡུངས་དཀར་ཕྱེ་མ་ལྡོང་རོས་གཉིས། །ར་འོ་དང་སྦྱར་ལྡེ་གུ་ཡིས། །གདོང་བསྐུས་ཟླ་བའི་འོད་བཞིན་འགྱུར། །སྦྱོར་བ་གཞན་ཡང་བསམ་མི་ཁྱབ། །

【译文】白芥籽

白芥籽的叶茎花，形状如同黑芥籽，种子黄色形似蛋，味辛其性糙而润，
自身功效治毒症。独味汤治肉毒症。白芥籽白黄商陆、乌奴龙胆和诃子、
甘青乌头肉托果、棱子芹等配成方，研成细粉口中服，任何毒病能消除，
疗效立即能产生。白芥籽配山矾叶、菖蒲硇砂杜鹃膏，搽涂颜面能美容，
容颜美如莲花色。白芥籽紫草茸汁、（也说赭石赤石脂），茜草两种老鹳草，
山羊奶酥油熬膏，涂敷颜面色泽美，美如旭日放光辉。白芥籽粉配雄黄，
山羊奶中熬成膏，涂敷颜面貌如月。其他方剂数不尽。

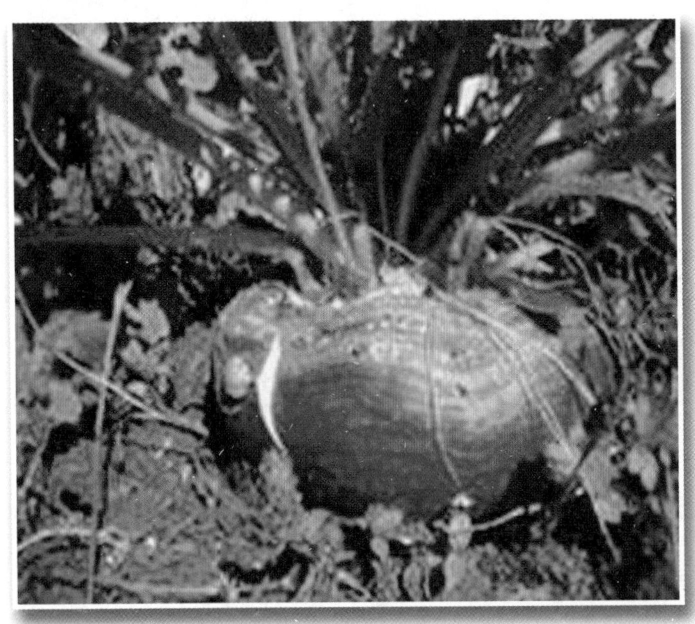

蔓菁花籽 ཉུང་མའི་མེ་ཏོག་ས་བོན།

136．ཉུང་མའི་མེ་ཏོག་ས་བོན།

ཉུང་མའི་མེ་ཏོག་ས་བོན་ནི། །རོ་ཁ་ནུས་པས་འཁྲུ་བ་སེལ། །ཉུང་མ་མེ་ཏོག་སྦྲང་རྩི་དང་། །ཁུར་མང་མེ་ཏོག་གུར་གུམ་རྣམས། །འབྲས་ཁུས་ཐུལ་བཏང་འཁྲུ་བ་སེལ། །མཆོག་ཏུ་རིམས་ཀྱིས་འཁྲུ་བ་སེལ། །ཉུང་མས་དུག་ནད་སྲུང་དང་སྐྱོངས། །ཉུང་མའི་ས་བོན་ཚ་ལ་དང་། །སྦྲང་རྩི་རྩད་དང་ལྕགས་ཕྱེ་དང་། །གླ་རྩི་དང་ནི་ག་ར་སྦྱར། །ཕྱམ་ཕྱེ་གངས་ཆུས་ཕུལ་ལ་བཏང་། །ཤ་དུག་ནད་རྣམས་སེལ་བར་བྱེད། །གཞན་ཡང་ཡོན་ཏན་བསམ་མི་ཁྱབ། །

【译文】蔓菁花籽

蔓菁花朵和种子，味苦功效治腹泻。蔓菁花朵配蜂蜜、蒲公英花和红花，米汤送服止腹泻，疫疠腹泻最有效。蔓菁防泻中毒症。蔓菁种子配硼砂、蜂蜜铁粉棱子芹、再加麝香和白糖，研粉干啖雪水服，治疗食肉中毒症。其他功效特奇妙。

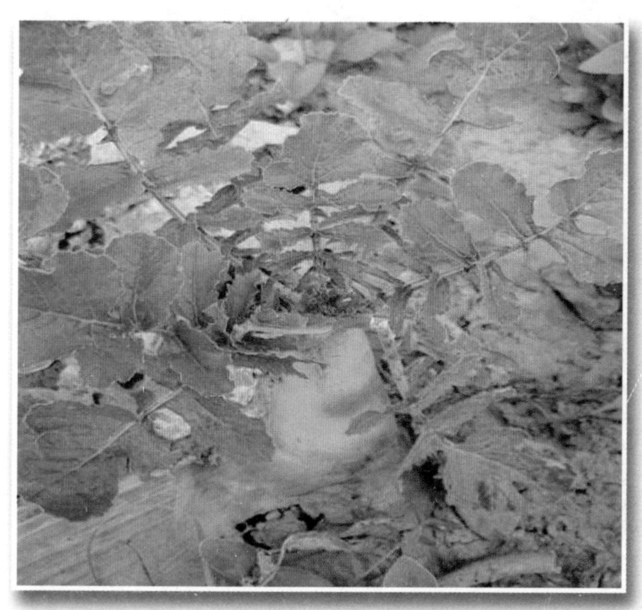

萝卜　ལ་ཕུག

137．ལ་ཕུག

ལ་ཕུག་ཅེས་བྱ་ཉུང་མའི་རིགས། ཐམས་ཅད་འཇོམས་བྱེད་ཁྱད་པར་སྨན། །ལ་ཕུག་བརྡུང་བའི་ཁུ་བ་ནི། །བཙིར་ནས་སྣ་ཡི་ནང་དུ་བླུགས། །མགོ་བོའི་ནད་རྣམས་ཐམས་ཅད་སེལ། །ལ་ཕུག་སྐམ་པོའི་ཕྱེ་མ་ནི། །ཆུ་ལ་བསྐོལ་འཐུང་མ་ཞུ་སེལ། །ཞོར་ལ་རླུང་ནད་སེལ་བར་བྱེད། །ལ་ཕུག་ཁུ་བ་རྣ་བར་བླུགས། །རྣ་བའི་ནད་རྣམས་ཐམས་ཅད་སེལ། །ལ་ཕུག་རྩ་བ་བརྡུངས་པ་ཡི། །ཚོད་མས་ནད་རྣམས་ཀུན་སེལ་ཏེ། །ཁྱད་པར་དམུ་རྫིང་སྐྲན་ནད་དང་། །གྲང་རླུང་ལུས་ལྕི་དབུགས་མི་བདེ། །སྐད་དབྱུང་མི་བདེ་རྟུག་སྐམ་དང་། །དུག་ནད་མཁྲིས་ནད་མ་ལུས་སེལ། །གཞན་ཡང་སྦྱོར་བ་བསམ་མི་ཁྱབ། །

【译文】萝卜

所说萝卜蔓菁类，治疗诸病特殊药。萝卜捣烂成稀糊，榨取汁液滴鼻内，治疗一切头部病。萝卜干粉煎汤服，功效治疗未消化，同时治疗隆邪病。萝卜汁液滴耳孔，治疗耳朵一切病。萝卜根子捣成泥，当菜吃时治诸病，尤其可治臌痞瘤、寒隆身重气不顺、语音喑哑大便燥、毒症胆病皆消除。其他配方难尽述。

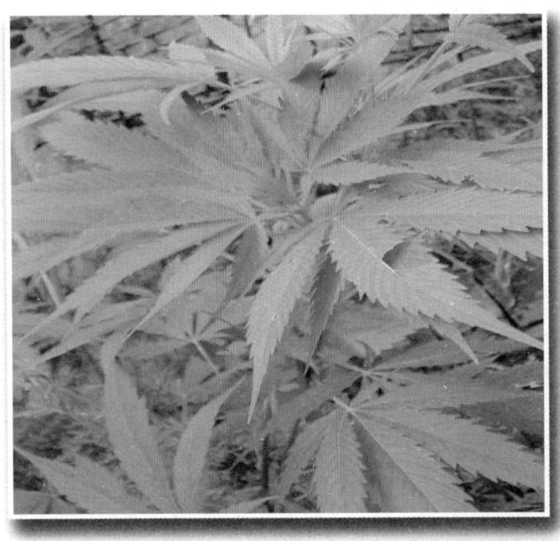

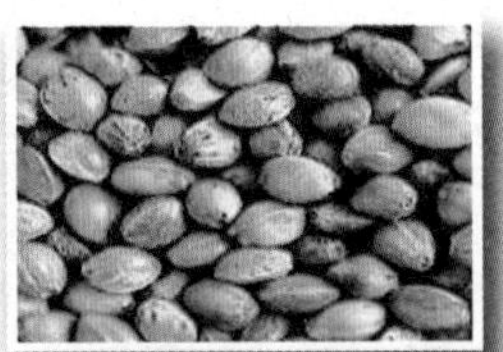

大麻　གསོ་མ་ར་ཛ།

138．གསོ་མ་ར་ཛ།

གསོ་མ་ར་ནི་ཀླུང་ཤོད་སྐྱེས། །ལོ་མ་སྔོ་ལ་ཉ་ག་ཅན། །སྡོང་པོ་སྦོམ་ལ་རིང་བ་ཡིན། །ཤུན་པ་གོས་དང་ཐག་པའི་རྒྱུ། །འབྲས་བུ་གྲོ་བའི་སྣུམ་པའི་མདངས། །རོ་ནི་མངར་ལ་སྣུམ་པ་ཡིན། །རང་གི་ནུས་པས་རླུང་ནད་སེལ། །མགོ་བོའི་རླུང་ནད་བཅོས་འདོད་ན། །དང་པོ་སྐྲ་དེ་ལེགས་པར་བཞར། །གསོ་མའི་འབྲས་བུ་ཕུལ་གང་བཏང་། །ཟར་མའི་འབྲས་བུ་ཕུལ་གང་བཏང་། །ཁ་རུ་ཚྭ་ནི་སྲང་གང་བཏང་། །དེ་རྣམས་མ་ཧེའི་མར་དང་སྦྱར། །སླ་བར་བྱས་ལ་མགོ་ལ་བྱུགས། །གྲོད་པས་དེ་སྟེང་བཀབ་ན་ཕན། །ཡང་ན་གསོ་མ་ཟར་མ་བརྔོས། །སྒུབ་མ་སྔོག་སྐྱ་བརྡུངས་ནས་ནི། །མ་ཧེའི་མར་སྦྱར་མགོ་ལ་བྱུག། གྲོད་པས་བཏུམ་ལ་ཞག་གསུམ་བཞག། མགོ་བོའི་རླུང་ནད་ཐམས་ཅད་འཇོམས། །སྦྱོར་སྡེ་གཞན་ཡང་བསམ་མི་ཁྱབ། ।

【译文】大麻

大麻生在河川地，叶片青色叶缘裂，茎秆粗壮而很长，加工可作纺织料，种子油润有光泽，其味甘而性腻润，自身功效治隆病。治疗头部隆病时，先要剃净烦恼丝，大麻种子一普量、胡麻种子一普量、再加一两紫硇砂，配伍水牛奶酥油，调成稀糊头上涂，羊肚盖头好好捂。或者大麻胡麻炒，大蒜草玉梅捣细，水牛酥油调敷头，羊肚包头过三天，头部隆病皆祛除。可配方剂特别多。

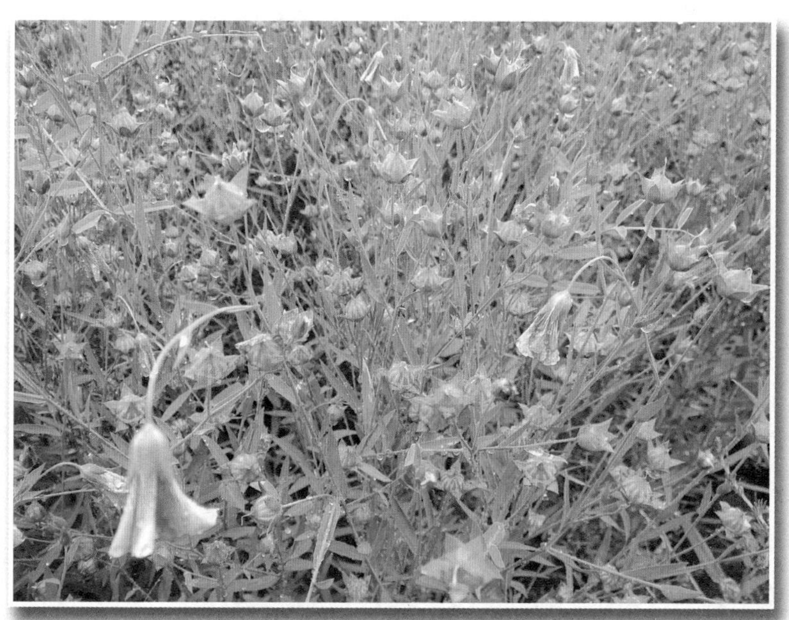

胡麻　ཟར་མ།

139 . ཟར་མ།

ཟར་མ་ལོ་མ་ཐྲ་ལ་ཆུང་། །མེ་ཏོག་མཐིང་སྐྱ་མདངས་དང་ལྡན། །གང་བུ་སྣན་རྩེ་གང་བུ་འདྲ། །འབྲས་བུ་དམར་ལེབ་མདངས་དང་ལྡན། །རོ་ནི་མངར་ལ་སྣུམ་པ་ཡིན། །ནུས་པས་རླུང་ནད་མ་ལུས་སེལ། །དོན་སྣོད་ལ་སོགས་གང་ལ་ཡང་། །ནད་ཞུགས་དེ་ལ་མར་གྱིས་བྱུགས། །དེ་དག་སེལ་བ་ཐེ་ཚོམ་མེད། །ཡོང་བཏང་རླུང་ནད་མ་ལུས་སེལ། །དོན་སྣོད་མ་ལུས་གང་ལ་ཡང་། །ཟར་མའི་འབྲས་བུ་ཕུལ་དོ་བཙོས། །ཁྲག་བཙོང་སྲང་གང་བརྟུངས་པ་དང་། །གསོ་མའི་འབྲས་བུ་ཕུལ་དོ་དང་། །ཁ་རུ་ཚ་ནི་སྲང་གང་དང་། །ཁྲིམ་བྱའི་སྒོ་ང་ཞིབ་བཏགས་ཏེ། །འབྲི་ཡི་འོ་མའི་སྤྲུས་ནས་ནི། །མཚོགས་མ་མ་གཏོགས་མགོ་ལ་བྱུགས། །དེ་སྟེང་གྲོད་པ་བཀབ་པ་དང་། །དར་འཇག་དག་གིས་དཀྲིས་བྱས་ལ། །ཞག་གསུམ་བར་དུ་བཞག་བྱས་ཏེ། །ལན་གསུམ་དེ་ལྟར་བྱས་གྱུར་ན། །རྟག་ཏུ་ཟླད་པ་ན་བ་དང་། །རླུང་ཞུགས་ཟླད་པའི་གྲང་བ་ཅན། །ཟླད་ནད་རྙིང་པ་གསོ་བར་བྱེད། །གཞན་ཡང་ཡོན་ཏན་བསམ་མི་ཁྱབ། །

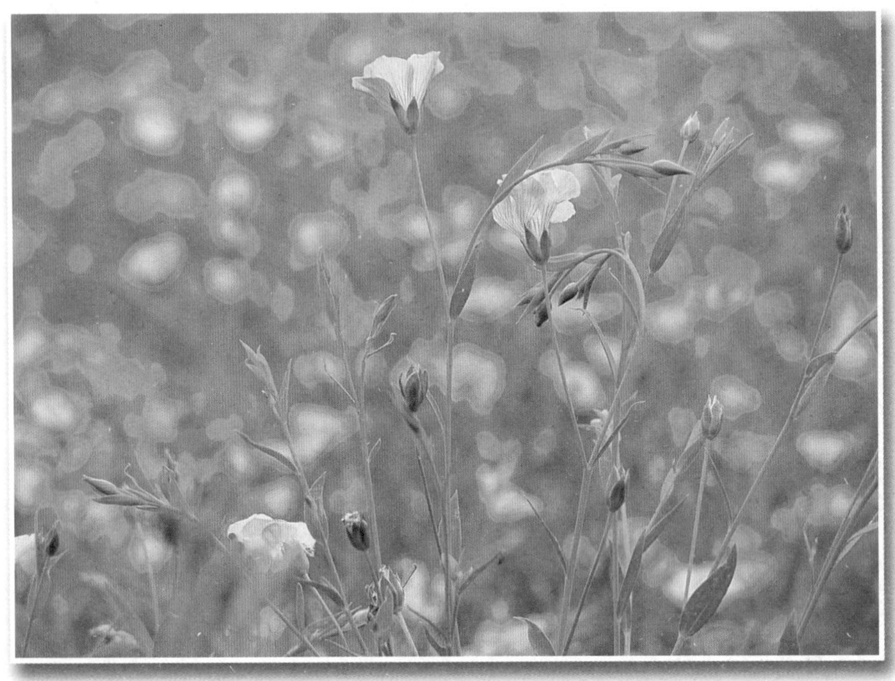

胡麻 ཟར་མ།

【译文】胡麻

胡麻叶片细而小，花朵淡蓝有光泽，果荚状如护身盒，种子红扁有光泽，其味甘而性油润，功效治一切隆病，任何脏腑等处病，胡麻油涂患病处，消除疾病无疑问。内服治一切隆病，无论脏腑何处病，胡麻种子两普炒，石葱一两捣成粉，黄葵种子两普量，再加一两紫硇砂，再配鸡蛋研成粉，牦乳牛奶调成泥，除了囟门遍敷头，其上羊肚包盖住，绸子布条绑扎住，三天三夜不要动，如是治疗需三次，治疗经常脑痛症、隆邪侵入脑寒症，亦治疗陈旧脑病。其他功效说不尽。

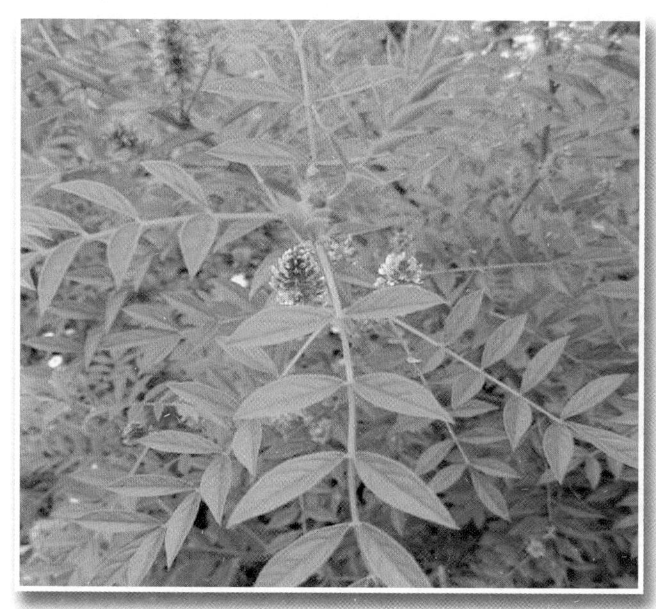

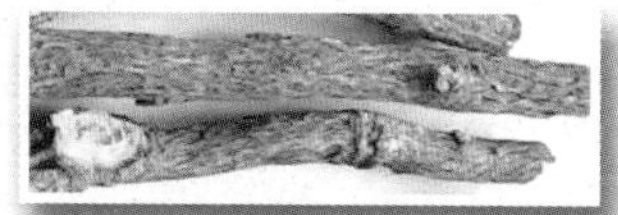

甘草 ཤིང་མངར།

140. ཤིང་མངར།

ཤིང་མངར་ལོ་མ་སྔོ་ལ་ཆུང་། །རྩ་བ་སེར་ལ་རོ་ནི་མངར། །རང་གི་ནུས་པས་གློ་ནད་སེལ། །ཤིང་མངར་སྲོ་ལོ་རུ་རྟ་དང་། །རྒུན་འབྲུམ་དང་ནི་སྟར་བུ་དང་། །འབྲི་མོག་བར་ཤུན་སྦྱར་བྱས་ལ། །ཀ་ར་སྦྲང་རྩིའི་རྟ་ལ་སྦྱོར། །གློ་ནད་མ་ལུས་སེལ་བར་བྱེད། །སྤང་རྒྱན་དཀར་པོ་ཤིང་མངར་དང་། །སྦྲང་རྩི་སྦྱར་ལ་གློ་ནད་སེལ། །འདི་ཡི་སྦྱོར་སྡེ་བསམ་མི་ཁྱབ། །

【译文】甘草

甘草叶片青而小，根子黄色其味甘，自身功效治肺病。甘草配伍川木香、高山辣根菜葡萄、紫草中皮沙棘果，白糖蜂蜜为药引，一切肺病皆治疗。甘草配白花龙胆，再配蜂蜜治肺病。此药可配方剂多。

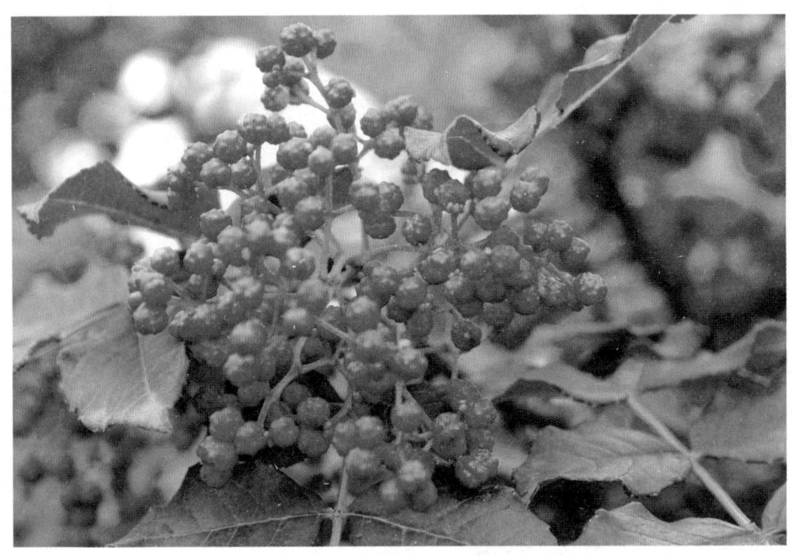

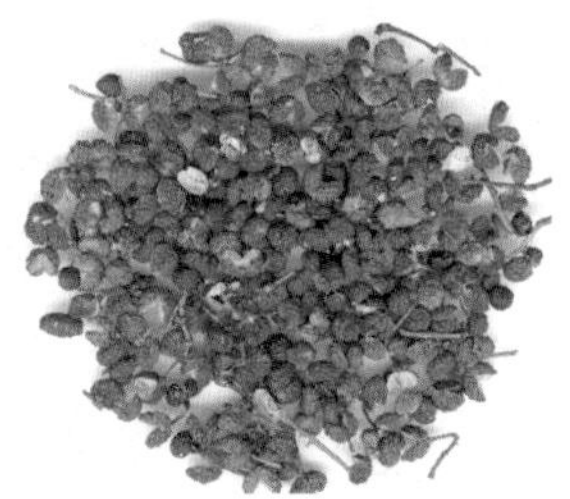

花椒　གཡེར་མ།

141．གཡེར་མ།

གཡེར་མ་ཞེས་བྱ་ཤིང་གི་རིགས། །ཤིང་ནག་གདུག་རྩུབ་ཚེར་མ་ཅན། །མེ་ཏོག་སེར་ཆུང་འབྲས་བུ་ནི། །རོ་དང་ལྡན་ཏེ་རབ་ཏུ་རྩུབ། །རང་གི་ནུས་པས་སྐད་ཀྱང་བདེ། །རྩ་ཁ་འབྱེད་པའི་མཆོག་ཏུ་བཤད། །ཅིག་ཐང་ནུས་པས་སྐད་འགགས་སེལ། །པི་པི་ལིང་ནི་ཊོག་པོ་བདུན། །མར་ཁུའི་ནང་དུ་བཙོས་ནས་ནི། །གཡེར་མ་སྲོ་ལོ་དཀར་པོ་གཉིས། །ངད་ཡལ་ཁ་ཚར་བཏབ་འཐུང་ན། །གློ་བུར་སྐད་འགགས་ནད་རྣམས་སེལ། །གཡེར་མ་སྟར་བུ་པི་པི་ལིང་། །སྙིང་རྩི་དང་སྦྱར་གྱི་འགགས་སེལ། །གཡེར་མ་ཤིང་མངར་རྒྱུན་འབྲུམ་དང་། །སྟར་བུ་དང་སྦྱར་གློ་ནད་སེལ། །གཡེར་མའི་འབྲས་བུ་ཁ་གསུམ་གས། །སྙིང་དཀར་ཞོ་དང་དུད་པ་སྦྱར། །བྱེའུ་མཆིལ་པའི་བྲུན་དང་ནི། །གཡེར་མ་དང་སྦྱར་ལུམས་བྱས་ན། །འབྲས་ནད་ཐམས་ཅད་སེལ་བར་འགྱུར། །འདི་ལ་ཐེ་ཚོམ་མེད་པར་འགྱུར། །གཡེར་ཆེན་ཁྱུར་གང་ལེགས་བཏུལ་ཏེ། །ཕག་གི་ནང་ཆ་རླིང་པ་དང་། །སྐོལ་ཐང་ནང་གཅིག་མ་ཆག་བྱ། །མཁལ་མ་རྩ་ཆད་ཐམས་ཅད་སེལ། །འདི་ནི་བདུད་རྩི་ཆེན་པོ་སྟེ། །རྒྱུད་གཞུང་ཆེན་པོར་སྨྲས་པ་ཡིན། །ཡོན་ཏན་གཞན་ཡང་བསམ་མི་ཁྱབ། །

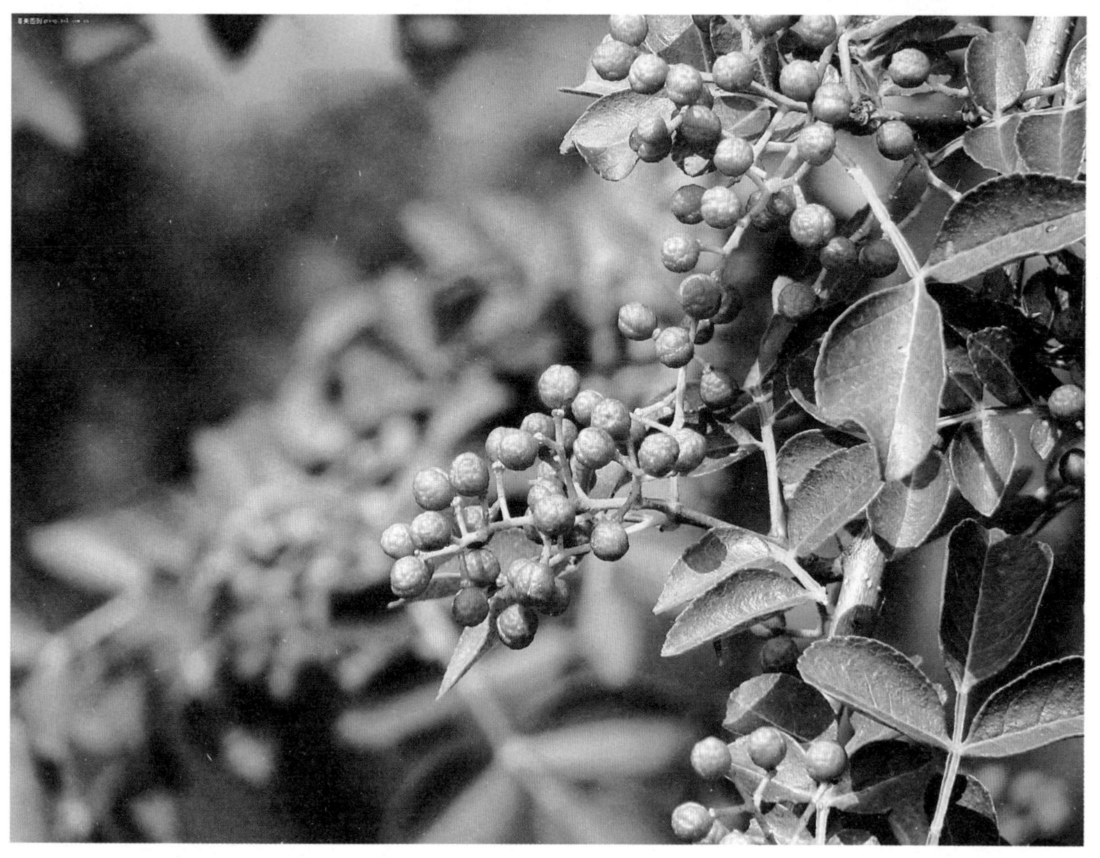

花椒　གཡེར་མ།

【译文】花椒

所说花椒为树类，树干黑色有毒刺，花小黄色果实红，其味麻涩性甚糙，自身功效利发声、开启脉口为上品。单汤功效治喑哑。荜茇七颗酥油煎，晾温调入花椒粉，并且调入无茎芥，治疗突发喑哑症。花椒荜茇沙棘果，配伍蜂蜜通喉闭。花椒配甘草葡萄、沙棘果治疗肺病。花椒果实三裂口，配伍白蜜酪烟絮，或者配伍麻雀粪，罨浴治疗肿核疮，核疮肿痛定能愈。一捧花椒炮制好，调入陈旧猪内脏，煎汤每早不断服，治疗一切肾脉断，此为甘露大药方，隐藏医续大典中。其他功效特别多。

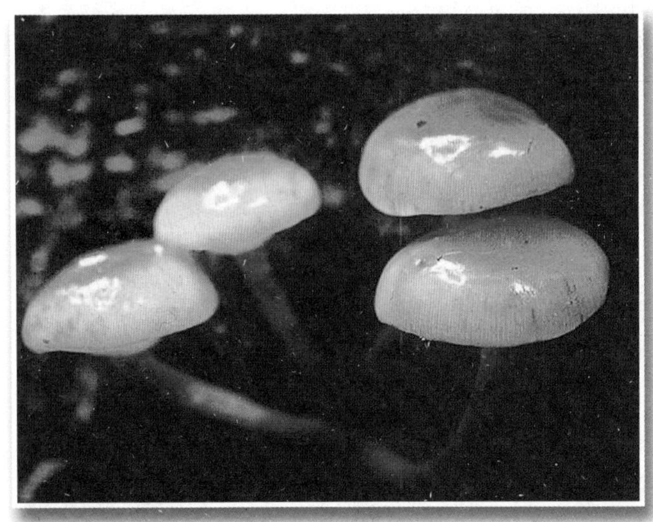

金菇　གསེར་ཤ་མོ།

142 . གསེར་ཤ་མོ།

ཐོ་སྨན་རྒྱལ་པོ་ཤ་མོ་བཞི། །སྐྱེས་པའི་མཚན་ཉིད་བསྟན་པ་ནི། །གསེར་ཤ་མོ་ནི་ཐང་ལ་སྐྱེས། །ཕྱི་དབྱིབས་དཀར་སེར་མདངས་དང་ལྡན། །ནང་ནི་གདུགས་ཀྱི་ཡུ་བ་འདྲ། །དབུས་ན་གདུགས་ཡུས་འདེགས་པ་འདྲ། །རོ་ནི་མངར་ལ་འཇམ་པ་ཡིན། །གསེར་ཤའི་ནུས་པས་ཤ་དུག་འཇོམས། །གསེར་ཤ་མོ་ཡི་ཕྱེ་མ་དང་། །དེ་ཡི་ཕྱེད་ཚད་བུལ་ཏོག་དང་། །དེ་ཕྱེད་ལན་ཚྭ་མཉམ་ལ། །གངས་ཆུའི་རྟ་ལ་སྦྱིན་ལ་བཏང་། །ཤ་དུག་ནད་རྣམས་སེལ་བར་འགྱུར། །ཡུན་རིང་འབྲུ་བ་མ་ཆད་ན། །གསེར་ཤ་མོ་དང་ད་ཏིག་དང་། །སྨུག་དང་གསུམ་ཞོ་བཙོས་གདབ། །འབྲུ་བ་ཐམས་ཅད་སེལ་བར་འགྱུར། །ཡང་ན་ཤ་མོ་གང་རྐྱེད་དང་། །ལོ་བཙན་ཐ་རམས་སྔོན་པོ་སྦྱར། །ཚ་འབྲུ་གངས་ཆུ་དག་དང་སྦྱར། །གྲང་འབྲུ་དག་ལ་ཆང་དང་སྦྱར། །སྦྱོད་ལམ་ཁ་ཟས་གཞན་དང་མཐུན། །འདིས་ནི་ནད་རྣམས་ཀུན་སེལ་ཏེ། །ཁྱད་པར་བཤལ་ནད་མ་ལུས་སེལ། །

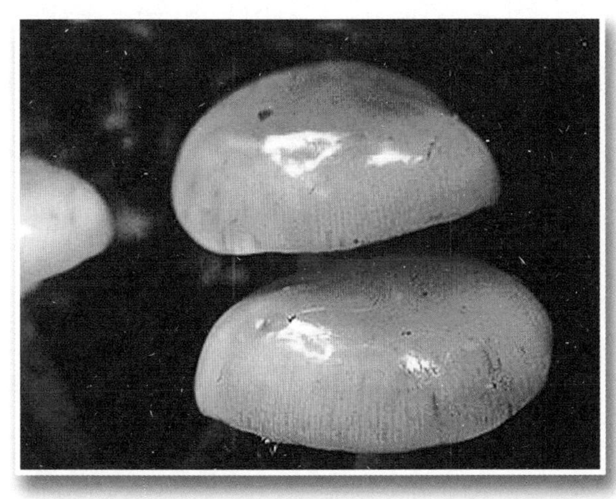

金菇 གསེར་ཤ་མོ།

【译文】金菇

草中君药四蘑菇，生长性相分别述；金菇生在草山坡，外形白黄有光泽，内部菌褶如同伞，中间伞把撑起来，其味甘而其性和，金菇功效解肉毒。金菇晒干研成粉，天然碱花减一半，食盐再减半份配，雪水为引口中服，治疗食肉中毒症。长久腹泻不止时，金菇配伍盐麸果、莎木面三药研粉，调入煮酪口中服，治疗一切腹泻症。四种蘑菇任一种，白蓝翠雀平车前、秋采蕨麻三药配，雪水送服治热泻，热酒送服治寒泻，饮食起居同他病，此方治疗一切病，特治一切腹泻病。

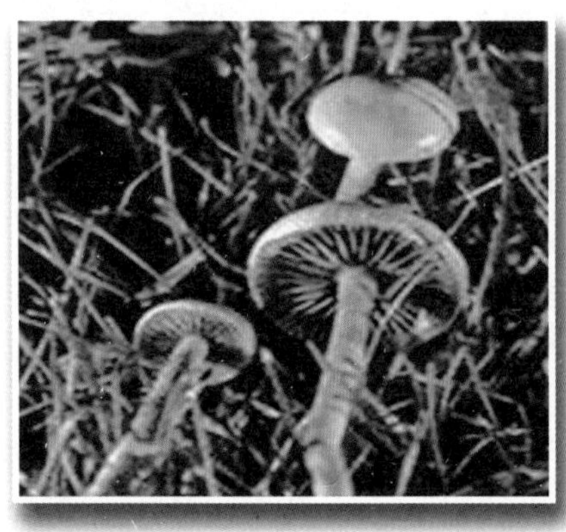

粪菇　ལུད་ཀྱི་ཤ་མོ།

143 . ལུད་ཀྱི་ཤ་མོ།

ལུད་ཀྱི་ཤ་མོ་ཞེས་བྱ་བ། །ལུག་ལུད་སྐྱེས་པའི་ཤ་མོ་དང་། །ཏྲ་ཕྲགས་པ་དང་པར་པ་ཏ། །གླ་བའི་རིལ་མའི་ཐལ་བ་དང་། །ཚེར་སྔོན་མེ་ཏོག་བཅས་པ་རྣམས། །ཞོ་དང་སྦྱར་ལ་བྱུག་པར་བྱ། །ཁོང་དུ་ཡང་ནི་གཏང་བར་བྱ། །རྣག་གིས་ལུས་ནི་མ་ཟུང་བ། །སེལ་བར་ཐེ་ཚོམ་མེད་པ་ཡིན།།

【译文】粪菇

所说草药之粪菇，生在绵羊之粪堆，本药配伍独一味、角茴香和麝粪灰、多刺绿绒蒿之花，与酪配伍外涂敷，并且可以口中服，治疗积脓无疑问。

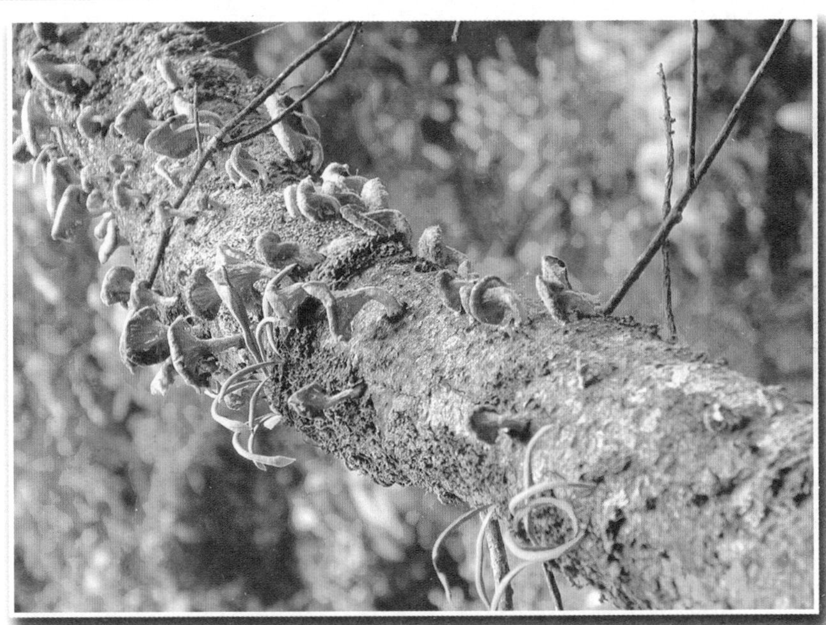

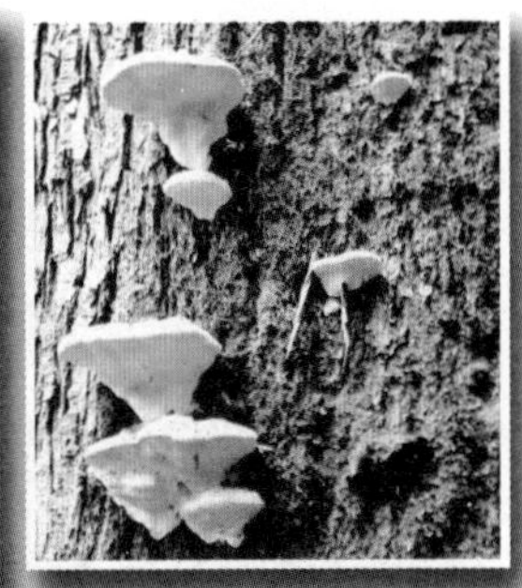

树菇 ཤིང་གི་ཤ་མོ།

144 . ཤིང་གི་ཤ་མོ།

ཤིང་གི་ཤ་མོ་ཤིང་ལ་སྐྱེས། །ཤིང་ལུད་སྐྱེས་པའི་ཤ་མོ་རིགས། །བསྲེགས་པའི་ཐལ་བས་གྲེ་འགགས་སེལ། །

【译文】树菇

树菇生在朽树干，属于树生蘑菇类，煅灰治疗喉闭症。

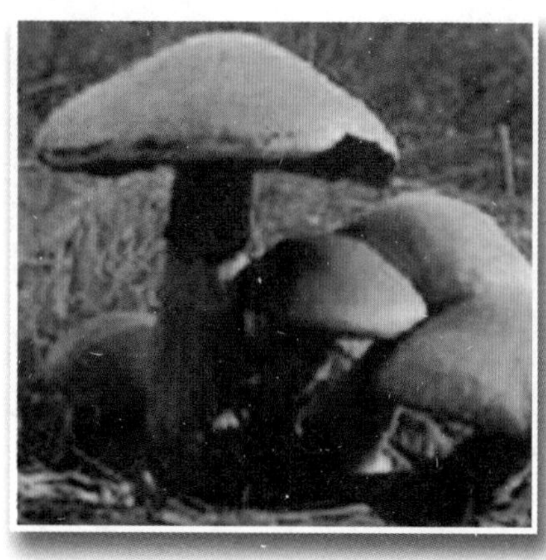

红蘑菇　ཤ་མོ་དམར་པོ།

145．ཤ་མོ་དམར་པོ།

ཀླུང་སྐྱེས་ཤ་མོ་དམར་པོ་ནི། །ཐ་རམས་སླག་དང་ད་ཏིག་སྦྱར། །འབྲུ་བ་ཚད་ནས་གཅོད་པར་བྱེད། །སྦྱོར་སྡེ་གཞན་ཡང་བསམ་མི་ཁྱབ།།

【译文】红蘑菇

河川生的红蘑菇，本药配伍平车前、莎木面和盐麸果、从根治疗腹泻症，其他配方有许多。

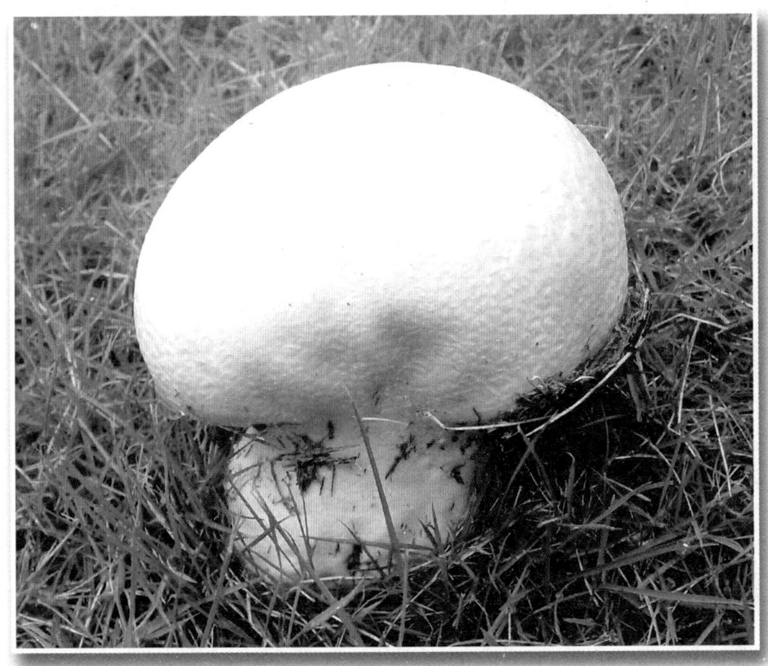

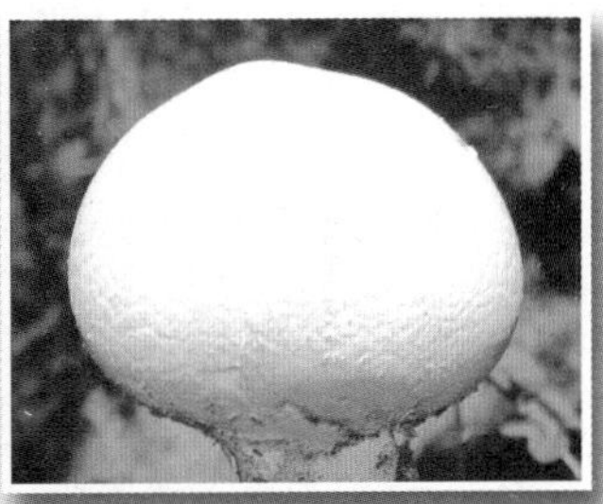

马勃　བ་མོ་གོལ།

146 . བ་མོ་གོལ།

བ་མོ་གོལ་ཞེས་བྱ་བ་ནི། །སྲིབ་རིའི་སྤང་ལ་སྐྱེས་པ་ཡིན། །མདོག་དཀར་དངུལ་གྱི་ལྦ་བ་འདྲ། །རྒས་དུས་ནང་ནས་དུད་པ་ཐུལ། །རང་གི་ནུས་པས་ཁྲག་གཅོད་སྨན། །མ་བསྲེག་ཐལ་སྨན་ཞེས་བྱའོ། །བ་མོ་གོལ་དང་མི་མཁྲིས་དང་། །ཉ་མཁྲིས་དང་ནི་དོམ་མཁྲིས་བཞི། །ཆུ་གྲང་དང་སྦྱར་ཐོ་བར་བཏང་། །རྩ་ཆད་ཁྲག་རྣམས་གཅོད་པར་བྱེད། །བ་མོ་གོལ་དང་སྦྲང་རྩི་སྦྱར། །ཁྲག་འཛག་རྨ་ལ་གླན་པ་ཡིས། །རྨ་ཡི་ཁྲག་རྣམས་གཅོད་པར་བྱེད། །སྦྱོར་སྡེ་གཞན་ཡང་བསམ་མི་ཁྱབ། །

【译文】马勃

所说菇类之马勃，生在阴山之草坡，色白如同银泡泡，老时从内散出烟，自身功效止失血，称为未烧之灰药。马勃人胆和鱼胆、熊胆四味药配伍，凉水为引口中服，能治脉断止失血。马勃配伍蜂蜜时，压敷流血创伤处，能治创伤止流血。其他配方难尽述。

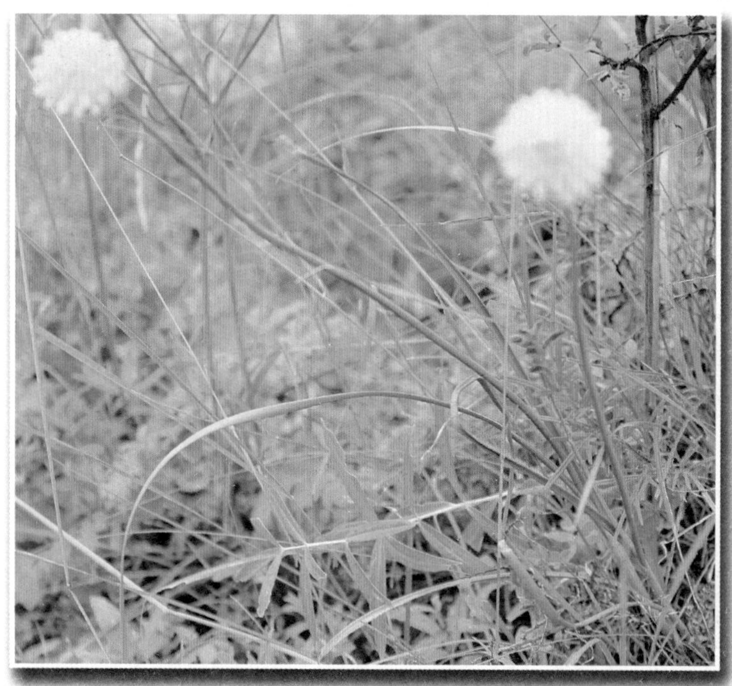

黄花葱 ཤ་སྒོག

147．ཤ་སྒོག

ཤ་སྒོག་ཅེས་བྱ་ནགས་ལ་སྐྱེས། །ལོ་མ་བཙོང་འདྲ་མེ་ཏོག་སེར། །རོ་ནི་མངར་ལ་ཅུང་ཟད་ཚ། །རང་གི་ནུས་པས་མོ་ནད་སེལ། །སྲིན་ནད་མ་ལུས་འཇོམས་པར་བྱེད། །ཆིག་ཐང་སྲིན་ནད་མ་ལུས་སེལ། །ཤ་སྒོག་པ་དང་སྤང་སྤོས་དང་། །སྒོག་སྐྱ་དང་ནི་ཏ་ཤགས་མ། །ཞུར་མོང་ལོ་མ་དང་སྦྱར་བ། །འོ་མས་ཕུལ་བཏང་སྲིན་ནད་འཇོམས། །བད་ཀན་ནད་ལ་དུག་དང་འདྲ། །སྲིན་ནད་སེལ་བའི་དར་ཡ་ཀན། །སྦྱོར་བ་གཞན་ཡང་བསམ་མི་ཁྱབ།།

【译文】黄花葱

所说草药黄花葱，叶片似葱花黄色，其味甘而少许辛，功效治疗妇女病，并且治一切虫病。独味汤治疗虫病。黄花葱甘松大蒜、独一味结血蒿叶，配制成散奶送服，治疗一切虫病症，对于虫病如甘露，而对培根病如毒。其他配方有许多。

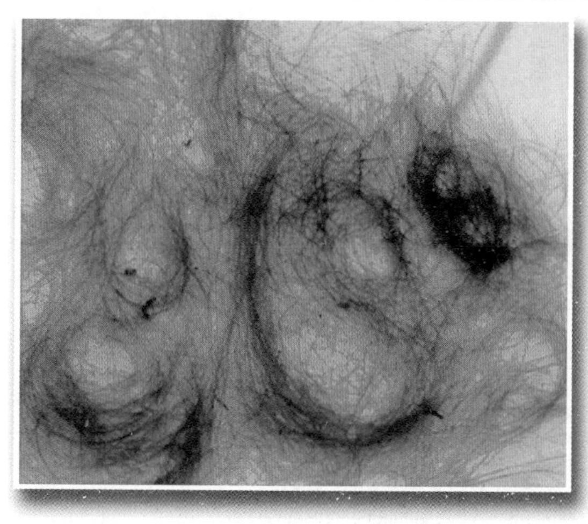

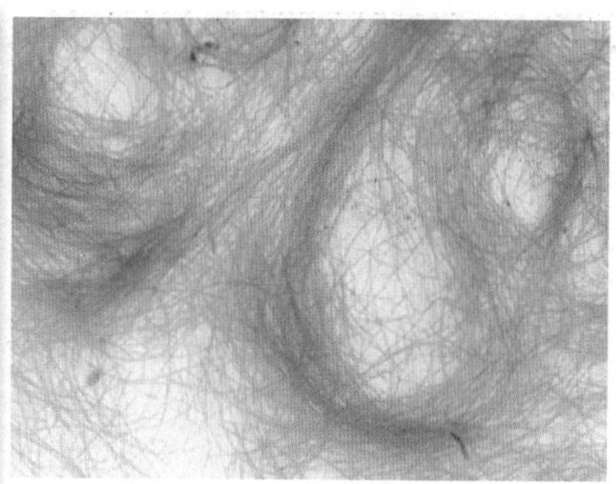

水绵 ཆུ་བལ་མོ།

148．ཆུ་བལ་མོ།

ཆུ་ནང་སྐྱེས་པའི་ཆུ་བལ་མོ། །སྔོན་པོ་བལ་དང་འདྲ་བ་སྟེ། །རང་གི་ནུས་པས་སྐམ་རྩི་ཡིན། །ཆུ་བལ་མོ་དང་དུད་པ་དང་། །སྲན་མ་གསུམ་བསྲེགས་ཐལ་བ་དང་། །འདམ་བུ་ཀ་ར་སྦྱར་བ་ཡིས། །མེ་ཡིས་ཚིག་པའི་རྨ་རྣམས་གསོ། །

【译文】水绵

水中生长之水绵，形状如同蓝棉花，自身功效干燥药。水绵烟絮小豌豆，煅灰配伍沿沟草，治疗火烧之伤疮。

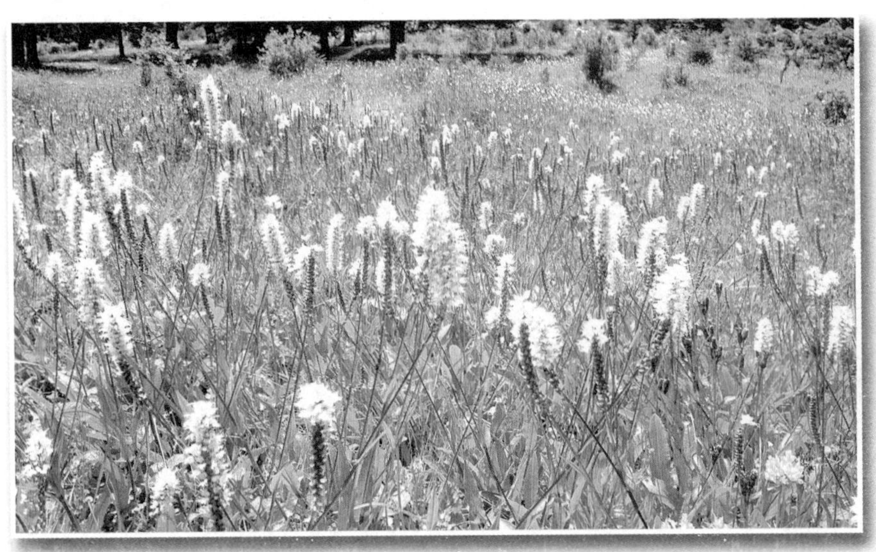

珠芽蓼 རམ་བུ།

149．རམ་བུ།

རམ་བུ་ཞེས་བྱའི་སྐམ་རྩི་ནི། །སྲིབས་མོའི་རི་དང་ཐང་ལ་སྐྱེས། །ལོ་མ་རལ་གྲི་འདྲ་ལ་རིང་། །རྩ་བ་དམར་པོ་སྤུན་པ་ཡིན། །མེ་ཏོག་དཀར་པོ་ཁྱི་མཇུག་འདྲ། །འབྲས་བུ་རམ་བུ་དམར་ལ་ཆུང་། །རང་གི་ནུས་པས་འཁྲུ་བ་གཅོད། །རོ་ནི་ཁ་མངར་གཉིས་དང་ལྡན། །རམ་བུ་འབྲས་གཉིས་མཉམ་པོར་བཙོས། །ད་ཏྲིག་སླ་ལོའི་རྩ་བ་དང་། །སྐྱག་དང་སྦྱར་ནས་བཏང་གྱུར་ན། །འཁྲུ་བའི་རིགས་རྣམས་གང་ཡིན་གཅོད། །གྲང་འཁྲུ་ལ་ནི་ཆང་དང་སྦྱར། །ཚ་འཁྲུ་ལ་ནི་ཆུ་དང་སྦྱར། །ཚ་གྲང་མཉམ་འཁྲུ་འོ་མར་སྦྱར། །ནད་སེལ་སྨན་དུ་བཤད་པ་ཡིན། །

【译文】珠芽蓼

珠芽蓼为燥湿药，生在阴山和平滩，叶如宝剑而且长，根子红色呈簇生，花朵白色如狗尾，果实红色颗粒小，自身功效止腹泻，药味苦甘分两种。珠芽蓼籽和大米，等份配伍水中煮，加盐麸果莎木面、多穗蓼根口内服，治疗所有腹泻病，与酒配伍治寒泻，与水配伍治热泻，寒热腹泻配牛奶，实乃治泻之良药。

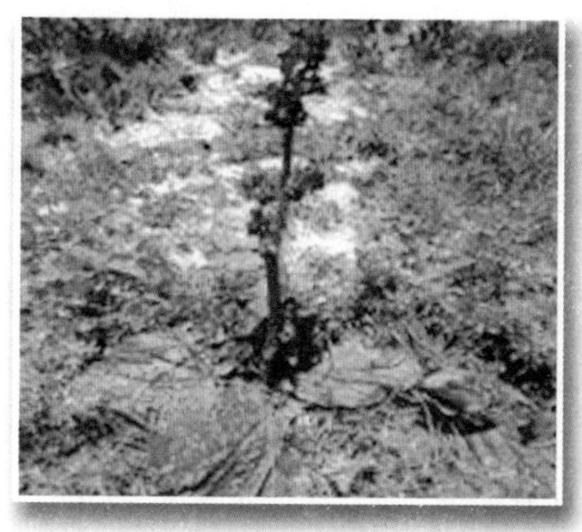

亚大黄 སྔུམ་ཆུང་བ།

150 . སྔུམ་ཆུང་བ།

སྔུམ་ཆུང་བ་ཞེས་བྱ་བ་ནི། །སྲིབ་སྐྱེས་སྔུམ་ལ་ཆིག་འགྲེང་སྟེ། །ལོ་མ་སྡོང་བུ་ཆུ་བ་འདྲ། །ཤིན་ཏུ་ཕྲ་ལ་ལྡེམ་པ་ཡིན། །རོ་ནི་ཅུང་ཟད་ཁ་བའི་ཚུལ། །རང་གི་ནུས་པས་རྨ་རྣམས་གསོ། །སྔུམ་མ་ཆིག་འགྲེང་རྩ་བ་དང་། །གུར་གུམ་བོང་ང་དཀར་པོ་དང་། །བདུད་རྩི་དོ་བོ་ཐྲག་སྤོས་དང་། །ཤེལ་ཏང་དཀར་པོ་ཅུ་གང་དང་། །དོམ་མཁྲིས་ནམ་མཁའི་མེ་ཏོག་སྦྲང་། །སྦྱར་བ་མགོ་སྨན་མཆོག་ཏུ་བཤད། །ཡན་ལག་བྱང་ཁོག་རྨ་རྣམས་གསོ།།

【译文】亚大黄

所说草药亚大黄，生在阴坡叶油润，茎秆单一挺且直，叶茎如穗序大黄，茎非常细而柔韧，其味少许有点苦，自身功效治疮伤。亚大黄根配红花、甘青乌头翼首草、瓦韦竹黄麻花艽、熊胆蜂蜜组成方，头部伤疮之良药，并治四肢体腔疮。此药功效难尽述。

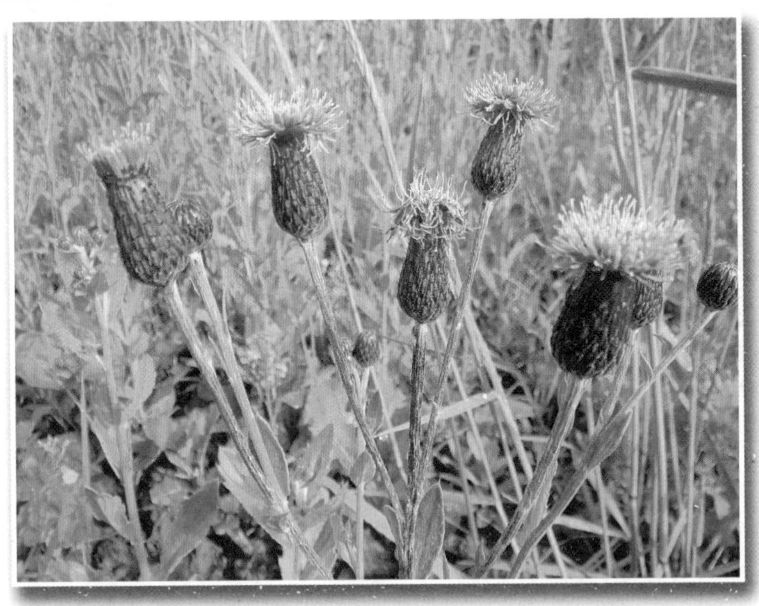

大丁草　ཟྲོག་ཆུང་བ།

151．ཟྲོག་ཆུང་བ།

ཟྲོག་ཆུང་བ་ཞེས་བྱ་བའི་སྨན། །ལོ་མ་རྒྱབ་སྐྱ་ཉ་ག་ཅན། །ཁྲག་གཅོད་སྨན་གྱི་གཙོ་བོ་ཡིན། །རང་གི་ནུས་པས་ཁྲག་གཅོད་དེ། །ཟྲོག་ཆུང་བ་དང་བ་སྦྲུ་བ། །རམ་ལྡུང་ཁུ་བ་དོམ་མཁྲིས་སོགས། །མཁྲིས་པ་རྣེད་ཚད་དང་སྦྱར་ནས། །ཕོང་དུ་བཏང་ན་ཁྲག་རྣམས་གཅོད། །ཟྲོག་ཆུང་ནེའུ་ཆུ་མཚལ་དང་། །དོམ་མཁྲིས་དང་ནེ་ག་ར་དང་། །སྙེའུ་རམ་གཡགས་སེན་རྡེ་ར་དང་། །བུད་མེད་ཁྱེའུ་འཇུང་ནུ་ཞོ་སྦྱར། །གང་ཟུང་རྨ་ཡི་ཤའུ་གསོ། །ཁྲག་གཅོད་སྨན་གྱི་གཙོ་བོ་ཡིན། །གཞན་ཡང་ཡོན་ཏན་བསམ་མི་ཁྱབ། །

【译文】大丁草

所说草药大丁草，叶背灰白叶缘裂，此为止血之主药，自身功效止失血。大丁草配白茅汁、地参熊胆各种胆，研粉内服能止血。大丁草配藜朱砂、穗序大黄和熊胆、牦牛腔血儿马血、白茅草和禹粮土、男孩母乳和白糖，外敷愈疮生新肌，止血方剂之主药。其他功效特别多。

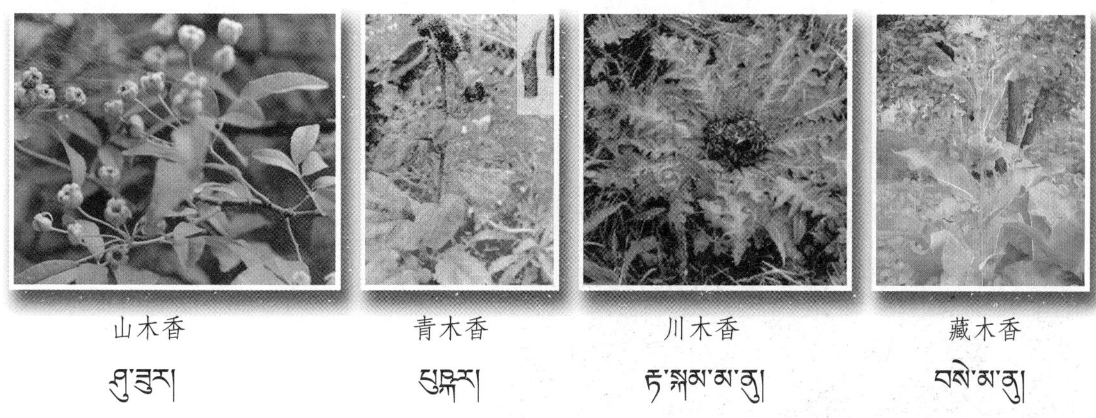

山木香 ཤུ་ཟུར། 青木香 པུཥྐར། 川木香 ཏ་སྐམ་མ་ནུ། 藏木香 བསེ་མ་ནུ།

152 . མ་ནུ།

མ་ནུ་དག་ལ་རིགས་བཞི་ཡོད། །སྤུས་དཀར（པུཥྐར）དང་ནི་ཤུ་ཟུར་དང་། །ཏ་སྐམ་མ་ནུ་བསེ་མ་ནུ། །རིགས་ནི་རྣམ་པ་བཞི་ཡིན་ནོ། །སྤུས་དཀར་མ་ནུ་ཞེས་བྱ་བ། །ལྡུམ་རའི་ནང་དུ་བཏབ་ན་སྐྱེས། །ལོ་མ་རི་ཤོ་མ་དང་འདྲ། །མེ་ཏོག་སེར་པོ་རི་ཤོ་འདྲ། །རྩ་བ་དཀར་མཁྲེགས་ཡུང་མ་འདྲ། །མ་ནུ་བཞི་པོ་གང་ཡང་རུང་། །སླེ་ཏྲེས་ཀཎྜ་ཀ་རི་སྒ། །བཞི་ཐང་བཏང་བས་བད་ཀན་དང་། །རླུང་ལྡན་རིམས་ནད་མ་ལུས་སེལ། །མ་ནུ་སླེ་ཏྲེས་ཉིས་ཐང་གིས། །བད་ཀན་གྲང་བ་སེལ་བར་བྱེད། །མ་ནུ་གོ་སྙོད་རྩ་བ་རྣམས། །བུ་རམ་དང་སྦྱར་ཐང་དུ་བསྐོལ། །བད་ཀན་གྲང་བའི་ནད་རྣམས་སེལ། །ཆིག་ཐང་བད་ཀན་རིགས་རྣམས་འཇོམས། །སྦྱོར་སྡེ་ཀུན་ལ་ཤིས་པ་སྟེ། །ཡོན་ཏན་བསམ་གྱིས་མི་ཁྱབ་བོ། །

【译文】木香*

木香分为四品种，山生木香青木香、川木香和藏木香，此为四种木香名。所说总状青木香，园中种植而生长，叶似黄帚橐吾叶，花黄如同橐吾花，根白坚硬似姜黄。四种木香哪一种，配宽筋藤悬钩木、再加干姜煎汤服，治疗一切培根病、隆邪疫疠并发病。藏木香配宽筋藤、二药煎汤口中服，治疗培根之寒症。藏木香配藏茴根，再加红糖煎汤服，治疗培根之寒症。单汤治疗培根病，配入何方皆吉祥。此药功效难尽述。

★ 木香主要包括山木香、青木香、川木香、藏木香等。

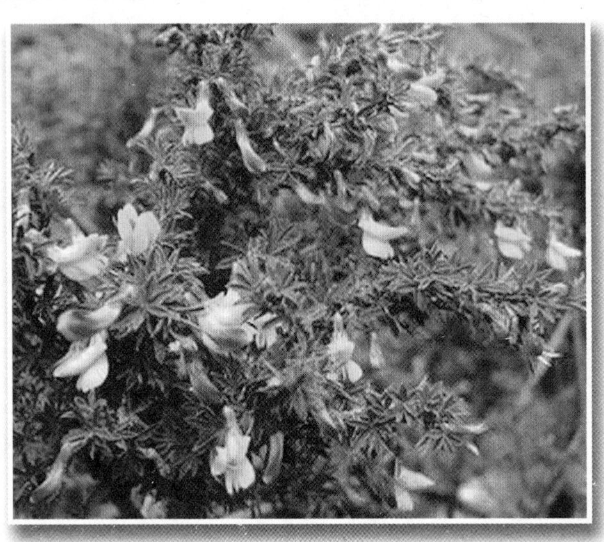

短叶锦鸡儿 བྲ་མ་དཀར་པོ།

153．བྲ་མ་དཀར་པོ།

བྲ་མ་དཀར་པོ་རྩ་བ་དང་། །སེ་རྒོད་མ་ཡི་སྡོང་བུ་དང་། །ལྕགས་སྣ་མི་འདྲ་རིགས་གསུམ་དང་། །ཆུ་ནི་བྲེ་དྲུག་ནང་དུ་བསྐྱུ། །ཁུ་བ་ཕུལ་དོ་ལུས་པའི་ནང་། །སྐྱེར་པའི་བར་ཤུན་ཕུལ་གང་བསྐྱུ། །ཁུ་བ་ཕུལ་གང་ལུས་པ་དང་། །ནང་རེ་སྒོ་ང་གང་རེ་བཏང་། །དུག་ནད་ཐམས་ཅད་སེལ་བར་བྱེད། །བྲ་མའི་རྩ་བ་དུག་འཇོམས་ཡིན། །གཞན་ཡང་ཡོན་ཏན་བསམ་མི་ཁྱབ། །

【译文】短叶锦鸡儿

短叶锦鸡儿之根，配悬钩蔷薇茎干、三种不同类之铁，六升水中文火煎，煎至汁液剩两普，小檗中皮加一普，煎至汁液剩一普，每晨内服一蛋壳，治疗一切中毒症。锦鸡儿根解毒药。其他功效难述尽。

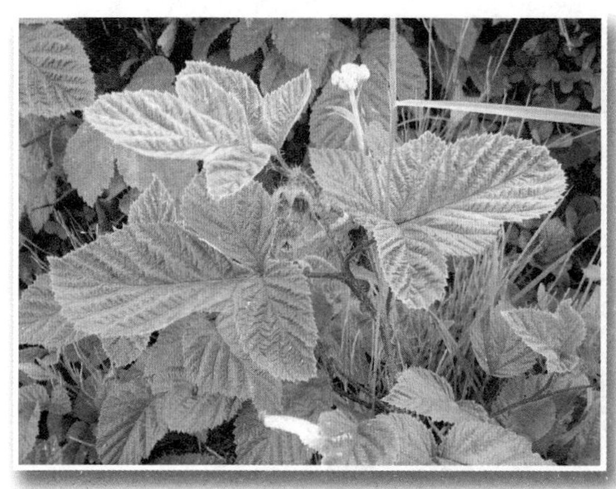

悬钩　ཀཎྜ་ཀ་རི།

154. ཀཎྜ་ཀ་རི།

ཀཎྜ་ཀ་རི་ཞེས་བྱ་བ། །སྲིབ་ཀྱི་ནགས་རི་དག་ལ་སྐྱེས། །སྡོང་བུ་སེ་བ་གཞོན་ནུ་འདྲ། །མེ་ཏོག་དཀར་སེར་མདངས་དང་ལྡན། །འབྲས་བུ་དམར་པོ་སྤུངས་ནས་སྐྱེས། །རོ་ནི་མངར་ལ་སྐྱུར་བ་ཡིན། །རང་གི་ནུས་པས་རིམས་ཚམ་སེལ། །འབྲས་བུ་ཞུན་དུ་བྱས་པ་ནི། །ཚད་རིམས་ནད་ལ་བདུད་རྩི་འདྲ། །ཀཎྜ་ཀ་རི་སླེ་ཏྲེས་དང་། །མ་ནུ་བཙའ་སྣ་བསྐོལ་བ་ཡིས། །ཁུ་བས་བད་རླུང་ཤས་ཆེའི་ནད། །ལུད་པ་དབུགས་མི་བདེ་དང་བཅས། །ཡི་ག་འཆུས་དང་རྩིབ་ལོགས་ཟུག །འདུས་པ་ལས་གྱུར་རིམས་དང་ནི། །བད་ཀན་རིགས་རྣམས་ཐམས་ཅད་སེལ། །ཆིག་ཐང་སྙེང་དུ་ཏིག་ཏ་བསྣན། །བསྐོལ་ཐང་རིམས་བརྒྱ་མ་ལུས་སེལ། །ཀཎྜ་ཀ་རི་བཙའ་སྣ་དང་། །སླེ་ཏྲེས་བསྐོལ་བའི་ཁུ་བའི་ནང་། །པི་པི་ལིང་གི་ཕྱེ་མ་གདབ། །རིམས་ཀྱིས་ཡི་ག་འཆུས་པ་དང་། །ལུད་པ་དབུགས་མི་བདེ་དང་གཟེར། །མེ་དྲོད་ཉམས་དང་ཚ་རིམས་སེལ། །སྦྱོར་སྡེ་གཞན་ཡང་བསམ་མི་ཁྱབ།།

【译文】悬钩

所说悬钩木类药，生在阴坡山林中，茎干如同嫩蔷薇，花朵白黄有光泽，果实红色成簇生，其味甘甜而且酸，自身功效治疫疠，并且治疗流感症。悬钩果实熬成膏，治疗热疫如甘露。悬钩皮配宽筋藤、藏木香生姜煎汤，可治严重培隆病、咳痰不利气不顺、胃口败坏两胁痛、和合转化疫疠症、一切培根之类病。独味汤加獐牙菜，煎汤服治百疫疠。悬钩木配伍生姜，再配宽筋藤煎汤，调入荜茇之细粉，治疫疠胃口败坏、痰咳气喘和刺痛、胃阳衰弱热疫疠。该药可配许多方。

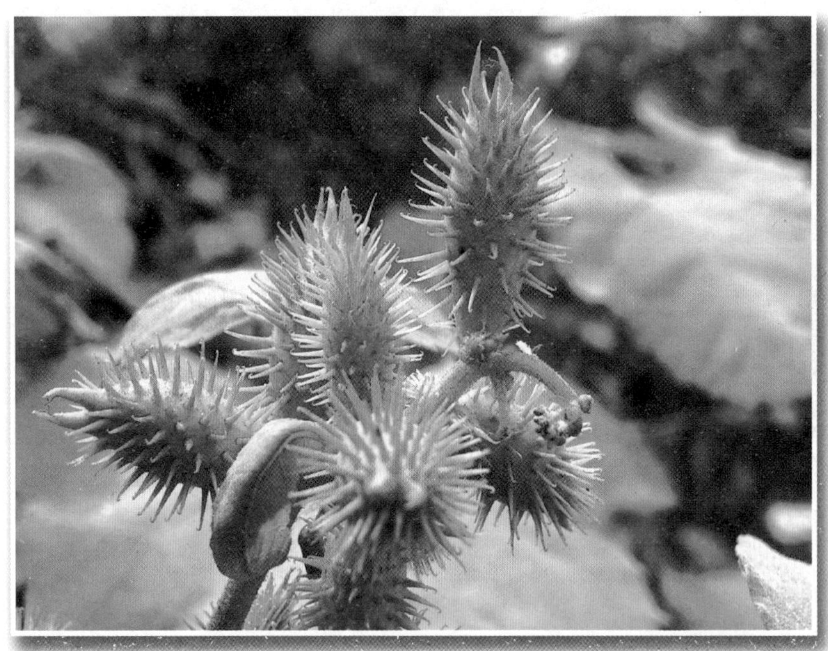

苍耳籽　བྱི་ཚེར་མ།

155 . བྱི་ཚེར་མ།

བྱི་ཚེར་མ་ཞེས་བྱ་བ་ནི། །ཆུ་སྐོད་དྲོད་ཆེའི་ཡུལ་དུ་སྐྱེས། །ལོ་མ་ཆེ་ལ་ནག་ཅིང་མཐུག །སྡོང་པོ་ཐུང་ལ་མཐུག་ཅིང་སྲ། །སྐེ་མ་གོས་ལ་འབྱར་ཞིང་འཁྲི། །འབྲས་བུ་མཚེར་བའི་མདོག་དང་འདྲ། །རོ་ནི་ཁ་ལ་རྩུབ་པ་ཡིན། །རང་གི་ནུས་པས་ཆུ་འགགས་སེལ། །ཚད་རིམས་ནད་ལ་བདུད་རྩི་འདྲ། །བྱི་བཟུང་གཟེ་མ་སྲུབ་མའི་རྩ། །ཨ་རུ་ར་དང་དོང་ག་བསྐོལ། །སྦྲང་རྩིར་བཅས་པ་བསྐོལ་འཐུང་ན། །གཅིན་སྲི་ཆུ་འགགས་ནད་རྣམས་སེལ། །བྱི་ཚེར་གླ་སྒང་ཨ་རུ་ར། །བསྐོལ་ཐང་ནུ་ཞོ་དང་སྦྱར་བླུད། །བྱིས་པའི་ཚ་རིམས་མ་ལུས་སེལ། ། སྐྲོག་པའི་ནད་ལ་བདུད་རྩི་འདྲ། །སྦྱོར་སྡེ་གཞན་ཡང་བསམ་མི་ཁྱབ། །

【译文】苍耳籽

所说草药苍耳籽，生在沟口温暖地，叶片黑色大而厚，茎秆坚硬短而稠，果穗粘衣和他物，果实被刺呈黑色，其味苦而其性糙，自身功效通尿闭，治疗热疫如甘露。配伍蒺藜牛蒡籽、草玉梅根和诃子、良姜蜂蜜煎汤服，治疗尿濇尿闭症。苍耳配伍头花蓼、再配诃子煎取汤、再加奶酪口中服，治疗幼儿热疫病，治疗疔疮似甘露。其他配方难尽述。

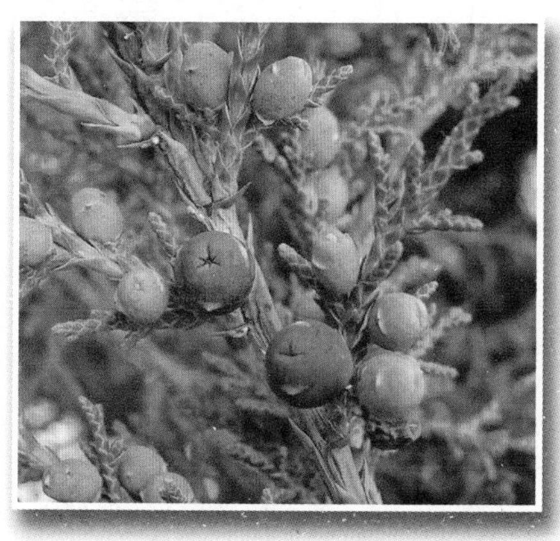

方枝柏　ཙན་དན་དེ་བ་ད་རུ།

156 . ཙན་དན་དེ་བ་ད་རུ།

ཙན་དན་དེ་བ་ད་རུ་ཤིང་། །ལྷོ་བལ་གཏིང་ན་སྐྱེས་པ་སྟེ། །སྡོང་པོ་ཆེ་ལ་མཁྲེགས་པ་ཡིན། །ལོ་མ་ཕྲ་ལ་དྲི་ཡང་ཞིམ། །རོ་ནི་ཁ་ལ་རྩུབ་པ་ཡིན། །རང་གི་ནུས་པས་ཚ་གྲང་འཇོམས། །ཙན་དན་ཡུང་བ་ཏིག་ཏ་དང་། །ཧོང་ལེན་དང་ནི་པར་པ་ཏ། །ཞོ་དང་སྦྱར་ལ་སྐྲངས་ལ་བྱུགས། །དེ་ཡིས་ཚ་གྲང་མ་ལུས་འཇོམས། །ཙན་དན་དེ་བ་ད་རུ་དང་། །གོ་སྙོད་ལྕ་བ་བ་སྦྲུ་བ། །སྤང་སྤོས་མར་ནག་སྦྱར་བྱུག་ན། །རླུང་གིས་སྐྲངས་པ་འཇོམས་པར་བྱེད། །ཚ་རིམས་ཆུ་སེར་ནད་རྣམས་ཀུན། །འདིས་ནི་ཐམས་ཅད་འཇོམས་པ་ཡིན། །སྦྱོར་སྡེ་གཞན་ཡང་བསམ་མི་ཁྱབ།།

【译文】方枝柏

所说方枝柏之树，南部温暖河川生，树干高大木质硬，叶片窄细气味香，其味苦而其性糙，功效治疗寒热症。方枝柏配伍姜黄、獐牙菜和兔耳草、角茴香奶酪成方，涂敷患处消肿胀，治疗一切寒热症。方枝柏配藏茴香、峨参甘松和地参、菜籽油调敷患处，消散隆邪之肿胀、热性疫疠黄水病。这些疫病皆能治。

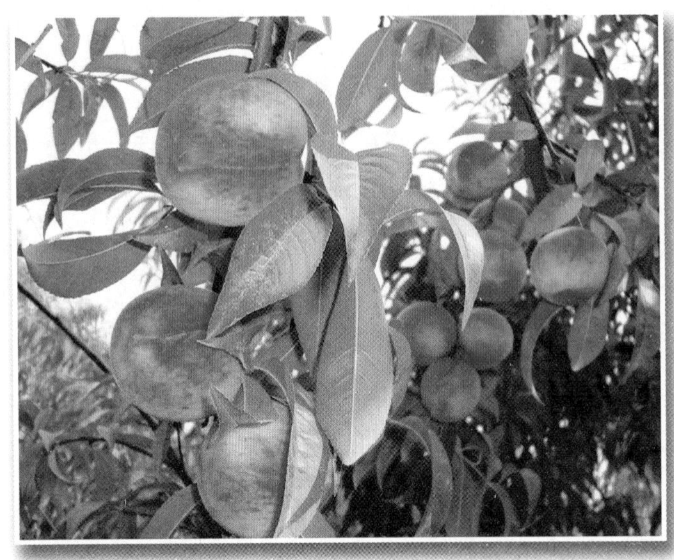

桃　ཁམ་བུ།

157．ཁམ་བུ།

ཁམ་བུ་ཞེས་བྱའི་ཤིང་དེ་ནི། །རོང་ཁུང་ཟབ་པའི་ནང་དུ་སྐྱེས། །སྡོང་པོ་ཆེ་ལ་རབ་ཏུ་མཁྲེགས། །ལོ་མ་རྒྱ་ལྕང་ལོ་མ་འདྲ། །མེ་ཏོག་དཀར་པོ་འབྲས་བུ་ཅན། །རང་གི་ནུས་པས་རྨ་རྣམས་སེལ། །ཁམ་འབྲས་དག་གི་མར་ཁུ་དང་། །གཡེར་ཤིང་ལྕམ་འབྲུ་སྨྱུང་རྩི་སྦྲུས། །སྣ་མའི་ལོ་མ་སྤྱང་གིའི་སྤུ། །ཁ་རུ་ཚྭ་རྣམས་ཀ་ར་སྦྱར། །ཆུ་སྦྱར་ཁོང་བཏང་རྨ་ལ་བྱུགས། །རྨ་ནད་ཐམས་ཅད་གསོ་བ་དང་། །ཆུ་མི་འཇིགས་པའི་སྨན་མཆོག་ཡིན། །དེ་ཡི་མར་ཁུ་ཤུ་བ་ལ་བྱུག་ན། །ནད་རྣམས་མ་ལུས་སེལ་བ་སྟེ། །ཤུ་བ་བས་ལྷག་ཐམས་ཅད་འཚོ། །མཛེ་བོའི་སྨིན་མ་སྐྱེས་པར་བྱེད། །སྦྱོར་སྡེ་གཞན་ཡང་བསམ་མི་ཁྱབ། །

【译文】桃

所说树药之桃树，温暖河川山沟生，树干高大木质硬，叶片状如柳树叶，花朵白色结果实，自身功效治疮伤。桃仁油配伍玄参、冬葵果实和黄连、豆蔻叶子和狼毛、再加紫硇砂白糖，水送内服外敷疮，一切疮伤皆能治，不畏水害之良药。桃仁油涂黄水疮，黄水脓疮皆痊愈，并能治疗牛舔疮，麻风病人生眉毛。其他配方难尽述。

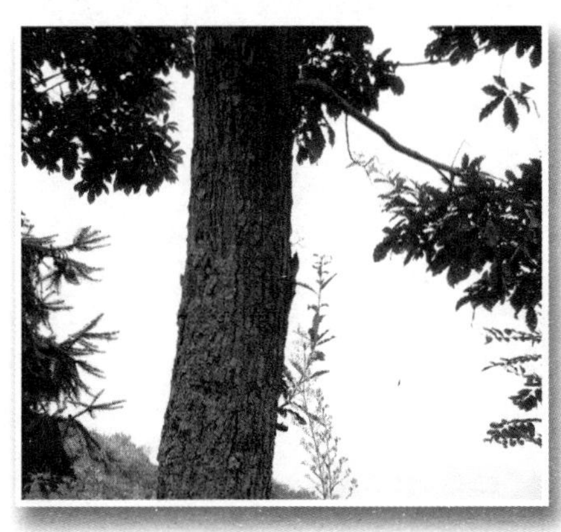

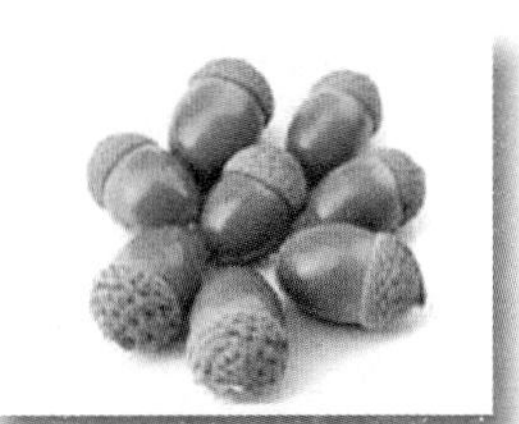

青枫树　བེ་ཤིང་།

158 . བེ་ཤིང་།

བེ་ཤིང་ཞེས་བྱའི་སྡོང་པོ་མཁྲེགས། །ལོ་མ་མཁྲེགས་ཤིང་སྒོར་ལ་ལེབ། །ཙུང་ཟད་ཚེར་མ་ཡོད་པ་ཡིན། །འབྲས་བུ་ཛཱ་ཏི་ཕ་ལ་འདྲ། །བེ་ཤིང་ལོ་འབྲས་ཤིང་མངར་དང་། །འདམ་བུ་ཀ་ར་དབང་པོ་ལག ། རེ་རལ་དང་ནི་རྒུན་འབྲུམ་དང་། །ཧོང་ལེན་སྤྲང་རྩི་དོ་པོ་རྣམས། །ཆུ་ལ་བཏབ་འཐུང་རྨ་ནད་འཚོ། །ཆུ་མི་འཇིགས་ཀྱི་རྒྱལ་པོ་སྟེ། །ཡན་ལག་ཆུ་འཐུང་ཞེས་བྱའོ། །བེ་ཤིང་གིས་ནི་འབྲས་ནད་གསོ། །བེ་ཤིང་དག་གི་ལོ་མ་དང་། །སྟག་མའི་མེ་ཏོག་དག་དང་ནི། །ལྕམ་པ་རྒུན་འབྲུམ་ཤིང་མངར་དང་། །དེ་བའི་ཤིང་གི་བར་ཤུན་དང་། །གླང་དང་ཤྭ་བ་དགོ་བ་དང་། །དེ་ཕོ་ཕྱི་སྡེར་ཐལ་བ་དང་། །ར་རུའི་ཐལ་བ་ཀ་ར་རྣམས། །འོ་མ་དང་སྦྱར་རིལ་བུ་བྱ། །ཆུ་ཡིས་ཕུལ་ལ་ཁོང་དུ་བཏང་། །རྨ་རྣམས་གསོ་ལ་ཆུས་མི་འཇིགས། །བེ་ཤིང་རྨ་རྣམས་ཀུན་གྱི་སྨན། །སྦྱོར་སྡེ་གཞན་ཡང་བསམ་མི་ཁྱབ། །

【译文】青枫树

所说青枫树干硬，叶片圆扁比较硬，叶缘少许生有刺，果实状如肉豆蔻。青枫叶果配甘草、沿沟草和佛手参、贯众葡萄兔耳草、翼首草等组成方，水调内服疮伤愈，不畏水害之王药，称为四肢饮水方。青枫果治肿核疮。青枫叶配杜鹃花、葡萄甘草冬葵果、苦檀树之中层皮、黄牛黄羊后趾灰、鹿和公鸡后趾灰、山羊角灰和白糖，牛奶泛丸水送服，治疗疮伤水不害，青枫树为疮伤药。其他配方说不尽。

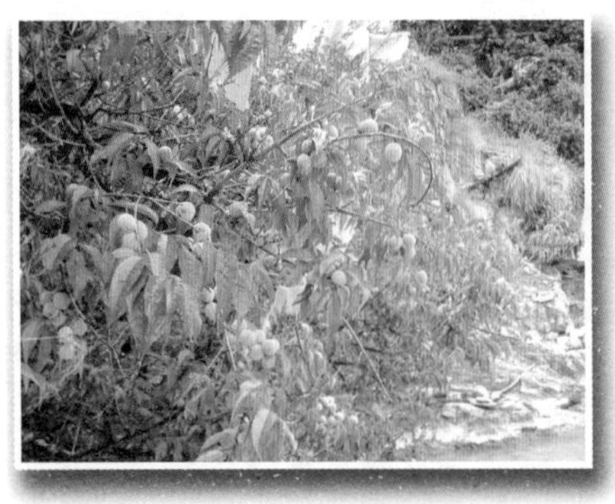

刺桃　ཏུ་རག་ཤ

159. ཏུ་རག་ཤ

ཏུ་རག་ཤ་ཞེས་བྱ་བའི་ཤིང་། །སྡོང་པོ་ཆེ་ལ་ལོ་མ་སྟོམ། །མེ་ཏོག་དཀར་པོ་འབྲས་བུ་ཅན། །གདུག་པ་ཅན་གྱི་ཤིང་ཡིན་ནོ། །རག་ཤའི་ཕྲེང་བ་ཆ་གཅིག་དང་། །སྟག་མའི་ལོ་མ་ནེ་གུ་ཆུང་། །རྨ་བྱའི་སྒྲོ་དང་མུ་ཏིག་དང་། །གོ་སྙོད་ལྔ་པོ་ཆ་མཉམ་སྦྱོ། །ཚ་གྲང་སྐྲན་ལ་ཧོང་ལེན་དང་། །སྦྱར་བ་མན་ངག་དམ་པ་སྦྱེ། །ཆུ་སྦྱར་རྨ་དང་སྐྲངས་ལ་བྱུག །རག་ཤས་སྐྲངས་པ་འཛོམས་པ་ཡིན། །

【译文】刺桃

所说树药刺桃树，树干高大叶肥厚，花朵白色结果实，黑色长刺之毒树。刺桃核串占一分、杜鹃叶和翼首草、孔雀尾翎和珍珠、藏茴香五药等份，寒热瘤加兔耳草，按照医诀配成方，用水调敷疮肿处，刺桃功效散肿胀。

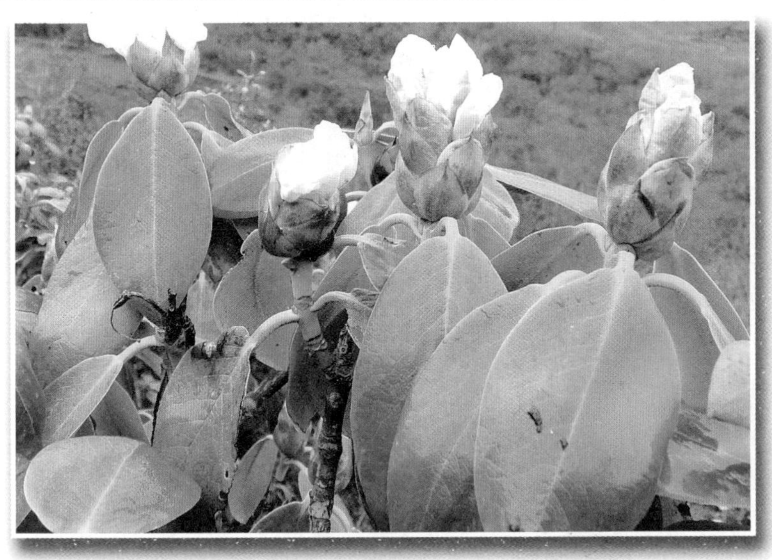

杜鹃花　སྟག་མའི་ཤིང་།

160．སྟག་མའི་ཤིང་།

སྟག་མའི་ཤིང་ནི་སྲིབ་མོར་སྐྱེས། །སྡོང་པོ་རབ་ཏུ་མཁྲེགས་པ་ལ། །ལོ་མ་ལྷ་ལུང་ནང་ན་བལ། །མེ་ཏོག་དམར་སྨུག་དཀར་པོ་མཛེས། །རང་གི་ནུས་པས་རྣག་རྣམས་སྐེམ། །སྟག་མའི་མེ་ཏོག་རྡོ་ཞུ་དཀར། །གླ་རྩི་རྒྱ་ཚྭ་རྣམ་གཉིས་དང་། །མུ་ཟི་ལེགས་པར་བཏུལ་བ་རྣམས། །བྱང་ལོག་རྣག་ཞུགས་ཁོང་དུ་བཏང་། །པགས་པ་རྡུལ་དང་རྔུལ་དང་སྦྱེ། །བལ་ལ་བྱུག་ལ་སྟེང་ནས་བཀབ། །རྣག་སྐེམ་རྨ་ཡི་འདྲུབ་སྨན་ཡིན། །སྟག་མའི་མེ་ཏོག་རྣག་སྐེམ་ཡིན། །སྟག་མའི་མེ་ཏོག་དུག་ལྕེ་ཕྱུངས་པ་དང་། །ཐར་ནུ་དང་ནི་བུལ་ཏོག་དང་། །ཡུང་བ་དང་ནི་ལང་ཐང་རྩེ། །དེ་རྣམས་མན་ངག་ཤེས་གྱུར་ན། །མཆིན་པ་གླང་ཐབས་གྲོལ་མ་དང་། །དེ་རྣམས་མ་ལུས་ཐམས་ཅད་སེལ།།

【译文】杜鹃花

杜鹃花生阴山坡，树干木质很坚硬，叶似水槽生细毛，花朵红紫白而美，自身功效干脓液。杜鹃花配白石灰、麝香硇砂和硫黄、炮制好后配成方，内服干涸体腔脓。皮粉配伍汗和粉，涂在羊毛盖疮上，干脓愈疮之良药，杜鹃花为干脓药。杜鹃花除去毒舌，配伍大狼毒碱花、姜黄以及天仙子，配伍方法医诀知，治疗肝绞痛蛔虫，这些病症皆能治。

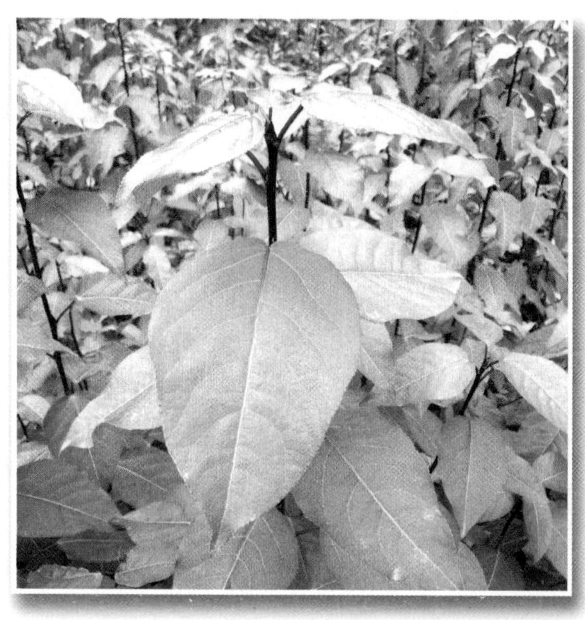

杨柳 ལྕང་མ་སྤྱར་པ།

161 . ལྕང་མ་སྤྱར་པ།

ལྕང་མ་སྤྱར་པ་ཞེས་བྱ་བ། །སྡོང་པོ་ལོ་མ་ཆེ་བ་ལ། །མེ་ཏོག་བལ་འདྲ་དཀར་པོ་འབྱུང་། །འབྲས་བུ་ཤིང་གཅན་འབྲུམ་པ་ཅན། །ལྕང་མ་སྤྱར་པའི་ཤུན་པ་དང་། །ཁྲག་གཅོད་སྨན་རྣམས་ཞོ་དང་སྦྱར། །རྩ་སྐྱོན་དག་གིས་སྐྲངས་པ་ལ། །བྱུགས་པས་སྐྲངས་རྣམས་ཐམས་ཅད་འཇོམས། །མཁྲིས་རྩ་སྐྲངས་ན་ཞོ་དང་སྦྱར། །རླུང་རྩ་སྐྲངས་ན་བུ་རམ་སྦྱར། །རྩ་སྐྱོན་སྐྲངས་ན་བུ་རམ་སྦྱར། །རྩ་སྐྱོན་སྐྲངས་པའི་ནད་འཇོམས་པར། །ལྕང་མ་སྤྱར་པའི་ཤུན་པ་བཟང་། །རྒྱ་ལྕང་དཀར་པོ་ལེགས་པ་ཡིན། །རྩ་ཡི་རྣག་ཆུ་བུ་གར་འདྲེན། །ལྕང་མའི་མེ་ཏོག་རྒྱ་ཚྭ་དང་། །མུ་ཟི་སེར་པོ་རྡོ་ཁུ་དཀར། །དེ་རྣམས་ཞོ་དང་སྦྱར་ལ་བླུད། །རྩ་རྣག་སྐྲངས་མགོ་འདྲེན་པའི་སྨན། །ལྕང་མའི་སྨན་སྦྱོར་དམ་པ་ཡིན། །

【译文】杨柳

所说杨柳树类药，树干叶片皆较大，花朵白色如棉花，果实如同老树瘤。杨柳中皮止血药，与酪配伍外涂敷，消散脉病之肿胀，并治一切之肿胀，胆脉肿胀配酪敷，隆脉肿胀配红糖，消散脉病肿胀症，杨柳中皮为良药。白汉柳皮最为上，可引脉道之脓水。柳絮配伍黄硫黄，白灰水以及酪浆，引出脉脓消肿药，杨柳配方之上品。

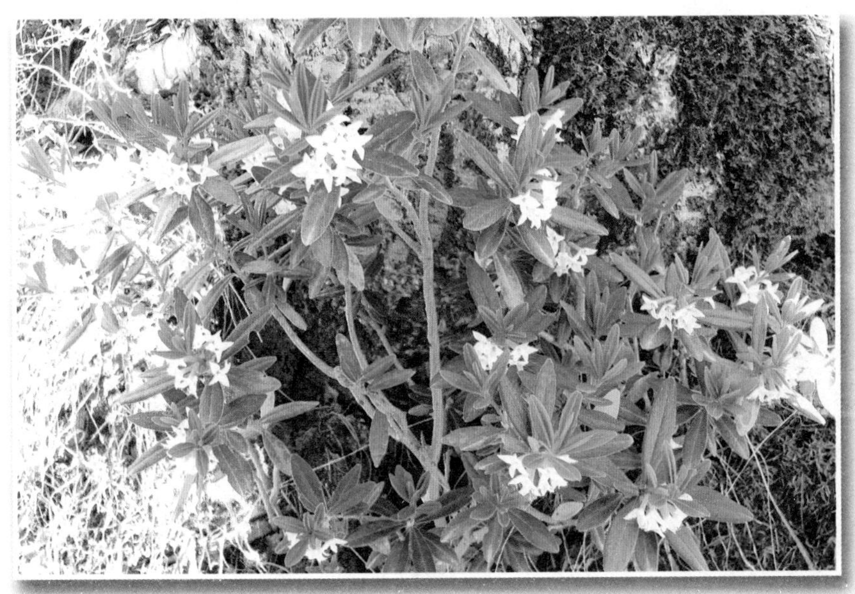

陕甘瑞香 སྲིན་ཤིང་སྨ་མ།

162 . སྲིན་ཤིང་སྨ་མ།

སྲིན་ཤིང་སྨ་མ་ཞེས་བྱ་བ། །དགུན་ཡང་ལོ་མ་མེ་ཏོག་ཡོད། །སྲིན་ཤིང་གྱི་ལྗེ་དཀར་པོ་དང་། །བོང་ང་དཀར་པོ་གང་གཱ་ཆུང་། །སྤང་རྒྱན་དཀར་པོ་དཔའ་བོ་སེར། །སེ་རྒོད་འབྲས་བུ་བར་ཤུན་དང་། །སྐྱེར་པའི་བར་ཤུན་ཕྱེ་བཞིན་བཏགས། །ཆུ་གྲང་ཏ་ལ་སྦྱོན་ལ་བཏང་། །དུག་ནད་མ་ལུས་འཇོམས་པར་བྱེད། །གཞན་ཡང་ཡོན་ཏན་བསམ་མི་ཁྱབ། །

【译文】陕甘瑞香

所说陕甘瑞香树，冬季也有叶和花。瑞香花配麻花艽、乌奴龙胆白乌头、白花龙胆黄商陆、蔷薇果实和中皮、小檗中皮组成方，研成细粉凉水服，能治一切中毒症。其他功效难尽述。

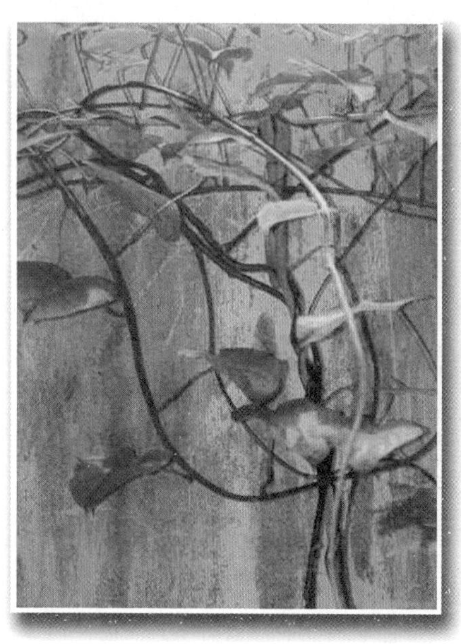

巴瓦藤萝　སྦ་བའི་ཤིང་།

163 . སྦ་བའི་ཤིང་།

སྦ་བའི་ཤིང་ནི་ཤིན་ཏུ་གཞོན། །མུ་ལེ་གྲུམ་ཤིང་ལ་སོགས་པའི། །ཤིང་གཞན་དག་ལ་འཁྲིལ་ནས་སྐྱེས། །སྦ་བའི་བར་ཤུན་སྒྲོན་ཤིང་དང་། །ལྕང་མའི་བར་ཤུན་དག་དང་ནི། །བྲ་མའི་རྩ་བ་རྣམས་སྦྱར་ཏེ། །སྐྱ་སླ་ལུག་ཞོའི་ཚོད་དུ་བྱ། །ཚ་སྐྲངས་ལ་ནི་ཞོ་དང་སྦྱར། །གྲང་སྐྲངས་ལ་ནི་ཆུ་དང་སྦྱར། །ཤ་ལ་མི་མངོན་བྱུག་པ་ན། །ཚ་གྲང་སྐྲངས་རྣམས་འདི་ཡིས་སེལ། །གཞན་ཡང་ཡོན་ཏན་བསམ་མི་ཁྱབ། །

【译文】巴瓦藤萝

巴瓦藤萝茎蔓嫩，攀援木勒珠相树、其他树木而生长。藤萝中皮配油松、柳树中皮锦鸡根，调糊稀稠绵羊奶，热性肿胀宜配酪，寒性肿胀宜配水，不露肌肤外涂敷，寒热肿胀皆消除。其他功效难尽述。

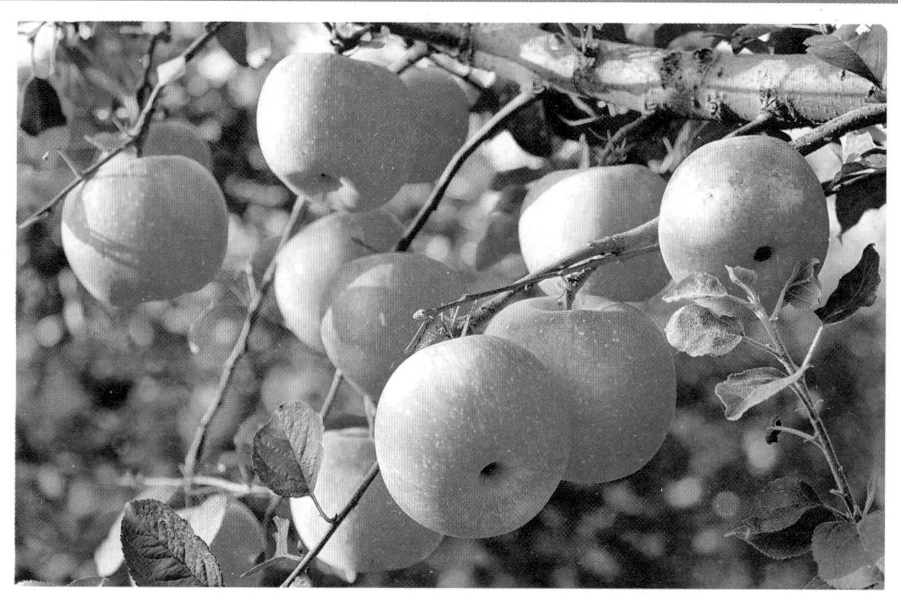

苹果 ཀ་ཤུ།

164．ཀ་ཤུ།

ཀ་ཤུ་ཞེས་བྱ་ཁམ་བུའི་རིགས། །སྡོང་པོ་ལོ་མ་མེ་ཏོག་རྣམས། །ཁམ་བུ་དག་དང་འདྲ་བ་ལ། །འབྲས་བུ་ཁམ་བུའི་རྗོག་པོ་འདྲ། །རོ་ནི་མངར་ལ་སྐྱུར་བ་སྟེ། །རང་གི་ནུས་པས་རྒྱུ་ནད་སེལ། །རྒྱུ་མ་འཁྲོག་ཅིང་དེ་ནས་འཁྲུ། །དེ་བཅོས་པ་ཡི་ཐབས་བསྟན་པ། །ནད་པའི་ཞབས་སུ་ཁུང་བུ་བརྐོ། །ནང་དུ་མེ་བཞག་སྟེང་དུ་སྣོད། །དེ་ནང་བ་ལུ་ཤུག་པ་དང་། །སྲོ་བ་གསུམ་པོ་འཚོས་པར་བཅོས། །ཚོས་ནས་སྟེང་དུ་ཕྱར་བ་བཏིང་། །ནད་པའི་འོག་སྒོ་དག་ནས་བདུག །རྩི་མར་འབྲུ་མར་བསྐུ་མཉེ་བྱ། །ཀ་ཤུ་མར་སྦྱར་ལྔ་རུ་བཏང་། །རྒྱུ་ལོང་འཁྲོག་ཅིང་འཁྲུ་བ་སེལ། །གཞན་ཡང་ཡོན་ཏན་བསམ་མི་ཁྱབ། །

【译文】苹果

苹果属于桃杏类，树干叶片和花朵，形状皆如桃杏树，果实形状如同桃，其味甘甜有点酸，功效治疗小肠病。小肠鸣响并腹泻，使用此药可治愈。病人坐下挖个洞，洞中生火上搭锅，小叶杜鹃圆柏叶，野艾三药锅中煎，熟后上面铺条单，熏罨病人之下门，肥酥油和菜籽油，外面涂敷并按摩，苹果酥油配伍服，治大小肠鸣下泻。其他功效说不尽。

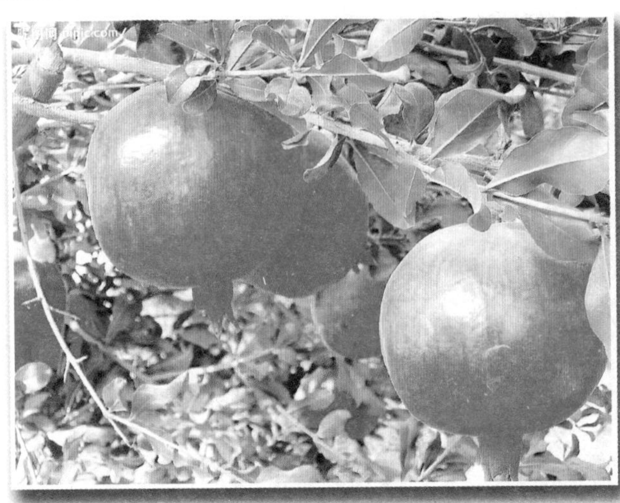

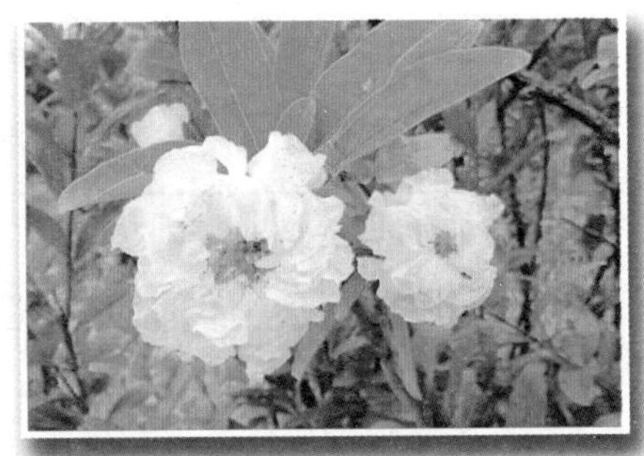

石榴 སེ་འབྲུ།

165 . སེ་འབྲུ།

སེ་འབྲུ་ཞེས་བྱ་དྲོད་ཀྱི་རིགས། །སྡོང་པོ་གདུགས་ཀྱི་ཚུལ་དུ་འཁྱིལ། །ལོ་མ་སྔོར་ལ་ཆུང་བ་སྟེ། །མེ་ཏོག་དཀར་པོ་རབ་ཏུ་མཛེས། །འབྲས་བུ་ཀུ་བའི་དབྱིབས་དང་འདྲ། །ནང་དུ་འབྲས་བུས་རབ་ཏུ་གང་། །རོ་ནི་སྐྱུར་མངར་སྐྱུམ་པ་ཡིན། །རང་གི་ནུས་པས་གྲང་རླུང་སེལ། །ཕོ་བའི་མེ་དྲོད་བསྐྱེད་པའི་མཆོག །སེ་འབྲུ་ཤིང་ཚ་པི་པི་ལིང་། །སུག་སྨེལ་དང་ནི་བཞི་པོ་སྟེ། །ཆ་མཉམ་ཀ་ར་དེ་ཡི་ཚད། །བད་རླུང་ཀུན་སེལ་དང་ག་འཐེད། །སེ་འབྲུ་ཤིང་ཀུན་ཁ་རུ་ཚ། །སྐྱར་བུ་བཅའ་སྒའི་ཕྱེ་མ་སྦྱར། །སྙིང་ལ་བད་རླུང་ཞུགས་པ་དང་། །གྲང་ནད་མ་ལུས་སེལ་བར་བྱེད། །སེ་འབྲུ་ཧྲཱྀ་ཏི་ཀ་ཀོ་ལ། །སུག་སྨེལ་དབྱི་མོང་ཅི་ཏྲ་ཀ །ཚ་བ་རྣམ་གསུམ་བཞི་འགྱུར་བྱེད། །ཆ་མཉམ་ཕྱེ་མ་འདི་ཉིད་ལ། །སེ་འབྲུ་དགུ་པ་ཞེས་བྱ་སྟེ། །གྲང་ནད་མ་ལུས་སེལ་བར་བྱེད། །སེ་འབྲུ་ཤིང་ཚ་ཀ་ཀོ་ལ། །ཧྲཱྀ་ཏི་སུག་སྨེལ་གུར་གུམ་དྲུག །ཞོ་རེ་ཆ་མཉམ་ཞོ་དྲུག་དང་། །པི་པི་ལིང་ནི་ཞོ་གཉིས་དང་། །བཅའ་སྒ་ཞོ་བཞི་དང་སྦྱར་ལ། །སེ་འབྲུ་བརྒྱད་པའི་ཕྱེ་མ་རྣམས། །ཕྱི་མའི་རྒྱལ་པོ་འདི་དག་གིས། །བད་རླུང་ནད་གཞི་ཐམས་ཅད་དང་། །རླུང་གི་ལྷིང་སྐྲན་འཛོམས་པར་བྱེད། །སེ་འབྲུ་སྲང་བརྒྱད་ཨུ་སུ་དང་། །ཙི་ཏྲ་ཀ་དང་པི་པི་ལིང་། །དོང་གྲ་དེ་གསུམ་སྲང་རེ་རེ། །མར་སྲང་བཞི་བཅུ་ཆུ་བྲེ་བཞི། །བསྐོལ་བ་སེ་འབྲུ་ལྡེ་པ་ཡི། །སྨན་མར་སྙིང་ནད་སྐྱ་རབ་དང་། །མཆེར་ནད་གཞང་འབྲུམ་ཕོ་དྲོད་ཆུང་། །བུད་མེད་སྨད་ཀྱི་གྲང་རླུང་སེལ། །སེ་འབྲུ་ཚ་བ་གསུམ་པོ་ནི། །རྩ་བའི་སྨན་གཞིར་བཞག་བྱས་ལ། །ཁ་བསྒྱུར་སྨན་བཞིས་བསྒྱུར་བྱས་པ། །སེ་འབྲུ་བརྒྱད་པའི་སྨན་སྦྱོར་ཏེ། །གྲང་བའི་ནད་སེལ་བདུད་རྩི་ཡིན། །རིན་ཆེན་འཁྲུངས་དཔེའི་རྒྱུད་འདིར་བཤད། །སྨན་མཆོག་འདི་ཡི་སྦྱོར་སྡེ་ནི། །བསམ་ནི་ཁྱབ་པ་བརྗོད་མི་ལང་།།

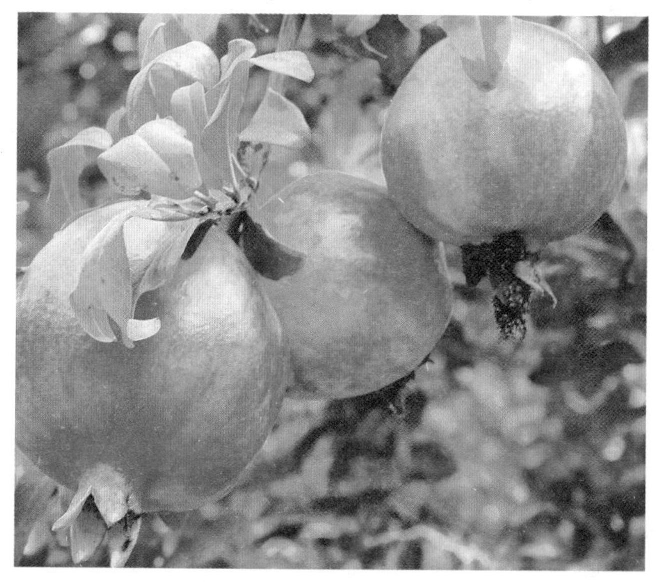

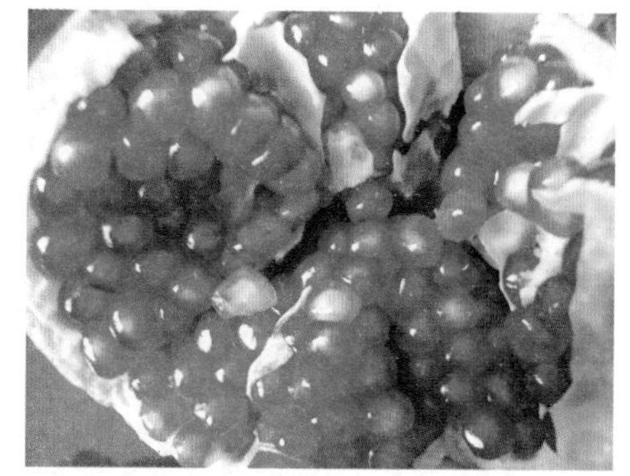

石榴 སེ་འབྲུ།

【译文】石榴

石榴属于热药类，树干如同聚伞生，叶片圆而比较小，花朵白色很美丽，果实形状似葫芦，果内分格满籽粒，其味酸甘并油润，功效治疗寒隆症，提升胃阳上品药。石榴肉桂和荜茇、白豆蔻等四味药，等份配伍加白糖，治疗培隆并发症，并且能够开胃口。石榴阿魏紫硇砂、干姜沙棘果研粉，治疗心脏培隆症、一切寒症皆可治。石榴草果肉豆蔻、白豆蔻和铁线莲、小米辣等份配伍，再加四倍三热药，研成细粉口中服，称为九味石榴方，一切寒症皆治疗。石榴肉桂和草果、肉豆蔻和白豆蔻、再加红花等六药，各药一钱等份配，再配二钱荜茇粉，再配四钱干姜粉，称为八味石榴散，此为散剂君王方，治疗一切培隆症，并治隆邪肿瘤症。石榴八两配荜茇、小米辣和高良姜，三药每味各一两，再加芫荽组成方，再加酥油四十两，加水四升文火煎，称五味石榴药酥，治疗心脏病浮肿、脾病痔疮胃阳弱、妇女下体寒隆症。石榴配伍三热药，作为方剂基本药，加配四味药物时，称为八味石榴方，治疗寒症似甘露。珍宝图鉴如是说，此味妙药之配方，意想不到说不尽。

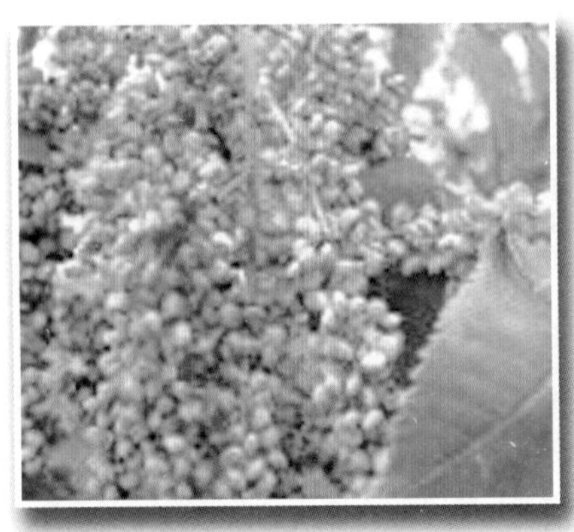

盐麸果 ད་ཏིག

166．ད་ཏིག

ད་ཏིག་ཅེས་བྱའི་ཤིང་དེ་ནི། །ཚད་པ་ཆེ་བའི་ནགས་ལ་སྐྱེས། །སྡོང་པོ་ཆེ་ལ་ཤུན་པ་སྐྱ། །མེ་ཏོག་དམར་ཆུང་ལོ་མ་ཕྲ། །འབྲས་བུ་ལུག་ཤིག་སྒོ་ང་འདྲ། །རོ་ནི་སྐྱུར་ལ་མངར་བ་ཡིན། །ནུས་པ་ཁྱད་པར་འཁྲུ་བ་གཅོད། །ད་ཏིག་ཆིག་ཐང་ནུས་པ་ཡིས། །བྱིས་པའི་གྲང་བཤལ་གཅོད་པར་བྱེད། །ད་ཏིག་འོམ་བུའི་མེ་ཏོག་དང་། །སྤང་གི་རམ་བུ་ཞོ་ནང་བཙོ། །གྲང་འཁྲུ་གཅོད་པའི་དར་ཡ་ཀན། །ད་ཏིག་ཐ་རམ་ཤང་དྲིལ་དམར། །ཁྱུག་རྟའི་བྲུན་དང་སྣ་ལོ་དང་། །མོན་ལུག་སླ་སྒང་སྦྱར་བ་ཡིས། །ཚད་འཁྲུ་དམར་ནད་སེལ་བར་བྱེད། །ད་ཏིག་བཅའ་སྣ་མོན་ཆ་ར། །ལུག་གུ་ཀྲང་མར་མོན་ལུག（བུ་རམ་ཟེར་བའང་འདུག）དང་། །ཆ་མཉམ་མར་དང་སྦྱར་བ་ཡིས། །གྲང་སྒོས་ནད་རྣམས་སེལ་བར་བྱེད། །གཞན་ཡང་ཡོན་ཏན་བསམ་མི་ཁྱབ། །

【译文】盐麸果

所说盐麸果之树，生在热地森林中，树干高大树皮灰，花朵红小叶片细，种子绵羊之虱虮，其味酸而少许甘，功效特别治腹泻。盐麸果单汤功效，能治少儿寒泻症。盐麸果配水柏花、珠芽蓼在酪中煮，治疗寒泻如甘露。盐麸果配平车前、红花报春燕子粪、多穗蓼和头花蓼，治疗热泻和赤痢。盐麸果配青杨脂、偏花报春和干姜、头花蓼等组成方，（有人说配伍红糖），等份配伍加酥油，功效治疗寒胀病。其他功效说不尽。

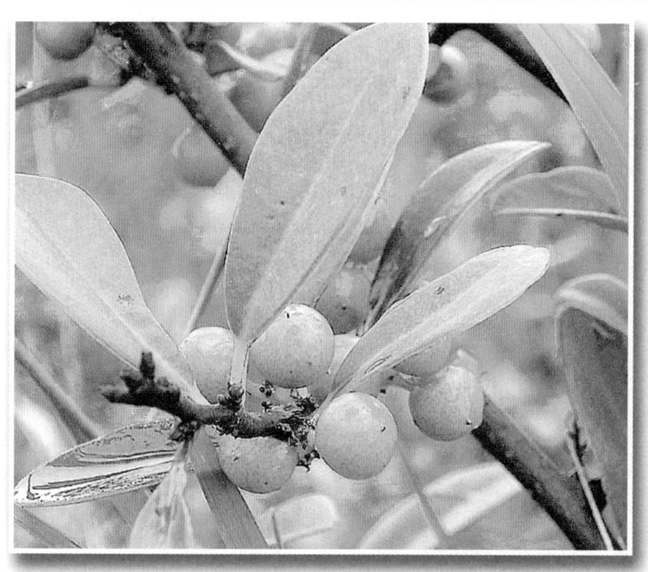

酸藤果 བྱི་ཏང་ག

167. བྱི་ཏང་ག

བྱི་ཏང་ག་ཞེས་བྱ་བའི་སྨན། །སྡོང་པོ་ཕྲ་ལ་རིང་བ་སྟེ། །ལོ་མ་སྔོ་སྐྱ་རྩུབ་པ་ཡིན། །མེ་ཏོག་སྔོ་དམར་ཆུང་བ་སྟེ། །འབྲས་བུ་སྲན་མ་སད་ཕྱིར་འདྲ། །རོ་ནི་མངར་ལ་སྐྱུར་བ་ཡིན། །རང་གི་ནུས་པས་སྲིན་བུ་ཡི། །གྲོང་ཁྱེར་ཐམས་ཅད་གསོད་པར་བྱེད། །བྱི་ཏང་ག་ནི་རྡོག་གཅིག་གིས། །སྲིན་བུའི་གྲོང་ཁྱེར་རེ་རེ་འཛོམས། །བྱི་ཏང་ག་དང་ལང་ཐང་རྩེ། །མ་ནུ་རྩེ་དང་རྟ་ལྤགས་མ། །ངང་བ་ཆེག་རྒྱུག་སྤང་སྤོས་དང་། །ཕུར་མོང་དཀར་པོའི་ལོ་མ་སྦྱར། །བྱི་ཏང་ག་ཡི་བདུན་སྦྱོར་ཏེ། །སྲིན་ནད་དག་ལ་བདུད་རྩི་འདྲ། །ཁྱད་པར་གླང་པའི་སྲིན་ལ་བརྟགས། །བྱི་ཏང་ག་དང་ལང་ཐང་རྩེ། །ངང་བ་ཆེག་རྒྱུག་ཤ་བའི་ཁྲག །ར་གླད་དང་སྦྱར་གསང་ལ་བཏང་། །གླད་ནད་སྲིན་རིགས་མ་ལུས་འཛོམས། །བྱི་ཏང་ག་དང་མ་ནུ་རྩེ། །རྒྱ་དུ་ར་དང་སྣ་རྩེ་དང་། །རྟ་ལྤགས་མ་དང་བྱི་བཟུང་མ། །ཤ་བའི་མཇུག་མ་ལང་ཐང་རྩེ། །གུ་གུལ་ནག་པོ་དག་དང་དགུ། །བྱི་ཏང་ག་ཡི་དགུ་སྦྱོར་ཏེ། །འདི་ཡི་ནུས་པ་བསམ་མི་ཁྱབ། །གཞན་ཡང་ཡོན་ཏན་བརྗོད་མི་ལང་།།

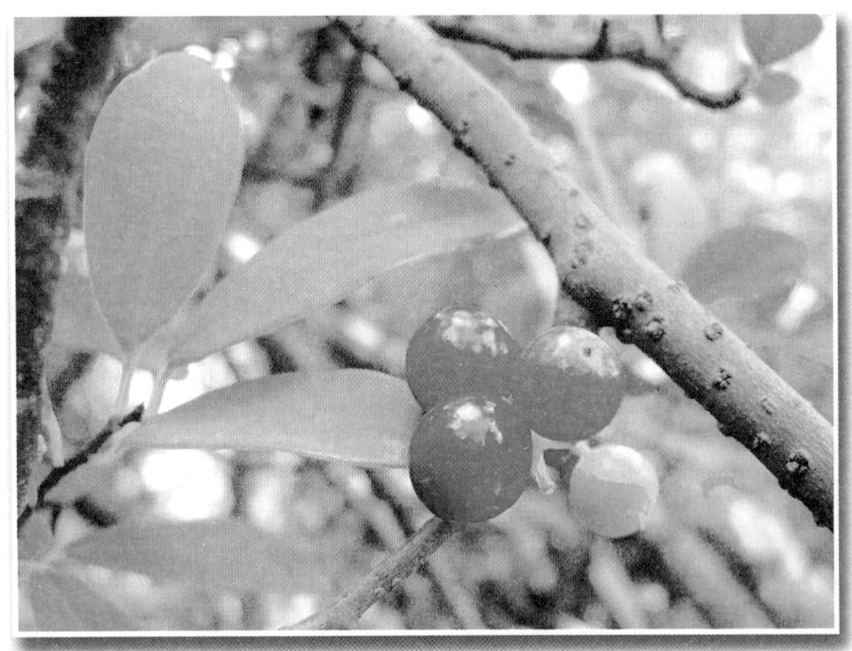

酸藤果 བྱི་དང་ག

【译文】酸藤果

所说酸藤果之树，树干较细并且长，叶片青灰叶面糙，花朵较小青红色，果实如霜打豌豆，其味甘甜并且酸，自身功效治虫病，一切微虫杀灭光，只用一颗酸藤果，每座虫城皆摧毁。酸藤果和天仙子、紫铆果和独一味、沙生槐籽和甘松、结血蒿叶配成方，称七味酸藤果方，治疗虫病如甘露，尤其治疗脑虫症。酸藤果配天仙子、沙生槐籽和鹿血、山羊脑等秘密服，治疗一切脑虫病。酸藤果配紫铆果、马尿泡和独一味、牛蒡鹿尾天仙子、穆库尔没药麝香，称九味酸藤果方，此方功效难意想。其他功效说不尽。

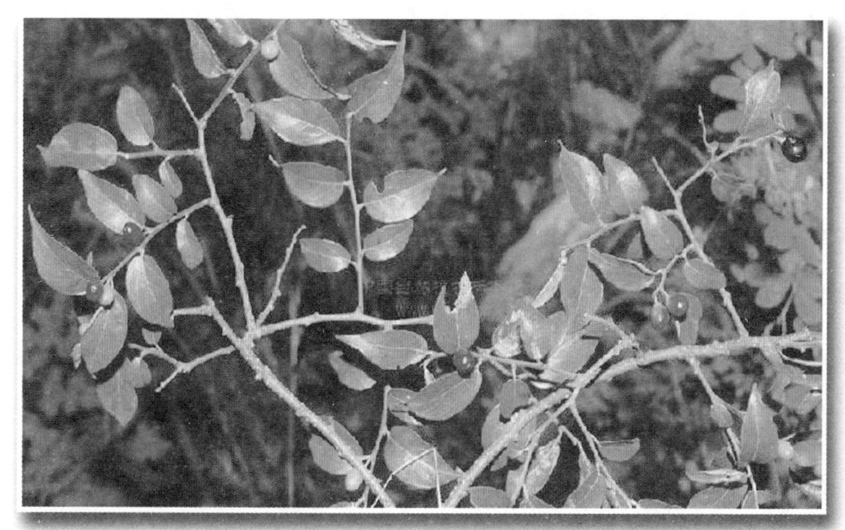

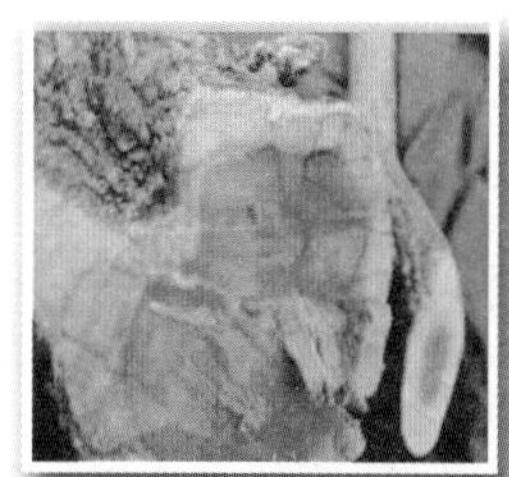

西藏猫乳木　སེང་ལྡེང་།

168．སེང་ལྡེང་།

སེང་ལྡེང་ཞེས་བྱའི་ཤིང་དག་ནི། །ཚད་པས་གདུང་བའི་ཡུལ་དུ་སྐྱེས། །སྡོང་པོ་ཆེ་ལ་རབ་ཏུ་མཁྲེགས། །ལོ་མ་ཕག་གི་ཟེ་བ་འདྲ། །རོ་ནི་ཡིད་ཙམ་ཁ་བ་ཡིན། །རང་གི་ནུས་པས་ཆུ་སེར་སྐེམ། །སེང་ལྡེང་དཀར་དམར་གང་ཡང་རུང་། །ཙན་དན་དཀར་དམར་སྤོས་དཀར་དང་། །སྦྲོན་ཤིང་སེ་རྒོད་བེ་འབྲས་དང་། །མུ་ཟི་མུ་ལ་རྣམ་གཉིས་དང་། །སྦྲང་གཡུང་དང་སྦྱར་ཕྱེར་བཏང་ན། །བྱང་ཁོག་རྣག་སྐེམས་ཐེ་ཚོམ་མེད། །སེང་ལྡེང་སྐྱེར་དཀར་སེ་རྒོད་མ། །ཙན་དན་མུ་ཟི་རྒྱ་ཚྭ་དང་། །ཤུ་དག་བྱང་བ་སྲུབ་མ་དང་། །བོང་བུ་ལན་ཚྭ་དག་དང་བཅུ། །ཆ་མཉམ་བཤུལ་ཆོལ་མར་རླིང་སྦྱར། །ཉི་མ་མེ་ལ་བྲུག་ཅིང་བདུག །ཆུ་སེར་དག་གི་ནད་རྣམས་དང་། །ཤུ་བ་རྐོམ་པོ་མ་རུང་བ། །མྱུར་དུ་སེལ་བར་ཐེ་ཚོམ་མེད། །སེང་ལྡེང་ཤེལ་ཏང་དཀར་པོ་དང་། །བཙོད་དང་འབྲི་མོག་རྒྱ་སྐྱགས་དང་། །སྤང་གི་རམ་བུ་སྤང་རྒྱན་དཀར། །འདམ་བུ་ག་ར་ཤིང་མངར་དང་། །སྟར་བུ་དང་ནི་རྣམ་པ་བཅུ། །ཆ་མཉམ་ག་ར་བྲུག་འགྱུར་སྦྱར། །ཆུ་གྲང་དག་གི་རྟ་ལ་སྐྱོན། །གློ་ནད་མ་ལུས་སེལ་འགྱུར་ཏེ། །མཆོག་ཏུ་གློ་ནད་སུར་ཡ་སེལ། །ཆུ་སེར་ནད་འཇོམས་སེང་ལྡེང་གི །ལོ་མ་ཤུན་པགས་སྡོང་པོ་དང་། །སྐྱུར་པོ་སེ་ཤིང་དབྱིབས་ཆུང་བ། །ཞུན་བྱས་བྱང་བ་རྒྱ་ཚྭ་དང་། །བྱེ་མ་ཐིག་ཐིན་ཉི་དགའ་སྦྱར། །འཕྲུལ་གྱི་རྩ་སྦྱོང་འདི་ཡིན་ཏེ། །བཏང་ཐབས་གཞུང་གཞན་དག་དང་འདྲ། །མགོ་དང་བྱང་ཁོག་ཡན་ལག་གི། །རྨ་རུ་ཆུ་སེར་རྣག་ཞུགས་དང་། །རྩ་ནད་མ་ལུས་འགྲམས་པ་དང་། །དྲིག་དང་གྲུམ་བུ

ཆུ་སེར་དུག། མཁལ་ནད་མཆིན་ནད་ལ་སོགས་པ། །སྦྱོང་འདིས་མྱུར་དུ་སེལ་བར་འགྱུར། །རྗེས་དང་ཡོག་གནོན་གཞན་དང་འདྲ། །སེང་ལྡེང་ཐལ་ཀ་རྡོ་རྗེ་དང་། །ཆུ་དང་འོ་མ་མར་གསུམ་ལས། །ཚུལ་བཞིན་བསྐུས་ལ་སྦྲང་རྩི་བྲན། །སྨན་མར་ཟླ་བ་གཅིག་བསྟེན་ན། །དྲེག་དང་གྲུམ་བུ་རྒྱུས་ནད་དང་། །ཆུ་སེར་ནད་རྣམས་མ་ལུས་འཇོམས། །སེང་ལྡེང་དང་ནི་ཙི་ཏྲ་ཀ། ཆ་མཉམ་ཆུ་ནང་བསྐུས་པའི་ཐང་། །ཁ་ནང་འབྲས་དང་སོ་རྩའི་འབྲས། །ཁ་ནད་ཐམས་ཅད་སེལ་བར་བྱེད། །སྦྱོར་སྡེ་གཞན་ཡང་བསམ་མི་ཁྱབ། །

【译文】西藏猫乳木

所说西藏猫乳木，生在炎热之地域，树干高大很坚硬，叶片形状似猪鬃，其味少许有点苦，自身功效干黄水。白红猫乳哪一种，配白红檀香乳香、油松蔷薇青枫果、硫黄茜草二种药、再加蜂蜜口中服，体腔脓液干无疑。猫乳木配白小檗、扁刺蔷薇和檀香、硫黄硇砂藏菖蒲、斑蝥毛茛草玉梅，上述十药等份配，马驴骡脂陈酥油、日晒火烤身外涂，黄水病和脓包疮，快速治愈无疑问。猫乳木配麻花艽、茜草紫草紫草茸、白花龙胆珠芽蓼、甘草沙棘沿沟草，十味药物等份配，再配六倍之白糖、凉水为引口中服，一切肺病皆能治，肺病穿溃最有效，并且治疗黄水病。猫乳木叶皮树干、盐麸果和小蔷薇，熬制成膏加斑蝥、硇砂螃蟹金礞石、冬葵果配伍成方，妙术脉泻除疾病，服法同其他医典，头部体腔和四肢、伤疮黄水和脓液、一切脉病之扩散、痛风风湿黄水症、肾病肝病中毒等，此方快速能泻除，断后抑制同他症。猫乳木配决明子、再加水乳和酥油，如法浓煎加蜂蜜，制成药酥服一月，痛风风湿和骨病、黄水病等皆治愈。猫乳木配小米辣、等份配伍浓煎汤，口内核肿齿根疖、一切口病皆能治。其他配方说不尽。

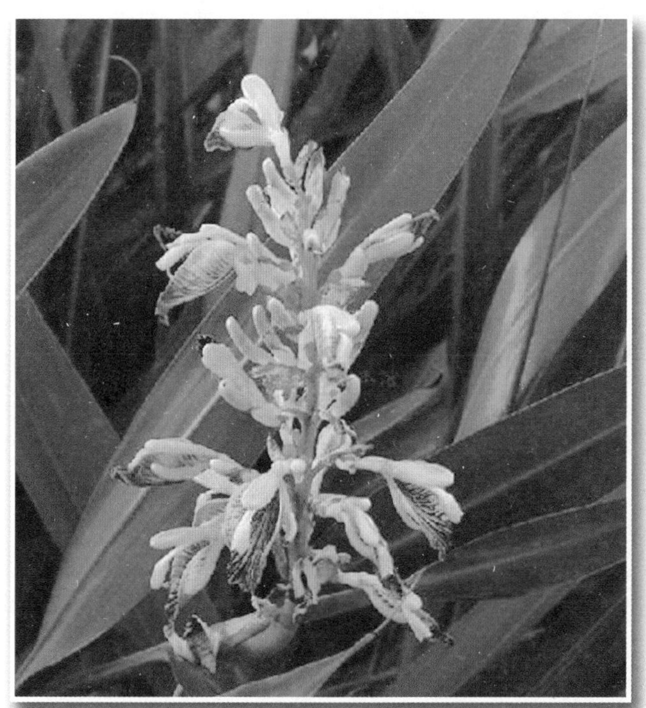

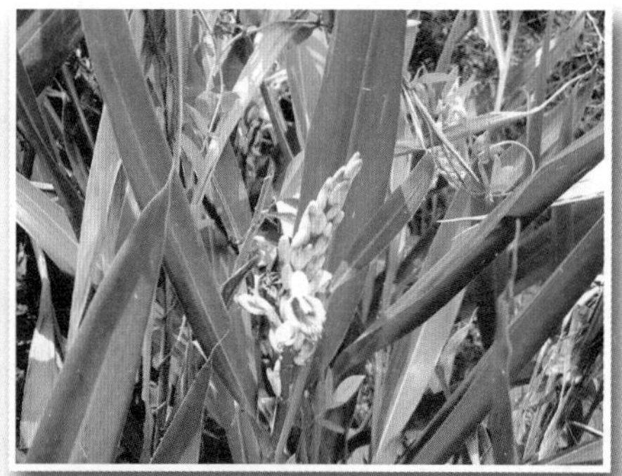

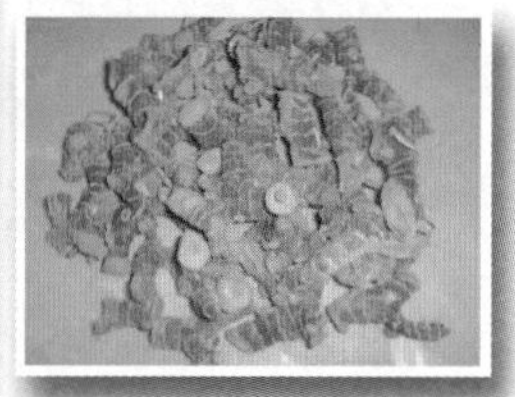

高良姜　ཀ་ལ་ཀ

169. ཀོ་ལ་ཀ

ཀ་ལ་ཀ་ཞེས་བྱ་བ་དེ། །ཚོད་པས་གདུང་བའི་ཡུལ་དུ་སྐྱེས། །ལོ་མ་རྟེའུ་སྒོག་དང་འདྲ། །རྩ་བ་སྒ་དང་འདྲ་བ་ལ། །རོ་ནི་ཚ་དང་ཁ་དང་བཅས། །ནུས་པས་རྨ་རྣམས་དྲོད་དུ་བསྒྱུར། །མཁལ་ནད་གྲང་བ་རྒྱས་པ་ཡིས། །ལུས་པོ་དྲོད་ཆུང་རྐང་པ་བཤལ། །མཚན་མ་མི་ལྡང་ས་བོན་མེད། །ཕོ་བ་དྲོད་ཆུང་གྲང་སྐྲན་རྒྱས། །མདོར་ན་གྲང་བའི་ནད་རྣམས་སེལ། །ད་བྱིད་གཙོ་བོ་དག་ཏུ་བཞག། མཁལ་མ་ཞོ་ཤ་ཅི་ཏྲ་ཀ །སེ་འབྲུ་སུག་སྨེལ་ཚ་བ་གསུམ། །རྒྱ་ཚྭ་རྒྱམ་ཚྭ་ཤིང་ཚ་དང་། །སྨུ་ལ་རྣམ་གཉིས་གཙོང་བཞི་དང་། །བུ་རམ་དཀར་པོ་དང་སྦྱར་ལ། །ཀོ་ལ་ཀ་ཡི་ཕབས་ཀྱིས་བྲན། །ཟླ་བ་གཅིག་ཏུ་བསྟེན་བྱས་ན། །མཁལ་ནད་གྲང་སྐྲན་ནད་རྣམས་ལ། །མཆོག་ཏུ་མོ་རྩལ་སྐྱེད་པར་བྱེད། །བདུད་རྩི་ལྟ་བུར་འགྱུར་བ་ཡིན། །ཀོ་ལ་ཀ་དང་ད་བྱིད་དང་། །ཤིང་ཀུན་སུག་སྨེལ་ཅི་ཏྲ་ཀ །ལ་ལ་ཕུད་དང་ཨུ་སུ་དང་། །སོ་མ་ར་ཛ་ཚ་བ་གསུམ། །ཁ་རུ་ཚྭ་དང་བཅུ་གཉིས་པོ། །ཆ་མཉམ་ཕྱེ་མ་བུ་རམ་སྦྱར། །གྲང་ནད་མ་ལུས་སེལ་འགྱུར་ཏེ། །ཁྱད་པར་ཕོ་བའི་མེ་དྲོད་ཉམས། །མཆིན་སྐྲན་རྒྱས་པ་ལ་སོགས་སེལ། །བདུད་རྩི་སྨ་རྒོད་ཀོ་ལ་ཀ །རླུང་མཁྲིས་བད་ཀན་འདུས་པའི་ནད། །ཐམས་ཅད་སེལ་

བར་ཐེ་ཚོམ་མེད། །བད་ཀན་སྨུག་པོ་དུག་ནད་དང་། །ཚད་ནད་རྒྱས་པའི་གང་ཟག་ལ། །འདི་དག་བཏང་དུ་མི་རུང་ངོ་། །འདི་ཉིད་ཡོན་ཏན་ཀུན་ཚང་བས། །གཞན་ཡང་སྦྱོར་སྡེ་བསམ་མི་ཁྱབ། །

【译文】高良姜

所说高良姜之药，生在炎热温暖地，叶片状如大蒜叶，根子形状如生姜，其味辛辣并且苦，功效愈疮增体阳，治肾病寒症偏盛、身体阳低腿拖曳、阴茎不举精无子、胃阳弱小寒瘤盛，总之可治寒性病。羌活鱼作为主药，配伍刀豆小米辣、白豆蔻和三热药、石榴硇砂光明盐、两种木香和肉桂、四味痼疾药红糖、加白酥油组成方，撒入高良姜之粬，连续服用一个月，治疗肾病寒痞瘤，滋阴养肾之妙方，功效如同甘露汁。高良姜配羌活鱼、再加阿魏白豆蔻、小米辣和蛇床子、芫荽籽和黄葵籽、三热药和紫硇砂，十二味药等份配，研成细粉配红糖，治疗一切寒性症，尤其治疗胃阳弱、肝脏肿瘤肿大等。甘露野姜高良姜，治隆赤培根合病，毫无疑问可治愈。对于培根瘀紫症、毒症热盛症之人，这些方剂不可服。此方功效全齐备，其他配方说不尽。

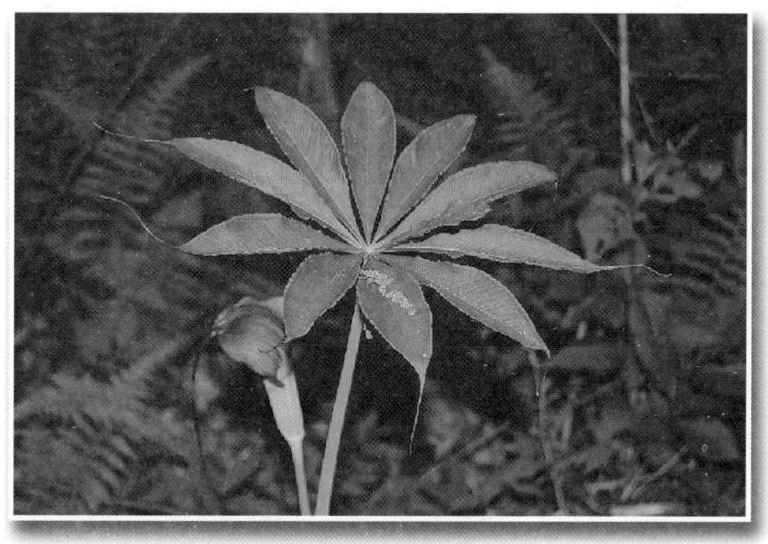

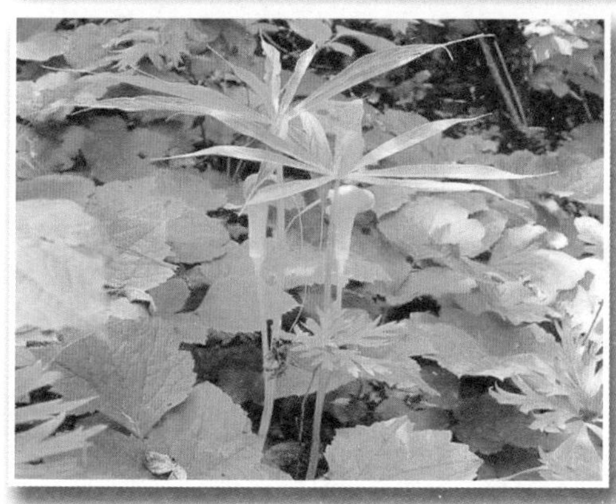

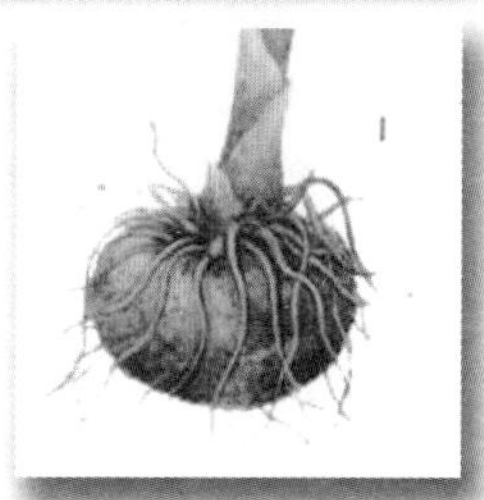

天南星 ཛོ་བ།

170．ཛོ་བ།

ཛོ་བ་དག་ལ་རིགས་གཉིས་ཏེ། །ཐོད་གཡུང་རྣམ་པ་གཉིས་ཡིན་ནོ། །རི་ལ་སྐྱེས་པ་ཛོ་ཐོད་ཡིན། །ཞིང་ལ་སྐྱེས་པ་གཡུང་ཡིན་ནོ། །དེ་གཉིས་ལོ་སྦོང་འབྲས་བུ་འདྲ། །ལོ་མ་སྟུམ་ལ་མཐུག་པ་ཡིན། །མེ་ཏོག་དཀར་དམར་མདངས་དང་ལྡན། །འབྲས་བུ་བྱུ་རུ་སྤུངས་པ་འདྲ། །རོ་ནི་ཚ་ལ་ཞུ་རྗེས་དྲོ། །རང་གི་ནུས་པས་སྲིན་ནད་དང་། །སྐྲངས་དང་འབྲས་དང་ཤ་རོ་འདུལ། །ཛོ་བའི་ཆིག་ཐང་ནུས་པ་ཡིས། །ཕོ་ལོག་གླང་ཐབས་ནད་རྣམས་དང་། །ལོང་ཁའི་སྲིན་བུའི་ནད་རྣམས་སེལ། །ཛོ་བ་ཤིང་ཀུན་སླ་རྩེ་དང་། །སྲོར་དང་ངང་པ་ཆིག་རྒྱུག་དང་། །མཚུར་དཀར་ཚ་བ་གསུམ་པོ་དང་། །ལང་ཐང་རྩེ་དང་མ་ཏུ་རྩེ། །ཏྲ་ཞགས་མ་དང་བྱི་ཏང་ག། བཟངས་རྩེ་བ་དང་སྤང་སྤོས་དང་། །ཛོ་བའི་སྨན་སྦྱོར་བཅོ་ལྔ་འདི། །ཤྭ་བའི་ཚིལ་དང་སྦྲུར་བྱས་ལ། །ཁོང་དུ་བཏང་བའི་ཕན་ཡོན་གྱིས། །སྐད་སྲིན་ནད་དང་ལོང་གའི་སྲིན། །ལུས་ཀྱི་སྲིན་ནད་མ་ལུས་སེལ། །ཛོ་བ་སྔོག

སྐྱ་ཤིང་ཀུན་དང་། །རྒྱ་ཚྭ་ཐིག་པ་བྱང་པ་དང་། །ཨ་ཛ་ཀ་དང་བདུན་པོ་སྦྱར། །གྲང་བ་ཅན་ལ་ཆང་དང་སྦྱར། །ཚ་བ་ཅན་ལ་ཆུ་གྲང་འཕུལ། །ཚ་གྲང་ཆུ་འགགས་ནད་རྣམས་སེལ། །རྩ་སྒོ་ཆུ་སྒོའི་སྲིན་ནད་སེལ། །དོ་བ་སྨུ་ཟེ་ཞོང་རོས་དང་། །ཤྭ་རུ་བསྲེགས་པའི་ཐལ་བ་དང་། །ཙུལ་ཐལ་སྨུག་དང་སྟག་ཤ་བ། །པར་པ་ཏ་དང་བརྒྱད་པོ་དེ། །ཆ་མཉམ་བཤུལ་ཚིལ་དང་སྦྱར་ལ། །ཕྱོག་སྐྲངས་ལ་སོགས་སྟེང་དུ་བྱུགས། །བསིལ་དྲོད་སྙོམས་པའི་ཁ་ཟས་བཏང་། །སྐྲངས་འདུལ་ཤ་རོ་གཅོད་པ་དང་། །ཤའུ་སྐྱུར་དུ་བསྐྱེད་པར་བྱེད། །སྦྱོར་སྡེ་གཞན་ཡང་བསམ་མི་ཁྱབ།།

【译文】天南星

天南星药分两种，山生田生不一样，山林生者天南星，田园生者为半夏，二者叶茎果实同，叶片油润而且厚，花朵白红有光泽，果实状如珊瑚堆，其味辛辣化后热，自身功效治虫病、肿胀肿核和死肌。天南星之独味汤，治疗反胃绞痛病、并治大肠之虫病。南星配阿魏麝香、沙生槐籽老鹳草、三热药和天仙子、白矾紫铆独一味、酸藤果和猪殃殃、甘松等十五味药，称十五味南星方，配伍鹿脂口中服，脑虫病和大肠虫、身体虫病皆能治。南星配大蒜阿魏、硇砂螃蟹和斑蝥、冬葵果等七味药，寒症配伍酒内服，热症配伍冷水服，治疗寒热尿闭症，肛门尿道口虫病。南星配硫黄雄黄、鹿角灰黄葵籽灰、冬葵籽灰和棘豆、角茴香等八味药，等份配伍组成方，再配马驴骡脂肪，涂敷疗疮肿胀等，饮食凉热要均衡，消散肿胀去死肌，驱使新肌快速长。其他配方说不尽。

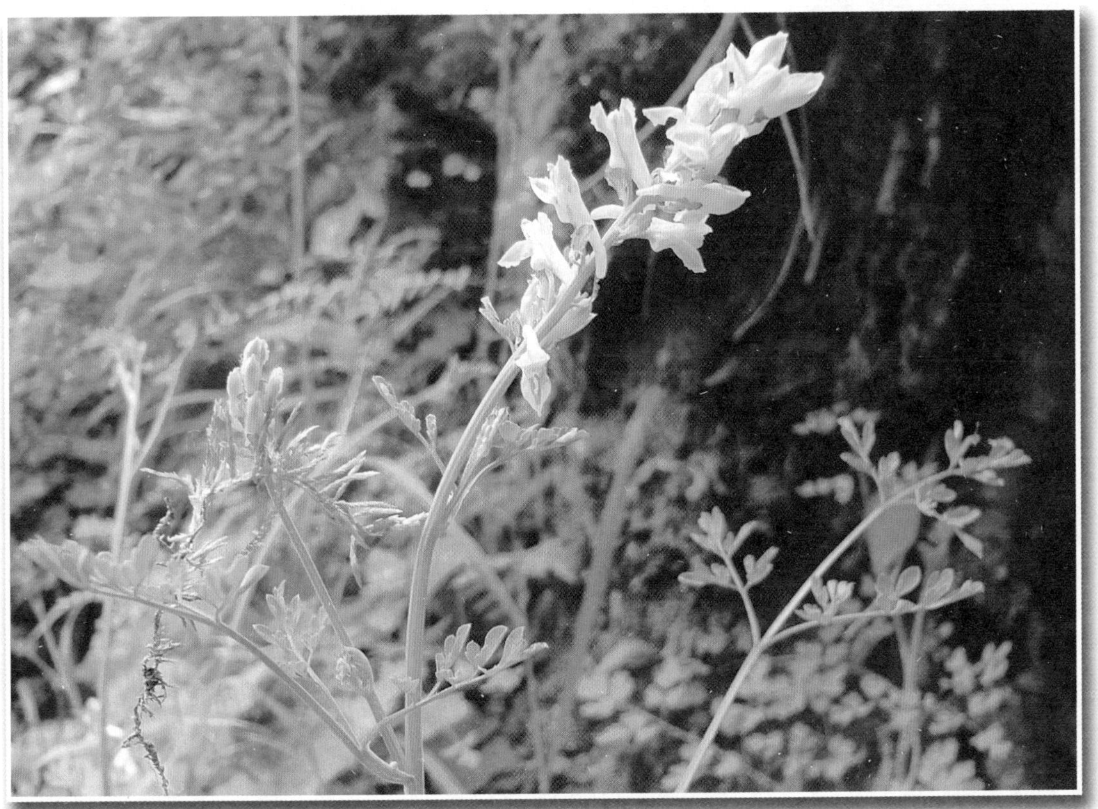

塞北紫堇　གཡུ་སྤོང་གསེར་མགོ།

171．གཡུ་སྤོང་གསེར་མགོ།

གཡུ་སྤོང་གསེར་མགོ་ཞེས་བྱ་བ། །ཉིན་སྲིབ་གཉིས་ཀྱི་རི་ལ་སྐྱེས། །ལོ་མ་མཐུག་ཅིང་རབ་ཏུ་སྨུམ། །སྡོང་པོ་སྔོན་པོ་ཕྲ་ལ་ལྡེམ། །མེ་ཏོག་སེར་པོ་མཛེས་པ་ལ། །ཡལ་དུས་ཤ་སྦྲང་མིག་པ་འདྲ། །འབྲས་བུ་ལ་ལ་ཕུད་དང་འདྲ། །རོ་ནི་གོ་སྙོད་དག་དང་འདྲ། །རང་གི་ནུས་པས་སྐྲངས་རྣམས་འདུལ། །བསྣད་པའི་མིག་ལ་བདུད་རྩི་འདྲ། །རྩ་འབྲས་གསོས་སུ་མི་བཏུབ་དང་། །སྐྲངས་རིགས་གང་ཡིན་བྱུང་བ་ལ། །གཡུ་སྤོང་གསེར་མགོ་སྟག་ཤ་ག །ནད་མ་འགྱུར་མ་ཨ་ལྔུམ་མར། །རྒྱ་དུ་ར་དང་སྤྲུ་བ་དང་། །ཞིབ་བཏགས་ཞོ་དང་སྦྱར་བྱས་ལ། །སྐྲངས་སྟེང་འབྱར་བྱ་སྨྱུར་དུ་འཚོ། །མཆོག་ཏུ་སྔོག་པའི་སྐྲངས་པ་འདུལ། །སྐྲངས་འདུལ་གཡུ་སྤོང་གསེར་མགོ་དང་། །ཤ་སྦྲང་མིག་དང་ཨ་བ་དང་། །སྐྱེར་དཀར་བར་ཤུན་སག་རྩེ་དང་། །ཨུཏྤལ་སྔོན་པོ་དོམ་མཁྲིས་དང་། །ཏི་ཚ་སེར་པོ་ག་ར་སྦྱར། །མར་དཀར་ལ་སྦྱར་མིག་ལ་བྱུགས། །མིག་ནད་གང་ཡང་སེལ་བར་བྱེད། །ཤ་སྦྲང་མིག་དང་གཡེར་མ་དང་། །དོ་ནོད་བོང་བུ་ལན་ཚྭ་དང་། །དབྱི་མོང་སྲུབ་མ་ཐར་ནུ་དང་། །རྒྱ་ཚྭ་རྒྱམ་ཚྭ་སྐྱེར་

ཐལ་དང་། །ཚྭ་ཡི་སླང་མ་མ་གལ་ཐལ། །སྟག་ཤ་བ་དང་བཅུ་གསུམ་སོ། །ཕྱེ་མ་བྱས་ལ་འབྲས་ལ་བྱུགས། །ཁ་ སྒྲུ་ཁྱི་ལྕེ་ཐང་ཕྲོམ་གསུམ། །ཁོང་དུ་སྨན་ཆེན་རིལ་བུ་བཏང་། །འབྲས་རིགས་མ་ལུས་སེལ་བར་འགྱུར། །སྦྱོར་ སྡེ་གཞན་ཡང་བསམ་མི་ཁྱབ། །

【译文】塞北紫堇

所说的塞北紫堇，阴阳两山皆生长，叶片厚密而油润，茎秆青细而柔韧，花朵黄色很美丽，花谢果如牛虻眼，种子如同蛇床子，其味如同藏茴香，自身功效消肿胀，治疗眼伤如甘露，不能治疗疮肿核。治疗任何之肿胀，塞北紫堇配棘豆、再加倒钩琉璃草、猪殃殃和曼陀罗、羌活六药组成方，研成细粉酪调糊，涂敷肿胀速消散，特别消散疗疮肿。塞北紫堇牛虻眼、小檗中皮和木贼、黄花蕊石和胆矾、蓝花绿绒蒿熊胆、白糖白酥油配伍，涂眼治疗诸眼病。配伍牛虻眼花椒、高原毛茛天南星、铁线莲和草玉梅、大狼毒和光明盐、硇砂小檗中皮灰、硬叶柳灰白杨灰、棘豆等十三味药，配制成散涂肿核，喜马拉雅紫茉莉、黑秦艽和莨菪籽、三药配伍口中服，并且内服乌头丸，肿核疮类皆消除。其他配方说不尽。

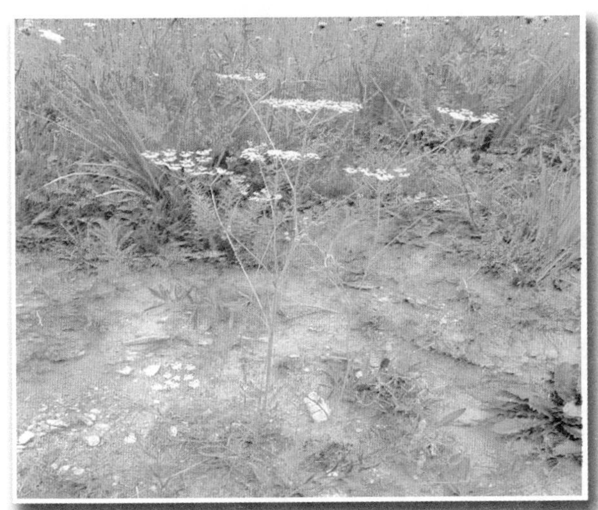

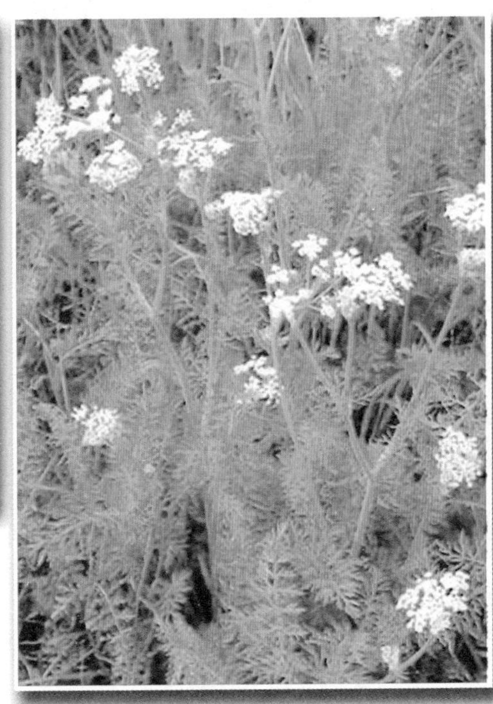

藏茴香　གོ་སྙོད།

172 . གོ་སྙོད།

གོ་སྙོད་ཁ་ལུང་ཆུ་ནང་སྐྱེས། །ལོ་མ་ལེབ་ལ་ཉ་ག་ཅན། །སྡོང་པོ་ཕྲ་ལ་རིང་བ་སྟེ། །མེ་ཏོག་དཀར་པོ་གདུགས་ལྟར་ཐྲུམ། །འབྲས་བུ་ལ་ལ་ཕུད་དང་འདྲ། །རང་གི་ནུས་པས་སྐྲངས་འདུལ་ཞིང་། །མིག་ནད་སེལ་ལ་དང་ག་འབྱེད། །བད་ཀན་སྐྱ་བོའི་ནད་རྣམས་སེལ། །གོ་སྙོད་འབྲས་བུ་སེ་འབྲུ་དང་། །མ་ནུ་ཚ་བ་གསུམ་དང་། །ཤིང་ཚ་སུག་སྨེལ་རྒྱ་ཚྭ་དང་། ཟེ་ར་དཀར་ནག་ག་ར་སྦྱར། །ཕོ་བའི་མེ་དྲོད་བསྐྱེད་པར་བྱེད། །དང་ག་འགགས་པ་འབྱེད་པའི་མཆོག། གོ་སྙོད་ཟླ་ཧེ་ཤིང་ཚ་དང་། །ཚ་བ་གསུམ་པོ་ལ་ལ་ཕུད། །གུར་གུམ་དག་དང་སྦྱར་བཏང་ན། །གྲང་ཧྲུང་གྲང་སྐྲན་སེལ་བར་བྱེད། །གོ་སྙོད་ཤིང་ཚ་དོམ་མཁྲིས་དང་། །ཟེ་ར་སུག་སྨེལ་ཀ་ཀོ་ལ། །ཚ་བ་གསུམ་པོ་དག་དང་དགུ། །ཀ་ར་སུམ་འགྱུར་དང་སྦྱར་ལ། །ནང་མ་བཅུ་ཚམ་བཏང་བྱས་ན། །ལྐུགས་དྲེག་ལྷེན་སྐྲན་མ་ཞུའི་ནད། །བད་ཀན་སྙོད་རྫིང་དང་ག་འགགས། །དེ་རྣམས་སེལ་བར་ཐེ་ཚོམ་མེད། །གོ་སྙོད་ཚ་བ་གསུམ་པོ་དང་། །རྒྱམ་ཚྭ་དང་སྦྱར་ཕྱེ་རུ་བཏང་། །ཁང་ལག་མཐིལ་བཞིར་བྱུག་པར་བྱ། །སྤྱི་གཙུག་སྨུམ་དང་མ་བྲལ་བྱ། །སྐྱ་རིབ་མིག་ནད་མ་ལུས་སེལ། །གོ་སྙོད་བཅའ་སྒ་ཨ་རུ་ར། །ཆ་མཉམ་ཕྱེ་མ་ཆུ་ཡིས་ཕུལ། །དྲོད་བསྐྱེད་ཡི་ག་འབྱེད་པར་བྱེད། །རི་ལུ་དྲོད་ལྡན་འདི་ཡིས་ནི། །སྐྲན་དང་མ་ཞུ་བད་ཀན་

གྲང་། །སྙེན་དང་སྨུགས་དྲེག་མ་ལུས་སེལ། །སྐྲངས་པོ་མ་ལུས་འདུལ་བ་དང་། །དང་ག་འབྱེད་པར་བྱེད་པ་ལ། །ཟོ་སྨན་འདི་ཡི་གོང་ན་མེད། །འདི་ཡི་ལོ་མ་བད་ཀན་དང་། །གྲང་རླུང་ཅན་ལ་དུག་དང་འདྲ། །འབྲས་བུས་ནད་སེལ་ཤེས་པར་བྱ། །སྦྱོར་སྡེ་གཞན་ཡང་བསམ་མི་ཁྱབ། །

【译文】藏茴香

沟口草地藏茴香，叶片扁平而深裂，茎秆较细并且长，花朵白色伞样圆，种子状如蛇床子，自身功效消肿胀，治疗眼病开胃口，治疗灰白培根病。藏茴香籽配石榴、藏木香和三热药、肉桂硇砂白豆蔻、黑种草籽香旱芹，再配白糖口中服，提升胃阳助消化、胃口败坏有特效。藏茴香配肉豆蔻、三热药和蛇床子、肉桂红花制散服，治疗寒隆寒痞瘤。藏茴香肉桂熊胆、黑种草籽白豆蔻、草果以及三热药、再配三倍之白糖，十天早上连续服，铁垢脘瘤未消化、培根壅塞胃口闭、治疗诸病无疑问。藏茴香配三热药、再配光明盐内服，涂敷手足之四掌，头顶油疗未离弃，治疗青光等眼病。藏茴香干姜诃子，等份研粉水送服，提升胃阳开胃口，此方配丸具热性，未消化症和痞瘤、培根寒症和脘症、铁垢等症皆能治，消散肿胀开胃口，此方之上再无药。藏茴香叶对培根、寒隆二症如同毒。藏茴香籽治诸病。其他配方说不尽。

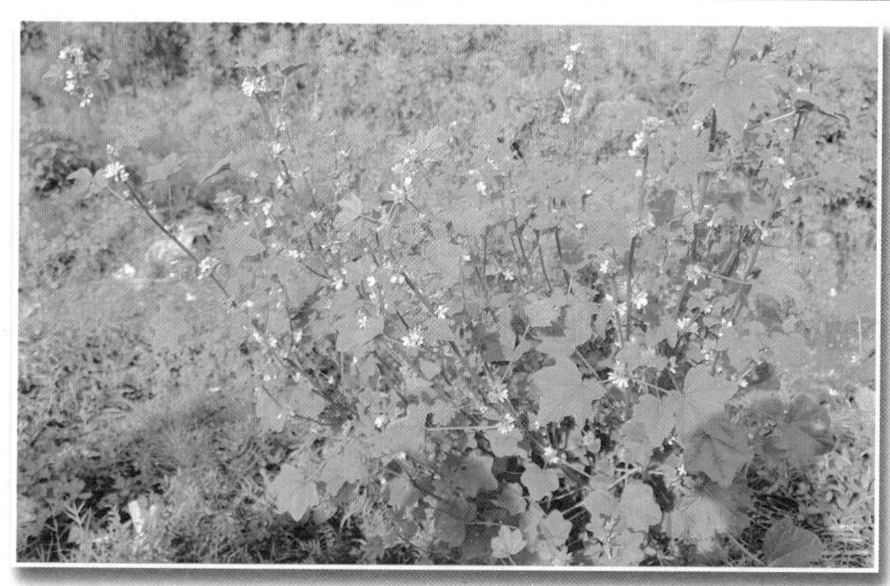

冬葵果 ཨ་རྒ་ཀ

173. ཨ་རྒ་ཀ

ཨ་རྒ་ཀ་ཞེས་བྱ་བ་དེ། །ཁ་སྐད་དམའ་བའི་ལུད་ན་སྐྱེས། །ལོ་མ་ཉེ་དགའ་ཅན་ཟེར་ལ། །འབྲས་བུ་ཨ་རྒ་ཀ་ཞེས་བྱ། །ཙ་བ་ལོ་སྡོང་བཅས་པ་ལ། །ལྷམ་པ་ཞེས་ནི་མིང་དུ་བཏགས། །རོ་ནི་མངར་ལ་བསྐ་བ་ཡིན། །རང་གི་ནུས་པས་ཆུ་འགགས་སེལ། །ཚ་དང་རྣག་སྐེམ་ཁ་མི་སྐོམ། །ལྷམ་པ་ཐིག་ཐིན་སུག་སྨེལ་དང་། །རྒྱ་ཚྭ་ཕྱེ་མ་ཆང་གིས་འཕྲུལ། །གྲང་བའི་ཆུ་འགགས་སེལ་བར་བྱེད། །ལྷམ་པ་ཤུ་གུ་ཚེར་མ་ཅན། །ཐང་དུ་བསྐུས་པའི་ནང་དག་ཏུ། །སུག་སྨེལ་བུ་རམ་དང་སྦྱར་ལ། །ཆང་གིས་ཕྱུལ་ལ་བཏང་བ་ཡིས། །གླུང་གིས་ཆུ་འགགས་སེལ་བར་བྱེད། །ཚིག་ཐང་བཏང་ན་འབྲུ་བ་གཅོད། །ལྷམ་པ་ཀེའུ་འཛོམ་རྒྱ་བ་དང་། །སྲད་མ་དམར་པོའི་མེ་ཏོག་དང་། །དོམ་མཁྲིས་དང་སྦྱར་ཐོང་དུ་བཏང་། །ཚ་ལ་ཡང་ནི་གདབ་པར་བྱ། །མགོ་དང་ཡན་ལག་བྱང་ཐོག་ཚ། །གང་ལྟར་ཚས་ཀྱང་འཚོ་བར་འགྱུར། །ལྷམ་པ་གཡེར་ཆུང་སྨང་རྩེ་དང་། །སུག་སྨེལ་ཀ་ར་སྦྱར་བ་ཡིས། །ཡི་ག་ཆུང་བ་སེལ་བར་བྱེད། །ལྷམ་པ་ལོ་བཙན་འཕེང་པོ་དང་། །ཁུག་རྟའི་བྲུན་དང་བུ་རམ་དང་། །འོམ་བུའི་མེ་ཏོག་སྣ་ལོ་དང་། །ཆ་མཉམ་ཐང་ནི་གདངས་ཆུས་ཕྱུལ། །ཟས་སྐོམ་རུང་ཟད་བསྡམ་པར་བྱ། །རྒྱ་ནད་དམར་བཤལ་གསོ་བར་འགྱུར། །ཙ་སྦྱོངས་ལ་སོགས་སྦྱོངས་རྣམས་ཀྱི། །སྦྱོར་སྡེའི་གྲོགས་སུ་འདི་མེད་ན། །ངལ་བ་དོན་མེད་ལས་ཡིན་ནོ། །སྦྱོར་སྡེ་གཞན་ཡང་བསམ་མི་ཁྱབ། །

【译文】冬葵果

所说草药之冬葵，生在低处肥沃地，叶片称为尼嘎坚，果实称为阿杂嘎，根叶茎命名坚巴，其味甘而带点涩，自身功效通尿闭、愈疮干脓又解渴。冬葵螃蟹白豆蔻、硇砂配伍研成粉，酒服开通寒尿闭。冬葵刺柏果煎汤，调入白豆蔻红糖，酒服通隆性尿闭。单汤内服止腹泻。冬葵配伍野韭蒜、红花黄芪之花朵、再配熊胆口中服，或者撒敷伤疮口，头部四肢体腔疮、严重伤疮亦治愈。冬葵玄参翼首草、白豆蔻白糖配伍，治疗胃闭食欲小。冬葵和白蓝翠雀、燕子粪和红块糖、水柏花和多穗蓼，等份配伍雪水服，饮食皆要略约束，治疗热地之赤痢。脉泻等之清泻方，若无此味佐药时，定是有劳而无功。其他方剂说不尽。

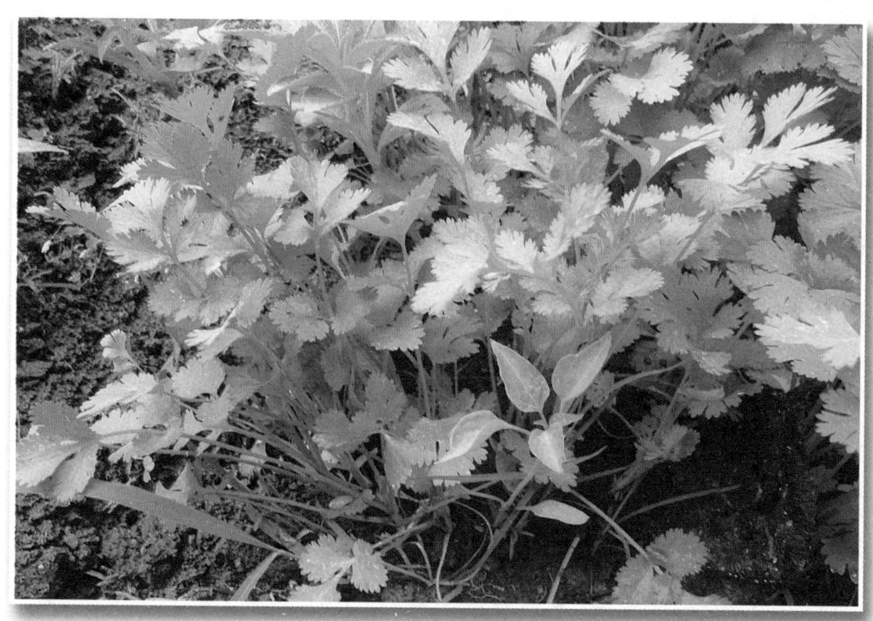

芫荽 ཨུ་སུ།

174. ཨུ་སུ།

ཨུ་སུ་ཞེས་བྱའི་སྨན་མཆོག་ནི། །རྒྱ་གར་རྒྱ་ནག་ཡུལ་རྣམས་ཀྱི། །ཞིམ་ར་དག་ཏུ་སྐྱེས་པ་སྟེ། །ལོ་མ་སྔོང་པོ་མེ་ཏོག་ནི། །གོ་སྙོད་དག་དང་འདྲ་བ་ལ། །འབྲས་བུ་གཡུ་ཁ་སྦྱོར་འདྲ། །རོ་ནི་ཚ་མངར་ལན་ཚྭའི་རོ། །རང་གི་ནུས་པས་བད་ཀན་འཇོམས། །མཆོག་ཏུ་སླུག་པོ་འཇོམས་པར་བྱེད། །རྩ་བ་ལོ་སྔོང་འབྲས་བུ་གསུམ། །ཁྱད་པར་མེད་དེ་མ་གི་ཏ། །ཨུ་སུ་བསེ་ཡབ་ཆུང་བ་དང་། །མ་ནུ་སླེ་ཏྲེས་ཞིམ་ཤིང་སྣ། །བདུན་པོ་ཆ་མཉམ་ཐང་བཏང་ན། །བད་ཀན་སྐྱ་སེར་འཇོམས་པར་བྱེད། །མ་ནུ་ཨུ་སུ་དོམ་མཁྲིས་དང་། །གུར་གུམ་སྣག་ཁུར་སྦྱར་བ་ཡིས། །བད་ཀན་སླུག་པོ་ཁྲག་སྐྱུག་གཅོད། །ཨུ་སུ་གོ་སྙོད་ལ་ལ་ཕུད། །སེ་འབྲུ་ཤིང་ཚ་སུག་སྨེལ་དང་། །ཀླུ་ག་གེ་སར་ཅུ་གང་དང་། །ཚ་བ་གསུམ་པོ་བྱེ་ཚེར་ལག། གཙྭ་པ་ཏྲ་བཅུ་བཞི་སྦྱར། །ཀ་ར་དྲུག་འགྱུར་ཏ་ལ་སྐྱོན། །ཕྱི་མའི་སྦྱོར་སྡེ་འདི་ཉིད་ཀྱིས། །མཆིན་མཆེར་གྲང་བའི་ནད་རྣམས་སེལ། །མ་ཞུ་གསར་རྙིང་ཆང་ནད་དང་། །འབྲུ་བ་གསར་རྙིང་གཞང་འབྲུམ་དང་། །ལུད་པ་ལུ་དང་དབུགས་མི་བདེ། །ཕོ་བ་མེ་དྲོད་ཉམས་པ་དང་། །དང་ག་འགགས་པའི་ནད་རྣམས་སེལ། །ཨུ་སུ་ཅོང་ཞི་མ་ནུ་དང་། །སྲན་མ་དམར་པོ་མེ་ཏོག་དང་། །ལུག་རུ་དམར་པོའི་མེ་ཏོག་དང་། །ཡ་བགླ་ར་སྦྱར་བ་ཡིས། །བད་ཀན་སླུག་པོའི་གཟེར་རྣམས་འཇོམས། །ཨུ་སུ་ཚ་བ་གསུམ་སྦྲོན་ཤིང་། །ཁྱི་ཏང་ག་དང་རྣམ་དྲུག་གི། །ཆ་མཉམ་ཐང་གིས་ཁྲག་བཤལ་གཅོད། །ཨུ་སུའི་ཐང་ལ་ཀ་ར་དང་། །སྦྲང་རྩི་བཏབ་ལ་ནང་མ་ཞུར། །བཏང་ན་བདུད་རྩི་སྨོམ་ཐང་སྟེ། །ཚ་

གྲང་གང་ཅུང་སྐོམ་དད་སེལ། །ཨུ་སུ་ཏིག་ཏ་ཆ་མཉམ་ཐང་། །བདུད་རྩི་ཉིས་ཐང་ཞེས་བྱ་སྟེ། །ཚ་རིམས་ནད་དང་བད་ཀན་ནི། །སྨུག་པོའི་ཚད་པ་སེལ་བར་བྱེད། །ཨུ་སུ་གསེར་མདོག་ཧ་ཤེལ་རྩེ། །གསེར་གྱི་མེ་ཏོག་དུག་མོ་ཉུང་། །ཆ་མཉམ་ཐང་གིས་སྨུག་པོ་འཇོམས། །ཨུ་སུ་སླེ་ཏྲེས་ཏིག་ཏ་དང་། །མ་ནུ་གུར་གུམ་ཆ་མཉམ་ཐང་། །བད་ཀན་སྨུག་པོའི་ནད་རྣམས་སེལ། །གཞན་ཡང་ཡོན་ཏན་བསམ་མི་ཁྱབ། །

【译文】芫荽

所说妙药之芫荽，天竺汉地园中生，叶片茎秆和花朵，形状皆如藏茴香，果如合口护身盒，其味辛甘有点咸，自身功效治培根，治瘀紫症最有效，根子叶茎和果实，三者无别皆良效。芫荽配伍小木瓜、藏木香和宽筋藤，以及大黄和干姜，七药等份煎汤服，治疗白黄培根病。芫荽熊胆藏木香、红花紫草茸配伍，治疗培根瘀紫症，并且治疗吐血症。芫荽配伍藏茴香、蛇床子石榴肉桂、白豆蔻和木棉花、竹黄苍耳三热药、乳白香青十四药，白糖六倍为药引，配制成散口中服，治疗肝脾之寒症、酒病新旧未消化、新旧腹泻和痔疮、咳嗽吐痰气不顺、胃阳衰弱胃口闭。芫荽红马先蒿花、寒水石和玄明粉、红豌豆花藏木香，配伍成散口中服，治疗培根瘀紫痛。芫荽油松三热药、酸藤果等六味药，等份煎汤口中服，功效治疗下泻血。芫荽汤配伍白糖，调入蜂蜜服五早，称为甘露和合汤，寒热烦渴皆可止。芫荽配伍獐牙菜，等份煎汤口中服，称为二味甘露汤，治疗热疫培根症，清除瘀紫症之热。芫荽配金色诃子、金钗石斛波棱瓜、止泻木果等份汤，治疗培根瘀紫症。芫荽红花宽筋藤、獐牙菜和藏木香，等份配伍煎汤服，治疗培根瘀紫症。其他功效说不尽。

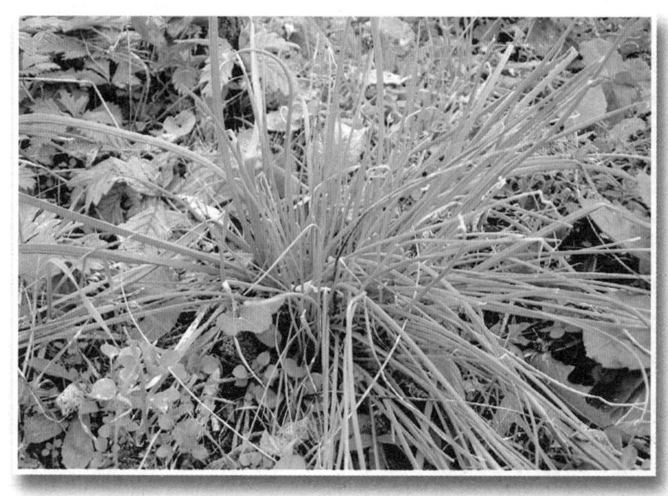

粗根韭 སྒོག་པ་ཀེའུ་ཛི།

175．སྒོག་པ་ཀེའུ་ཛི།

སྒོག་པ་ཀེའུ་ཛི་ཞེས་བྱ་བ། །ཁ་ལུང་སྤང་དང་ས་ལ་སྐྱེས། །རྩ་བ་དཀར་པོ་ལག་པ་འདྲ། །ལོ་མ་སྒོག་སྐྱ་དག་དང་འདྲ། །མེ་ཏོག་དཀར་པོ་མི་རྒན་མགོ། །རོ་ནི་ཚ་དང་ཁ་བ་ཡིན། །རང་གི་ནུས་པས་རྨ་རྣམས་གསོ། །སྐྲངས་འདུལ་ཆུ་སེར་སྐེམས་པ་དང་། །ཕྱོག་པ་འབྲས་དང་གག་པ་འདུལ། །ཀེའུ་ཛི་ཤ་སྒོག་ཤིང་ཀུན་དང་། །གླ་རྩི་ཧ་ཤགས་མ་ཙུ་རྩེ། །ཤྭ་བའི་ཚིལ་དང་རིལ་བུ་བྱ། །ཁོང་བཏང་ཁ་སྣར་བདུག་པར་བྱ། །སྲིན་ནད་ཐམས་ཅད་སེལ་བར་བྱེད། །ཀེའུ་ཛི་སྟག་ཤ་བ་དང་ནི། །གཡུ་སྙོང་གསེར་མགོ་པར་པ་ཏ། །ཟླུགས་གྱུ་བ་དང་ཉ་སྨན་པ། །འདི་རྣམས་ཆ་མཉམ་བརྡུང་ཕྱེ་མ། །གག་ཕྱོག་འབྲས་ལ་གདབ་པར་བྱ། །མྱུར་དུ་སེལ་བར་ཐེ་ཚོམ་མེད། །ཐང་དུ་བསྐུས་པ་བཏང་བ་ཡིས། །རིམས་གསར་མྱུར་དུ་སེལ་བ་དང་། །གློ་ཆམ་ནད་ལ་བདུད་རྩི་འདྲ། །སྦྱོར་སྡེ་གཞན་ཡང་བསམ་མི་ཁྱབ། །

【译文】粗根韭

所说粗根韭之药，沟口草坡皆生长，根子白色状如手，叶片形状似大蒜，花白状似老人头，其味辛辣有点苦，自身功效治伤疮、消散肿胀干脓水、治疗疮肿核喉蛾。粗根韭配伍阿魏、麝香紫铆独一味、鹿脂泛丸口中服，熏罨口腔和鼻孔，一切虫病皆消除。粗根韭配伍棘豆、塞北紫堇角茴香、唐松草和野豌豆，等份配伍研成粉，白喉疗疮肿核疮，撒敷速愈毫无疑。配伍煎汤口中服，初期疫疠快速愈，咳嗽流感如甘露。其他配方说不尽。

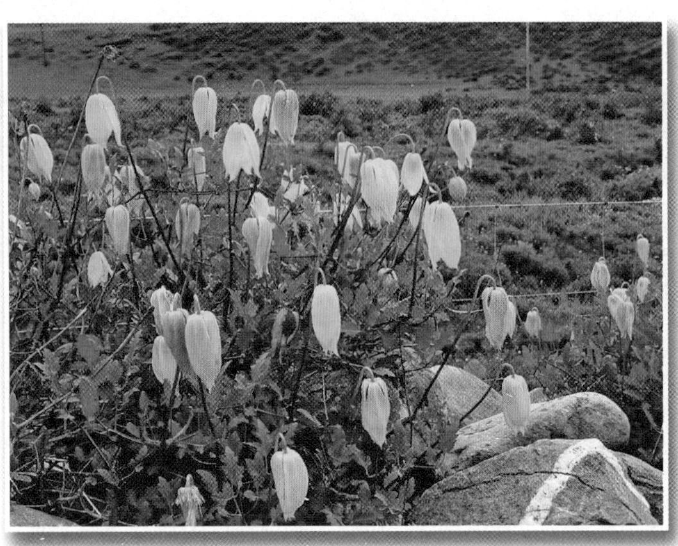

黑铁线莲 དབྱི་མོང་ནག་པོ།

176. དབྱི་མོང་དཀར་ནག་གཉིས།

དབྱི་མོང་དཀར་ནག་རིགས་གཉིས་ཡོད། །ཉིན་སྲིབས་གཉིས་ཀ་དག་ལ་སྐྱེས། །རྩ་བ་ཙི་ཏྲ་ཀ་དང་འདྲ། །སྡོང་པོ་ཤིང་གཞན་དག་ལ་འཁྲི། །ལོ་མ་ནག་ལ་ཅུང་ཟད་རྩུབ། །མེ་ཏོག་སེར་པོ་འབྱུང་བ་ཡིན། །ཟ་བྱེད་ནག་པོ་ཁ་ཧྲ་ར། །དབྱི་མོང་ནག་པོ་ཞེས་བཤད་དེ། །སྦྱོར་བ་དམན་པར་ཤེས་པར་བྱ། །ཡོན་ཏན་འདིར་ནི་མི་བཤད་དོ། །མེ་ཏོག་དཀར་པོ་སྐྱེས་པ་དེ། །དྲོད་མཆོག་ནེམ་པ་ཞེས་བྱ་བ། །དབྱི་ཚུང་བ་ཞེས་གྲགས་པ་ཡིན། །གྲང་སྨན་འདུལ་བའི་དར་ཡ་ཀན། །རོ་ནི་ཚ་ལ་ཡིད་ཙམ་མངར། །རང་གི་ནུས་པས་དྲོད་བསྐྱེད་ཅིང་། །སྨན་རིགས་མ་ལུས་འཛོམས་པར་བྱེད། །ནེམ་པ་རྒྱ་ཚྭ་ལ་ལ་ཕུད། །དོང་གྲ་པི་ལིང་ཨ་རུ་ར། །ཆ་མཉམ་ཕྱེ་མ་མེ་འདྲ་འདི། །བད་རླུང་སྨན་རྣམས་སེལ་བར་བྱེད། །ནེམ་པ་མ་ནུ་ཨ་རུ་ར། །ཙ་ཏྲ་དུར་བྱིད་ལ་ལ་ཕུད། །དོང་ག་ཤུ་དག་ཁ་རུ་ཚྭ། །ཚ་བ་གསུམ་དང་ཤིང་ཀུན་དང་། །ཀ་ཤོ་ཀན་ཧྲ་རྣམས་ཕྱེ་མ། །ཆུ་སེར་སྨན་བརྒྱད་ཨ་ཟ་མོ། །ཇོ་གསུམ་ཨ་རུ་ར་བཅུ་གཉིས། །ཞིབ་བཏགས་ཕྱེ་མ་ཆང་གིས་ཕུལ། །དམུ་རྫིང་ནད་དང་མཛེ་རིགས་དང་། །སྨན་རིགས་གང་ཡིན་ཆུ་སེར་འཛོམས། །དབྱི་མོང་ལ་སོགས་ཚ་བ་དྲུག །ཅོང་ཞི་ཤུ་དག་ཡ་བཀྲ། །གསེར་མདོག་དུར་བྱིད་ཛཱ་ཏི་དང་། །རྩ་བ་ལྔ་དང་སུག་སྨེལ་དང་། །ལ་ལ་ཕུད་རྣམས་ཆ་མཉམ་སྦྱར། །བུ་རམ་དག་གི་མགོ་བསྐུས་ལ། །རིལ་བུ་ར་རིལ་ཚད་ཙམ་བྱ། །ནང་རེ་ལྔ་ལྔ་ཆང་གིས་ཕུལ། །ལུག་ཤ་གསར་འཛམ་ཆང་ཡང་བཏང་། །བསྐུ་མཉེ་དུགས་ལུམས་གཞུང་ལྟར་བྱ། །གར་བབས་གསང་རྣམས་ཆོས་པར་བསྲེག ། སྨན་རིགས་མ་ལུས་འཛོམས་པར་བྱེད། །སྦྱོར་སྡེ་གཞན་ཡང་བསམ་མི་ཁྱབ། །

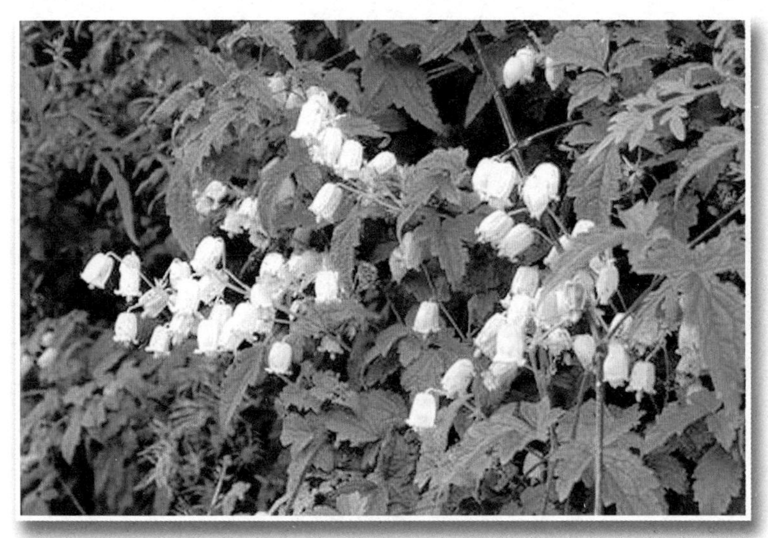

白铁线莲 དབྱི་མོང་དཀར་པོ།

【译文】铁线莲★

铁线莲分黑和白，阴阳两坡皆生长，根子状如小米辣，茎蔓攀援他树生，叶片黑色稍许糙，蔓上开满黄色花。洒西那波卡达热，此种称黑铁线莲，要知此药配方低，功效此处不述说。开白花的铁线莲，又名叫卓乔勒巴，又称为小铁线莲，治疗寒瘤如甘露，其味辛而稍许甘，自身功效升胃阳，治疗一切肿瘤病。白铁线莲配硇砂、蛇床子和高良姜、再配荜茇和诃子，等份配伍研成粉，此方之性热如火，治疗培隆症肿瘤。白铁线莲配诃子、藏木香和川木香、白狼毒和蛇床子、腊肠果和藏菖蒲、紫硇砂和三热药、紫茉莉阿魏研粉；黄水八药铁线莲、三锐药以及诃子，十二味药配成方，研成细粉酒送服，治疗水臌麻风类，以及痞瘤黄水病。铁线莲等六热药、寒水石和藏菖蒲、玄明粉和白狼毒、金色诃子肉豆蔻、五根药和白豆蔻、蛇床子等份配伍，研成细粉加红糖，团成山羊粪蛋丸，每早五丸酒送服，进食新鲜绵羊肉，同时饮用新薄酒，依照典籍按罨浴，病患之处要透灸，治疗一切痞瘤症。其他配方说不尽。

★ 铁线莲分为黑铁线莲和白铁线莲两种。

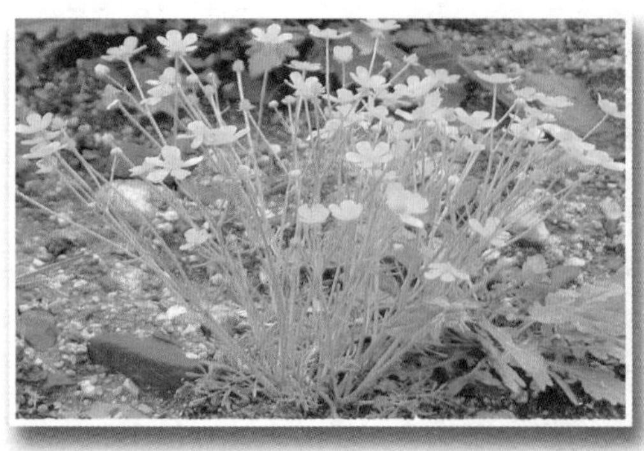

高原毛茛 བོང་བུ་ལན་ཚྭ།

177. བོང་བུ་ལན་ཚྭ།

བོང་བུ་ལན་ཚྭ་ཞེས་བྱ་བ། །སྲིབས་ཀྱི་ནགས་དང་སྤང་ལ་སྐྱེས། །རྩ་བ་ཅུང་ཟད་ཐྲ་བ་ལ། །ལོ་མ་སྐྱ་སྨུག་ཉ་ག་ཅན། །མེ་ཏོག་སེར་པོ་གསེར་འོད་འབར། །རོ་ནི་ཚ་ལ་ཁ་བ་ཡིན། །རང་གི་ནུས་པས་གྲང་སྐྲན་དང་། །གག་པའི་རིགས་འདུལ་དམུ་ཆུ་སྐེམས། །བོང་བུ་ལན་ཚྭ་ཁ་རུ་ཚྭ། །སེ་འབྲུ་པི་ལིང་དབྱི་མོང་སྣ། །ཙ་ཏ་ར་རྣམས་ཆ་མཉམ་ཐང་། །ནང་བཙུ་བཏང་ན་སྙིང་ནད་རྣམས། །མྱུར་དུ་སེལ་བར་འགྱུར་བ་ཡིན། །བོང་བུ་ལན་ཚྭ་གོ་བོའི་སྙིང་། །ནེ་ཙོ་སྙིང་དང་ལུག་ཚོན་སྙིང་། །ཁ་རུ་ཚྭ་དང་པི་པི་ལིང་། །ཧྲཱྀ་ཏི་སྟར་བུ་ཆ་མཉམ་ལ། །ཞིབ་བཏགས་བུ་རམ་ཙོང་ཞི་སྦྱར། །བད་རླུང་གཉིས་ལྡན་སྙིང་ནད་སེལ། །སྙིང་གསང་མེ་ཡིས་བསྲེག་པ་དང་། །ཐུར་མ་ལ་སོགས་རིགས་པས་དཔྱད། །ལན་ཚྭ་གཡེར་མ་ཚ་བ་གསུམ། །སྟག་ཤ་བ་དང་ཉ་སྨན་པ། །བསེ་ཤིང་འབྲས་བུ་སྨུ་ཟེ་དང་། །བཤུལ་ཚོལ་དང་སྦྱར་འབྲས་ལ་བྱུགས། །སྔིང་ནས་འཇག་གིས་དཀྲིས་བྱས་པས། །འབྲས་རིགས་མ་ལུས་འཇོམས་པར་བྱེད། །ཟས་སུ་བཅུད་མེད་ཐམས་ཅད་བཏང་། །མི་བཙའ་གར་བབས་དཔྱད་ལ་བསྲེག། སྤྱོད་ལམ་གཞན་དང་མཐུན་པར་བྱ། །གཞན་ཡང་ཡོན་ཏན་བསམ་མི་ཁྱབ།།

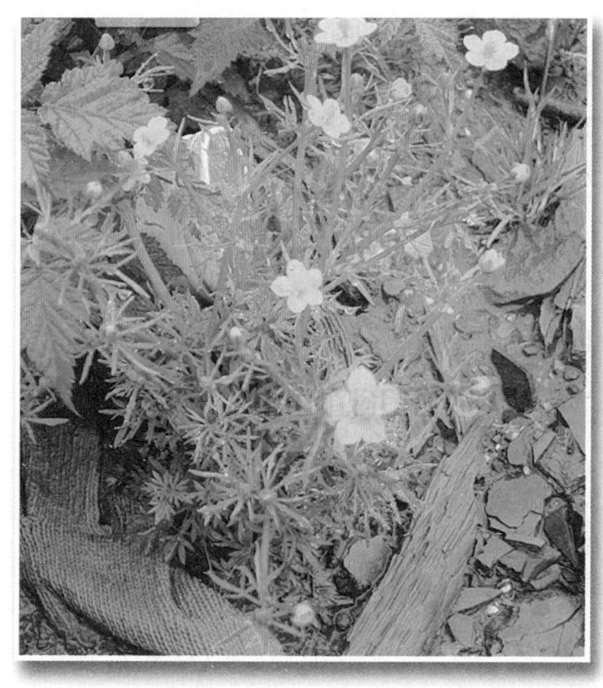

高原毛茛 རོང་བུ་ལན་ཚ།

【译文】高原毛茛

所说的高原毛茛，阴坡树林草坡生，根子稍许有点细，叶灰簇生缘深裂，花朵黄色金光闪，其味辛辣并且苦，自身功效治寒瘤，治疗喉蛾干腹水。高原毛茛紫硇砂、石榴荜茇铁线莲、再加干姜草玉梅，等份配伍煎汤服，早晨连续服十天，心脏之病快速愈。高原毛茛兀鹫心、肥绵羊心鹦鹉心、紫硇砂和肉豆蔻、荜茇以及沙棘果，等份配伍研成粉，加配红糖寒水石，治疗培隆心脏病，并在心窍艾火灸、依规穿刺要机智。高原毛茛配花椒、肾瓣棘豆三热药、野豌豆和漆树籽、硫黄和马驴骡脂，制剂涂敷肿核疮，上用茅草布条扎，肿核疮类皆治愈；饮食皆要无营养，何处患病何处灸，起居行为同他病。其他功效说不尽。

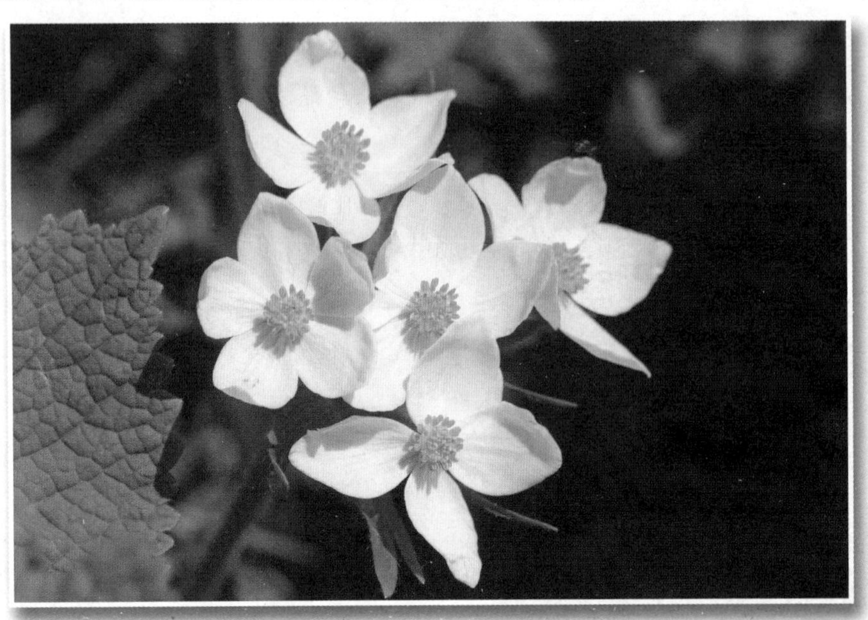

银莲花 ཙ་ཏ་ར།

178. ཙ་ཏ་ར།

ཛོ་སྨན་རྒྱལ་པོ་ཙ་ཏ་ར། །བོད་སྐད་དུ་ནི་སྲུབ་མ་ཟེར། །རྩ་བ་སེར་པོ་སྦྲ་ལ་སྤུན། །ལོ་མ་སྔོར་འདྲ་སྤུ་ཆུང་ཅན། །སྡོང་པོ་རིང་ལྡེམ་གདུགས་ཤིང་འདྲ། །མེ་ཏོག་དཀར་སྐྱོ་མདངས་མི་གསལ། །འབྲས་བུ་སྨིན་པོ་ལྷུགས་ཀྱུ་ཅན། །རོ་ནི་ཚ་ལ་ཁ་བ་ཡིན། །རང་གི་ནུས་པས་གྲང་སྐྲན་སེལ། །གྲང་སྐྲན་ནད་ལ་བདུད་རྩི་འདྲ། །དེ་ཡི་སྦྱོར་སྡེ་བསྟན་པ་ནི། །གྲང་སྐྲན་ནད་རྣམས་རྒྱས་པ་ལ། །ཛོ་ཡི་རྒྱལ་པོ་ཚ་བ་གསུམ། །སྨན་གྱི་ཚ་བ་གསུམ་པོ་དང་། །ཙི་ཏྲ་ཀ་དང་ཤིང་ཚ་དང་། །སེ་འབྲུ་སུག་སྨེལ་ལ་ལ་ཕུད། །རྒྱ་ཚྭ་རྒྱམ་ཚྭ་ཁ་རུ་ཚྭ། །ཙོང་ཞི་བུལ་ཏོག་ཆ་མཉམ་ཐང་། །ཉིན་གཅིག་ཐེངས་གསུམ་བླུད་པ་ན། །གྲང་སྐྲན་སྦུར་དུ་ཞི་བར་བྱེད། །ཟས་སུ་ལུག་ཤ་སྔོད་བྲན་བཏང་། །སྐོམ་དུ་ནར་སོན་ཆང་ཡང་བཏང་། །སྐྲན་གསང་ཐམས་ཅད་བསྲེག་པ་དང་། །སྤྱོད་ལམ་ཧྲན་དང་བསེར་བུ་སྤང་། །གྲང་སྐྲན་འདུལ་བའི་དར་ཡ་ཀན། །ཙ་ཏ་ར་དང་ཇོ་ཞུན་དང་། །ལུད་ཀྱི་ཤ་མོ་མཚུར་དཀར་དང་། །ངང་བ་ཆེག་ཐུབ་ར་བྲག་སྤྲུར། །བོང་བཏང་འབྲུམ་པ་ལ་གདབ་བྱ། །དཀར་རིགས་ཆང་ནི་དུག་ལྟར་སྤང་། །གག་པའི་རིགས་རྣམས་སོས་པར་འགྱུར། །ཙ་ཏ་ར་དང་སྨན་ཆེན་དང་། །ར་དུག་རྒྱ་སྐྱག་འབུ་སུ་ཧྲང་། །དུར་བྱེད་ཐར་ནུ་ཨ་རུ་ར། །བཙོད་དང་ཕབས་དང་ཧེའུ་ལོའི་ཤ །བཅུ་གཅིག་ཆ་མཉམ་ཕྱེ་མ་དེ། །ཆུ་གྲང་དང་སྦྲུར་གག་པ་དང་། །དྲིག་གྲུམ་སྐྲངས་རྣམས་ཐམས་ཅད་སེལ། །གོང་ལྟར་དཀར་དང་ཆང

འཐུང་སྤང་། །ཙི་ཏྲ་ར་དང་ཨ་རུ་ར། །རུ་རྟ་བཙའ་སྣ་ཁ་རུ་ཚྭ། །ཆ་མཉམ་ཕྱེ་མ་ཆུ་སྐོལ་ཐུལ། །ཞུ་ནས་ཆུ་སྐོལ་འཐུང་ཚོད་བླུད། །གོས་དྲོན་ཕྱིབས་དང་རྔུལ་དབྱུང་ཕྱིས། །མ་ཞུའི་སྐྲན་གྱིས་སྐྲངས་པ་དང་། །གཡན་པ་ཤུ་བ་བྱུང་བ་རྣམས། །འཚོ་བར་འགྱུར་བ་ཐེ་ཚོམ་མེད། །གཞན་ཡང་སྦྱོར་སྡེ་བསམ་མི་ཁྱབ། །

【译文】银莲花

草药之王银莲花，藏语称为树布玛，根黄较细呈簇生，叶似老鹳草被毛，茎长柔韧似伞把，花朵白青光不显，果实青色如铁钩，其味辛辣并且苦，自身功效治寒瘤，治疗寒瘤如甘露。讲述此药之配方，对于寒瘤正盛病，草药之王三热药、配伍药之三热药、肉桂石榴小米辣、白豆蔻和蛇床子、光明盐和紫硇砂、硇砂碱花寒水石，等份配伍煎汤服，每天服用三次时，寒瘤迅速能息除，绵羊肉沾佐料食，渴饮陈酿之醇酒，火灸所有肿瘤窍，起居禁忌湿与风，治疗寒瘤如甘露。银莲花配伍石灰、粪菇白矾山羊血、沙生槐籽研粉服，治疗天花痘疹疮，乳酒似毒须禁忌，喉蛾之类全痊愈。银莲花配伍草乌、多花乌头和映红、苜蓿诃子白狼毒、茜草酒糟大狼毒、艾虎肉等十一药，等份配伍研细粉，清净凉水口中服，治疗喉蛾痛风症、一切风湿肿胀症，禁忌饮用乳和酒。银莲花诃子干姜、川木香和紫硇砂、等份研粉开水服，化后尽量喝开水，盖暖发汗擦拭掉，治疗未消化肿胀、顽癣脓疮黄水疮，毫无疑问能痊愈。其他配方说不尽。

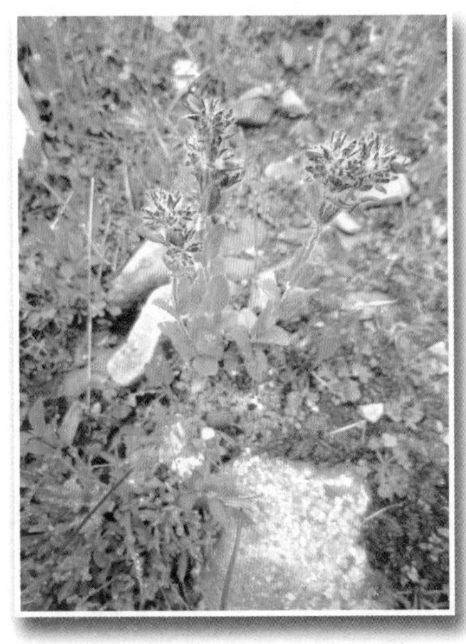

婆婆纳　ཟྭ་སྨན་དོམ་མཁྲིས།

179．ཟྭ་སྨན་དོམ་མཁྲིས།

ཟྭ་སྨན་དོམ་མཁྲིས་ཞེས་བྱ་བ། །གྲིབ་མའི་ས་ནག་སྤང་ལ་སྐྱེས། །ལོ་མ་ཟྭ་སྐྱ་སྤུན་ལ་ཆུང་། །རྩ་བ་ཆུང་ལ་སྡོང་པོ་རིང་། །མེ་ཏོག་སྔོན་པོ་སྤུངས་པ་འདྲ། །རོ་ནི་ཁ་དང་མངར་བའི་ཚུལ། །རང་གི་ནུས་པས་རྨ་རྣམས་གསོ། །དོམ་མཁྲིས་རམ་ཕྱེ་དབང་པོ་ལག །སྲན་མ་རྣམ་གསུམ་དོམ་མཁྲིས་བདུན། །སྦྲང་སྦྱར་རྨར་གདབ་ཁོང་དུ་བཏང་། །རྨ་ནད་གསུམ་པོ་གང་ཡིན་ཡང་། །འདིས་ནི་ཐེ་ཚོམ་མེད་པར་འཚོ། །རྨེན་གཙོད་ཤཝ་གསོ་བར་བྱེད། །གཞན་ཡང་ཡོན་ཏན་བསམ་མི་ཁྱབ། །

【译文】婆婆纳

所说草药婆婆纳，阴面黑土草坡生，叶小青灰被绒毛，根子小而茎秆长，花朵蓝色似簇生，其味苦而有点甜，自身功效愈伤疮。婆婆纳配珠芽蓼、手掌参和三种豆，为七味婆婆纳方，配蜂蜜敷疮内服，三种伤疮哪一种，此方治愈无怀疑，去除疤痕愈新肌。其他功效说不尽。

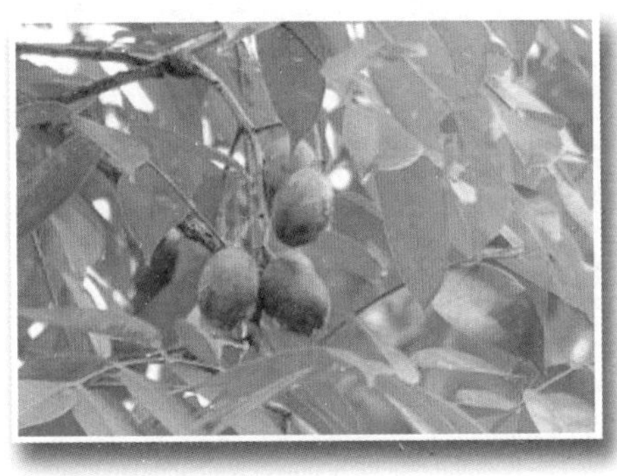

肉托果　འཕུར་སློབ།

180 . འཕུར་སློབ།

སྔོ་སྨན་རྒྱལ་པོ་འཕུར་སློབ་ནི། །ལྷོ་རོང་ཚད་པས་གདུང་བའི་ཡུལ། །ཤིང་སྡོང་ཆེ་ལ་འཁྲིལ་ནས་སྐྱེས། །ལོ་མ་འཇུག་ལ་རིང་བ་ཡིན། །མེ་ཏོག་སེར་སྐྱ་ཆུང་བ་སྟེ། །འབྲས་བུ་སེར་པོ་ཆུང་བ་ཡིན། །རོ་ནི་ཁ་ལ་རྩུབ་པ་ཡིན། །རང་གི་ནུས་པས་དུག་ནད་སེལ། །དུག་ནད་སེལ་བའི་མ་གི་ཏ། །ཆིག་ཐང་བསྐུས་པ་འཐུང་གྱུར་ན། །དུག་ནད་ཐམས་ཅད་སེལ་འགྱུར་ཏེ། །ཁྱད་པར་སྔོ་སྦྱོར་འཚོ་བར་འགྱུར། །འཕུར་སློབ་གསེར་མདོག་ཨ་རུ་ར། །ཡུངས་ཀར་འོམ་བུའི་མེ་ཏོག་དང་། །བོང་ང་དཀར་དམར་དཔའ་བོ་སེར། །གང་སྒ་ཆུང་དང་ཆིག་ཐུབ་དང་། །ཤུ་དག་དཀར་ནག་གསེར་ཐིག་དང་། །ཆ་མཉམ་སྦྱར་བའི་རིལ་བུ་ཡིས། །དུག་ནད་ཐམས་ཅད་སེལ་འགྱུར་ཏེ། །འདི་ལ་ཐེ་ཚོམ་མེད་པ་ཡིན། །ཤ་དུག་ལ་སོགས་འཚོ་བར་བྱེད། །གཞན་ཡང་ཡོན་ཏན་བསམ་མི་ཁྱབ། །

【译文】肉托果

草药之王肉托果，生在南方热河川，攀援大树而生长，叶片较厚而且长，花朵淡黄比较小，果实较小为黄色，其味苦而其性糙，自身功效治毒症，可称治毒之甘露。单药煎汤口中服，治疗一切中毒症，特治草药配方毒。肉托果金色诃子、白芥籽和水柏花、白乌头和红乌头、乌奴龙胆黄商陆、翼首草和白菖蒲、黑菖蒲再加瓦韦，等份配伍制成剂，所有毒症皆能治，此药功效无疑问，肉毒等症能治愈。其他功效说不尽。

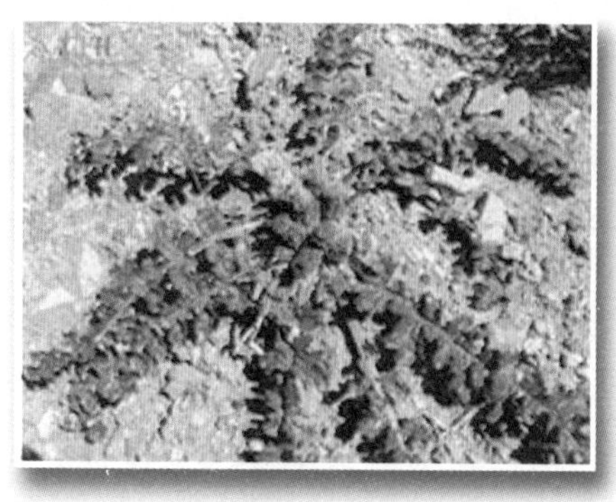

南藏菊　བྱ་རོག་ཞུང་མ།

181 . བྱ་རོག་ཞུང་མ།

བྱ་རོག་ཞུང་མ་ཞེས་བྱ་བ། །སྲིབ་མའི་ཁ་སྟོད་དག་ལ་སྐྱེས། །ལོ་མ་ལེབ་ལ་ཉ་ག་ཅན། །ལོ་མའི་རྒྱབ་ནི་སྐྱ་བ་ཡིན། །རྩ་བ་སྦོང་པོ་པགས་པ་ནག། རྩ་བ་པགས་པ་ཟོས་པ་ན། །སྤྲིན་དང་འདྲ་སྣེ་དམ་ལ་འབྱར། །རང་གི་ནུས་པས་འབྲས་ནྲམས་སེལ། །བྱ་རོག་ཞུང་མའི་རྩ་བ་དང་། །ལོ་མ་དང་ནི་ཤུ་དག་དང་། །དངུལ་ཐལ་དབྱི་མོང་སྲུབ་མ་དང་། །བོང་བུ་ལན་ཚྭ་ཟངས་ཐལ་དང་། །སྦྲང་རྩིས་རིལ་བུ་བྱས་ནས་ནི། །རྨ་ལ་བཏབ་ན་འབྲས་ནྲམས་སེལ། །གཞན་ཡང་རུལ་གཅོད་ཀུན་ལ་བསྔགས། །བྱ་རོག་ཞུང་མའི་སྦྱོར་བ་འདི། །ཟགས་ནད་འབྲས་ཀྱི་གཉེན་པོ་ཡིན། །གཞན་ཡང་ཡོན་ཏན་བསམ་མི་ཁྱབ། །

【译文】南藏菊

所说草药南藏菊，生在阴坡高山处，叶片扁而叶缘裂，叶片背面灰白色，根茎皮籽为黑色，根籽皮等嚼食时，如胶似漆黏性强，自身功效治核疮。南藏菊根和叶片，配伍菖蒲和银灰、铁线莲和草玉梅、高原毛茛和铜灰，研成细粉蜜泛丸，贴敷疮面愈核疮。另外去腐很有效。此剂南藏菊配方，专治滴漏和核疮。其他功效说不尽。

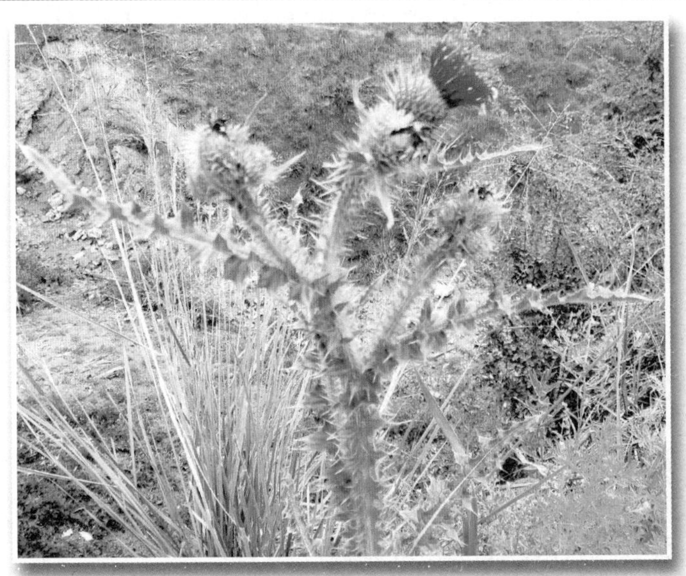

黑刺参 སྒྲུང་ཚེར་ནག་པོ།

182. སྒྲུང་ཚེར་ནག་པོ།

སྒྲུང་ཚེར་ནག་པོ་ཞེས་བྱ་བ། །སྲིབ་ཀྱི་ས་ནག་དག་ལ་སྐྱེས། །ལོ་མ་ས་གཞི་མཉམ་པ་འདྲ། །ལོ་མ་ཉ་ག་ཚེར་ཅན་སྤུན། །སྡོང་པོ་རིང་ལ་ལྷེམ་པ་ཡིན། །མེ་ཏོག་རྟ་ཡི་དོམ་དོམ་འདྲ། །རང་གི་ནུས་པས་འབྲས་རྨ་འདུལ། །སྒྲུང་ཚེར་དམར (དཀར་ཟེར་བ་འང་འདུག) དང་རི་ཤོ་མང་། །སྤང་སྤོས་འོམ་བུ་རི་ལྕག་པ། །བལ་བུ་མཚེ་དང་ཤུག་པ་དང་། །ཀྱི་ལྕེ་སྦྲུ་བ་འབམ་པོ་དང་། །ཕུར་མོང་ཤུག་པ་ཚེར་མ་ཅན། །(སྲིན་ཟན་ཟེར་བའང་འདུག) ཀ་ཤོ་ཀན་ཧྲ་ཤ་ཆེན་རྣམས། །ལུམས་བྱས་འབྲས་རོ་ཕྱིར་མི་ལྡོག འབྲས་ཀྱི་ཕྱི་རྗེས་གཅོད་པ་སྟེ། །གཞན་ཡང་ཡོན་ཏན་བསམ་མི་ཁྱབ། །

【译文】黑刺参★

所说草药黑刺参，生在阴坡黑土地，叶片深裂刺簇生，茎秆较长并柔韧，花如马鞧之缨穗，自身功效治核疮。红刺参或白刺参，配黄帚橐吾甘松、瑞香狼毒水柏枝、小叶杜鹃和麻黄、圆柏枝叶和秦艽、蕨叶藁本和羌活、结血蒿和刺柏叶、喜马拉雅紫茉莉、大肉等煎汤罨浴，核疮残留不再发，断除核疮后遗症。其他功效说不尽。

★ 本品包括聚头蓟和飞帘，黑刺参即飞帘。

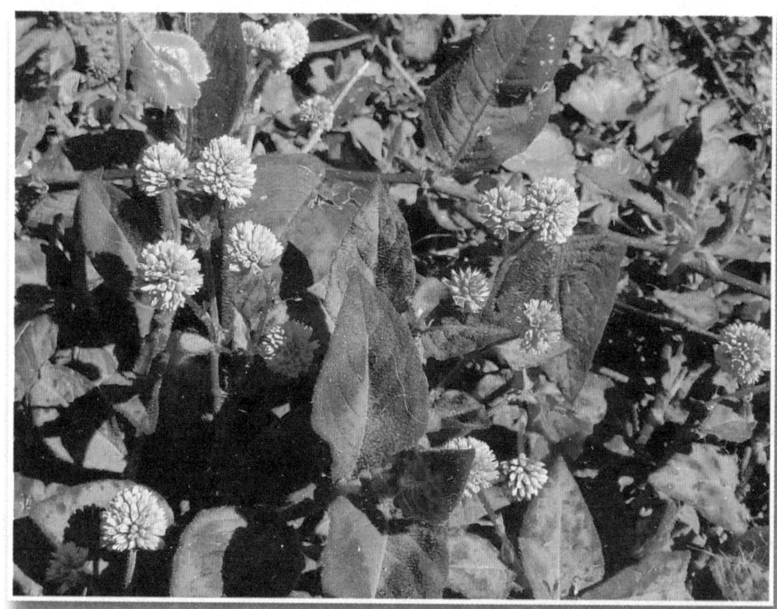

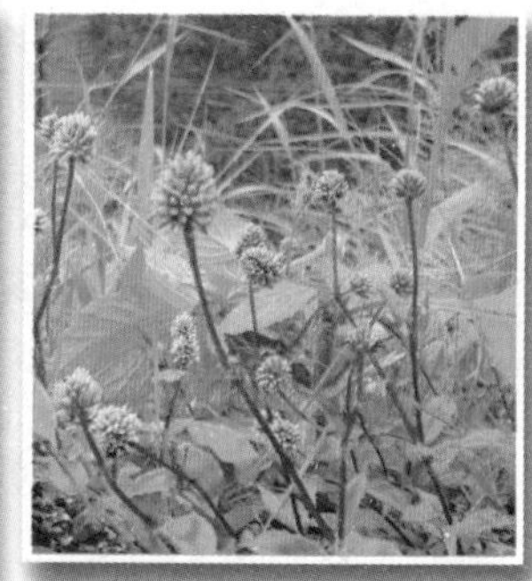

头花蓼 སླ་སྣང་།

183．སླ་སྣང་།

སླ་སྣང་ཞེས་བྱའི་ཤིང་དེ་ནི། །སྡོང་པོ་སྐྱ་ལ་ལོ་མ་ཆུང་། །མེ་ཏོག་སྐེ་མ་ཁྱི་མཇུག་འདྲ། །དྲི་མི་ཞིམ་ལ་རོ་ནི་ཚ། །རང་གི་ནུས་པས་ལྷོག་པ་འདུལ། །སླ་སྣང་ཤིང་གི་ལོ་མ་དང་། །རྩི་དམར་ཧོང་ལེན་རྒྱ་སྤོས་པ། །ཤེལ་ཏང་དཀར་པོ་བོང་ང་དཀར། །ཡུ་མོ་མདེའུ་འབྲིན་ཕྱེ་མ་རྣམས། །ཆ་མཉམ་ཆུ་གྲང་རྟ་ལ་སྦྱོར། །འབྲུགས་རིམས་ལྷོག་གཟེར་ལ་སོགས་དང་། །ཚད་ནད་མ་ལུས་ཐམས་ཅད་སེལ། །གཞན་ཡང་ཡོན་ཏན་བསམ་མི་ཁྱབ། །

【译文】头花蓼

所说之药头花蓼，茎秆灰白叶片小，花朵呈穗如狗尾，气味不香其味辛，自身功效治疗疮。头花蓼叶矮紫堇、兔耳草和草木樨、甘青乌头麻花艽、拟耧斗菜研成粉，等份配伍凉水服，治疗紊乱疫疠症、疔疮刺痛和热症。其他功效说不尽。

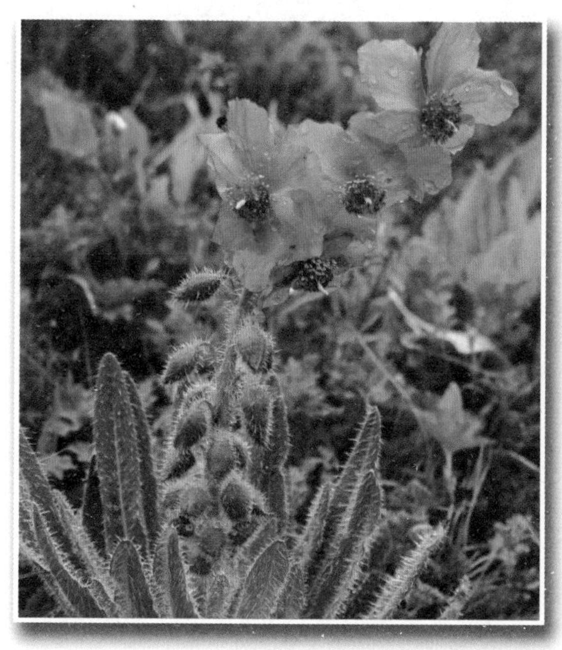

毛瓣绿绒蒿　པེ་ཞབས་རྩུམ།

184 . པེ་ཞབས་རྩུམ།

པེ་ཞབས་རྩུམ་ཞེས་བྱ་བ་ནི། །བྲག་ལ་སྐྱེས་པའི་རྩྭ་སྨན་ནོ། །ལོ་མ་སེ་ཕྲུང་འདྲ་ལ་ཟླུམ། །དེ་དང་བྲག་ཛ་ཧ་བོ་དང་། །བྲག་ཞུན་གུར་གུམ་ཕྱེ་མ་རྣམས། །ར་ལུག་ལ་སོགས་མཆིན་པ་ལ། །བཏབ་བཏང་མཆིན་ནད་མ་ལུས་སེལ། །པེ་ཞབས་རྩུམ་པའི་སྨན་སྦྱོར་འདི། །མཆིན་པའི་ནད་ལ་བདུད་རྩི་འདྲ། །སྐོམ་དུ་བྲག་ཞུན་གུར་གུམ་དང་། །མཛོ་དར་ཞོ་ཡང་གཏང་བར་བྱ། །སྦྱོར་སྡེ་གཞན་སྦྱར་ནད་གཞན་སེལ།།

【译文】毛瓣绿绒蒿

所说毛瓣绿绒蒿，生长石岩之草药，叶如蔷薇而较圆。此药配卷丝苣苔、岩精红花研成粉，调入山羊绵羊肝，内服治疗肝脏病。绿绒蒿的此方剂，治愈肝病如甘露，渴饮岩精红花水，犏牛酪浆也可饮。配入他方治他病。

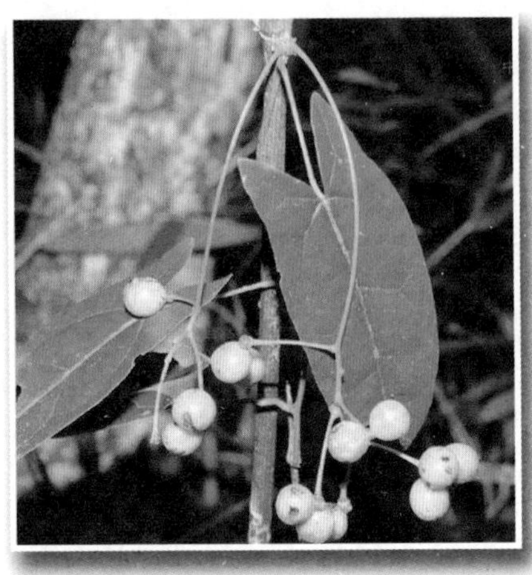

宽筋藤 སླེ་ཏྲེས།

185．སླེ་ཏྲེས།

ནད་རྣམས་ཀུན་སེལ་སླེ་ཏྲེས་ནི། །ཉིན་སྲིབ་མཚམས་ན་སྐྱེས་པ་སྟེ། །སྡོང་པོ་བྲ་མའི་སྡོང་པོ་འདྲ། །ལོ་མ་སྔོར་ཆུང་ཤིན་ཏུ་སྟུམ། །མེ་ཏོག་དཀར་པོ་རབ་ཏུ་མཛེས། །འབྲས་བུ་མདངར་སྨུམ་རབ་ཏུ་ཞིམ། །རོ་ནི་མངར་ལ་ནུས་པ་བསིལ། །ནད་རྣམས་མ་ལུས་སེལ་བར་བྱེད། །རླུང་མཁྲིས་བད་ཀན་འདུས་པའི་ནད། །ཚ་གྲང་གང་ཡིན་ཐམས་ཅད་སེལ། །བཙུད་ལེན་རྣམས་ཀྱི་སྨན་མཆོག་ཡིན། །ཆིག་ཐང་རླུང་ནད་མ་ལུས་སེལ། །མ་ནུ་ཀཎྜ་ཀ་རི་སྙ། །བཞི་ཐང་ནུས་པས་ཚ་གྲང་ནི། །ནད་རྣམས་ཀུན་གྱི་གཉེན་པོ་མཆོག །རྩ་བ་སྡོང་བུ་ལོ་མ་དང་། །འབྲས་བུ་གང་བྱུང་ཁྱད་པར་མེད། །རླུང་ཚད་འདྲེས་པའི་ནད་རྣམས་ལ། །དར་ཡ་ཀན་ཞེས་བྱ་བ་ཡིན། །སླེ་ཏྲེས་སེ་འབྲུ་ རྡོ་ཏི་དང་། །སུག་སྨེལ་ད་ལིས་ཀ་ཀོ་ལ། །ཤིང་ཚ་རྒྱམ་ཚྭ་པི་པི་ལིང་། །ཁ་རུ་ཚྭ་དང་སྦྱར་བ་ཡི། །སླེ་ཏྲེས་བཅུ་པ་ཞེས་བྱ་བ། །བུ་རམ་དང་ནི་སྦྱར་བྱས་ཏེ། །ཟླ་བ་གཅིག་ཏུ་བཏང་བ་ཡིས། །རླུང་ནད་བརྒྱ་དང་རྩ་གཅིག་དང་། །ཁྲང་སྐྲན་རིགས་རྣམས་ཐམས་ཅད་དང་། །ཕོ་བའི་མེ་དྲོད་ཉམས་པ་དང་། །མཆོག་ཏུ་ཕོ་བའི་དྲོད་ཆུང་རྣམས། །སེལ་འགྱུར་འདི་ལ་ཐེ་ཚོམ་མེད། །སླེ་ཏྲེས་ཚ་བ་གསུམ་པོ་དང་། །བུ་རམ་ཤིང་ཚ་རྒྱམ་ཚྭ་དང་། །གོ་ཐལ་ཙོང་ཞི་ཙི་ཏྲ་ཀ །ཟེ་ཚྭ་ཡ་བཀྲ་ར་དང་། །ཁ་རུ་ཚྭ་དང་སྦྱར་བ་དེ། །སླེ་ཏྲེས་བཅུ་གསུམ་ཞེས་བྱ་སྟེ། །མ་ཞུ་ནད་དང་རྡེའུ་སྐྲན་དང་། །བད་ཀན་ལྕེན་སྐྲན་ལྷུགས་དྲེག་སེལ། །གཞན་ཡང་འདི་ཡི་སྦྱོར་སྡེའི་སྨན། །བསམ་གྱིས་མི་ཁྱབ་ཡོན་ཏན་ཡོད། །

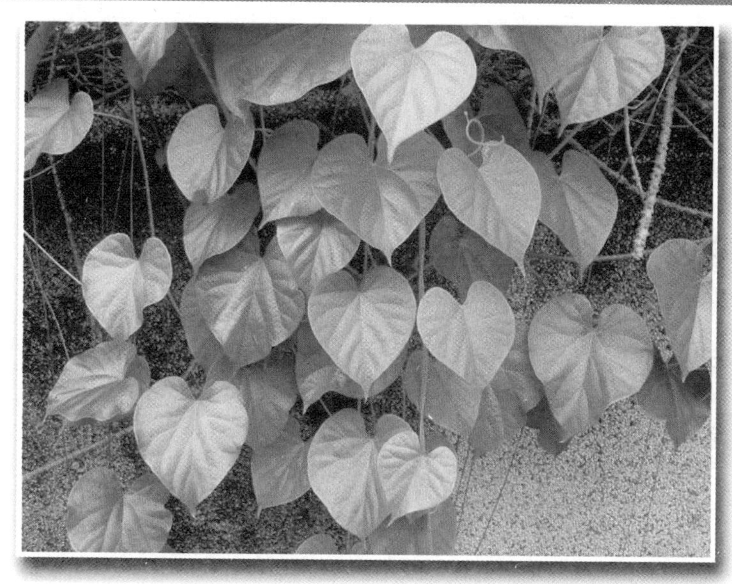

宽筋藤 སླེ་ཏྲེས།

【译文】宽筋藤

治疗诸病宽筋藤，生在阴阳交界地，茎如短叶锦鸡儿，叶片圆小很油润，花朵白色很美丽，果实甘腻特别香，其味甘而其性凉，一切疾病皆能治，治疗隆症赤巴症、培根症和合并症、无论寒热皆可治，滋补强身之妙药。单汤治一切隆病。此药配伍藏木香、悬钩木以及干姜，四药煎汤口中服，可治一切寒热病。根茎叶果无差别，治疗隆热混杂症，因之称为甘露药。宽筋藤配伍石榴、肉豆蔻和白豆蔻、小叶杜鹃和草果、肉桂荜茇光明盐、紫硇砂等研成粉，称十味宽筋藤方，配伍红块糖内服，连续不断服一月，治疗隆症一零一,一切寒性痞瘤症、胃阳衰弱皆能治，特别能治胃阳小，疗效显著无疑问。宽筋藤配三热药、红糖肉桂光明盐、兀鹫粪灰寒水石、小米辣和火硝粉、玄明粉和紫硇砂，十三味宽筋藤方，未消化症及石瘤、培根脘瘤铁垢病，上述疾病皆可治。另外此药之配方，功效真是难料想。

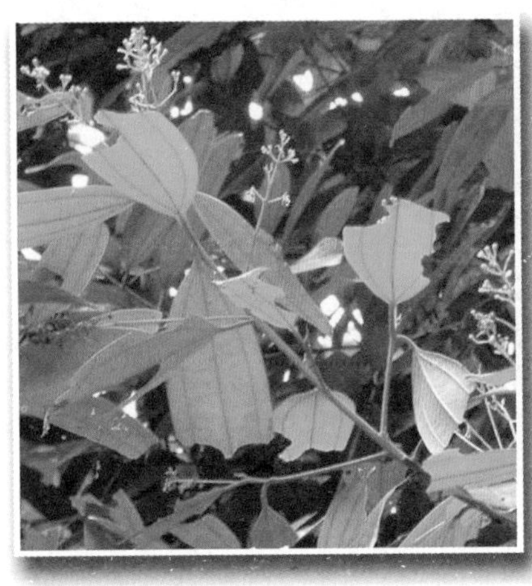

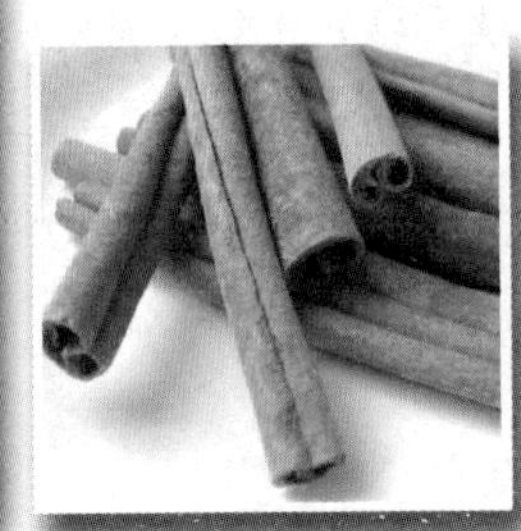

肉桂 ཤིང་ཚ།

186. ཤིང་ཚ།

ཤིང་ཚ་ཞེས་བྱ་ དྲོད་ཀྱི་རིགས། །རོང་གི་ནགས་རི་མཐུག་སར་སྐྱེས། །སྡོང་པོ་མཁྲིགས་ལ་ལོ་མ་ཆུང་། །ཤུན་པ་འཐུག་སྲབ་རྣམ་པ་གཉིས། །སྲབ་པ་དྲོད་ཆེ་འཐུག་པ་སྐོམས། །རོ་ནི་ཚ་མངར་སྣ་དང་འདྲ། །ཡན་ལྕའི་རོ་དང་རྣམ་པ་བཞི། །རང་གི་ནུས་པས་དྲོད་རྣམས་བསྐྱེད། །ཤིང་ཚ་སྲུག་སྨེལ་པི་པི་ལིང་། །སེ་འབྲུ་ཅོ་ཏ་ག་དང་ནི། །ཟི་ར་དཀར་ནག་ད་ལིས་སྦྱར། །ནད་རྣམས་མ་ལུས་སེལ་འགྱུར་ཏེ། །ཕོ་བའི་མེ་དྲོད་བསྐྱེད་པ་དང་། །ཡི་ག་འབྱེད་པའི་སྨན་མཆོག་ཡིན། །ཤིང་ཚ་ལ་ཕུག་སྒོག་སྐྱ་སྦྱར། །འདྲིས་ཀྱང་དང་ག་འབྱེད་པར་བྱེད། །མཆོག་ཏུ་བད་ཀན་སྐྱ་པོ་ཡིས། །དང་ག་འགགས་པ་སེལ་བར་བྱེད། །ཤིང་ཚ་ཨ་རུ་རྒྱམ་ཚྭ་གསུམ། །ལ་ཕུག་སྐམ་པོའི་ཕྱེ་མ་དང་། །ཅོང་ཞི་བུ་རམ་སྦྱར་བ་ཡིས། །ཆུང་གིས་དང་ག་འགགས་པ་སེལ། །ཤིང་ཚ་ད་ཏྲིག་མོན་ཆ་ར། །སླག་དང་འོམ་བུའི་མེ་ཏོག་དང་། །ཐ་རམ་བུ་རམ་སྦྱར་བ་ཡིས། །ཚ་གྲང་གང་ཡིན་རྒྱུན་བཤལ་གཅོད། །ཤིང་ཚ་ཛཱ་ཏི་ཤིང་ཀུན་དང་། །པི་ཤི་སྲུག་སྨེལ་སེ་འབྲུ་དང་། །ཏང་ཀུན་དང་ནི་སྙིང་ཞོ་ཤ །བུ་རམ་བཟང་པོ་དང་སྦྱར་ལ། །ཞག་བ་གཅིག་ཏུ་བསྟེན་བྱས་ན། །ཁ་ཟས་དྲོད་ལ་བསྟེན་བྱ་ཞིང་། །ཡིད་འོང་དབེན་པའི་གནས་དག་ཏུ། །གྲོགས་པོ་བཟང་པོ་བསྟེན་པ་ནི། །ཆོས་ལ་བསྟེན་ནས་གནས་བྱས་ན། །སྙིང་རླུང་ནད་རྣམས་མ་ལུས་པ། །མྱུར་དུ་སེལ་བར་ཐེ་ཚོམ་མེད། །ཤིང་ཚ་ད་ལིས་ཚ་བ་གསུམ། །ཨ་ནུ་གོ་ཐལ་ཟེ་ཚྭ་དང་། །མི་དང་སྤྱང་གི་གྲུམ་པའི་ཤ། །གཞན་ཡང་ཚྭ་སྣ་ཚོགས་ཚད་དང་། །ཐལ་སྨན་རྣོན་པོ་ཚོགས་ཚད་སྦྱར། །ཅོང་ཞི་བུ་རམ་སྦྱར་བ་ཡི། །ཕྱེ་མ་བུ་རམ་གང་ཡང་རུང་། །ཡུན་དུ་བསྟེན་ལ་སྤྱོད་ལམ་གཟབ། །སྐྲན་རིམས་རྣམ་བརྒྱད་གང་ཡང་རུང་། །སྦྱོར་སྡེ་བཟང་པོ་འདི་ཡིས་ནི།

།སྨན་གྱི་རི་བོ་འཇོམས་པར་འགྱུར། །མེ་ཐུར་དཔྱད་དང་ཁ་ཟས་རྣམས། །གཞུང་ཆེན་རྣམས་དང་བསྟུན་པར་བྱ། །ཤིང་ཚ་སྨན་རྣམས་ཀུན་གྱི་མཆོག །སྦྱོར་སྡེ་བསམ་གྱིས་མི་ཁྱབ་པོ། །འདི་ཡི་ཡོན་ཏན་བསམ་མི་ཁྱབ། །

【译文】肉桂

所说肉桂为热药，温暖河川密林生，树干坚硬叶片小，以皮薄厚分两种，薄皮热大厚皮平，其味辛甘如同姜，再加咸味为四种，自身功效生体阳。肉桂荜茇白豆蔻、再加石榴小米辣、黑种草籽香旱芹、小叶杜鹃配成方，一切病症皆可治，升阳开胃之妙药。肉桂配萝卜大蒜，此方亦能开胃口，灰白培根胃口闭，此方治疗最有效。肉桂芫荽光明盐、干萝卜研成细粉，配伍红糖寒水石，治疗隆邪胃口败。肉桂配伍盐麸果、青枫脂和莎木面、水柏花和平车前、红糖为引组成方，凉热久泻皆能治。肉桂配伍肉豆蔻、阿魏丁香白豆蔻、舟瓣芹和广酸枣、再加石榴好红糖，坚持不断服一月，饮食进食宜热性，居住寂静悦意处，良朋益友来相伴，轻轻松松谈天时，治疗一切心隆病，快速治愈无疑问。肉桂配伍三热药、小叶杜鹃藏茴香、兀鹫粪灰和火硝、人肉狼肉獾猪肉、还要加配各种盐，再配锐性之灰药，寒水石粉红糖粉，任何一种皆可配，长久服用慎起居，八种痞瘤哪一种，如此绝妙之配方，痞瘤之山皆摧毁，针灸外治和饮食，依据大典而施治。肉桂药为上品药，肉桂配方说不尽，此药功效难尽述。

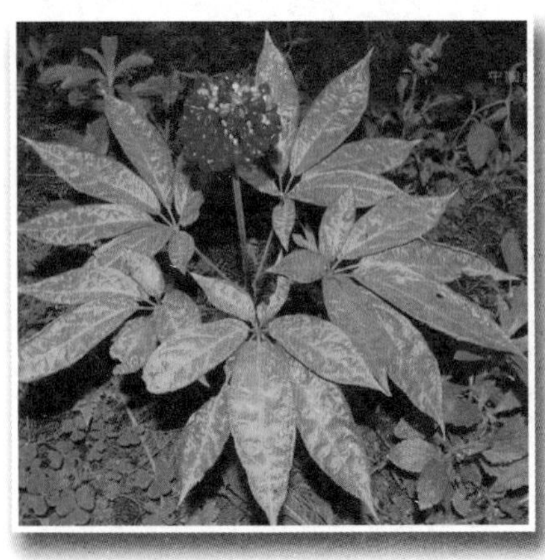

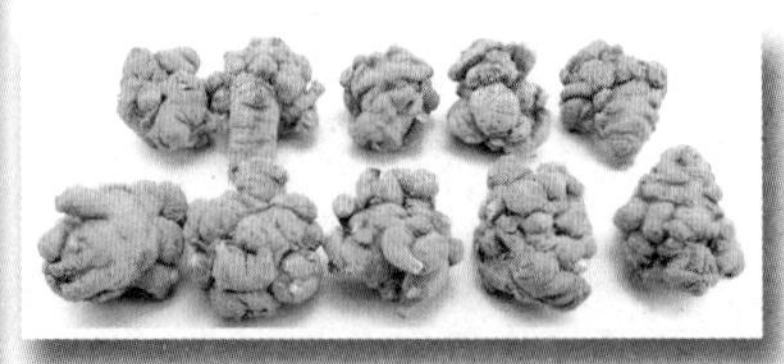

人参三七　གླང་ཆེན་ཆིག་ཐུབ།

187．གླང་ཆེན་ཆིག་ཐུབ།

གླང་ཆེན་ཆིག་ཐུབ་ཅེས་བྱའི་ཤིང་། །སྲིབ་རི་དག་ལ་སྐྱེས་པ་སྟེ། །ལོ་མ་མེ་ཏོག་ཆུང་བ་ལ། །རྩ་བ་ཆེན་པོ་གླང་ཆེན་གཟུགས། །འབྲས་བུ་དམར་ནག་གདུགས་འདྲ་བ། །རོ་ནི་ཁ་དང་བསྐ་བ་ཡིན། །རང་གི་ནུས་པས་དུག་ནད་དང་། །ཚ་རིམས་ནད་རྣམས་སེལ་བར་བྱེད། །བསིལ་སྨན་རྣམས་ཀྱི་རྒྱལ་པོར་བཤད། །ཤ་དུག་ནད་རྣམས་སེལ་འདོད་ན། །གླང་ཆེན་ཆིག་ཐུབ་འབྲི་ཤ་སྲོམ། །ཏང་ཀུན་གསེར་མདོག་སྐྱེར་དཀར་དང་། །ཨ་བར་དན་དུར་ཆུ་གྲང་སྦྱར། །ཡང་ན་ཆང་གིས་འཕྲུལ་ལ་བཏང་། །ཤ་དུག་ནད་རྣམས་འབྲུ་བར་འགྱུར། །རྗེས་ལ་སྤྱོད་ལམ་གོང་དང་འདྲ། །ཀུན་གྱི་སྦྱོར་སྡེར་གཏང་བར་བྱ། །དུག་སེལ་བསིལ་སྨན་རྒྱལ་པོ་ཡིན། །སྦྱོར་སྡེ་གཞན་ཡང་བསམ་མི་ཁྱབ། །

【译文】人参三七

所说的人参三七，生在阴山之山坡，叶片花朵皆较小，根大如同大象身，果实红黑聚伞状，其味苦而稍许涩，自身功效治毒病，并且治疗热疫症，称为凉药药中王。治食肉中毒症时，人参三七配商陆、白小檗皮舟瓣芹、诃子巴豆白狼毒、毛诃子等组成方，研成细粉冷水服，或者可用酒送服，泻除食肉中毒症，泻后起居要谨慎。此药可配各种方，乃为解毒凉药王。其他配方说不尽。

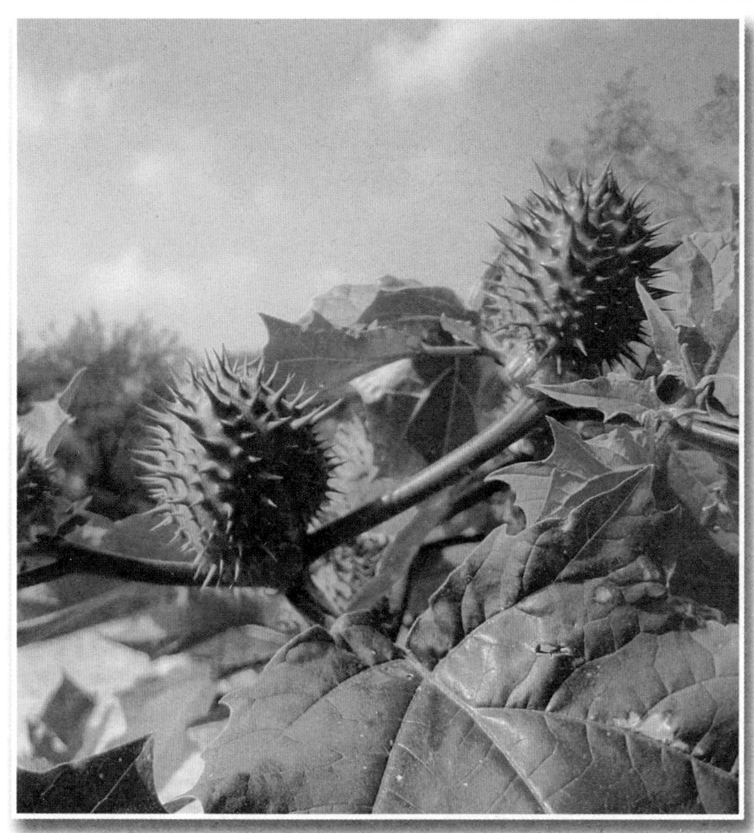

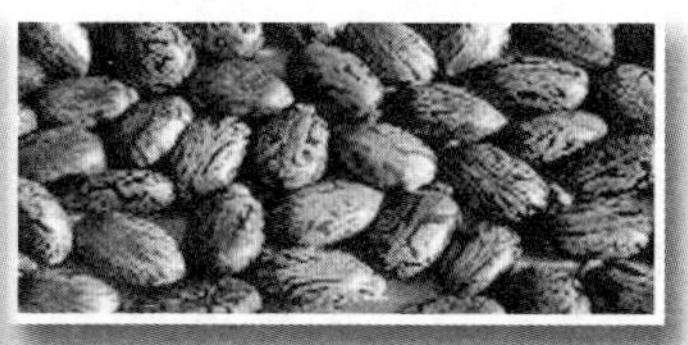

蓖麻 དན་ད་ཁྲ་བོ།

188．དན་ད་ཁྲ་བོ།

དན་ད་ཁྲ་བོ་ཞེས་བྱ་བ། །ཁྲིབ་རིའི་ནགས་ཀྱི་ནང་ན་སྐྱེས། །རྩ་བ་སྦོམ་ལ་ཤིན་ཏུ་རིང་། །ལོ་མ་ཕྲ་ལ་ཐུང་ཟད་རྩུབ། །སྡོང་པོ་རིང་ལ་འཁྲི་ཞིང་སྐྱེས། །མེ་ཏོག་དཀར་པོ་གང་བུ་ཅན། །འབྲས་བུ་ཁྲ་བོ་དན་རོག་འདྲ། །རོ་ནི་མངར་ལ་ཚ་བ་ཡིན། །རང་གི་ནུས་པས་བད་ཀན་དང་། །འདུས་པའི་ནད་རྣམས་སྟོད་དུ་འདྲེན། །སྨད་དུ་བཤལ་བའི་ལས་ཀྱང་བྱེད། །ནད་རྣམས་ཐམས་ཅད་གར་གནས་ཀྱང་། །སྟོད་སྨད་གཉིས་སུ་འདྲེན་བཤལ་བྱེད། །དན་ཁྲ་སྙིང་ཚེར་པོ་སོ་ཙ། །རི་ཤོ་ཤུ་དག་བུ་རམ་སྦྱར། །གླང་ནད་མ་ལུས་འདྲེན་པར་བྱེད། །གོང་མ་རྣམས་ཀྱི་སྙེང་དག་ཏུ། །སྐྱི་འབྲས་གསེར་གྱི་མེ་ཏོག་དང་། །ཏིག་ཏ་དུག་མོ་ཉུང་བསྣན་པ། །མཁྲིས་ནད་མ་ལུས་རྩད་ནས་འདྲེན། །མ་នུ་སླེ་ཏྲེས་ཀཎྜ་ཀ་རི་སྒྲ། །ཏིག་ཏ་ཨུ་སུ་སེ་ཡབ་སྦྱར། །བད་ཀན་ནད་རྣམས་འདྲེན་པར་བྱེད། །དེ་ལ་སོགས་པའི་ནད་རྣམས་ལ། །རང་རང་ཁ་འཛིན་སྨན་དང་སྦྱར། །དེ་དག་མ་ལུས་འདྲེན་པར་བྱེད། །སྦྱོར་སྡེ་གཞན་གྱི་གྲོགས་སུ་འགྲོ། །གཞན་ཡང་ཡོན་ཏན་བསམ་མི་ཁྱབ། །

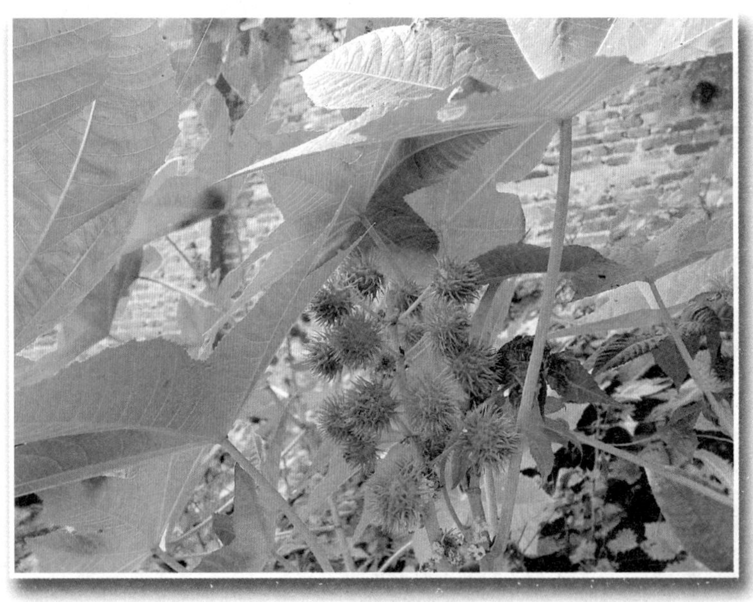

蓖麻 དན་དཀར་ཁ་

【译文】蓖麻

蓖麻称为花巴豆，生在阴山树林中，根子粗壮并很长，叶片细窄稍粗糙，茎蔓很长攀援生，花朵白色果荚圆，果实斑花如巴豆，其味甘甜并且辛，功效引吐培根病，以及引吐合并症，并有下泻之功效，一切疾病聚集处，或可引吐或下泻。蓖麻刺参娑罗籽、黄帚橐吾藏菖蒲、配伍红糖口中服，一切隆病引泻出。上方加沙生槐籽、波棱瓜籽獐牙菜、止泻木果组成方，根治一切胆腑病。上方加配藏木香、宽筋藤和悬钩木、干姜芫荽獐牙菜、再加藏木瓜内服，向上引吐培根病。对于此类之病症，配伍各自佐辅药，或吐或泻除病根。该药配成其他方，药性功效不一般。

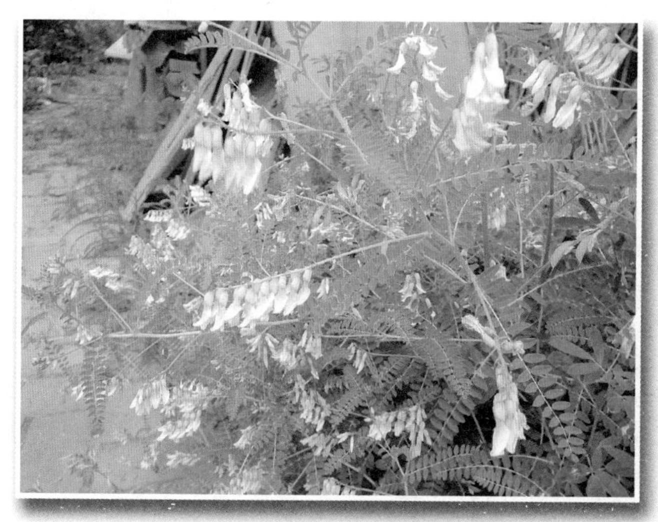

多花黄芪 དང་མ་སེར་པོ།

189 . དང་མ་སེར་པོ།

དང་མ་དག་ལ་རིགས་གཉིས་ཏེ། །སེར་པོ་སྔོན་པོ་རྣམ་གཉིས་སོ། །དང་མ་སེར་པོ་སྟག་ཤ་བ། །ཟིན་ཏིག་རྣམ་གཉིས་མདེའུ་འབྲིན་དང་། །དོམ་མཁྲིས་རྣམས་ནི་སྦྱར་བྱས་ལ། །མགོ་དང་ཡན་ལག་བྱང་ཁོག་རྨ། །ཁོང་དུ་བཏང་ལ་རྨ་ནང་གདབ། །མྱུར་དུ་འཚོ་བར་ཐེ་ཚོམ་མེད། །སྦྱོར་སྡེ་གཞན་ཡང་བསམ་མི་ཁྱབ། །

【译文】多花黄芪[★]

多花黄芪花黄蓝，黄者为多花黄芪，蓝者为玛豆黄芪。多花黄芪配棘豆、筋骨草和楼斗菜、再配熊胆组成方，治头四肢体腔疮，内服外撒疮伤内，快速痊愈莫疑问。其他配方说不尽。

★ 包括康定黄芪。

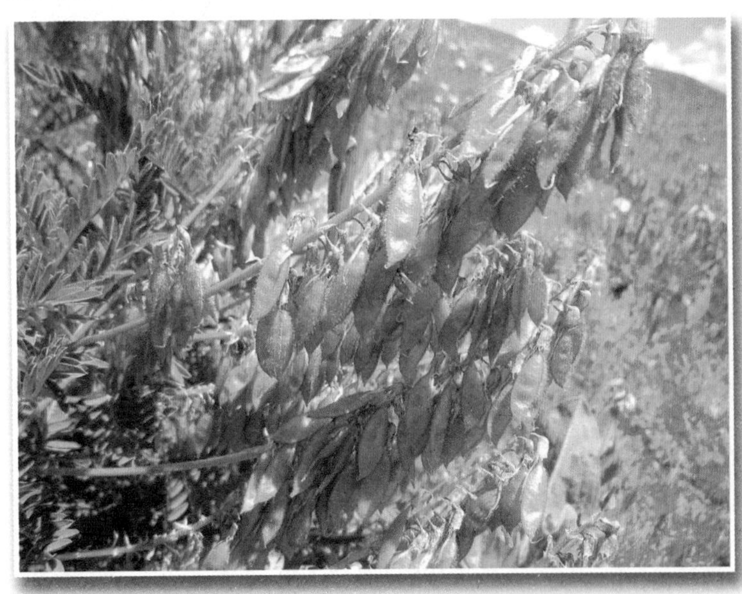

马豆黄芪　དང་མ་སྔོན་པོ།

190．དང་མ་སྔོན་པོ།

དང་མ་སྔོན་པོ་ཞེས་བྱ་བ། །ལོ་མ་སྡོང་པོ་སྔོ་སྐྱ་སྤུན། །མེ་ཏོག་སེར་པོ་གང་བུ་ཅན། །ནང་གི་འབྲས་བུ་སླ་སྲན་འདྲ། །རོ་ནི་ཁ་ལ་ནུས་པ་བསིལ། །བད་ཀན་སྐྱོད་འདྲེན་བདུད་རྩི་ཡིན། །འདི་ཡི་སྦྱོར་སྡེ་བསྟན་པ་ནི། །དང་མ་སྔོན་པོ་མ་ནུ་དང་། །ཨུ་སུ་ཧིག་ཏ་བ་ལེ་ཀ། གསེར་གྱི་མེ་ཏོག་དུག་མོ་ཉུང་། །ཅོང་ཞི་དག་དང་མཉམ་སྦྱར་ཏེ། །ཁམ་ཕྱེ་ཆུ་སྐོལ་དག་གིས་འཕུལ། །བད་ཀན་ལ་གནོད་ཁ་ཟས་སྤང་། །བད་ཀན་སྨུག་པོ་སྐྱ་སེར་རྣམས། །མྱུར་དུ་ཞི་བར་བྱེད་པ་ཡིན། །དང་མ་སྔོན་པོའི་ནུས་པ་ཡིས། །བད་ཀན་སྟོད་དུ་འདྲེན་བྱེད་ཅིང་། །སྨན་གྱི་ནུས་པ་འཕྲལ་བསྐྱེད་པས། །འདི་ཡི་སྦྱོར་སྡེ་བསམ་མི་ཁྱབ། །

【译文】马豆黄芪

所说之马豆黄芪，叶茎青灰呈丛生，花朵黄色果荚圆，种子如同黄华籽，其味苦而其性凉，引吐培根甘露药。此味药物之配方，马豆黄芪藏木香、藏马兜铃獐牙菜、波棱瓜籽和芫荽、止泻木果寒水石，等份配伍研细粉，干丢口中开水服，禁忌有害培根食，灰黄紫三种培根，诸病皆能迅速息。马豆黄芪之功效，向上引吐培根病，药之疗效即刻生。此药配方说不尽。

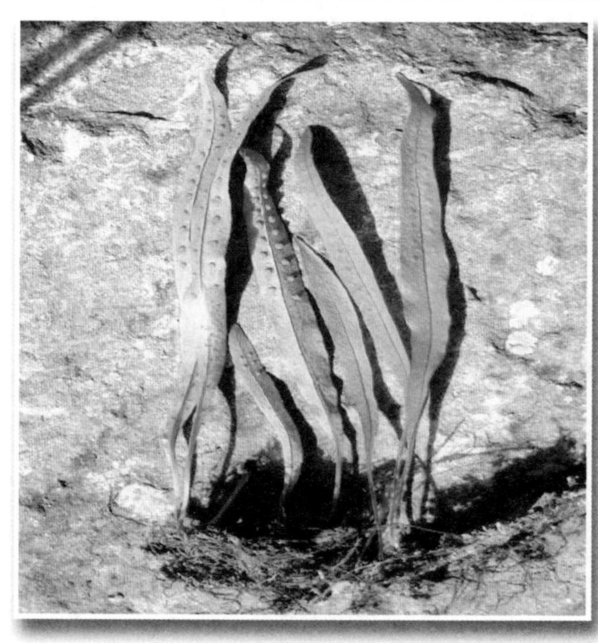

瓦韦 བྲེ་ཤུ་གསེར་ཐིག

191 . བྲེ་ཤུ་གསེར་ཐིག

བྲེ་ཤུ་གསེར་ཐིག་ཅེས་བྱ་བ། །ལོ་མ་སྔོན་པོ་སྔོ་སྐྱ་སྤུན། །མེ་ཏོག་སེར་པོ་གང་བུ་ཅན། །བྲེ་ཤུ་གསེར་ཐིག་ཅེས་ཀྱང་བྱ། །བྲག་དང་ཕ་ལྷོང་སྤང་ལ་སྐྱེས། །ལོ་མ་སྦྲ་ལ་ལྡེམ་པ་ཡིན། །ཕྱི་ནང་མེད་པར་སེར་ཐིག་ཅན། །རོ་ནི་མངར་ལ་ཙུང་ཟད་ཁ། །རང་གི་ནུས་པས་དབྱིག་དུག་སེལ། །རིན་ཆེན་དབྱིག་དུག་སེལ་འདོད་པས། །གཙོ་བོའི་སྦྱོར་བ་གསེར་ཐིག་གི། ཞུན་ལ་གཞི་བླངས་སྨན་གཞན་རྣམས། །སྦྱོར་སྡེ་མ་ནོར་བཏང་བྱས་ན། །མྱུར་དུ་འཚོ་བར་ཤེས་པར་བྱ། །གཏར་སྦྱོངས་སྤྱོད་ལམ་གཞན་དང་འདྲ། །དུག་སེལ་སྨན་དུ་གཞུང་འདིར་བཤད། །མགོ་དང་ཡན་ལག་བྱང་ཁོག་ཚ། །ཕོག་ས་ངན་དང་ཚ་ཚབས་ཆེ། །ཁྲག་དང་ཆུ་སེར་རྣག་རྒྱས་རྣམས། །གསོ་བར་དཀའ་བའི་ནད་དག་ལ། །གསེར་ཐིག་ཉ་སྨན་དོམ་མཁྲིས་དང་། །སྲུམ་ཙུ་ཏིག་དང་སྟག་ཤ་བ། །སྲིན་མ་དམར་པོ་ཨན་ལྷུམ་པ། །ར་མཉེ་དབང་ལག་ཨ་བ་དང་། །སྲོག་ཆགས་དོམ་གྱི་མཁྲིས་པ་དང་། །བཅུ་གཅིག་སྦྱོར་བ་འདི་དག་ནི། །ཚ་ནང་བཏབ་ཅིང་ཁོང་དུ་བཏང་། །གསོ་དཀའི་ཚ་ནད་འཚོ་བར་འགྱུར། །སྦྱོར་སྡེ་གཞན་ཡང་བསམ་མི་ཁྱབ། །

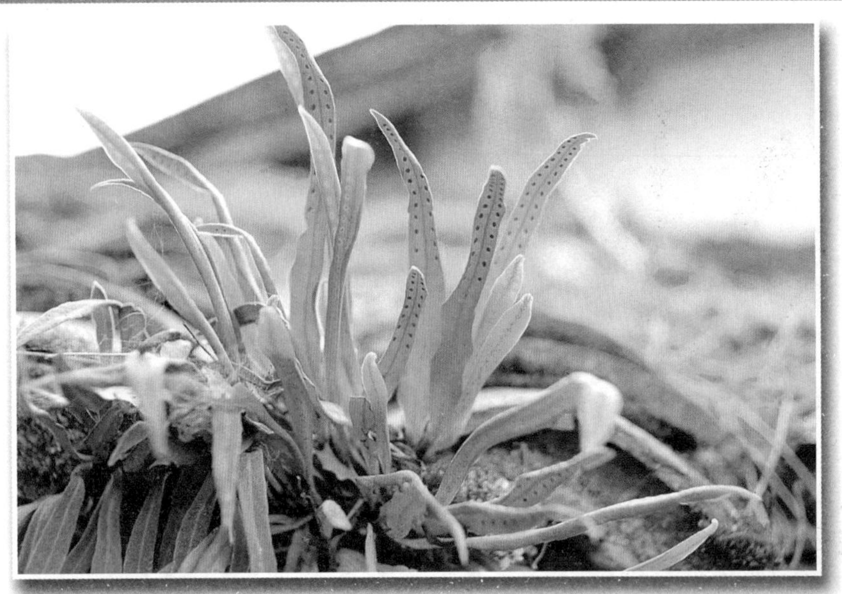

瓦韦 བྲག་ཀྱུ་གསེར་ཐིག

【译文】瓦韦

所说的草药瓦韦，叶茎淡青呈丛生，花朵黄色花苞圆，生在石崖巨石坡，叶片细窄且柔韧，面背不分有黄点，其味甘而稍许苦，自身功效解宝毒。想要解除珍宝毒，瓦韦膏为基础药，配伍佐辅药莫错，珠宝中毒迅速解，放血清泻和起居，治疗方法同他病。解毒之药本典说，头部四肢体腔伤，伤部险恶伤严重，流血黄水脓液多，疮伤疾病难治时，瓦韦熊胆野豌豆、篦齿虎耳草棘豆、红豆黄精猪殃殃、木贼熊胆佛手参，十一味药研成粉，撒敷疮伤又内服，难治疮伤病痊愈。其他配方说不尽。

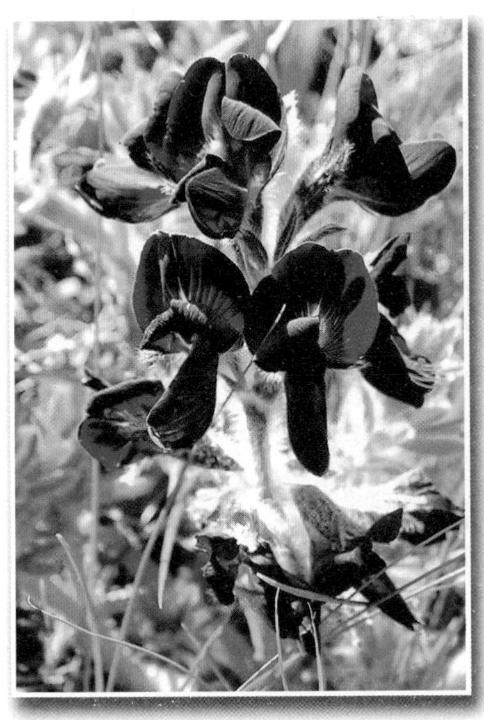

紫花黄华 སླ་བ་སྲད་མ།

192 . སླ་བ་སྲད་མ།

སླ་བ་སྲད་མ་ཞེས་བྱ་བ། །ཁ་སྟོད་དག་ལ་སྐྱེས་པ་སྟེ། །ལོ་མ་སྔོན་པོ་སྲུན་ལ་སྐྱ། །མེ་ཏོག་སྔོ་དམར་གང་བུ་ཅན། །འབྲས་བུ་ལེབ་མོ་ཁ་སྦྱོར་ལ། །རོ་ནི་ཁ་དང་མངར་བ་ཡིན། །རང་གི་ནུས་པས་བད་སྲིན་དང་། །གཟེར་ནད་རྡོག་སྐྲངས་འདུལ་བར་བྱེད། །སླ་སྲད་མ་དང་ཧོང་ལེན་དང་། །སྤྱི་ཞུར་ཕག་བྲུན་དཀར་པོ་བཞི། །ཆ་མཉམ་དུད་པ་མ་ཤོར་བར། །བསྲེགས་ནས་དྲི་ཆུ་དག་དང་སྦྱར། །ཁོང་དུ་བཏང་བས་གཟེར་རིམས་འཇོམས། །གཉན་གཟེར་རིམས་གཟེར་ཐམས་ཅད་འཇོམས། །སླ་སྲད་མ་དང་ཤིང་ཀུན་དང་། །མ་ནུ་རྩེ་དང་ལང་ཐང་རྩེ། །ཏྲ་ཤགས་པ་དང་ཟངས་རྩེ་བ། །ཞིབ་བྱས་ར་ཡི་ཀླད་ཁྲག་སྦྱར། །ཁོང་བཏང་སྲིན་རིམས་མ་ལུས་འཇོམས། །སླ་སྲད་མ་དང་སྨུ་ཟེ་དང་། །སྟོག་དུག་ནག་པོ་ཀ་མོ་ཉ། །ཏྲ་བོན་ཏང་ཀུན་ཆ་མཉམ་ལ། །རིལ་བུ་བྱས་ལ་ཁོང་དུ་བཏང་། །སྟོག་རིགས་ཐམས་ཅད་ཀུན་འཇོམས་པས། །ནད་སེལ་སྨན་གྱི་རྒྱལ་པོར་གྲགས། །སྟོག་པ་གག་པ་གཉན་ནད་རིགས། །ཐམས་ཅད་སེལ་བར་འདོད་པ་ཡིས། །ཕྱུར་དུ་བཤལ་བའི་སྦྱོར་བ་བྱ། །ཨ་བར་ཡུང་བ་ཟབ་ལག་ཅན། །ཁྲི་ནག་ཁྲག་དང་ཙ་ཏ་ར། །གུ་གུལ་སླ་སྲན་མ་དང་བདུན། །རིལ་བུ་བྱས་ལ་ཆུ་གྲང་འཕུལ། །འདྲེ་ཅན་རྒྱུ་འགྲུལ་སྲུང་བ་གཅེས། །དཀར་གསུམ་མངར་གསུམ་སྤང་བར་བྱ། །གཞན་ཡང་ཡོན་ཏན་བསམ་མི་ཁྱབ། །

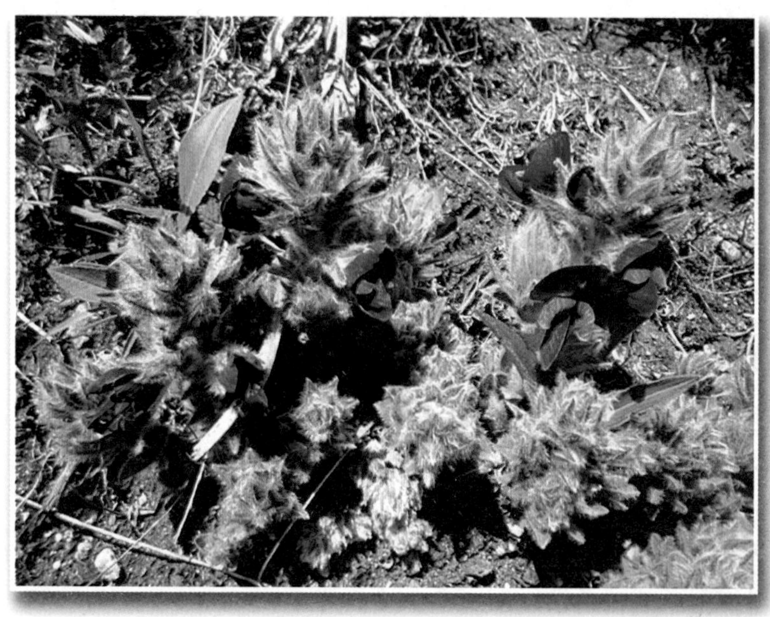

紫花黄华 སྣ་བ་སྲིད་མ།

【译文】紫花黄华

所说的紫花黄华，生在严寒高山上，叶茎丛生灰白色，花朵青红有果荚，果实扁形口闭合，其味苦而有点甘，功效治疗培虫病、刺痛病和疔毒肿。紫花黄华兔耳草、秦皮黑冰片四药，等份配伍烧存性，研粉配八岁童便，内服止痛治疫疠、一切瘟痛疫疠痛。紫花黄华配阿魏、紫铆果和天仙子、独一味和猪殃殃、研细配山羊脑血，内服治一切虫病。紫花黄华配硫黄，以及大戟臭虱草、圆穗蓼和舟瓣芹，等份配伍研成粉，泛成丸药口中服，治疗一切疔毒症，称为治病君王药。治疗疔疮和喉蛾、一切瘟病等疾病，加配下泻之药物，诃子毛诃子姜黄、黑狗血和草玉梅、紫花黄华安息香、七药制丸凉水服，注意避免陌生人，禁食三白和三甘。其他方剂说不尽。

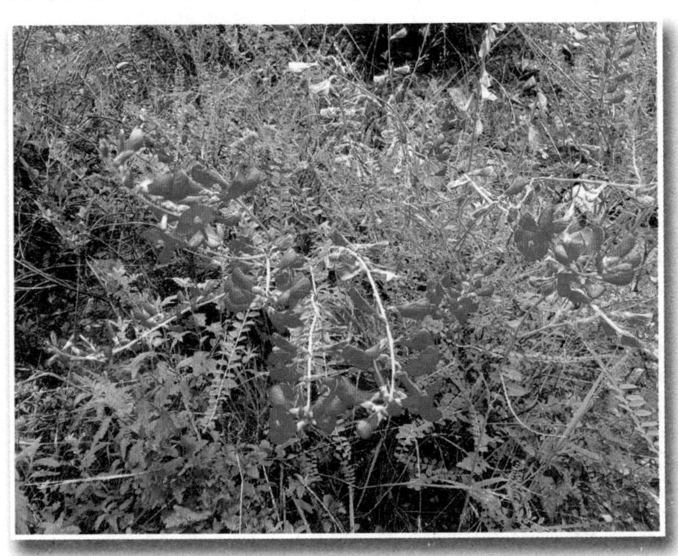

红花岩黄芪　བྲིའུ་སྲད་མ།

193．བྲིའུ་སྲད་མ།

བྲིའུ་སྲད་མ་ཞེས་བྱ་བ། །ཉིན་སྲིབ་རི་ལ་སྐྱེས་པ་སྟེ། །ལོ་སྡོང་ཚུང་ཟད་སྲད་མ་འདྲ། །མེ་ཏོག་སྔོ་དམར་ཤིན་ཏུ་མཛེས། །གང་བུ་སྲད་མ་དབྱེ་བ་མེད། །རོ་ནི་མངར་ལ་ནུས་པ་བསིལ། །རང་གི་ནུས་པས་རྨ་ནད་སེལ། །ཁྲི་སྨྱོན་བཟུང་བའི་རྨ་ནད་འཚོ། །མགོ་དང་ཡན་ལག་བྱང་ཁོག་གི། །རྨ་ནི་ཇི་ལྟར་ཚབས་ཆེ་ཡང་། །བྲིའུ་སྲད་མ་མཚལ་དཀར་དང་། །ཨ་བ་ཀུ་ཏུག་དོམ་མཁྲིས་དང་། །མི་མཁྲིས་ཁྱི་མཁྲིས་ཉ་མཁྲིས་དང་། །སྲད་མ་སྤུན་གསུམ་ལ་སོགས་པ། །ཞིབ་བཏགས་དར་ལ་བཙགས་བྱས་ལ། །སྦྲང་སྦྱར་རྨ་ཁོང་གཉིས་སུ་བཏང་། །མྱུར་དུ་འཚོ་བར་ཐེ་ཚོམ་མེད། །ཡང་ན་བྲིའུ་སྲད་ཨ་བ་དང་། །ཉ་སྨན་པ་དང་སུམ་ཅུ་ཏིག །ལེགས་སྦྱར་རྨ་དང་ཁོང་དུ་བཏང་། །གཏར་བསྲེག་སྤྱོད་ལམ་གཞན་ལྟར་བྱ། །མྱུར་དུ་འཚོ་བ་ཐེ་ཚོམ་མེད། །ཁྲི་སྨྱོན་དག་གིས་བཟུང་ནས་ནི། །ཁྲི་རྨ་ཇི་ལྟར་ཚབས་ཆེ་ཡང་། །དེ་ཡི་བཅོས་པའི་ཐབས་བསྟན་པ། །བྲིའུ་སྲད་དོམ་མཁྲིས་མཚལ་དཀར་དང་། །པླ་ཀྵ་ཐར་ནུ་ཨ་རུ་ར། །ཆ་མཉམ་ཀུ་སྦྱར་ཁོང་དུ་བཏང་། །འདྲེ་ཅན་དག་དང་ཁྲི་འགྲུལ་སྲུང་། །མི་མང་ནང་དུ་འགྲོ་བ་དང་། །ཆུ་བོའི་འགྲམ་དུ་འགྲོ་བ་སྤང་། །ཆང་དང་ལུག་ཤ་བུད་མེད་སྤང་། །སྨན་དེ་ཡང་ཡང་གཏང་བར་བྱ། །ཡང་ན་ཁྲི་དེའི་སྙིང་དང་ནི། །བྲིའུ་སྲད་མ་ཨ་རུ་ར། །སྨན་ཆེན་དང་ནི་མ་གི་ཏ། །ནས་ཛོག་རེ་རེའི་ཚད་དུ་བྱ། །ནང་ཟླ་བཏང་བས་སོ་དུག་རྣམས། །འཛོམས་པར་ཤེས་ཀྱི་གནད་ཀྱི་མཆོག གཞན་ཡང་སྦྱོར་བ་བསམ་མི་ཁྱབ། །

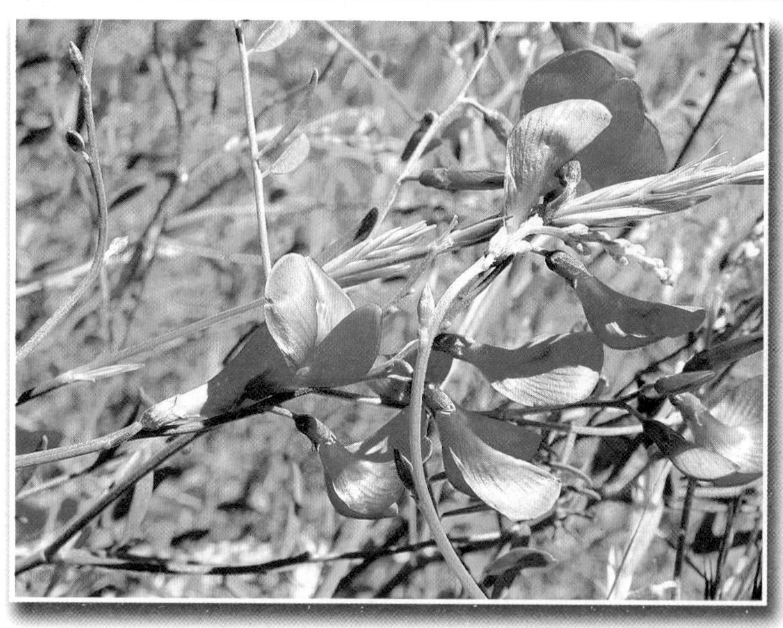

红花岩黄芪 ཐི་ཧ་སྲད་མ།

【译文】红花岩黄芪*

所说红花岩黄芪，阴阳两山皆生长，叶茎稍许像豌豆，花朵青红很美丽，果荚豆荚无分别，其味甘而其性凉，自身功效治伤疮，愈合疯狗之咬伤。头和四肢体腔疮，无论疮伤多严重，红花岩黄芪白砂、木贼熊胆碎米荠、人胆狗胆和鱼胆、黄芪三兄弟药等，研成细粉丝箩筛，配蜜内服撒伤疮，伤疮速愈毫无疑。红花岩黄芪木贼、篦齿虎耳野豌豆、研粉敷伤又内服，放血针灸和起居，按照其他疮伤治，快速疮愈无疑问。疯狗咬伤多严重，若论狗伤之治法，红花岩黄芪熊胆、白砂麝香大狼毒、诃子等份组成方，配制成散水送服，切忌鬼附之人狗，人多之处切莫去，禁忌河岸水边走，禁忌酒和绵羊肉，禁同女人行房事，此药需要反复服。或者挖取此狗心，红花岩黄芪诃子、细叶草乌头麝香、青稞粒大为标准，五天早上连续服，解除齿毒为关键。其他配方说不尽。

* 包括膜荚黄芪。

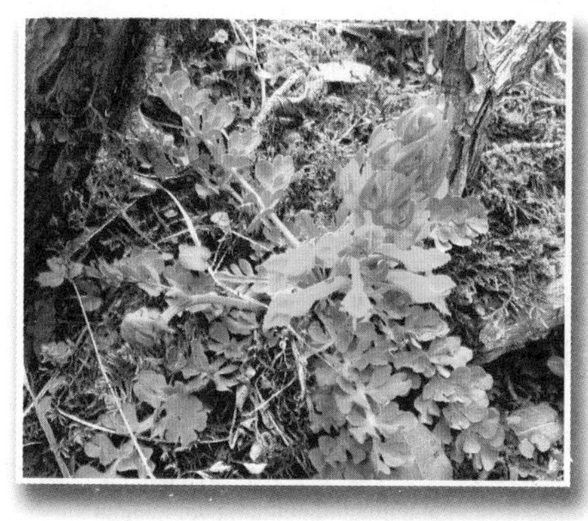

迭裂黄堇 རྒ་དྲུས།

194. རྒ་དྲུས།

རྒ་དྲུས་ཉེན་སྲིབ་གཉིས་ཀར་སྐྱེས། །ལོ་མ་ཕྲ་ལ་འཛམ་པ་སྟེ། །སྡོང་པོ་མེ་ཏོག་དག་གིས་གང་། །མེ་ཏོག་དཀར་སེར་དམར་བའི་མདངས། །ཚིགས་པ་རེ་རེ་དག་ན་སྐྱེས། །འབྲས་བུ་དག་གིས་བྱུར་བུར་གང་། །རོ་ནི་ཁ་ལ་བསྐ་བ་ཡིན། །རང་གི་ནུས་པས་རྨ་ཚད་འཇོམས། །དུག་དང་རིམས་ཀྱི་གཉེན་པོ་ཡིན། །རྒྱ་དྲུས་བྲག་ཞུན་ཨ་རུ་ར། །མཚལ་དཀར་ཨ་བ་སྦྲང་རྩི་སྦྱར། །ནད་སེལ་རྨ་འདྲུབ་རྣག་ཆུ་སྐེམས། །མགོ་དང་ཡན་ལག་བྱང་ཁོག་གི། རྨ་ཚད་འཇོམས་པར་ཤེས་པར་བྱ། །མགོ་བོའི་རྨ་ལ་ཕྱུང་བས་མཆོག། སྨན་མཆོག་ཡོན་ཏན་བསམ་མི་ཁྱབ། །སྣ་ཏིག་ཨ་བར་མཚལ་དཀར་དང་། །དོམ་མཁྲིས་ར་ས་ཧྲི་ར་དང་། །སྲིད་མ་ཟབ་ལག་ཅན་དང་ནི། །གཙོ་བོ་རྒྱ་དྲུས་བཏང་བྱས་ཏེ། །ཆ་མཉམ་ཕྱེ་མ་སྦྲང་རྩིས་སྦྱོ། །རིལ་བུ་སླ་རིལ་ཚད་བྱས་ལ། །ནང་རེ་ལྔ་ལྔ་བཏང་བྱས་ན། །མགོ་རྨ་ཚབས་ཆེ་འཚོ་བར་འགྱུར། །དུག་རིགས་རྣམ་པ་གང་བྱུང་ཡང་། །རྒྱ་དྲུས་སྣ་ཆུང་སེ་རྒོད་མ། །སྐྱེར་བའི་བར་ཤུན་ཞུང་དཀར་དང་། །ཡུང་བ་ཁྲག་ཅན་བྱ་འཕུར་སླེབ། །བོང་ང་དཀར་སེར་དམར་པོ་དང་། །ཨ་བར་གསེར་མདོག་གཞི་ལྷངས་ཏེ། །རིལ་བུ་བྱས་ལ་བོང་དུ་བཏང་། །ནད་ཚབས་ཆེ་ན་སྦྱོངས་བཏང་ཤེས། །དཔྱད་ཀྱང་དེ་དང་མཐུན་པར་བྱ། །དུག་ནད་ཚབས་ཆེན་འཚོ་བར་འགྱུར། །དུག་རིགས་རྣམ་པ་གང་བྱུང་ཡང་། །རིམས་དང་གཟེར་ནད་གང་ཡིན་ཡང་། །སྨན་གཞན་དག་གིས་མ་སོས་ན། །སྨན་མཆོག་འདི་ཡིས་མྱུར་དུ་འཚོ། །དེ་ཡི་སྦྱོར་བ་བསྟན་པ་ནི། །རྒྱ་དྲུས་དང་ནི་ཨ་རུ་ར། །མ་ནུ་གཎྜ་ཀ་རི་སྣ། །སླེ་ཏྲེས་བསྡུས་ཐང་གྲང་མོ་དང་། །སླེན་རྟགས་བྱུང་ནས་གཏང་བར་བྱ། །དེ་ཡིས་བདེ་བར་མ་གྱུར་ན། །རྒྱ་དྲུས་དང་ནི་འབྲས་བུ་གསུམ། །གུར་གུམ་གི་ཝང་སླ་རྩི་དང་། །ག་བུར་ནག་པོ་རྣམ་པ་བརྒྱད། །ཞིབ་བཏགས་ཀ་ར་དྲུག་འགྱུར་སྦྱར། །རིམས་གཟེར་ནད་རྣམས་མ་ལུས་སེལ། །གཞན་ཡང་སྦྱོར་སྡེ་བསམ་མི་ཁྱབ། །

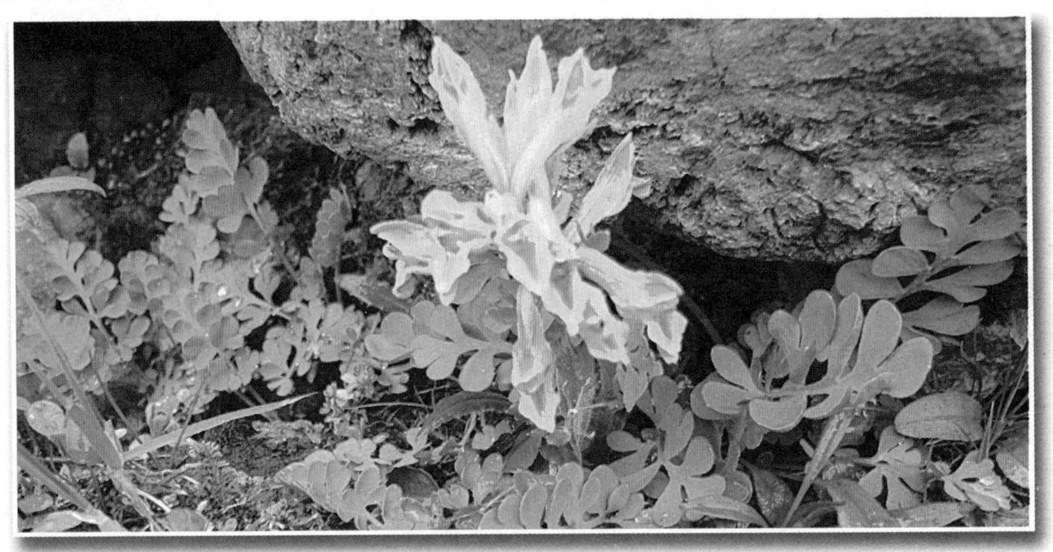

迭裂黄堇 ཀྱ་དྲུས།

【译文】迭裂黄堇

所说的迭裂黄堇，阴阳两山皆生长，叶片窄细而光滑，茎秆之上开满花，花朵白黄红光泽，每节之上皆有花，果实色形如珊瑚，其味苦而有点涩，自身功效解疮热、治疗毒疫对症药。迭裂黄堇配岩精、诃子白砂和木贼、再加蜂蜜组成方，消病愈疮干黄水，头部四肢和体腔，疮伤之热皆清除。头疮单药效最好，妙药功效说不尽。迭裂黄堇为主药，配伍西藏点地梅、诃子毛诃子白砂、熊胆和棱砂贝母、黄芪等药等份配，研成细粉蜜泛丸，大小如同獐粪蛋，每天早上服五粒，头伤严重也痊愈。出现何类中毒症，迭裂黄堇配蔷薇、天山千里光蔓菁、小檗中皮和姜黄、肉托果和白乌头、黄乌头和红乌头、金色诃子毛诃子，配成药丸口中服，疾病严重可泻除，外敷效果也相同，严重毒症亦治愈。出现任何中毒症、任何疫疠和刺痛，其他药物未治愈，此剂妙药速治愈。讲述此药之配方，迭裂黄堇配诃子、藏木香和悬钩木、宽筋藤以及生姜，煎汤取汁晾凉后，症状出现方可服。如若此方未痊愈，迭裂黄堇配三果、红花牛黄和麝香、黑冰片等八味药，研粉白糖配六倍，治疗疫疠和痛病。其他配方说不尽。

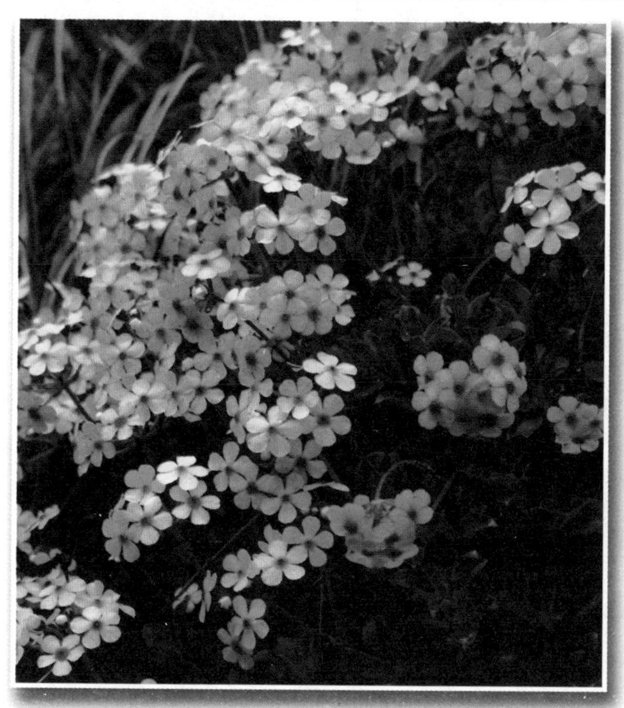

西藏点地梅 སྣ་ཧིག་ནག་པོ།

195 . སྣ་ཧིག་ནག་པོ།

སྣ་ཧིག་ནག་པོ་ཞེས་བྱ་བ། །གྲིབ་མོ་བྲག་དམར་ལོགས་ལ་སྐྱེས། །རྩ་བ་སྦྲེའུའི་ཤུག་པ་འདྲ། །ལོ་མ་སྔོར་ཆུང་ཐོ་ལ་སེར། །མེ་ཏོག་དགུན་གྱི་དུས་སུ་འབྱུང་། །མེ་ཏོག་དམར་པོ་གེ་སར་སེར། །རོ་ནི་ཁ་ལ་རྩུབ་པ་ཡིན། །རང་གི་ནུས་པས་སྐྲན་དམུ་ཆུ། །འོར་ནད་མགོ་འཁོར་བབས་པའི་ནད། །ཆུ་སེར་འདྲེན་པའི་སྨན་མཆོག་ཡིན། །དེ་ཡི་སྦྱོར་བ་བསྟན་པ་ནི། །དམུ་ཆུ་ལ་སོགས་ནད་རྣམས་ཀྱི། །ཆུ་རྣམས་གནས་སུ་འདྲེན་འདོད་པས། །ཞག་ལྔ་བར་དུ་སྔོན་འགྲོ་བྱ། །དེ་ནས་ནུབ་མོ་ལྐམ་པ་ཡི། །ཐང་ནི་ཕུལ་གང་སྔོན་འགྲོར་བཏང་། །དེ་ནས་ནང་པར་སྣ་ཧིག་དང་། །རྒྱམ་ཚྭ་ཁྲོན་བུ་ཐར་ནུ་དང་། །སྣ་ཧིག་ཁྱོར་གང་མར་ནང་བཙོ། །དུར་བྱེད་སྔོན་བུ་ཐུན་རེ་དང་། །རྒྱ་ཚྭ་ཐུན་གཅིག་སྦྱར་བྱས་ལ། །ཤྭ་བའི་ཤ་ཁུས་འཕྲུལ་ལ་བཏང་། །བཏང་ཐབས་ལ་སོགས་སྤྱི་དང་འདྲ། །ལྷག་ནི་མ་ཧེའི་ཆུ་ཡིས་བྱ། །འོག་སྒོ་གཉིས་ནས་ནད་ཆུ་འདྲེན། །བྲི་ལ་དྲུག་བདུན་བྱུང་ན་བཅད། །ནད་ཀྱི་སོ་ལྔ་ཞག་བཅུ་ནས། །མ་སོས་བར་དུ་བཅད་པར་བྱ། །ཞག་བཅུ་སོང་ནས་ཡང་ཡང་བཏང་། །ལུས་ཤེད་ཆེ་ལ་བཀྲག་མདངས་ཟ། །ལྟོ་ཞིམ་ལུས་ཤེད་རྒྱས་གྱུར་ན། །ནད་སོས་མི་ལྡོག་རྟགས་ཡིན་པས། །རྗེས་ཀྱི་་བྱ་བ་གང་ཡིན་བྱ། །གཞན་ཡང་འདི་ཡི་སྦྱོར་སྡེ་ནི། །དཔག་ཏུ་མེད་པ་བསམ་མི་ཁྱབ། །

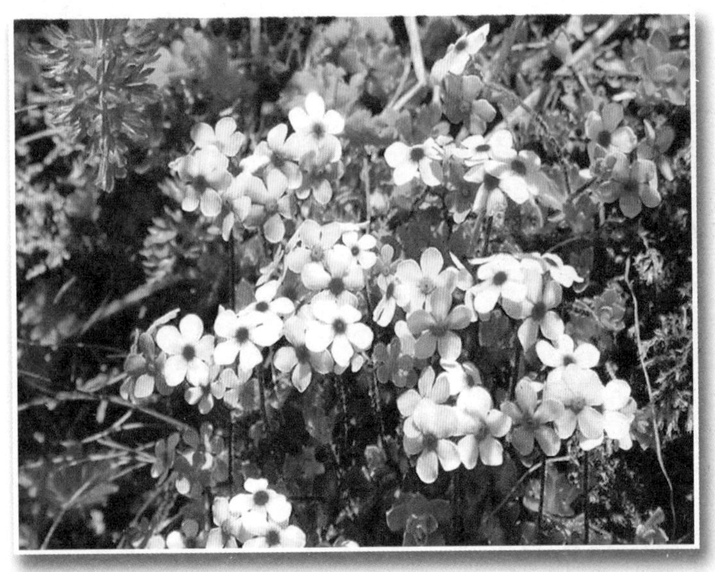

西藏点地梅 སྨ་དིག་ནག་པོ།

【译文】西藏点地梅

所说西藏点地梅，生在阴坡红石崖，根子状如猕猴爪，叶片圆小青而黄，冬季之时花开放，花朵红色花蕊黄，其味苦而其性糙，功效治痞瘤水臌、心性水肿头晕症，引出黄水之良药。讲述此药之配方，若要引出水臌等，五天之前作先行，其后夜服冬葵汤，服用一普为先行。其后点地梅一捧，酥油之中煎炸后，高山大戟光明盐、大狼毒和白狼毒、蓝钟花等各一份，外加一份硇砂药，研粉鹿肉汤送服、如同普通服药法，内服水牛尿催泻，病水引向下二门，排出六七升而止，观察病情十天后，未愈之前停服药，十天过后再次服，体力大增神采奕，食香体力旺盛时，病愈不返之征兆，其后可做任何事。另外此药之配方，无法估量说不尽。

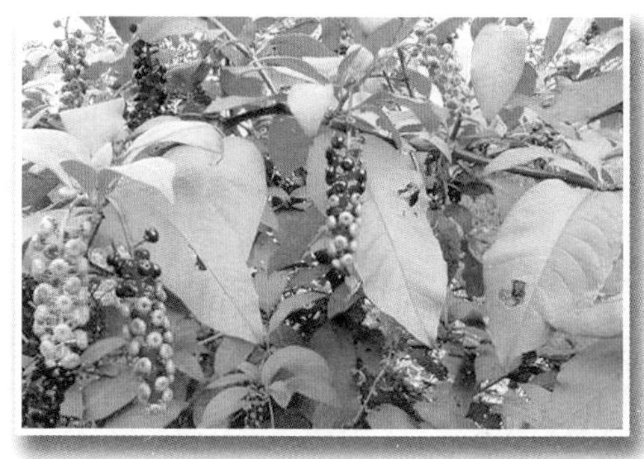

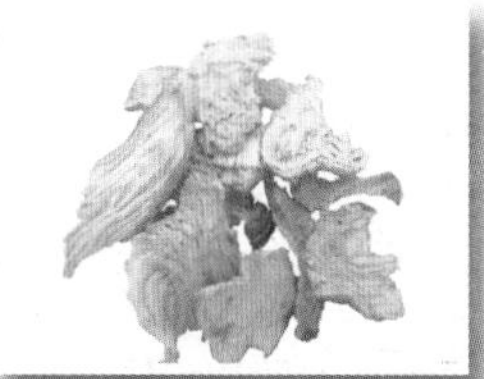

野商陆　འབྲི་ཤ་ཕྲོམ།

196．འབྲི་ཤ་ཕྲོམ།

འབྲི་ཤ་ཕྲོམ（འབྲི་ཤ་ཕྲ་མཐའ་ཟེར）ཞེས་བྱ་བ་ནི། །གྲིབ་མའི་རི་ལ་སྐྱེས་པ་སྟེ། །ལོ་ལ་ནགས་སྨན་རྒྱུན་བུ་ཟེར། །རྒྱ་ཡི་སོག་ལེ་ཞེས་ཀྱང་བྱ། །བདུད་རྩི་དར་ཡ་ཀན་ཡིན་ནོ། །རྩ་བ་སྒོམ་ལ་གཉེར་མ་ཅན། །ལོ་མ་རིང་པོ་སྣེ་མ་ཅན། །མེ་ཏོག་དཀར་སྨུག་སྐྱ་བའི་མདངས། །སྡོང་པོ་རིང་ལ་ལྡེམ་པ་ཡིན། །རོ་ནི་ཁ་དང་མངར་བའི་ཚུལ། །རང་གི་ནུས་པས་དུག་ནད་དང་། །རིམས་གཟེར་དྲག་པོ་འཇོམས་པར་བྱེད། །སྦྱར་དུག་ལ་སོགས་ཐམས་ཅད་ནི། །འདི་ཡིས་མི་ཐུབ་གང་ཡང་མེད། །སྨན་མཆོག་འདི་དང་གསེར་མདོག་དང་། །ཕོང་ང་དཀར་པོ་ཉ་མཁྲིས་དང་། །སེར་པོ་ཁྲག་རྐང་ཁྲོག་ཆུང་བ། །རེ་རལ་རྒྱལ་མཚན་གང་གླ་ཆུང་། །གསེར་ཤ་མོ་དང་ཡུང་བ་སྦྱར། །ལོ་བརྒྱད་ཆུས་སྦྲུས་རིལ་བུ་བྱ། །ཆུས་ཕུལ་ཕོང་བཏང་དུག་ནད་རྣམས། །མྱུར་དུ་སེལ་འགྱུར་ཐེ་ཚོམ་མེད། །རིམས་རིགས་གང་ཡང་ཟུང་བ་ལ། །གཅིག་བུའི་ཐང་བཏང་བདེ་བར་འགྱུར། །མཆོག་ཏུ་ཐུང་གི་རིམས་ལ་བརྟགས། །རིམས་གཟེར་དྲག་པོ་བྱུང་གྱུར་ན། །འབྲི་ཤ་ཕྲོམ་དང་གསེར་མདོག་དང་། །མ་නུ་ལ་སོགས་རྣམ་བཞི་དང་། །སྤོང་རི་ཟེལ་པ་ཅན་དང་བདུན། །ཐང་དུ་བསྐུས་ལ་གཏང་བར་བྱ། །སྨིན་ནས་གང་རྒྱས་རྩ་ལ་གཏར། །སྦྱོད་ལམ་གཟབ་ལ་ཁ་ཟས་སྲུང་། །གཟེར་རིམས་མྱུར་དུ་འཚོ་བར་འགྱུར། །གཞན་ཡང་ཡོན་ཏན་བསམ་མི་ཁྱབ། །

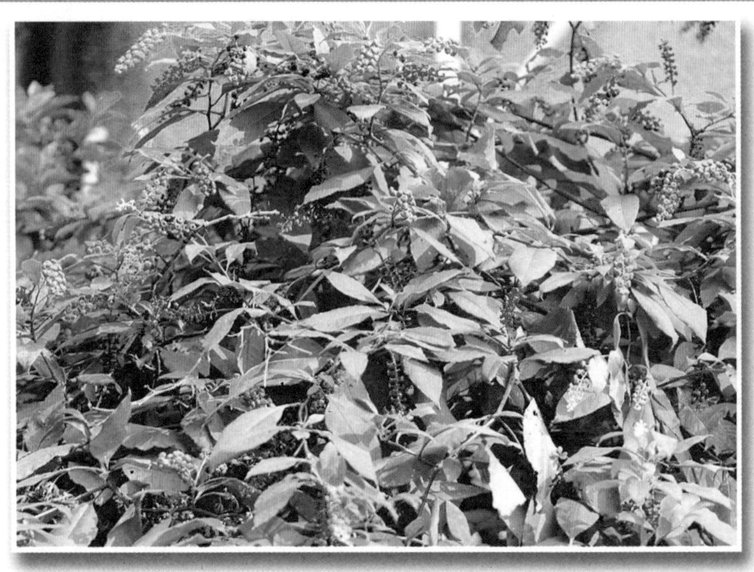

野商陆 འབྲི་མོ་ཤོག

【译文】野商陆

所说草药野商陆，又称为直肖蕨麻，生在阴面山坡上，有的称那曼门普，也有称迦益索勒，如同甘露之良药，根子粗壮有皱纹，叶片长而花成穗，花朵白色淡紫光，茎秆较长并柔韧，其味苦而有点甘，自身功效治毒病，以及疫疠剧痛病，对于一切合成毒，除了此药无他药。此药配金色诃子、甘青乌头和鱼胆、黄连贯众大丁草、乌奴龙胆金蘑菇、姜黄组方研成粉，八岁童便泛成丸，凉水送服治毒病，迅速治愈毫无疑。任何疫疠之病症，单汤内服转为安，治隆疫疠最有效。出现疫疠剧痛时，野商陆金色诃子、四味藏木香方药、糙果紫堇七味药，煎汤取汁口中服，病发胀粗脉放血，起居谨慎食忌口，刺痛疫疠快速愈。其他功效说不尽。

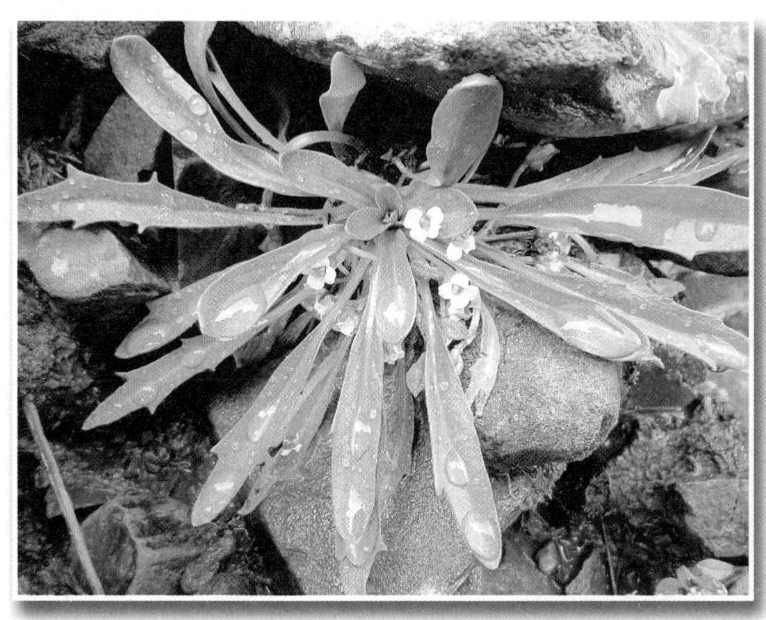

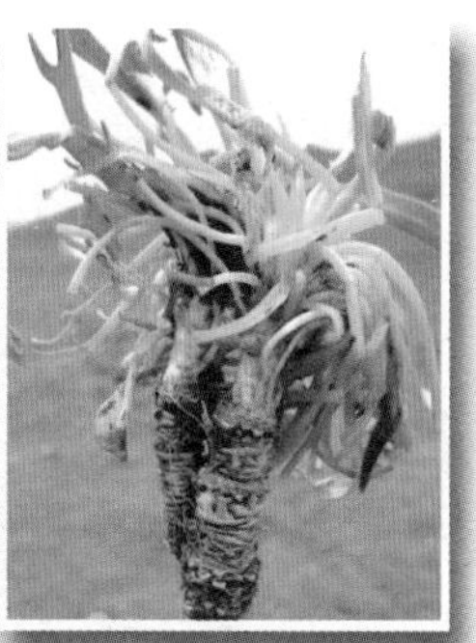

高山辣根菜　སྲོ་ལོ་དཀར་པོ།

197．སྲོ་ལོ་དཀར་པོ།

སྲོ་ལོ་དཀར་པོ་ཞེས་བྱ་བ། །གཡའ་རི་གངས་རིའི་ཛ་ལ་སྐྱེས། །ཚན་གྱི་གྲོང་ཁྱེར་བདུན་གྱིས་བསྐོར། །རྩ་བ་ཕྲ་ལ་སྡོང་བུ་བཤན། །ལོ་མ་འཇུག་ལ་སྣུམ་པ་ཡིན། །མེ་ཏོག་དཀར་པོ་རབ་ཏུ་མཛེས། །བདུད་རྩི་ཐིལ་པ་རྒྱུན་མི་ཆད། །ཤ་བ་བྱ་རྒོད་རྨས་མས་ཟ། །གློ་ནད་སེལ་བའི་དར་ཡ་ཀན། །རོ་ནི་ཁ་མངར་རྩུབ་པ་ཡིན། །རང་གི་ནུས་པས་གློ་ནད་དང་། །བཤལ་ནད་ཐམས་ཅད་སེལ་བར་བྱེད། །སྲོ་ལོ་དཀར་པོ་སྦྱང་རྒྱན་དཀར། །ཨུཏྤལ་སྔོན་པོ་ལི་ག་དུར། །བཙོད་དང་འབྲི་མོག་རྒྱ་སྐྱག་དང་། །སུག་སྨེལ་ཤིང་ཚ་པི་པི་ལིང་། །སྟར་བུ་དང་ནི་བཅུ་གཅིག་པོ། །ཞིབ་བཏགས་ཀ་ར་དྲུག་འགྱུར་སྦྱར། །གློ་ནད་ཁྲག་སྨུག་ཟ་བྱེད་སེལ། །

【译文】高山辣根菜

所说高山辣根菜，石山雪山石砾生，景天七城环四周，根子细而茎短直，叶片较厚而油润，花朵白色非常美，甘露之珠常不断，鹿和秃鹫伤时食，治疗肺病似甘露，其味苦甘而性糙，自身功效治肺病，可治一切腹泻病。高山辣根菜配伍，白花龙胆岩白菜、蓝花绿绒蒿茜草、藏紫草和紫草茸、肉桂荜茇白豆蔻、沙棘果等十一味，组成方剂研成粉，再加六倍之白糖，可治肺病血分病，培根瘀紫消瘦症。

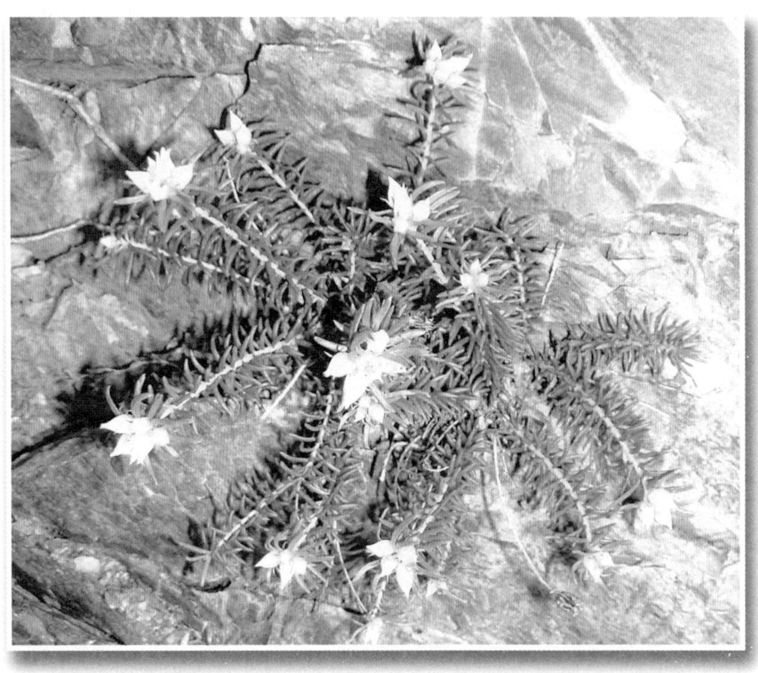

白花小丛景天　ཚན་དཀར།

198．ཚན་དཀར།

ཚན་དཀར་ཙུ་གང་ལི་ཤི་དང་། །རྡོ་ཏི་གུར་གུམ་སུག་སྨེལ་དང་། །རྒྱུན་འབྲུམ་ཤིང་མངར་སྐྱུ་རུ་ར། །འབྲས་དཀར་དང་ནི་ལི་ག་དུར། །སྲིན་བྱའི་སྐད་པ་བཅུ་གཉིས་པོ། །ཞིབ་བཏགས་མར་དཀར་སྦྱར་བ་ཡིས། །གློ་ནད་སྐྱད་འགགས་སེལ་བར་བྱེད། །ཚན་དཀར་ཙུ་གང་ཤིང་མངར་དང་། །དགོ་བ་གནའ་བ་ར་དང་ཕ། །རྟེའུ་ཆུང་པོང་བུ་སྲིན་བྱ་ཡི། །གློ་བ་སྐམ་པོ་ཞིབ་བརྡུང་ལ། །ཚོད་མ་བྱས་ལ་བཏང་བ་ཡིས། །ཚ་བའི་གློ་ལ་ཐེ་ཚོམ་མེད། །གློ་ནད་ཚད་པ་སྐྱེས་པ་ལ། །ཚན་དང་མ་ནུ་འབྲས་བུ་གསུམ། །ཐང་དུ་བསྐུས་པའི་ཁུ་བ་ཡིས། །ཞག་ལྔའི་བར་གཏང་བར་བྱ། །དྭངས་སྙིགས་ཕྱེ་ལ་གཏར་བར་བྱ། །ཐོག་མ་ཨ་སོ་ལི་ཀ་གཉིས། །སྐྱེར་གོང་སྣབ་རྩ་གཉིས་ལ་སོགས། །གློ་རྩ་ཐམས་ཅད་གཏར་བར་བྱ། །གློ་སྦྱོང་བཏང་ཞིང་སྨན་ཡང་བཏང་། །སྤྱོད་ལམ་ཁ་ཟས་གཟབ་པར་བྱ། །གློ་ནད་རྗེས་ལ་གྲང་བར་འགྱུར། །ལུད་པ་འགོག་དཀའ་གཉིད་མེད་ན། །ཁ་གདོང་སྐྲངས་ལ་དང་ཁ་འགགས། །དེ་ལ་ཚོགས་པ་བཞི་ལྷ་བསྡེགས། །རིགས་པས་ལེགས་དཔྱད་ཐུར་མ་བརྗེག །གློ་བའི་སྐྱོན་གྱིས་སྐྱད་འགགས་ན། །ཚན་དཀར་སུག་སྨེལ་ཤིང་ཚ་དང་། །ཙུ་གང་ཤིང་མངར་རྒྱུན་འབྲུམ་དང་། །ཐང་ཀྱུན་གུར་གུམ་བརྒྱད་པོ་འདི། །ཚན་དཀར་བརྒྱད་པ་ཞེས་བྱ་བ། །ཆུ་གྲང་ཕུལ་བ་སྐྱད་འགགས་སེལ། །ཚངས་པའི་དབྱངས་དང་ལྡན་པར་འགྱུར། །ཚན་དཀར་འོམ་བུའི་མེ་ཏོག་དང་། །ཐ་རམ་དག་གི་འབྲས་བུ་དང་། །རམ་

བུ་ཤུ་གུ་ཀང་དམར་དང་། །བྲུ་རམ་དང་ནི་འབྲས་བཏང་ན། །གླང་བཤལ་ནད་ལ་བདུད་རྩི་འདྲ། །མྱུར་དུ་གཅོད་པར་ཐེ་ཚོམ་མེད། །ཚད་པས་བཤལ་ལ་ཚན་དཀར་དང་། །འབྲས་དང་ད་ཏྲིག་ལོ་བཙན་དང་། །སླག་དང་བུ་རམ་མོན་ཆ་ར། །དེ་རྣམས་ཀ་ར་དང་སྦྱར་ལ། །ཆུ་གྲང་དག་གིས་ཕུལ་བཏང་ན། །ཚ་བཤལ་མྱུར་དུ་ཆད་པར་འགྱུར། །རྟ་ཕྱུགས་བཤལ་ན་ཆིག་ཐང་བཏང་། །འབྲུ་ནད་མ་ལུས་སེལ་བར་བྱེད། །ཚན་ནག་ཚད་པར་ཡོན་ཏན་སྨན། །ཚན་དཀར་ཡོན་ཏན་བརྒྱད་ལྡན་འདི། །གཞན་ཡང་ཡོན་ཏན་བསམ་མི་ཁྱབ། །

【译文】白花小丛景天★

白花小丛之景天，配竹黄丁香豆蔻、红花葡萄白豆蔻、甘草白米余甘子、岩白菜和鸱鸺脑，十二味药组成方，研细再配白酥油，内服治肺病喑哑。白花小丛之景天，配伍竹黄和甘草、黄羊岩羊山羊肺、狐狸肺和马驹肺、驴驹肺和鸱鸺肺，诸肺晒干研成粉，或者煮熟做菜吃，治疗热咳毫无疑。对于肺病发热症，白花小丛之景天、藏木香三果煎汤，连续不断服五天，分清清浊再放血，先在阿索利迦脉、前翘脉肘面脉等，所有肺脉皆放血，清泻肺脏并服药，起居饮食要慎重。肺病之后转为寒，痰难咳出失眠时，颜面肿胀口喑哑，火灸四五两椎节，依理诊断好穿刺。如若肺病喑哑时，白花小丛之景天、肉桂竹黄白豆蔻、甘草葡萄龙胆花、红花八药组成方，称为八味参嘎散，凉水送服治喑哑，声如梵天之妙音。白花小丛之景天、平车前籽水柏花、偏花报春珠芽蓼、红糖大米组成方，治疗寒泻如甘露，快速止泻毫无疑。白花小丛之景天、白蓝翠雀和大米、盐麸果和莎木面、青枫树脂红块糖、再加白糖凉水服，热泻能够速快止。马畜腹泻独味汤，一切腹泻全治愈。所说黑小丛景天，其功效为清热药。白花小丛之景天，具有八种之功效，其他功效难描述。

★　黑小丛景天为红花小丛景天。

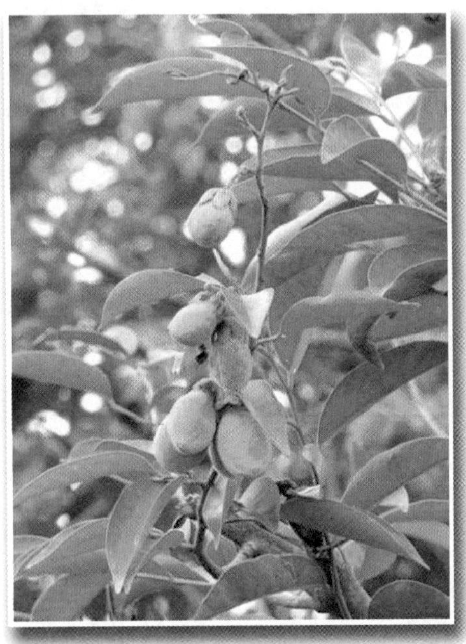
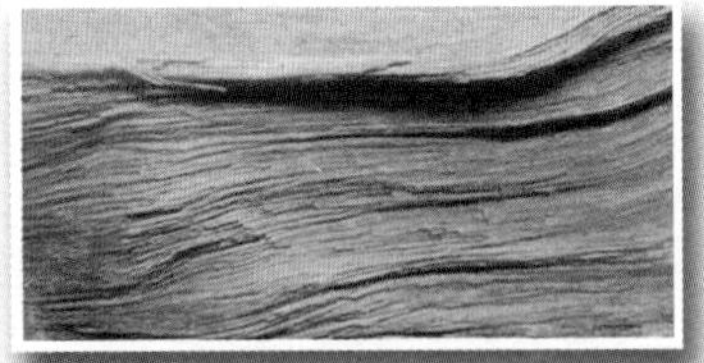

土沉香　ཨ་ག་རུ།

199 . ཨ་ག་རུ།

ཨ་ག་རུ་ཞེས་བྱ་བ་ནི། །ཉིན་སྲིབས་བྲག་ཤོགས་དག་ལ་སྐྱེས། །རྩ་བ་སྡོང་པོ་འཁན་པ་འདྲ། །ལོ་མ་ཛྲོ་སྐྱུ་སྨྲུན་པ་ཡིན། །མེ་ཏོག་སྔོན་པོ་དྲི་ཡང་ཞིམ། །རོ་ནི་ཁ་ལ་རྩུབ་པ་ཡིན། །རང་གི་ནུས་པས་གག་ལྷོག་འཇོམས། །སྲིན་འཇོམས་ནད་སེལ་སྨན་གྱི་མཆོག། དྲོད་ཀྱི་སྡེ་ཚན་དག་ཏུ་འགྲོ། །གག་པའི་ནད་རྣམས་སེལ་འདོད་པས། །ཨ་ག་རུ་དང་ཇ་ཞུན (གུ་གུལ་ནག་ཟེར) དང་། །ལུད་ཀྱི་ཤ་མོ་ཐལ་བ་དང་། །ར་དུག་ཐར་ནུའི་ཐལ་བ་དང་། །དེ་དག་ར་ཁྲག་དང་སྦྱར་ལ། །ཁོང་བཏང་འབྲུམ་པའི་སྟེང་དུ་བྱུག གག་པའི་རིགས་རྣམས་སེལ་བར་བྱེད། །གཉན་ནད་ལྷོག་པས་ཉེན་གྱུར་ན། །ཨ་ག་རུ་དང་གུ་གུལ་ནག །སུ་ཟི་ལླ་རྩི་ཟངས་རྩི་བ། །ལྷོག་དུག་ནག་པོ་སྨན་ཆེན་དང་། །ལུག་མིག་སེར་པོ་སྤང་སྤོས་དང་། །གསེར་མདོག་དག་ལ་གཞི་བྱས་ལ། །རིལ་བུ་བྱས་ལ་ཁོང་དུ་བཏང་། །སྐྲངས་སྟེང་སར་བྱུག་ཕྱིར་ལ་ཁྲིད། །ལུམས་ནི་སྤྱི་ཡི་ལུམས་ལྟར་བྱ། །གཉན་ནད་གང་ཡིན་འཚོ་བར་འགྱུར། །སྲུང་བའི་སྨན་མཆོག་གང་ཡིན་དང་། །སྙིར་བཏགས་འགོ་བའི་ནད་རྣམས་ཐུབ། །ལྐ་ལ་ཕུལ་ན་མཉེས་པར་འགྱུར། །གཞན་ཡང་ཡོན་ཏན་བསམ་མི་ཁྱབ། །

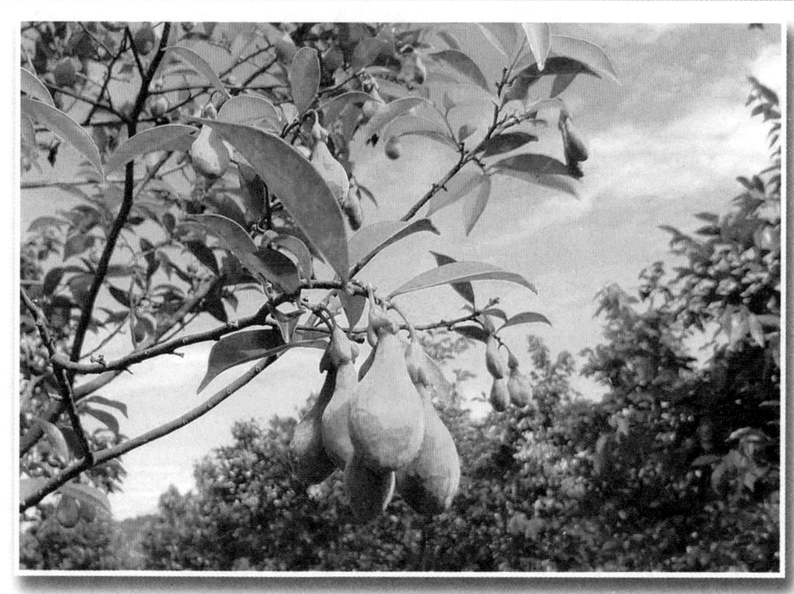

土沉香 ཨ་ག་རུ།

【译文】土沉香★

所说草药阿嘎如，生在阴阳石崖上，根子茎干似野蒿，叶片淡青呈簇生，花朵蓝色气芳香，其味苦而其性糙，功效治喉蛾疔疮，杀虫治病之良药，属于热药之范围。欲治喉蛾之病症，土沉香和粪菇灰、穆库尔没药草乌、大狼毒灰配成方，再与山羊血配伍，内服外敷疮疹上，治疗喉蛾之类病。瘟毒疔疮危险时，土沉香配伍硫黄、穆库尔没药麝香、黄花棘豆猪殃殃、草乌甘松臭虱草、金色诃子鞑新菊，诸药配伍泛成丸，内服外敷肿胀处，肿块向外能引出。罨浴如同总罨浴，任何瘟毒皆治愈，预防疾病之良药，戴脖防止传染病，献给神明神欢喜。其他功效难述尽。

★　一作荛花、橙黄瑞香。

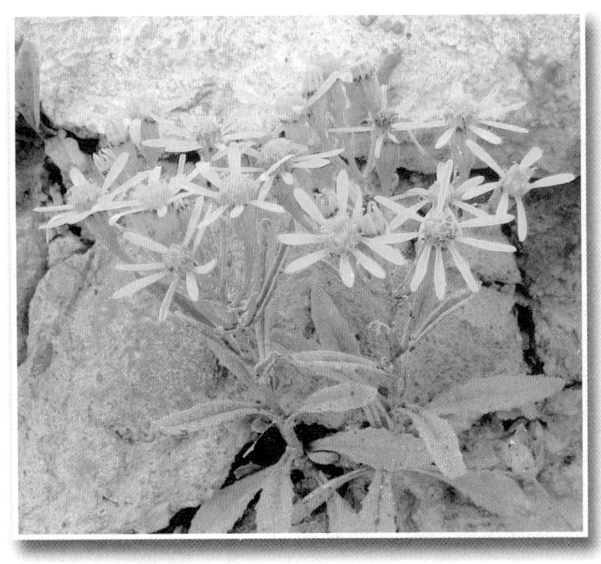

川西千里光

སྨུག་པོ་དར་ཡ་ཀན།

200 . སྨུག་པོ་དར་ཡ་ཀན།

རྨ་ནད་སེལ་བའི་སྨན་མཆོག་ནི། །སྨུག་པོ་དར་ཡ་ཀན་ཞེས་བྱ། །ཕག་ལྷང་པ་ཞེས་གྲགས་པ་ཡིན། །ས་རྡོད་ཆེ་བའི་ཡུལ་དུ་སྐྱེས། །ལོ་མ་ཆེ་ལ་ནང་ནི་སྐྱ། །སྡོང་པོ་སྨུག་ལ་རབ་ཏུ་རིང་། །མེ་ཏོག་ཆུང་ལ་སྤྱི་ཆུང་ཅན། །རོ་ནི་ཁ་ལ་ནུས་པ་བསིལ། །དྲི་ནི་མི་ཞིམ་གདོན་རྣམས་འདུལ། །རང་གི་ནུས་པས་དུག་ནད་དང་། །རྨ་ཡི་ཉེས་སྐྱོན་མ་ལུས་སེལ། །ཤཝ་སྐྱེད་ཅིང་འཚོ་བར་བྱེད། །ཚིག་ཐང་ནུས་པས་དུག་འདུལ་ལ། །སྦྱོར་སྡེ་གཞན་སྦྱར་སྨོས་ཅི་དགོས། །དུག་རིགས་གང་བྱུང་ནད་རྣམས་ལ། །ཕག་ལྷང་གསེར་མདོག་ཡུང་བ་དང་། །དཔའ་བོ་དཀར་སེར་བྱ་འཕུར་སླེབ། །འབྲི་ཞོ་ཞྲོམ་དང་ཨ་བ་དང་། །སྲན་མ་སྤུན་གསུམ་ཨན་ལྷུམ་རྣམས། །ཞིབ་བྱས་རིལ་བུ་ཆུ་ཡིས་འཕྱུལ། །ཚད་པ་ཆེ་ཆུང་བྱེ་བྲག་གི། །ཁ་ཟས་བྱེ་བྲག་ཤེས་པར་བྱ། །དུག་ནད་ཐམས་ཅད་སེལ་བར་འགྱུར། །དུག་འཇོམས་སྨན་མཆོག་འདི་ཉིད་ཡིན། །ཕག་ལྷང་བ་དང་མཚལ་དཀར་དང་། །ཨ་བ་དབང་ལག་དོམ་མཁྲིས་དང་། །བྲི་ག་དམར་པོ་ཆུ་རྟ་མོ། །པེ་འབྲས་རྒྱ་ཙུག་རྣམ་བཅུ་ནི། །ཕག་ལྷང་བ་ཡི་སྦྱོར་སྡེ་ཡིན། །ཞིབ་བཏགས་ཀ་ར་དང་སྦྱར་ལ། །རིལ་བུ་བྱས་ལ་ཁོང་དུ་བཏང་། །རྨ་ལ་ནང་རེ་བཞིན་དུ་གདབ། །ཚིངས་དཀྲིས་རྨ་ཆས་ལ་སོགས་པ། །ནམ་ཟླ་དུས་བཞིའི་ཚོད་དང་སྦྱར། །མགོ་དང་ཡན་ལག་བྱང་ཁོག་རྨ། །ཇི་ལྟར་ཚབས་ཆེན་ཡིན་གྱུར་ཀྱང་། །སྦྱོར་བ་འདི་ཡིས་སེལ་བར་འགྱུར། །འབྲུགས་དང་རིམས་ནད་ཐམས་ཅད་ལ། །ཚིག་ཐང་བཏང་བས་སོས་པར་འགྱུར། །གཞན་ཡང་སྦྱོར་སྡེ་བསམ་མི་ཁྱབ། །

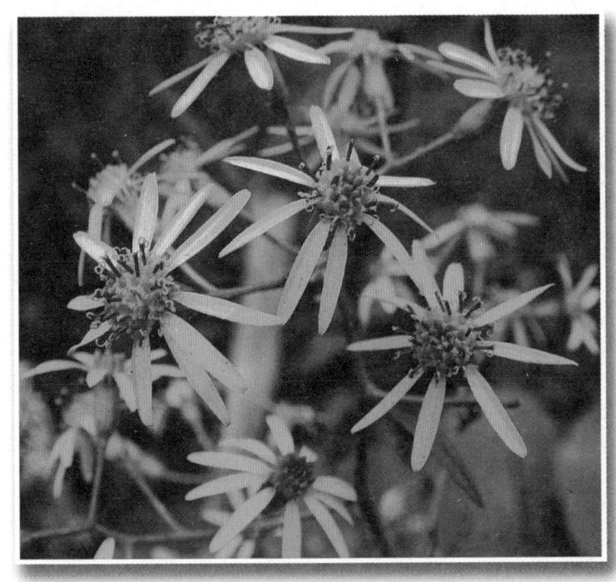

川西千里光

སླུག་པོ་དར་ཡ་ཀན།

【译文】川西千里光★

治疗创伤之良药，称穆波达尔亚干，又名叫做帕当巴，生在温暖之地域，叶片大而叶里灰，茎秆紫色又很长，花朵小而被小毛，其味苦而其性凉，气味不香驱邪魔，自身功效治毒症，治疗一切疮伤病，生育新肌并愈合。单汤功效治毒症，配入方剂何须说？任何毒类所生病，川西千里光配伍，金色诃子和姜黄、黄白商陆肉托果，以及野商陆木贼、三种黄芪猪殃殃，研粉泛丸水送服，根据热势之大小，具体饮食便可知，治疗一切中毒症，此为解毒之良药。川西千里光配伍，白砂木贼和熊胆、棘豆茜草佛手参、菥蓂紫花碎米荠、青杩果等十味药，称十味接骨木方，研成细粉配白糖，制成丸药口中服，每天早晨敷疮伤，伤口包扎敷伤药，结合四季之时令，头部四肢体腔疮，无论伤疮多严重，此方都能治痊愈。一切紊乱疫疠病，单汤内服能治愈。其他配方非常多。

★ 又称穆波达尔亚干。

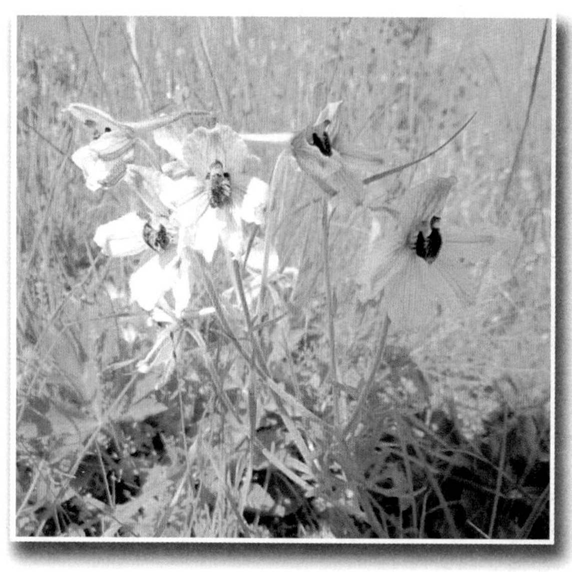

白蓝翠雀 ལོ་བཙན་འཛིང་པོ།

201 . ལོ་བཙན་འཛིང་པོ།

ལོ་བཙན་འཛིང་པོ་ཞེས་བྱ་བ། །རྨ་ལོ་ཁང་གཅིག་ཅེས་ཀྱང་བྱ། །སྔོན་པོ་དར་ཡ་ཀན་ཞེས་བྱ། །ཉིན་སྲིབ་ཕྱོགས་མེད་དག་ལ་སྐྱེས། །ལོ་མ་སྔོར་འདྲ་ཅུང་ཟད་སྔོ། །སྡོང་པོ་སྔོན་པོ་ཕྲ་ལ་རིང་། །མེ་ཏོག་སྔོ་དམར་བྱ་ཤུད་མགོ། །རོ་ནི་ཅུང་ཟད་ཁ་བ་ཡིན། །རང་གི་ནུས་པས་དམར་བཤལ་གཅོད། །ཆིག་ཐང་བཏང་བས་རྒྱ་མ་ཡི། །ནད་རྣམས་འཇོམས་པར་ཤེས་པར་བྱ། །ལོ་བཙན་འཛིང་པོ་ཨུཏྤལ་སྔོ། །མོན་ལུག་སླ་སྔང་དོམ་མཁྲིས་དང་། །གུར་གུམ་རྒྱ་སྐྱག་ཁུ་བ་ཡིས། །དམར་བཤལ་རྦད་ནས་གཅོད་པར་བྱེད། །སྐོམ་དུ་གངས་ཆུ་གྲང་མོ་བླུད། །ཟས་སུ་འབྲས་ཀྱི་ཟན་ཡང་བཏང་། །སྐྱ་བཤལ་ནད་ལ་ཅུང་ཟད་བཏང་། །མང་ན་གྲང་བ་བསྐྱེད་པར་བྱེད། །མགོ་ཆག་རྩ་བྱེར་སོང་བ་ལ། །འདིས་ནི་མྱུར་དུ་སྡུད་པར་བྱེད། །སྦྱོར་སྡེ་གཞན་ཡང་བསམ་མི་ཁྱབ། །

【译文】白蓝翠雀

所说的白蓝翠雀，也称玛洛岗久草，又称温波达亚干，不分阴阳皆生长，叶似老鹳草稍青，茎秆蓝青细而长，花朵青红戴胜头，其味稍许有点苦，自身功效止赤痢。单汤治疗小肠病。白蓝翠雀头花蓼、蓝花绿绒蒿熊胆、紫草茸汁和红花，配伍内服止赤痢，口渴饮用凉雪水，宜进食大米干饭。热泻不止稍许服，如若多服则生寒。对于头裂脉溃散，此药能够速收敛。其他配方说不尽。

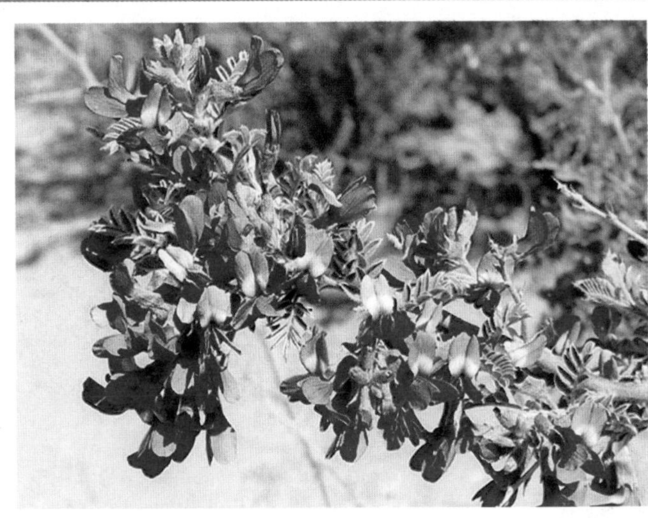

沙生槐籽　ངང་པ་ཆིག་རྒྱུག

202 . ངང་པ་ཆིག་རྒྱུག

ངང་པ་ཆིག་རྒྱུག་དར་ཡ་ཀན། །ཚེར་མ་སྐྱ་བོ་དག་ལ་སྐྱེས། །ལོ་མ་ཕྲ་ལ་ཆུང་བ་ཡིན། །མེ་ཏོག་དཀར་སེར་ཆུང་བ་ལ། །གང་བུ་ནར་མོ་འབྲས་བུ་ནི། །ངང་པ་ཆིག་རྒྱུག་སྲན་མ་ཙམ། །རོ་ནི་ཁ་ལ་དྲི་མི་ཞིམ། །རང་གི་ནུས་པས་སྲིན་ནད་དང་། །གག་པ་འཛོམས་པར་ཤེས་པར་བྱ། །གང་ཞིག་མི་ཟད་སྲིན་ནད་ནི། །སྤྱི་བོ་དག་ནས་རྐང་མཐིལ་བར། །གང་དང་གང་དུ་བྱུང་ཡང་རུང་། །གཙོ་བོ་ངང་པ་ཆིག་རྒྱུག་དང་། །གུ་གུལ་ནག་པོ་ཤིང་ཀུན་དང་། །ཕླ་རྩེ་སྒོག་སྐྱ་བྱི་ཏང་ག། ལང་ཐང་རྩེ་དང་མ་ནུ་རྩེ། །ཟངས་རྩེ་བ་དང་དུག་མོ་ཉུང་། །ཏྲ་ལྷགས་པ་དང་ཤ་སྒོག་པ། །ཆ་མཉམ་ཞིབ་བཏགས་ར་ཁྲག་སྦྱར། །རིལ་བུ་བྱས་ལ་བོང་དུ་བཏང་། །ཐང་ཕྲོམ་ཟངས་རྩེ་ལང་ཐང་རྩེ། །སྲིན་སྨན་རྣམས་དང་ཤ་བའི་ཆོལ། །ཕླ་ངའི་ནང་དུ་ཆུ་བླུག་ལ། །མཁར་གོང་སྲིན་ཅན་སྐྱིད་གསུམ་སྟེང་། །མེར་བསྲེག་སྲིན་ཅན་བཞག་པར་བྱ། །སྟེང་དུ་སྨན་དང་ཆོལ་བུ་བསྲེག། ནད་པའི་མགོ་བོ་པགས་པས་བཏུམ། །ཁ་ནང་དུད་པ་མ་ཤོར་བདུག། རོ་སྟོད་ཡན་ཆད་སྲིན་རྣམས་ནི། །ཆུ་ཡི་ནང་དུ་འབྱུང་བར་འགྱུར། །རྗེས་ལ་ར་ཡི་གླད་ཁྲག་དང་། །ཤིང་ཀུན་སྒོག་སྐྱ་དུག་མོ་ཉུང་། །ངང་པ་ཆིག་རྒྱུག་བཏབ་ལ་བཏང་། །ར་ཡི་ཁྲག་ལ་བརྟེན་ནས་ནི། །ཁ་ཟས་ཟྭོད་མེད་ཟས་ཀྱང་བཏང་། །དེ་ལྟར་བྱས་ན་སྲིན་ནད་སེལ། །གག་པ་བྱུང་ན་བཙོས་ཐབས་བཤད། །ངང་པ་ཆིག་རྒྱུག་སྟག་ཤ་བ། །བོང་བུ་ལན་ཚྭ་ཙ་ཏ་ར། །གུ་གུལ་ནག་པོ་གཉན་ཐུབ་དང་། །མེ་ཏོག་གསུམ་པ་དུར་བྱིད་དང་། །གསེར་མདོག་དང་ནི་དགུ་པོ་དེ། །ཞིབ་བྱས་བོང་བཏང་གདབ་བྱས་ན། །གག་པའི་རིགས་འཛོམས་ཐེ་ཚོམ་མེད། །གཞན་ཡང་ཡོན་ཏན་བསམ་མི་ཁྱབ། །

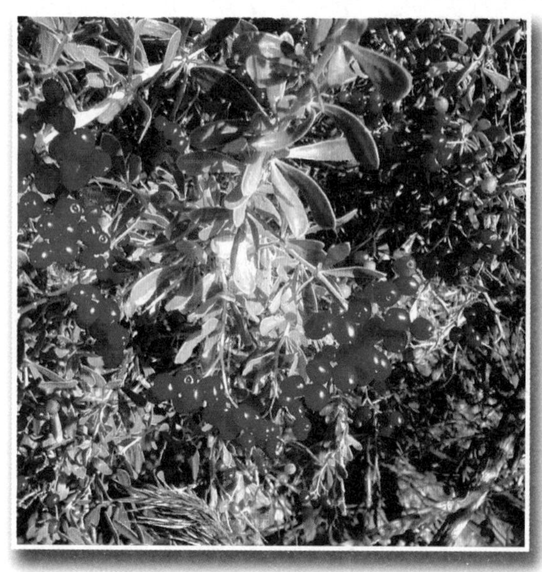

白刺果 ངང་པ་ཚིག་རྒྱུག

【译文】沙生槐籽★

沙生槐籽甘露药，全株长满灰白刺，叶片窄细而且小，花朵较小白黄色，果荚细长圆桶状，种子形状似鹅卵，大小约如小豆子，其味苦而气不香，自身功效治虫病，并且治疗喉蛾症。治疗任何虫病时，从头至脚掌之间，无论何处患虫症，沙生槐籽为君药，配伍穆库尔没药、阿魏麝香和大蒜、酸藤果和天仙子、紫铆果和猪殃殃、止泻木果独一味、黄花葱等等份配，山羊血泛丸内服。配莨菪籽猪殃殃、天仙子等杀虫药，再配鹿脂组成方，一口锅中注入水，有虫石英三支石，火烧石英放锅中，其上放置药脂烧，用皮包住病人头，口中不失药烟熏，上体所患之虫病，虫皆落入锅水中，其后调山羊脑血、阿魏大蒜止泻果、沙生槐籽等细粉，加山羊血口中服，宜食无热性之食，如是之法治虫病。喉蛾病之治疗法，沙生槐籽配棘豆、高原毛茛草玉梅、穆库尔没药三花、珠芽景天白狼毒、金色诃子等九药，研成细粉口中服，治疗喉蛾毫无疑。其他功效难尽述。

★ 一作白刺果。

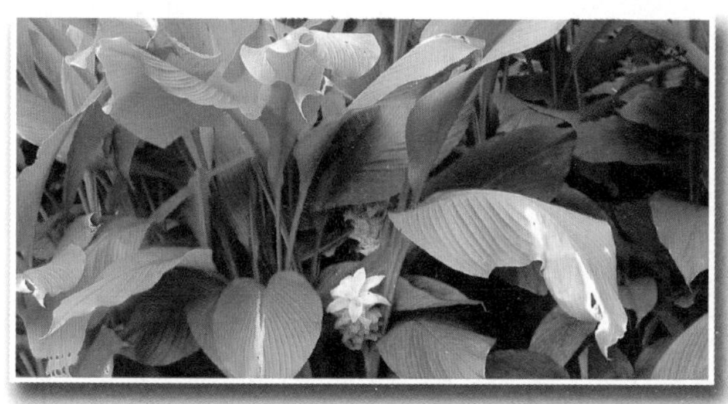

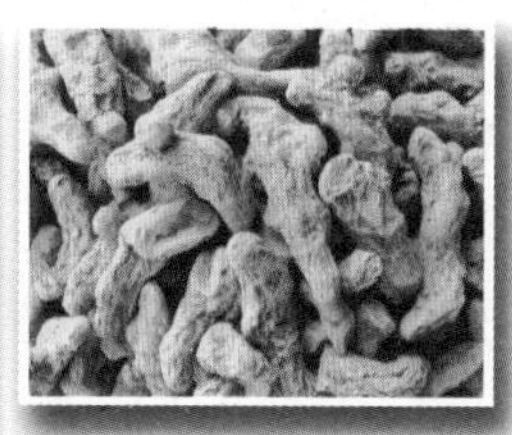

姜黄　ཡུང་བ་ཁྲག་ཅན།

203．ཡུང་བ་ཁྲག་ཅན།

ཡུང་བ་ཁྲག་ཅན་ཞེས་བྱ་བ། །ལྷོ་རོང་ཟབ་པའི་ཡུལ་ན་སྐྱེས། །ལོ་མ་སྒོག་སྐྱའི་ལོ་མ་འདྲ། །རྩ་བ་ཕྱི་ཤུན་སྒ་འདྲ་ལ། །ནང་ནི་དམར་སེར་མདངས་དང་ལྡན། །རོ་ནི་ཡིད་ཙམ་ཁ་བ་ཡིན། །རང་གི་ནུས་པས་དུག་ནད་སེལ། །མིག་ནད་སེལ་བའི་དར་ཡ་ཀན། །ཚིག་ཐང་ཤ་དུག་འཇོམས་པར་བྱེད། །ཡུང་བ་ཆུ་གྲང་ནང་དུ་བདར། །ག་བུར་བཏབ་ལ་བཏང་བྱས་ན། །མིག་ནད་སྐྱ་རིབ་སེལ་བར་འགྱུར། །ཡུང་བ་དང་ནི་ཨ་རུ་ར། །བཙའ་སྒ་ཆུ་རྩ་ག་ར་སྦྱར། །ག་བུར་ཁ་ཚར་བཏབ་བྱས་ནས། །མིག་ལ་ལེགས་པར་བྱུག་གྱུར་ན། །སྐྱ་རིབ་ཆུ་འཛག་ལ་སོགས་སེལ། །བུ་ཆུང་ཡེར་མའི་ནུ་ཞོ་དང་། །སྐྱེར་དཀར་བར་ཤུན་ཁནྡ་དང་། །ཟངས་རྩེ་བ་དང་དྲི་ཆུ་དང་། །ཕུག་རོན་དང་རུས་བཏབ་བྱས་ན། །མིག་ནད་སེལ་བར་ཐེ་ཚོམ་མེད། །དུག་སྨན་རྣམས་དང་སྦྱར་བཏང་ན། །དུག་ནད་མ་ལུས་སེལ་བར་འགྱུར། །རྨ་ལ་བཏབ་པས་མྱུར་དུ་འཚོ། །སྦྱོར་སྡེ་གཞན་ཡང་བསམ་མི་ཁྱབ།།

【译文】姜黄

所说草药之姜黄，南方河川暖地生，叶片状如大蒜叶，根子外皮如同姜，内瓤红黄有光泽，其味稍许有点苦，自身功效治毒症，治疗眼病之甘露。单汤治疗肉毒症。姜黄凉水研磨汁，调入冰片滴眼时，治疗眼病青光眼。姜黄配诃子干姜、穗序大黄和白糖，调入少许冰片粉，涂敷有病眼睛时，治疗青光流眼泪。常惊男婴母乳汁，配伍小檗中皮膏、八岁童便猪殃殃，调入鸽子胸骨粉，治疗眼病毫无疑。配伍解毒药物时，治疗一切中毒症。撒敷伤疮速痊愈。其他配方说不尽。

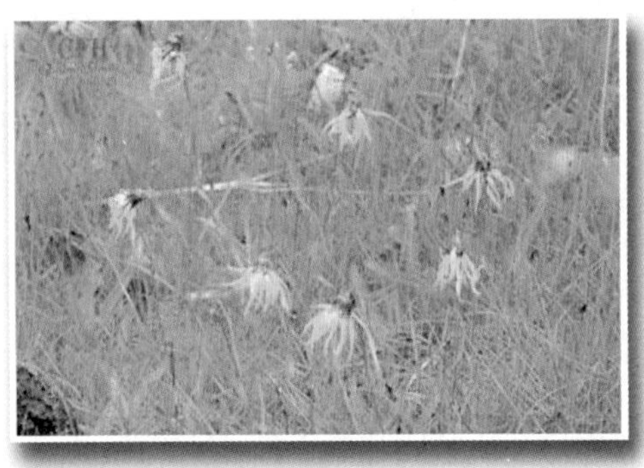

狭叶垂头菊　སུ་ཤུང་སེར་པོ།

204 . སུ་ཤུང་སེར་པོ།

སུ་ཤུང་སེར་པོ་ཞེས་བྱ་བ། །ཉིན་སྲིབ་ཁྱད་མེད་རི་ལ་སྐྱེས། །ལོ་མ་ཕྲ་མོ་སྡོང་བུ་རིང་། །མེ་ཏོག་སེར་པོ་མདངས་དང་ལྡན། །འབྲས་བུ་ཤང་ཚེའི་འབྲས་བུ་འདྲ། །རོ་ནི་ཁ་ལ་རབ་ཏུ་རྩུབ། །རང་གི་ནུས་པས་སྲིན་ནད་དང་། །དུག་སེལ་ཚད་རིམས་ཐམས་ཅད་སེལ། །གང་ཞིག་སྲིན་ནད་དག་ལ་ནི། །ཆིག་ཐང་གིས་ཀྱང་འཚོ་བར་འགྱུར། །སུ་ཤུང་སེར་པོ་གླ་རྩི་དང་། །ཟངས་རྩི་རྩ་བ་སྤང་སྤོས་དང་། །ཤིང་ཀུན་སྨན་ཆེན་གཡེར་མ་དང་། །གསེར་མདོག་ཆུ་དག་དགུ་པོ་དང་། །ཞིབ་བྱས་ཤ་བའི་ཁྲག་དང་སྦྱར། །རིལ་བུ་བྱས་ལ་ཁོང་དུ་བཏང་། །སྲིན་ནད་ཐམས་ཅད་མྱུར་དུ་འཇོམས། །དཀར་གསུམ་མངར་གསུམ་སྤང་བར་བྱ། །དུག་ནད་ལ་ནི་སུ་ཤུང་དང་། །གསེར་ཤ་མོ་དང་གསེར་མདོག་དང་། །ཡུང་བ་བོང་ང་དཀར་སེར་དམར། །དཔའ་བོ་སེར་པོ་སྤང་རྒྱན་དཀར། །བརྒྱད་སྦྱོར་ཆུས་ཕུལ་བཏང་བྱས་ན། །དུག་ནད་ཐམས་ཅད་སེལ་བར་འགྱུར། །ཆིག་ཐང་ནུས་པས་ཚད་རིམས་སེལ། །གཞན་ཡང་ཡོན་ཏན་བསམ་མི་ཁྱབ། །

【译文】狭叶垂头菊

所说狭叶垂头菊，阴阳两山皆生长，叶片窄细茎秆长，花朵黄色有光泽，种子似播娘蒿籽，其味苦而性甚糙，自身功效治虫病，解毒治疗诸热疫。对任何一种虫病，独味汤也能治愈。狭叶垂头菊麝香、猪殃殃根和甘松、阿魏乌头和花椒、金色诃子藏菖蒲，九药配伍研成粉，鹿血泛丸口中服，一切虫病皆速愈，忌食三白和三甘。对于各种中毒症，狭叶垂头菊姜黄、金色诃子金蘑菇、白黄红三种乌头、白花龙胆黄商陆，八药配伍水送服，治疗一切中毒症。单汤功效治热疫。其他功效说不尽。

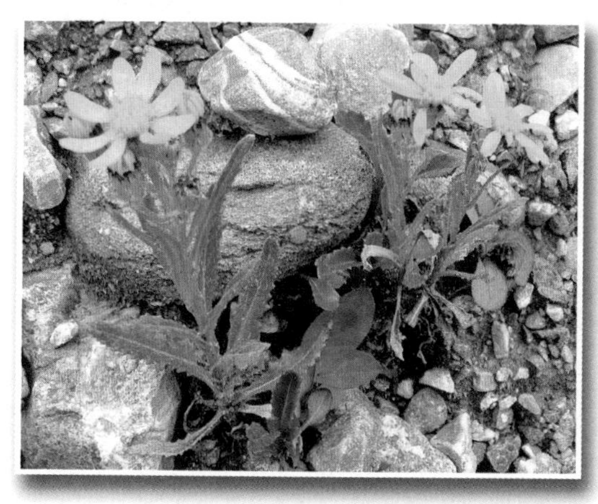

山生天山千里光 སྣ་ཚུང་བ།

205．སྣ་ཚུང་བ།

བད་ཀན་འདུལ་བྱེད་སྣ་ཚུང་བ། །ཤ་ལ་ཡུ་ཐུང་ཞེས་ཀྱང་བྱ། །སྲིབ་རི་འི་སྤང་ལ་སྐྱེས་པ་སྟེ། །ལོ་མ་སྣུམ་འཐུག་མདངས་དང་ལྡན། །སྡོང་བུ་རིང་ལྡེམ་མེ་ཏོག་སེར། །རོ་ནི་ཁ་ལ་ཚ་བ་ཡིན། །རང་གི་ནུས་པས་བད་ཀན་དང་། །དུག་ནད་གཟེར་རིམས་ཐམས་ཅད་སེལ། །ཚིག་ཐང་བསྐྱུས་པའི་ཁུ་བ་ནི། །ཞང་སྔ་འཐུང་ན་བད་ཀན་དང་། །སྐྱ་སེར་ནག་པོ་འདུལ་བར་བྱེད། །སྣ་ཚུང་བ་དང་ཏིག་ཏ་དང་། །ཨུ་སུ་མ་ནུ་སྣ་སྐྱ་སྦྱར། །བད་ཀན་འདུལ་བའི་དར་ཡ་ཀན། །ཁ་ཟས་སྐྱ་ལ་བཅུད་མེད་བཏང་། །སྐོམ་དུ་མཛོ་དར་རས་པ་བཏང་། །ཡང་ན་ཆུ་སྐོལ་གཏང་བར་བྱ། །སྤྱོད་ལམ་ངལ་དང་ཐང་ཚད་སྤང་། །བད་ཀན་གཞད་ཀྱི་དར་ཡ་ཀན། །དུག་ནད་གཟེར་རིམས་གང་ཡིན་ལ། །སོ་སོ་འཇོམས་པའི་སྨན་ཉིད་ཀྱི། །གཙོ་བོ་ཐུན་ཆེ་བཏང་གྱུར་ན། །དུག་ནད་གཟེར་རིམས་ཐམས་ཅད་འཇོམས། །འདི་ཡི་སྦྱོར་སྡེ་བསམ་མི་ཁྱབ། །

【译文】山生天山千里光

治培根之千里光，又名叫夏拉玉通，生在阴山之草坡，叶片润厚有光泽，茎长柔韧花黄色，其味苦而有点辛，自身功效治培根，并治一切中毒症、刺痛症和疫疠症。单药煎汤取汁液，清晨内服治培根，灰白黄黑皆可治。千里光配獐牙菜、芫荽干姜藏木香，治培根病如甘露，进食需要进素食，口渴之时适量饮，犏牛奶之酪浆水，或者饮用热开水，起居行为戒劳累。该药根除培根病，功效如同甘露汁，毒症刺痛及疫疠，无论哪一种疾病，分别加大君药量，一切毒痛疫皆除。此药配方难描述。

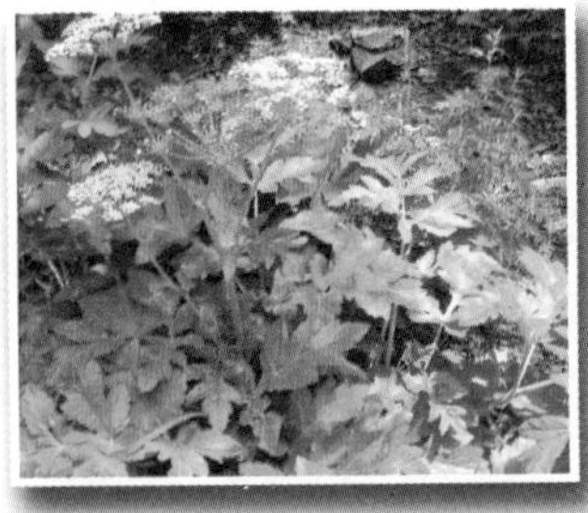

独活 སྒྲུ་བ་དཀར་པོ།

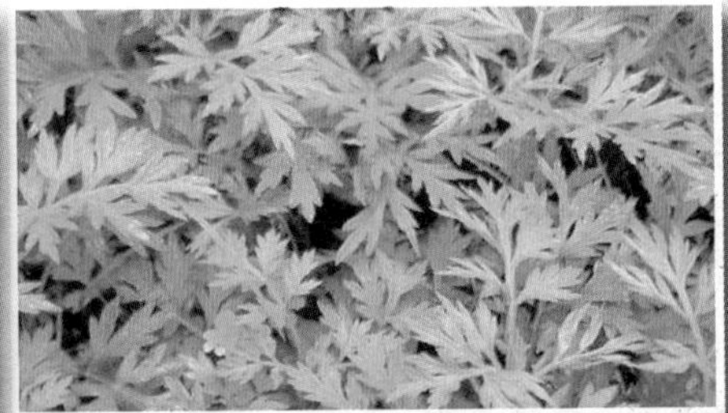

蕲艾 སྒྲུ་བ་སྔོན་པོ།

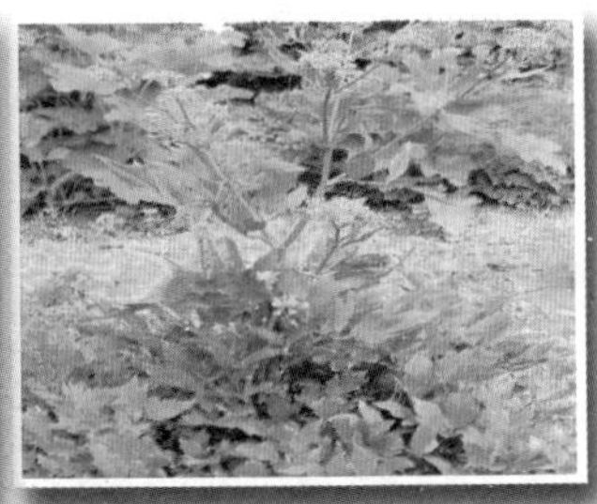

羌活 སྒྲུ་བ་ནག་པོ།

206．སྒྲུ་བ།

སྒྲུ་བ་དག་ལ་རྣམ་པ་གསུམ། །དཀར་པོ་ནག་པོ་སྔོན་པའོ། །ཉིན་སྲིབ་གཉིས་ཀྱི་རི་ལ་སྐྱེས། །ལོ་མ་ནག་རྩུབ་སྡོང་བུ་འཐུག། སྒྲུ་བ་ནག་པོ་ཞེས་ཀྱང་བྱ། །ལྷོག་པའི་ནད་ལ་འདི་ཉིད་བསྔགས། །སྒྲུ་བ་སྔོན་པོ་ལོ་མ་དང་། །མེ་ཏོག་སྡོང་པོ་སྔོ་ལ་མཉེན། །སྲིན་འདུལ་ཕྱིར་ནི་ཁོང་དུ་བཏང་། །སྟེང་ནས་ལུམས་བྱས་བདེ་བར་འགྱུར། །སྒྲུ་བ་དཀར་པོ་ཞེས་བྱ་བ། །ལོ་མ་སྔོ་སྐྱ་མཉེན་པ་ལ། །སྡོང་བུ་རིང་ལྷེམ་མེ་ཏོག་དཀར། །འབྲས་བུ་བྲེ་གའི་འབྲས་བུ་འདྲ། །རོ་ནི་ཁ་ལ་དྲི་མི་ཞིམ། །རང་གི་ནུས་པས་ཁྲག་གཅོད་ཅིང་། །ལྷོག་པ་འདུལ་ལ་སྐྲངས་པ་འཇོམས། །སྒྲུ་བ་དཀར་པོའི་རྩ་བ་ནི། །སྣུམ་བཙོས་རྨ་ནང་གདབ་བྱས་ན། །རྨ་སྐོར་རྣམ་གསུམ་གང་ཡིན་ཡང་། །ཁྲག་གཅོད་གདོན་ལྷོག་སྲུང་བར་བྱེད། །ལྷོག་པའི་སྐྲངས་རྣམས་གང་ཡིན་ཀྱི། །སྟེང་དུ་ལུམས་བྱས་མྱུར་དུ་བདེ། །རུ་རྟ་གར་འགྲོའི་སྨན་དག་ལ། །འདི་བཏང་ནད་སེལ་འགྱུར་བ་ཡིན། །གཞན་ཡང་ཡོན་ཏན་བསམ་མི་ཁྱབ།།

【译文】珠瓦*

所说珠玛分三种，白黑蓝色来区分，阴阳山坡皆生长，叶片黑糙茎秆密。珠瓦纳波为羌活，治疗疔毒最有效。珠瓦翁波为蕲艾，叶花茎秆青而软，治疗虫病口中服，罨浴患处病痊愈。珠瓦嘎波为独活，叶片淡青并且软，茎长柔韧花白色，种子状如菥蓂籽，其味苦而气不香，自身功效能止血，治疗疔疮消肿胀。独活之根油中煎，撒入疮伤之内时，三类疮伤哪一种，皆能止血防魔疔，无论疔毒或肿胀，其上罨浴速痊愈。配川木香引导药，内服此方病消除。其他功效难尽述。

★ 珠瓦分为独活、蕲艾、羌活三种。

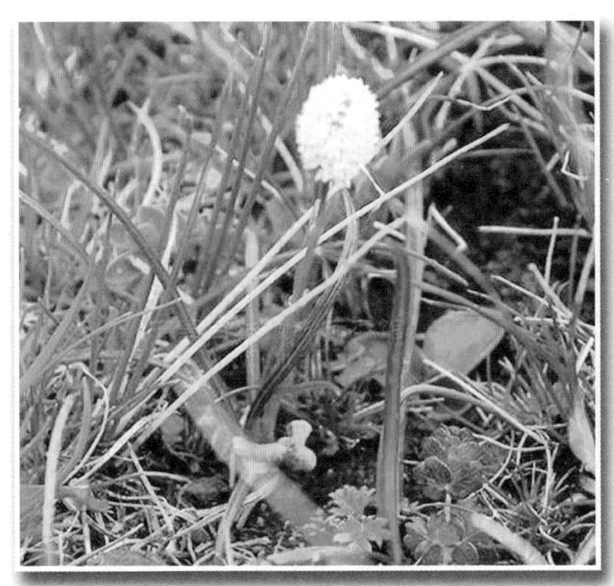

狭叶圆穗蓼 རྟ་རྵོན་པ།

207 . རྟ་རྵོན་པ།

རྟ་རྵོན་པ་ཞེས་བྱ་བ་ནི། །སྲིབ་རི་དག་ལ་སྐྱེས་པ་སྟེ། །ལོ་མ་རམ་བུ་འདྲ་ལ་རིང་། །མེ་ཏོག་རིང་པོ་དཀར་དམར་ལ། །སྤྱང་ཀིའི་མཇུག་མའི་དབྱིབས་ལྟ་བུ། །རྩ་བ་རིང་སྤུན་ཐམས་ཅད་གཅིག་ཏུ་འབྲེལ། །ལི་ག་དུར་དང་སྐྱེས་ལུགས་གཅིག། རོ་ནི་ཁ་ལ་ནུས་པ་བསིལ། །ཚིག་ཐང་ནུས་པས་མགོ་ནད（གློ་ནད་ཟེར་བའང་འདུག）སེལ། །རིམས་དང་དུག་ནད་མགོ་ནད་རྨ་ནད་འཚོ། །རང་རང་སྦྱོར་སྡེའི་ནང་དུ་བལྟ། །དུག་ནད་དེ་དག་འཚོ་བར་འགྱུར། །སྦྱོར་སྡེ་གཞན་ཡང་བསམ་མི་ཁྱབ། །

【译文】狭叶圆穗蓼

所说狭叶圆穗蓼，生在阴面山坡上，叶长状如珠牙蓼，花朵形长白红色，状似野狼之尾巴，根长簇生连一起，形态状似岩白菜，其味苦而其性凉，单汤功效治头病（也有说是治肺病），治疗疫疠中毒症、头部疾病疮伤病，见于各自方剂中，毒症等病皆治愈。其他配方说不尽。

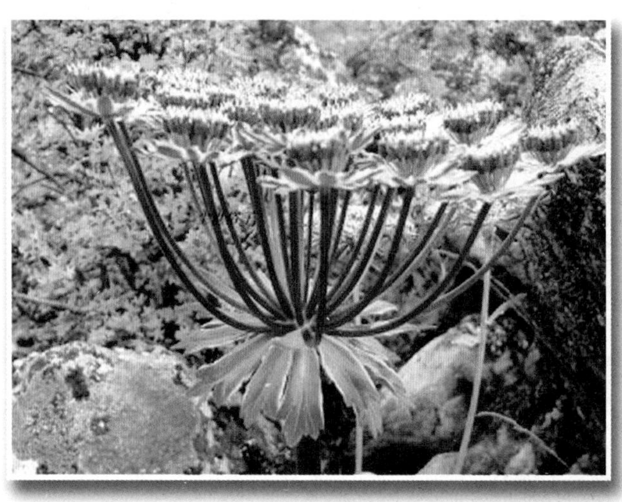

雄舟瓣芹　ང་ཀུན་པོ།

208．ངང་ཀུན།

དྲི་མཆོག་རྒྱལ་པོ་ངང་ཀུན་ནི། །སྲིབ་རིའི་ཁ་ལུང་དག་ལ་སྐྱེས། །ཕོ་མོ་རིགས་གཉིས་ཡོད་པ་སྟེ། །ལོ་མ་སྔོ་ནག་མདངས་དང་ལྡན། །སྡོང་པོ་སྦོམ་ལ་མེ་ཏོག་དཀར། །རྩ་བ་བ་སླུ་དཀར་པོ་འདྲ། །ཕོ་ནི་ངང་ཀུན་ཤེས་པར་བྱ། །མོ་ཡི་ངང་ཀུན་མཚན་ཉིད་ནི། །ལོ་མ་འདྲ་སྟེ་མེ་ཏོག་མེད། །ངང་ཀུན་མོ་ཡི་རིགས་ཡིན་ཏེ། །རོ་ནི་མངར་ཚ་དྲི་བསུང་ཞིམ། །རང་གི་ནུས་པས་ཤ་དུག་ནད། །ཆམ་རིམས་སྙིང་རླུང་སེལ་བར་བྱེད། །བད་ཀན་ནད་ལ་བདུད་རྩི་འདྲ། །ངང་ཀུན་སེར་ཤ་ཨ་རུ་ར། །ཉུང་མའི་ས་བོན་མེ་ཏོག་དང་། །བོང་ང་དཀར་སེར་དམར་པོ་སྦྱར། །ཆང་བཟང་དག་དང་སྦྱར་བཏང་ན། །ཤ་དུག་ནད་རྣམས་སེལ་བར་བྱེད། །ཚད་རིམས་ནད་ལ་ཅིག་ཐང་མཆོག། སྙིང་རླུང་ནད་ལ་ངང་ཀུན་དང་། །ཧྲཱྀ་ཏི་ཤིང་ཀུན་སྙིང་ཞོ་ཤ། འབྲས་བུ་གསུམ་དང་ལུག་ཚོན་སྙིང་། །ཞིབ་བཏགས་མར་ཁུ་བུ་རམ་སྦྱར། །ཞག་བཅུ་བསྟེན་ན་སྙིང་རླུང་སེལ། །རྟ་བོང་མི་ཆོལ་འབྲུ་མར་གྱིས། །བྱུགས་པ་བྱ་བ་རྒྱུན་མི་བཅད། །སེམས་ལས་མྱོ་ངན་འཐབ་རྩོད་དང་། །ཆུ་བཀྲལ་གཟར་འགྲོ་རབ་ཏུ་སྤང་། །བད་ཀན་སྐྱ་སེར་ནག་པོ་ལ། །ངང་ཀུན་ཏིག་ཏ་མ་ནུ་སྨ། །ཧོང་ལེན་འབྲས་བུ་གསུམ་པོ་དང་། །བསེ་ཡབ་ཨུ་སུ་རྒྱམ་ཚྭ་དང་། །ཟེའུ་ཏིག་སྨ་ཆུང་བཅུ་གསུམ་པོ། །ཞིབ་བཏགས་ཀ་རའི་རྟ་ལ་སྐྱོན། །ཆུ་སྐོལ་ཁོལ་ནས་ནང་དུ་བཏང་། །བད་ཀན་ནད་རྣམས་སེལ་བར་འགྱུར། །གཞན་ཡང་སྦྱོར་སྡེ་བསམ་མི་ཁྱབ། །

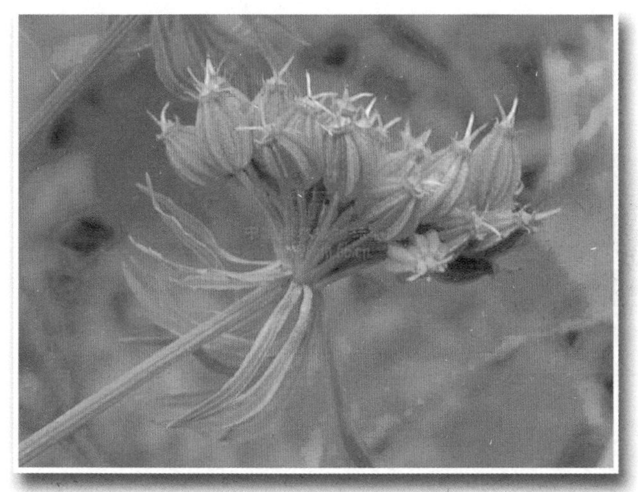

雌舟瓣芹 ངང་ཀུན་མོ།

【译文】舟瓣芹★

妙气之王舟瓣芹，生在阴坡山野地，分为雌雄两品种：叶片青黑有光泽，茎秆粗壮花白色，根子状如地参根，此种为雄舟瓣芹；雌舟瓣芹之性相，叶似雄者而无花，此种为雌舟瓣芹。其味甘辛气味香，自身功效治毒病、流感疫疠心隆症，治培根病如甘露。舟瓣芹配黄蘑菇、诃子蔓菁种子花、白黄红三种乌头，再配醇酒口中服，功效治疗肉毒症。单汤治热疫特效。治疗心隆病之时，舟瓣芹配肉豆蔻、阿魏三果广酸枣、绵羊心脏研成粉，再加酥油汁红糖，连服十日祛心隆。马驴人脂菜籽油，经常不断外涂敷，禁忌劳心和忧伤、械斗涉渡攀悬崖。治灰黄黑培根病，舟瓣芹配獐牙菜、藏木香和兔耳草、干姜三果和木瓜，以及芫荽光明盐、筋骨草和千里光，十三味药组成方，研成细粉白糖引，清晨空腹开水服，可治培根等疾病。其他配方说不尽。

★　舟瓣芹分雌雄两种。

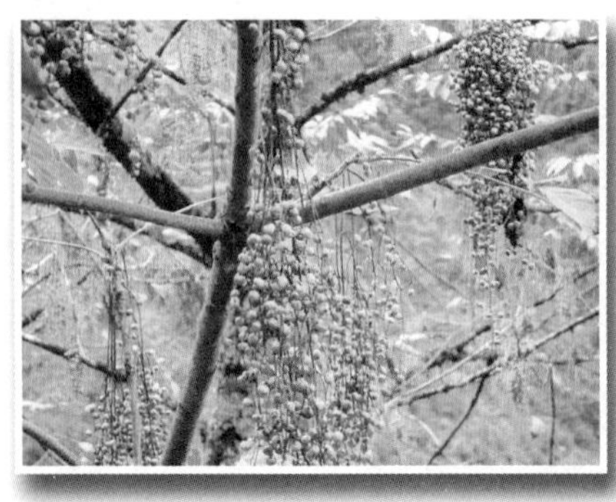

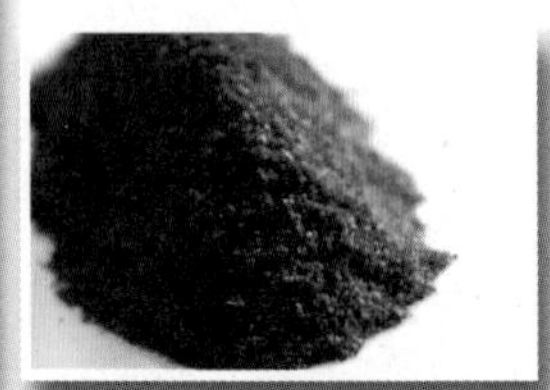

干漆脂 ཤྲཱི་རི་ཁཎྜ།

209. ཤྲཱི་རི་ཁཎྜ།

ཤྲཱི་རི་ཁཎྜ་ཞེས་བྱ་བ། །དབལ་གྱི་ཤིང་གི་ནད་སེལ་ཟེར། །ཤིང་སྡོང་ཆེ་ལ་རྒན་པོ་འདྲ། །མེ་ཏོག་སྔོན་པོ་ཡལ་ག་རྒྱས། །ཐམས་ཅད་རྡོ་རྗེ་སྒོག་པ་འདྲ། །འོ་མའི་རྒྱ་མཚོའི་ནང་ན་སྐྱེ། །དེ་ལ་ཁཎྜ་བྱས་པས་ནི། །རོ་ནི་ཁ་ལ་ཡིད་ཙམ་ཚ། །རང་གི་ནུས་པས་སྨད་དུ་འདྲེན། །ནད་རྣམས་མ་ལུས་གང་ཡིན་གྱི། །སྦྱོང་སྨན་ཀུན་གྱི་གཙོ་བོ་ཡིན། །ལྷ་རྣམས་ཀུན་གྱིས་བསྐྱེད་པའི་སྨན། །ཤྲཱི་རི་ཁཎྜ་དན་དུར་བྱེད། །དོང་ག་ཡ་བཀྵཱ་ར་སྦྱར། །རླུང་མཁྲིས་བད་ཀན་འདུས་པའི་ནད། །གང་སེལ་གཉེན་པོར་སྦྱོར་བར་བཤད། །དེ་དག་ནད་རྣམས་ཐམས་ཅད་སེལ། །སྦྱོར་བ་ཀུན་གྱི་གྲོགས་སུ་འགྲོ། །གཞན་ཡང་ཡོན་ཏན་བསམ་མི་ཁྱབ། །

【译文】干漆脂

所说干漆脂之药，称为漆树治病脂，树干高大似老树，花朵蓝色枝茂密，一切状似金刚蒜，如同生在乳海中，用此树汁制成膏，其味苦而有点辛，自身功效下引泻，下泻任何一种病，一切泻药之主药，众神作为增长药。干漆脂配白狼毒、腊肠果和玄明粉，可治隆赤培根病。加配对症之药物，这些疾病皆能除。可作方剂之佐药。其他配方说不尽。

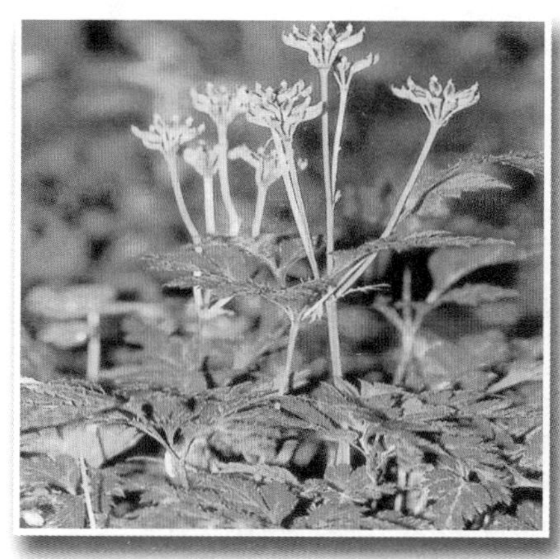

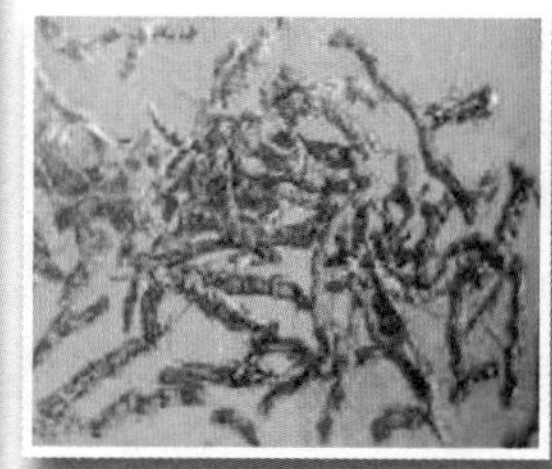

黄连　མྱུང་རྩེ་སྨྲས།

210 . མྱུང་རྩི་སྨྲས།

མྱུང་རྩེ་སྨྲས་ཞེས་བྱ་བ་དེ། །ནགས་རི་འཐུག་པོའི་སྤང་མཐོར་སྐྱེས། །ལོ་མ་ཁྲ་ལ་སྡུམ་པ་ཡིན། །སྡོང་པོ་རིང་ལ་མེ་ཏོག་སེར། །རྩ་བ་སེར་པོ་གླ་སྒང་འདྲ། །རོ་ནི་ཁ་ལ་བསྐ་བ་ཡིན། །རང་གི་ནུས་པས་རྨ་རྣམས་ཀྱི། །རྣག་ཆུ་སྐེམས་དང་འདྲུབ་པར་བྱེད། །གློ་བུར་ཚད་རིམས་མྱུར་དུ་སེལ། །མགོ་དང་བྱང་ཁོག་ཡན་ལག་རྨ། །གང་ཡང་རུང་བ་ཐམས་ཅད་ལ། །མྱུང་རྩེ་བ་དང་བྱི་ཚེར་མ། །དབང་ལག་ཨ་བ་དོམ་མཁྲིས་དང་། །སྣག་ཤ་ཀྲུ་དྲུས་སྲད་མ་དམར། །ཡུ་མོ་མདེའུ་འབྱིན་ཨ་པི་ཧྨ། །སྡེ་གུ་རམ་ཡག་བཅུ་གཉིས་པོ། །ཞིབ་བཏགས་སྦྲང་རྩིས་རིལ་བུ་བྱ། །སྐར་བཏབ་ཁོང་བཏང་ཟས་བཅོས་བྱ། །མྱུར་དུ་འཚོ་བར་ཤེས་པར་བྱ། །དཔྱད་ནི་གཞུང་ཆེན་རྣམས་དང་འདྲ། །གློ་བུར་ཚད་རིམས་དྲག་པོ་ལ། །མྱུང་རྩེ་བ་དང་སྟོང་རི་དང་། །ཏིག་ཏ་ཧོང་ལེན་འབྲུག་རུས་ཐང་། །བཏང་བས་ཚད་རིམས་འབྲུ་བ་གཅོད། །ཚད་པ་རྙིང་དང་མཁྲིས་ནད་རྙིང་། །ལུས་ལ་རྒྱས་པར་གྱུར་པ་ལ། །མྱུང་རྩེ་སྨྲས་དང་བ་ལེ་ཀ། །ཏིག་ཏ་སྐྱེར་བའི་བར་ཤུན་དང་། །བ་ཤ་ཀ་དང་གཡེར་ཆུང་དང་། །སྲུ་རྩེ་ཤེལ་དང་སྐྱུ་རུ་ར། །ཐང་བཏང་ཚད་རྙིང་མཁྲིས་ནད་སེལ། །གཞན་ཡང་ཡོན་ཏན་བསམ་མི་ཁྱབ། །

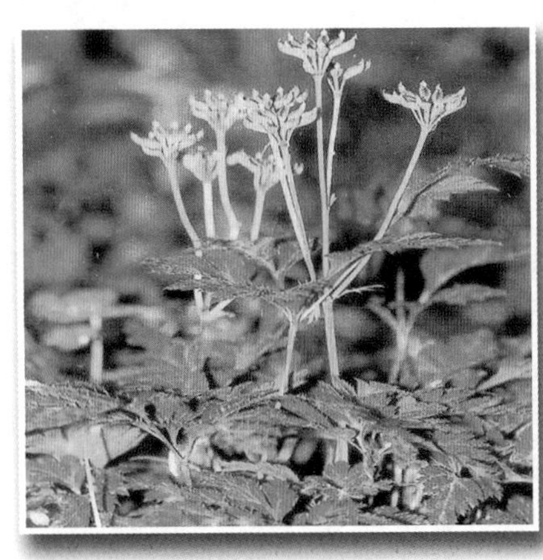

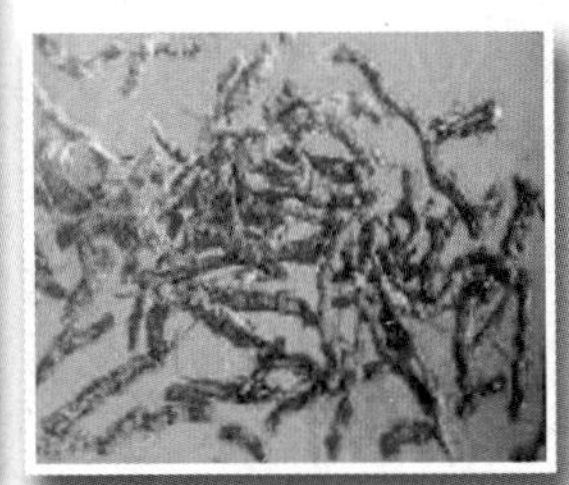

黄连 སྙང་རྩི་སྨུས།

【译文】黄连

所说草药之黄连，生在密林高山坡，叶片细窄而油润，茎秆较长花黄色，根黄状似头花蓼，其味甚苦并且涩，自身功效干脓水，并且愈合伤和疮，突发热疫快速愈。头部体腔和四肢，任何疮伤用此药，黄连配伍苍耳籽、木贼熊胆佛手参、迭裂黄堇和棘豆、红花黄芪耧斗菜、梭砂贝母珠芽蓼，十二味药组成方，研粉蜂蜜泛成丸，敷疮内服并食疗，疮伤能够快速愈，外治如同大典云。突发严重热疫症，黄连配糙果紫堇、獐牙菜和兔耳草、龙骨等煎汤内服，热疫腹泻即刻止。宿热症陈旧胆病，扩散全身正盛时，黄连配藏马兜铃、小檗中皮獐牙菜、鸭嘴花和小玄参、有瓜石斛余甘子，煎汤内服治宿热，并且治疗胆腑病。其他功效说不尽。

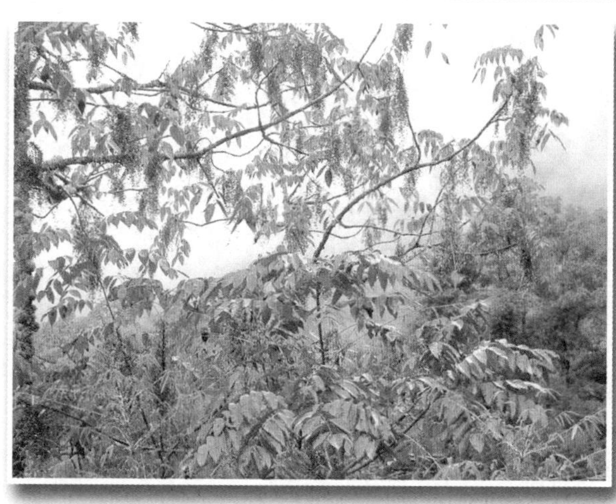

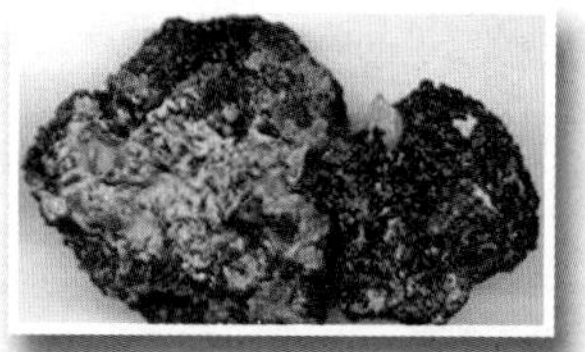

紫铆　མ་རུ་རྩེ།

211 . མ་རུ་རྩེ།

སྲིན་ནད་འཇོམས་པའི་མ་རུ་རྩེ། །ས་གཞི་དྲོད་ཆེའི་ཡུལ་ན་སྐྱེས། །ལོ་མ་ལྗོ་སྔོན་ཕུང་པོ་ཆེ། །སྡོང་པོ་ཕྲ་ལ་མེ་ཏོག་སེར། །འབྲས་བུ་དམར་ལེབ་མ་རུ་རྩེ། །རོ་ནི་ཁ་ལ་མངར་བ་ཡིན། །རང་གི་ནུས་པས་སྲིན་ནད་འཇོམས། །ལུས་ཀྱི་སྟོད་སྨད་གང་ཡིན་གྱི། །སྲིན་ནད་གང་བྱུང་ཐམས་ཅད་ལ། །མ་རུ་རྩེ་དང་ལང་ཐང་རྩེ། །བྱི་ཏང་ག་ཤིང་ཀུན་དང་། །ཤ་སྒོག་རྟ་ལྤགས་དུག་མོ་ཉུང་། །མ་རུ་རྩེ་ནི་བདུན་པ་སྟེ། །ཞིབ་བཏགས་ར་ཡི་ཁྲག་གིས་སྒྲིལ། །རིལ་བུ་བྱས་ལ་ཁོང་དུ་བཏང་། །ཤ་བའི་ཚིལ་བུས་བདུག་པར་བྱ། །དེས་ནི་སྲིན་གྱི་གྲོང་ཁྱེར་སྟོངས། །སྦྱོར་སྡེ་གཞན་ཡང་བསམ་མི་ཁྱབ། །

【译文】紫铆

治疗虫病之紫铆，生在温暖之地域，叶青簇生植丛大，茎干较细花黄色，果实红扁似鸟肝，其味苦而有点甘，自身功效治虫病。无论上身和下体，出现哪一种虫病，紫铆配伍天仙子、酸藤果和独一味、阿魏野蒜止泻果，称为七味紫铆方，研细山羊血泛丸，内服并用鹿脂熏，定使虫城一片空。其他配方说不尽。

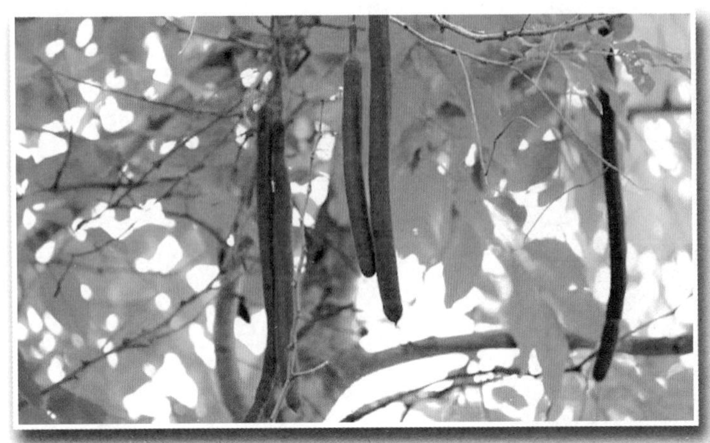

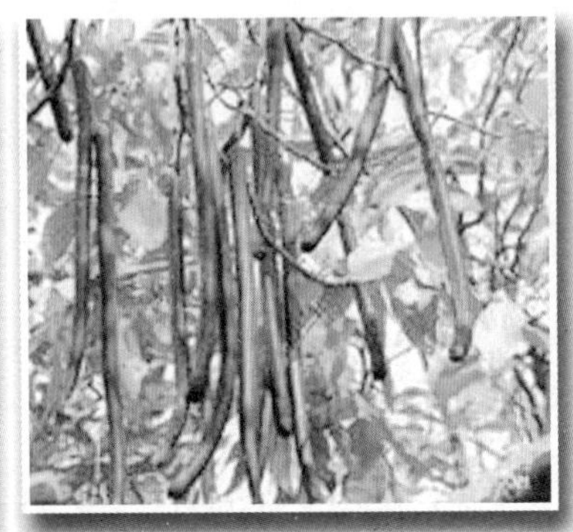

腊肠果 དོང་ག

212 . དོང་ག

སྨན་མཆོག་དོང་ག་ཞེས་བྱ་བ། །དཔེན་པ་དྲོད་ཆེའི་ས་ལ་སྐྱེས། །སྡོང་པོ་ཆུང་ལ་གཅིག་པུར་སྐྱེས། །ལོ་མ་མེ་ཏོག་ཆུང་བ་ལ། །རང་ཉིད་ཤིང་གཞན་དག་ལ་འཁྲི། །ཡོང་ག་ཁྲག་གིས་བརྒྱངས་པ་འདྲ། །རོ་ནི་ཁ་ལ་ཡིད་ཙམ་ཚ། །རང་གི་ནུས་པས་ནད་རྣམས་བཤལ། །སྦྱོང་སྨན་རྣོན་པོ་གཞན་གྱི་སྟེང་། །དོང་ག་འཕང་ལོ་བདུན་བཏང་ན། །ནད་རྣམས་གང་འཇོམས་སྨན་བཏང་ན། །ནད་དེ་འཇོམས་པར་ཐེ་ཚོམ་མེད། །དོང་ག་དུར་བྱེད་དཔལ་གྱི་ཤིང་། །གུར་གུམ་དང་ནི་བཞི་པོ་དེ། །དོང་ག་བཞི་སྦྱོར་ཞེས་བྱ་སྟེ། །ཆུ་དྲོན་འཕུལ་བཏང་མཆིན་ནད་འཇོམས། །དོང་ག་གསེར་མདོག་རྒྱ་ཚྭ་དང་། །ལ་ལ་ཕུད་དང་པི་པི་ལིང་། །དོང་གའི་སྦྱོར་བ་ལྔ་པོ་འདི། །དྲོད་ཆེ་མེ་འདྲའི་སྨན་སྦྱོར་ཡིན། །ཕོ་བའི་མེ་དྲོད་བསྐྱེད་བྱེད་ལ། །ཕོ་བའི་ནད་རྣམས་མ་ལུས་སེལ། །དོང་ག་དུར་བྱེད་དན་ད་དང་། །ཤུ་དག་མ་ནུ་ལ་ལ་ཕུད། །གསེར་མདོག་ཙ་ཏྲ་ལྕེ་མྱང་ཚྭ། །དོང་གའི་སྦྱོར་བ་དགུ་པོ་འདི། །ཚ་མཉམ་ཆུ་དྲོན་ཕུལ་བཏང་ན། །ཕོ་བའི་ནད་རྣམས་མ་ལུས་འཇོམས། །གཞན་ཡང་ཡོན་ཏན་བསམ་མི་ཁྱབ།།

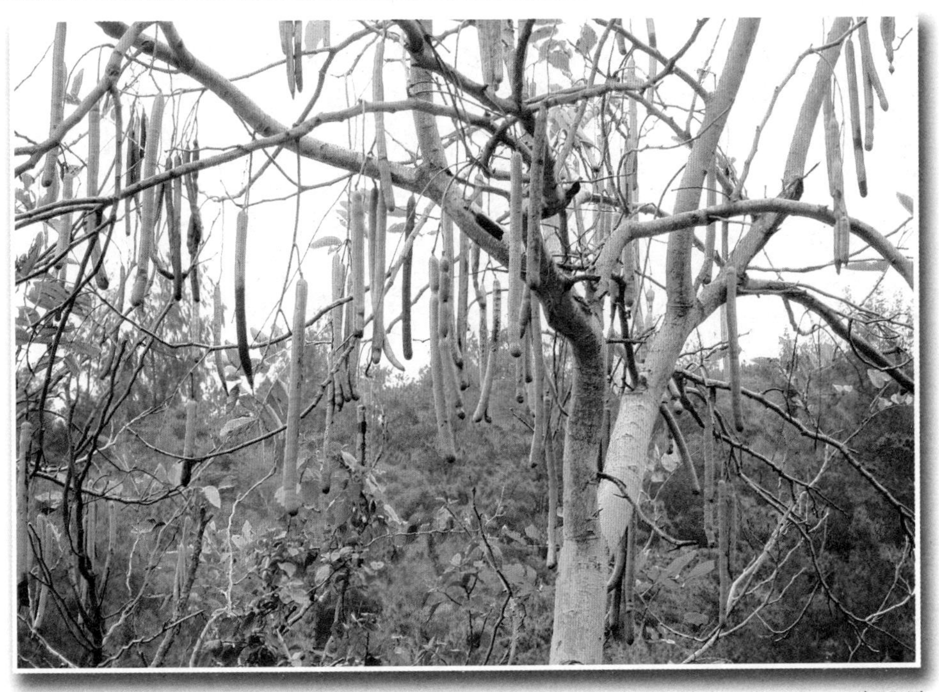

腊肠果 ཧྲང་ག

【译文】腊肠果

所说妙药腊肠果，生在僻静温暖地，树干较小并单生，叶片花朵皆较小，自身缠绕他树生，果似大肠充满血，其味苦而有点辛，自身功效泻诸病，其他猛泻方剂中，加腊肠果七线砣，任何病聚服药后，消除其病毫无疑。腊肠果配白狼毒、干漆脂红花四药，称四味腊肠果方，温水送服治肝病。腊肠果金色诃子、硇砂荜茇蛇床子，称五味腊肠果方，大热如火之方剂，功效能提升胃阳，一切胃病皆治疗。腊肠果配白狼毒、巴豆菖蒲藏木香、蛇床子金色诃子、川木香以及黑盐，称九味腊肠果方，等份配伍温水服，治疗一切胃脘病。其他功效说不尽。

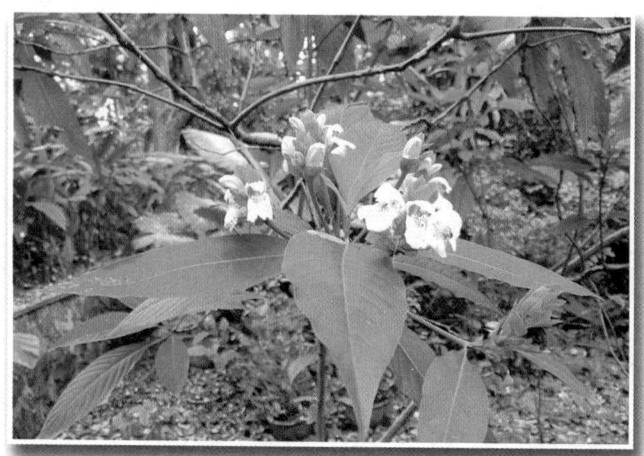

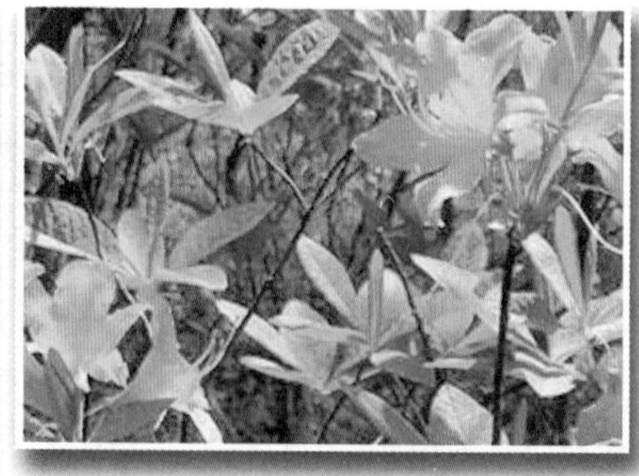

鸭嘴花　པ་ཤ་ཀ

213．པ་ཤ་ཀ

པ་ཤ་ཀ་ཞེས་བྱའི་ཤིང་། །ལྷོ་རོང་ཤིང་གི་ནགས་ན་སྐྱེས། །སྡོང་པོ་ཆེ་ལ་ལོ་མ་འཐུག །མེ་ཏོག་བྱ་ཡི་མཆུ་དང་འདྲ། །རོ་ནི་ཁ་ལ་ནུས་པ་བསིལ། །རང་གི་ནུས་པས་གཟེར་རིམས་དུག། མདོར་ན་ཚད་ནད་ཁྲག་མཁྲིས་སེལ། །པ་ཤ་ཀ་ཡི་ཆིག་ཐང་གིས། །དེ་དག་ཐམས་ཅད་སེལ་འགྱུར་ན། །སྦྱོར་སྡེ་གཞན་ལ་སྨོས་ཅི་དགོས། །གཞན་ཡང་ཡོན་ཏན་བསམ་མི་ཁྱབ། །

【译文】鸭嘴花★

所说鸭嘴花之药，南部河川树林生，树干高大叶厚密，花朵状似鸭子嘴，

其味苦而其性凉，治疗刺痛疫毒症，治疗热病血胆病，鸭嘴花之独味汤，

这些疾病皆能治。其他功效何须说。

★　亦称闹阳花。

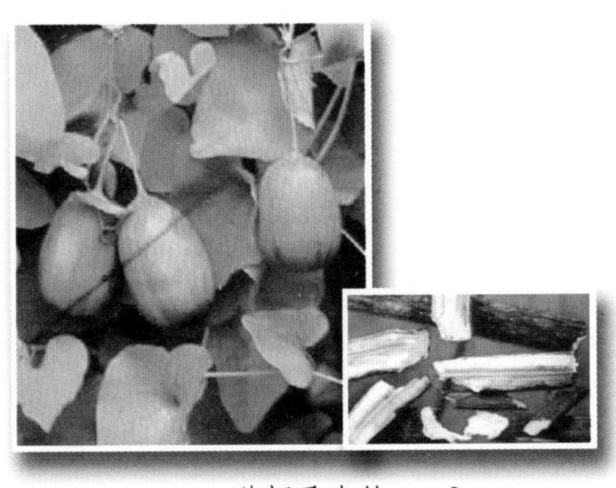

穆坪马兜铃 པ་ལེ་ཀ

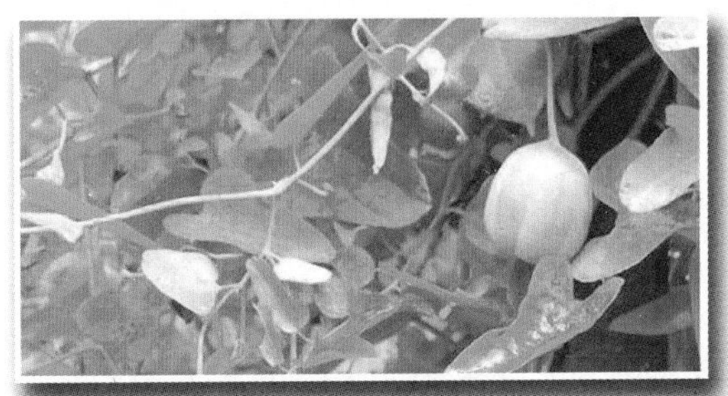

藏马兜铃 པ་ལེ་ཀ

214. པ་ལེ་ཀ

པ་ལེ་ཀ་ཞེས་བྱ་བའི་ཤིང་། །ཤིང་གཞན་དག་ལ་འཁྲིལ་ནས་སྐྱེས། །བསེ་ཤིང་མདོག་འདྲ་མེ་ཏོག་དང་། །འབྲས་བུ་མེད་ངོ་རོ་ཁ་རྩུབ། །རང་གི་ནུས་པས་བད་ཀན་དང་། །གཉེར་རིམས་ཁྲག་ནད་མ་ལུས་སེལ། །བད་ཀན་ཚད་པ་དང་བསྫོངས་ན། །པ་ལེ་ཀ་དང་ཝ་སུ་དང་། །མ་ནུ་སླེ་ཏྲེས་ཀཊྚ་རི། །སྣ་དང་དྲུག་མོ་ཉུང་ཏིག་ཏ། །འབྲས་བུ་གསུམ་དང་བཅུ་པོ་འདི། །པ་ལེ་ཀ་ཡི་སྦྱོར་བ་སྟེ། །ཞིབ་བཏགས་ཆུ་གྲང་དག་གིས་ཕུལ། །གང་རྒྱས་རྩ་རྣམས་གཏར་བར་བྱ། །ཆང་དང་ལུག་ཤ་ཟྡོད་རྣམས་སྤང་། །རིམས་ནད་རྒྱས་པའི་མི་དག་ལ། །པ་ལེ་ཀ་དང་འབྲས་བུ་གསུམ། །སྟོང་རི་ཟེལ་ཏིག་རྣམ་པ་གཉིས། །པ་ཤ་ཀ་དང་པར་པ་ཏ། །ཐང་བཏང་སྨིན་ནས་གཏང་བར་བྱ། །རིམས་ནད་མ་ལུས་སེལ་བར་འགྱུར། །གཞན་ཡང་སྦྱོར་སྡེ་བསམ་མི་ཁྱབ། །

【译文】穆坪马兜铃★

所说穆坪马兜铃，攀援他树而生长，状似漆树无花果，其味苦而其性糙，自身功效治培根、疼痛疫疠血分病。培根热邪并行时，藏马兜铃配芫荽、藏木香和宽筋藤、悬钩木姜止泻果、獐牙菜三果十药，称为藏马兜铃方，研成细粉凉水服，胀粗脉道要放血，禁忌酒和绵羊肉。疫疠病盛之患者，藏马兜铃配三果、糙果紫堇獐牙菜、鸭嘴花和角茴香、煎汤内服成熟服，一切疫疠全消除。其他配方说不尽。

★ 包括藏马兜铃。

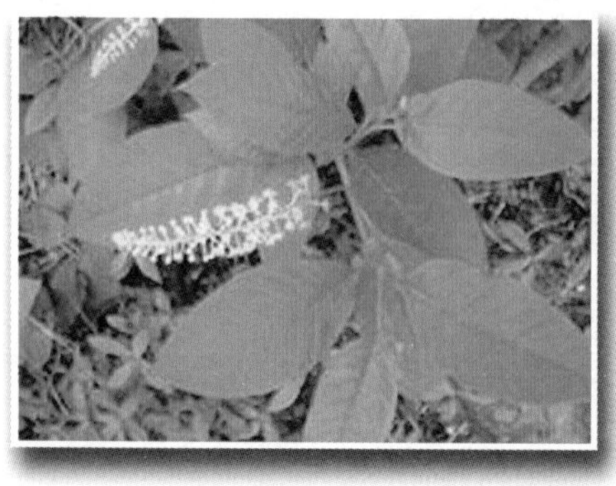

黄商陆　དཔའ་བོ་སེར་པོ།

215．དཔའ་བོ་སེར་པོ།

དཔའ་བོ་སེར་པོ་ཞེས་བྱ་བ། །ས་གཞི་འབོལ་བའི་ས་ལ་སྐྱེས། །ལོ་མ་སྡོང་པོ་བ་སྤྲུ་འདྲ། །མེ་ཏོག་སེར་པོ་ཆུང་བ་སྟེ། །རྩ་བ་ཁོང་སྟོང་ཁ་དོག་སེར། །རོ་ནི་ཁ་ལ་ནུས་པ་བསིལ། །རང་གི་ནུས་པས་དུག་ནད་འཇོམས། །དཔའ་བོ་སེར་པོ་གསེར་མདོག་དང་། །ཁྲུང་ཐེར་དཀར་སྨུག་བོང་ང་དམར། །གླང་ཆེན་ཆེག་ཐུབ་བྱ་འཕུར་སླེབ། །རེ་རལ་གསེར་ཐིག་ཉུང་མའི་ཞུན། །ཡུང་དཀར་འོམ་བུ་སྐྱེར་ཐལ་རྣམས། །ཞིབ་བཏགས་ཕྱེ་མ་རིལ་བུ་བྱ། །མི་ན་བ་ཡི་སྲུང་བ་སྟེ། །ནད་པ་དག་ལ་བཏང་བས་འཚོ། །ཚད་རིམས་གཟེར་ནད་འཇོམས་འདོད་པས། །དེ་དག་རྣམས་ཀྱི་སྨན་གྱི་སྟེང་། །གཙོ་བོ་དཔའ་བོ་སེར་པོ་བཏང་། །ནད་རྣམས་ཐམས་ཅད་སེལ་བར་འགྱུར། །གཞན་ཡང་ཡོན་ཏན་བསམ་མི་ཁྱབ། །

【译文】黄商陆

所说草药黄商陆，生在土质松软地，叶茎状似紫茉莉，花朵黄色比较小，根子中空颜色黄，其味苦而其性凉，自身功效治毒病。黄商陆金色诃子、白紫钩藤红乌头、人参三七肉托果、贯众瓦韦蔓菁膏、白芥籽和水柏枝、小檗中皮烧成灰，研成细粉泛成丸，无病之人可防病，患者内服可治愈。治疗热疫刺痛病，这剂方药之上面，加大主药黄商陆，一切疾病皆消除。其他功效说不尽。

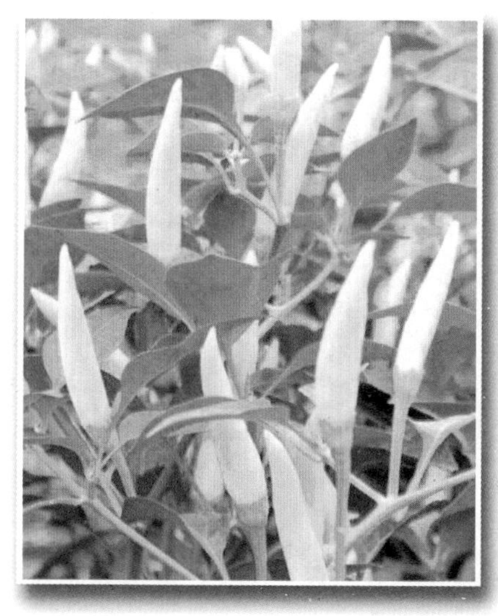

小米辣　ཙི་ཏྲ་ཀ

216 . ཙི་ཏྲ་ཀ

དྲོད་ཀྱི་རྒྱལ་པོ་ཙི་ཏྲ་ཀ །ས་གཞི་དྲོད་ཆེའི་ཡུལ་དུ་སྐྱེས། །ལོ་མ་གཡེལ་ལ་ཉ་ག་ཅན། སྡོང་པོ་བཙོད་ཀྱི་རྩ་བ་འདྲ། །རོ་ནི་ཚ་ལ་མངར་བ་ཡིན། །རང་གི་ནུས་པས་གྲང་རླུང་དང་། །སྐྲན་རིགས་ཐམས་ཅད་འཇོམས་པར་བྱེད། །དྲོད་ཀྱི་རྒྱལ་པོ་ཙི་ཏྲ་ཀ །འདི་ཡི་སྦྱོར་བ་མེ་དང་འདྲ། །འདི་ཡི་སྦྱོར་བ་འདི་ལྟ་སྟེ། །ཙི་ཏྲ་ཀ་དང་སེ་འབྲུ་དང་། །དོང་ག་ཨུ་སུ་པི་ལིང་དང་། །ལྔ་པོ་ཆ་མཉམ་སྣུན་མར་སྦྱར། །བད་རླུང་གྲང་སྐྲན་མཁལ་ནད་སེལ། །ཙི་ཏྲ་ཀ་དང་དོང་ག་དང་། །ཀ་པེད་ཨ་འབྲས་འཇམ་འབྲས་དང་། །པི་པི་ལིང་དང་ལ་ལ་ཕུད། །སེ་འབྲུ་ད་ཏིག་ཆ་མཉམ་ལ། །ཀ་ར་དྲུག་འགྱུར་བཏང་བྱས་ན། །སྟོད་སྨད་ཚ་གྲང་ནད་རྣམས་དང་། །རླུང་མཁྲིས་བད་ཀན་ཁྲག་ནད་སེལ། །གཞན་ཡང་ཡོན་ཏན་བསམ་མི་ཁྱབ། །

【译文】小米辣

热药之王小米辣，生在炎热之地域，叶片散乱有裂片，茎秆如同茜草根，其味辛辣有点甘，自身功效祛寒隆，治疗一切痞瘤症。热药之王小米辣，此药方剂如同火，此药配方如下述：小米辣配伍石榴、芫荽荜茇腊肠果，五药等份配药酥，治培隆寒瘤肾病；小米辣配腊肠果、葫芦籽和杧果核、大托叶云实荜茇、蛇床子和盐麸果，以及石榴等份配，再加六倍白糖服，治疗上下寒热症、隆赤培根血分病。其他功效说不尽。

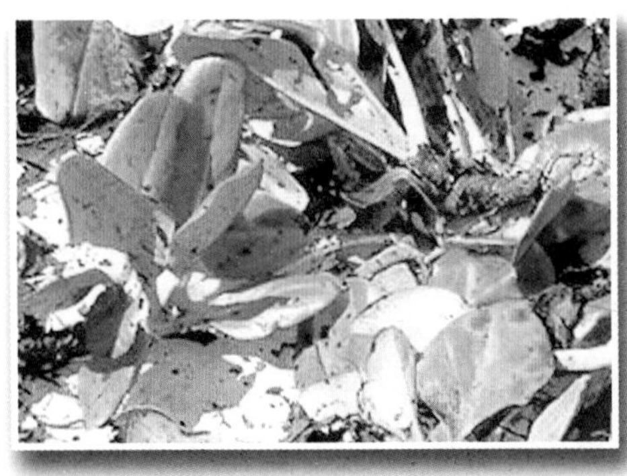

岩白菜 ལི་ག་དུར།

217. ལི་ག་དུར།

བསིལ་དྲོད་སྙོམས་པའི་ལི་ག་དུར། །ཆུ་ཡི་ནང་ན་སྐྱེས་པ་སྟེ། །ལོ་མ་འབྲས་ཀྱི་ལྗང་བུ་འདྲ། །སྡོང་བུ་རྩྭ་ཡི་སྡོང་བུ་འདྲ། །རྩ་བ་སོན་བུ་སྐམ་པོ་འདྲ། །རོ་ནི་ཚ་ལ་མངར་བ་ཡིན། །རང་གི་ནུས་པས་ཚད་རིམས་དང་། །གློ་ནད་སེལ་ལ་སྐྲངས་པ་འདུལ། །ཆུ་སེར་ཐམས་ཅད་འདྲེན་པར་བྱེད། །ལི་ག་དུར་དང་ཙ་སུ་དང་། །ཨུཏྤལ་སྔོན་པོ་ཧྲིག་ཏ་དང་། །དཔའ་བོ་སེར་པོ་གསེར་མདོག་དང་། །སྟོང་རི་ཟིལ་བ་ཅན་དང་དྲུག ། ཞིབ་བཏགས་ཕྱེ་མ་ཆུ་སྐོལ་ཐུལ། །བད་ཀན་ཚ་གྲང་མེད་པ་དང་། །དུག་རིགས་གང་ཡིན་ཐམས་ཅད་དང་། །རིམས་གཟེར་ཁྲག་ནད་མ་ལུས་འཇོམས། །གཞན་ཡང་ཡོན་ཏན་བསམ་མི་ཁྱབ། །

【译文】岩白菜

凉热平衡岩白菜，此药生长在水中，叶片形状似稻秧，茎秆形状似草秆，根似干枯圆穗蓼，其味辛辣并且甘，功效治热疫肺病，并且能消散肿胀，引出一切黄水病。岩白菜配獐牙菜、蓝花绿绒蒿芫荽、金色诃子黄商陆、糙果紫堇等六药，研成细粉开水服，治疗寒热培根症、任何一种毒类症、疫疠刺痛和血病。其他功效说不尽。

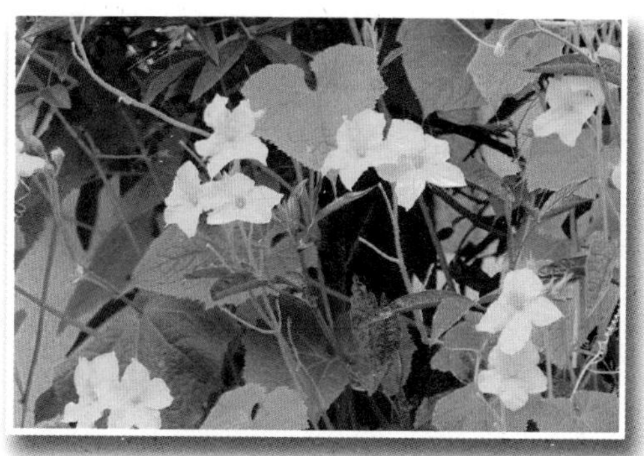
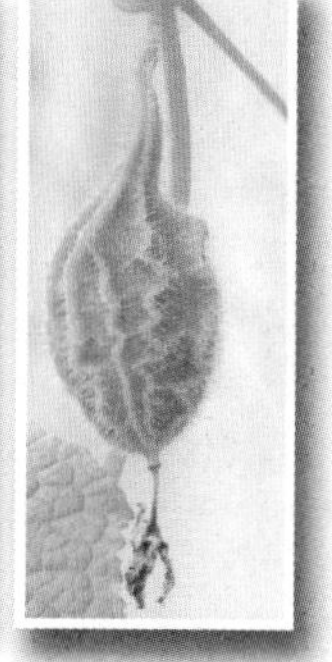
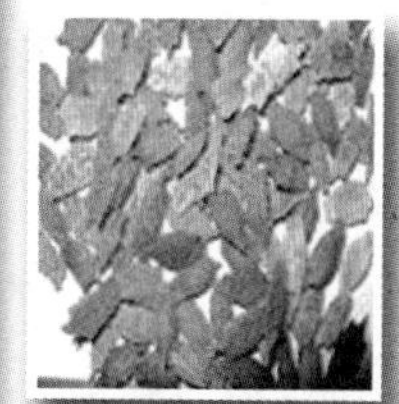

波棱瓜籽　གསེར་གྱི་མེ་ཏོག

218．གསེར་གྱི་མེ་ཏོག

གསེར་གྱི་མེ་ཏོག་ཅེས་བྱ་བ། །བྲག་དང་གྲམ་ཁྲོད་དག་ན་སྐྱེས། །ལོ་མ་དབྱི་ཆུང་བ་དང་འདྲ། །སྡོང་བུ་སྲ་རིང་ས་གཞི་ཁྱབ། །མེ་ཏོག་ས་གཞི་འོད་དུ་འབར། །འབྲས་བུ་གཟོང་བུ་ཆུང་ཆུང་འདྲ། །རང་གི་ནུས་པས་ཚ་རིམས་དང་། །དུག་ནད་མཁྲིས་ནད་བད་ཀན་འཇོམས། །གསེར་གྱི་མེ་ཏོག་སྐྱུ་རུ་ར། །ཏིག་ཏ་དང་ནི་འབྲས་བུ་གསུམ། །ཐང་དུ་བསྐུས་པ་བཏང་གྱུར་ན། །བད་མཁྲིས་བསྡོངས་པའི་ནད་རྣམས་དང་། །མཁྲིས་སྐྲན་ནད་རྣམས་སེལ་བར་བྱེད། །གསེར་གྱི་མེ་ཏོག་སྲུ་རྩེ་ཤེལ། །སྐྱུ་རུ་ར་དང་ཏིག་ཏ་རྣམས། །ཕྱེ་མ་ཆུ་སྐོལ་ཐུལ་བཏང་ན། །ཚད་རིམས་དོན་སྣོད་གང་ཡིན་ནད། །སོ་སོ་གཉེན་པོའི་སྨན་བཏང་ན། །དེ་དག་མ་ལུས་མྱུར་དུ་སེལ། །གཞན་ཡང་སྦྱོར་སྡེ་བསམ་མི་ཁྱབ། །

【译文】波棱瓜籽

所说草药波棱瓜，生在石崖和滩中，叶如小铁线莲叶，茎蔓细长铺地面，花朵着地有光泽，种子状似小凿头，自身功效治热疫、毒症胆病培根病。波棱瓜籽余甘子、獐牙菜三果配伍，煎汤取汁口中服，治疗培赤伴行症，以及胆瘤等病症。波棱瓜籽兔耳草、余甘子和獐牙菜，研成细粉开水服，治疗脏腑热疫病，分加对症之药物，这些病症全消除。其他配方难尽述。

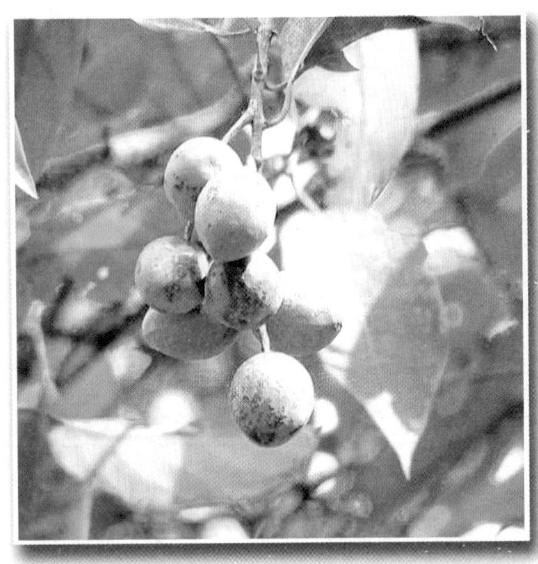

诃子　ཨ་རུ་ར།

219．ཨ་རུ་ར།

ཨ་རུ་ར་ཞེས་བྱ་བའི་ཤིང་། །སྡོང་པོ་ཆེ་ལ་ལོ་མ་འཐུག ། མེ་ཏོག་སེར་ལ་འབྲས་བུ་ནི། །རིགས་ལྔ་དག་ཏུ་འབྱུང་བ་ཡིན། །རོ་དྲུག་དག་དང་ལྡན་པ་སྟེ། །ནུས་པས་འབྱུང་བ་བཞི་ཡི་ནད། །ཐམས་ཅད་སེལ་བར་ཐེ་ཚོམ་མེད། །

【译文】诃子

所说诃子之果树，树干高大叶片厚，花朵黄色五种果，果实具有六种味，
功效治疗四源病，消除诸症毫无疑。

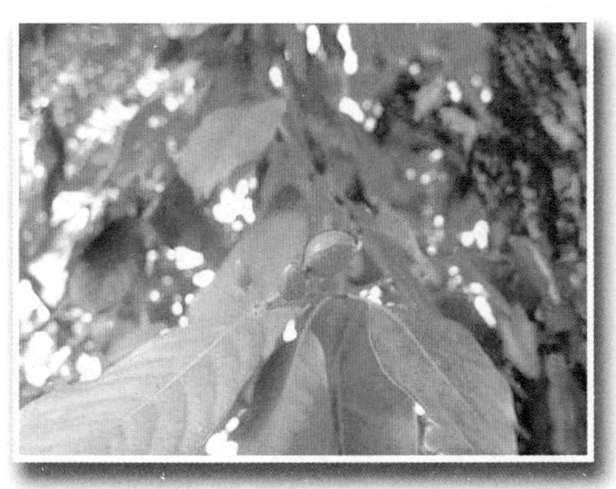

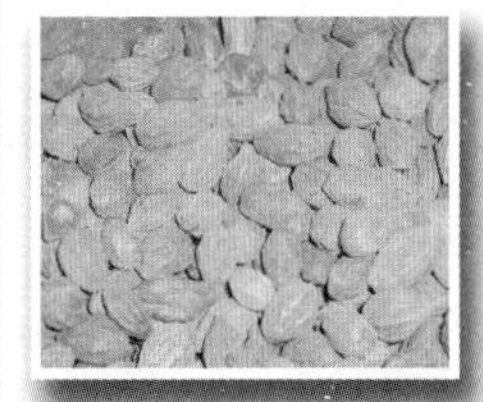

毛诃子 བ་རུ་ར།

220 . བ་རུ་ར།

བ་རུ་ར་ཞེས་བྱ་བ་ནི། །ཤིང་སྡོང་སེར་སྐྱ་ཆེ་བ་ལ། །ལོ་མ་ལེབ་སྒོར་མདངས་མི་གསལ། །མེ་ཏོག་དཀར་སྐྱ་ཆུང་བ་ཡིན། །འབྲས་བུ་བ་རུ་ར་ཞེས་བྱ། །ཨ་རུ་ར་དང་ཡོན་ཏན་མཉམ། །རོ་ནི་ཁ་མངར་ཚ་སྐྱུར་བཞི། །རོ་ནི་ཁ་བས་ནད་རྣམས་སེལ། །

【译文】毛诃子

所说毛诃子之药，树干高大淡黄色，叶片扁圆光泽暗，花朵淡白比较小，

果实称为毛诃子，功效与诃子相同，其味有苦甘辛酸，化味苦而治诸病。

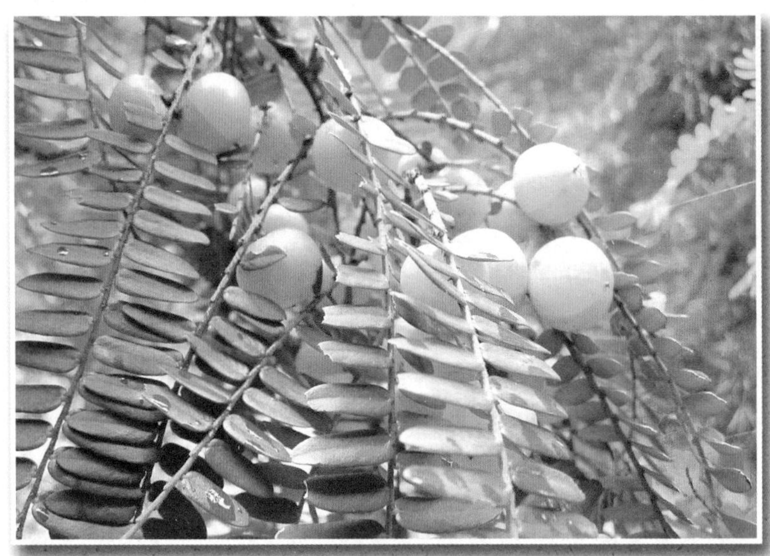

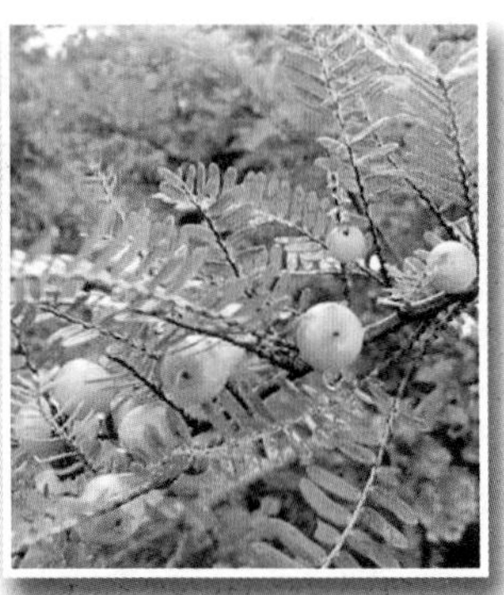

余甘子　སྐྱུ་རུ་ར།

221．སྐྱུ་རུ་ར།

སྐྱུ་རུ་ར་ཞེས་བྱ་བའི་ཤིང་། །ཚད་པ་ཆེ་བའི་ཡུལ་དུ་སྐྱེས། །སྡོང་པོ་རིང་ལྷེམ་ལོ་མ་ཆེ། །མེ་ཏོག་དམར་སེར་མདངས་མི་གསལ། །འབྲས་བུ་སྐྱུ་རུ་ར་ཞེས་བྱ། །རོ་ནི་མངར་སྐྱུར་ཁ་བ་དང་། །བསྐ་དང་རྣམ་པ་བཞི་པོར་བཅས། །རང་གི་ནུས་པས་མི་ལུས་ཀྱི། །བཞི་བརྒྱ་རྩ་བཞིའི་ནད་རྣམས་སེལ། །འབྲས་བུ་གསུམ་གྱི་སྨན་གྱི་མཆོག། ནད་སེལ་སྦྱོར་བ་དཔག་ཏུ་མེད། །ཡོན་ཏན་བཤད་ཀྱིས་མི་ལང་ངོ་། །

【译文】余甘子

所说余甘子之树，生在炎热之地域，树干长柔叶片大，花朵红黄光不显，

果实称为余甘子，具甘酸苦涩四味，功效治疗人体的，四百零四种疾病。

三果药之上品药，治病配方多无量，功效真是说不尽。

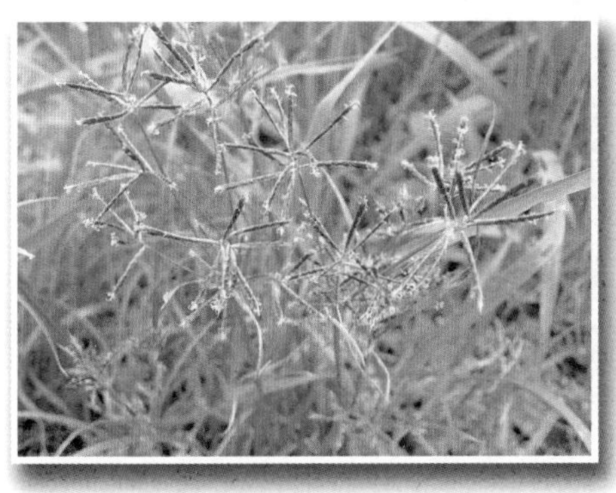

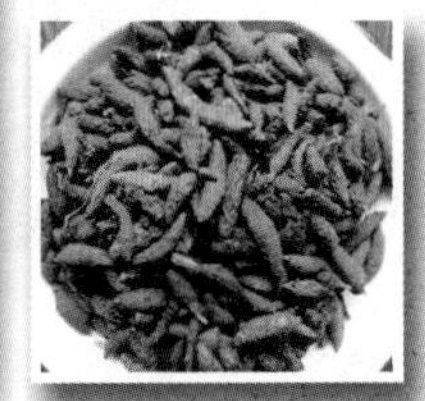

门隅香附子　མོན་ལུག་སླ་སྒང་།

222．མོན་ལུག་སླ་སྒང་།

མོན་ལུག་སླ་སྒང་ཞེས་བྱ་བ། །སྲང་ཤས་འཐུག་པོའི་ས་ལ་སྐྱེས། །ལོ་མ་ཕྲ་ལ་རབ་ཏུ་ཆུང་། །རྩ་བ་ཕྲ་ལ་གོང་པོ་སྡེ། །ས་འོག་ཐམས་ཅད་ཁྱབ་པར་སྐྱེས། །རོ་ནི་ཚ་ལ་བསྐ་དང་བཅས། །རང་གི་ནུས་པས་བད་ཀན་ནད། །གློ་ལས་གྱུར་པའི་སྐད་འགགས་སེལ། །ཚིག་ཐང་ཡུན་དུ་བསྟེན་གྱུར་ན། །ཕྲ་བའི་རིགས་ནི་འཇོམས་པར་བྱེད། །མོན་ལུག་སླ་སྒང་ཤིང་མངར་དང་། །ཚོན་དཀར་རྒྱ་སྐྱག་བཞི་སྦྱོར་ཏེ། །ཀ་ར་དྲུག་འགྱུར་ཆུ་གྲང་ཏེ། །ཞག་བཅུ་བཏང་ན་གློ་བ་ལ། །ཚད་སྐྱེས་བད་ཀན་སྐད་འགགས་སེལ། །སླ་སྒང་དབང་ལག་བ་ལེ་ཀ། །བོང་ང་དཀར་པོ་དག་དང་བཞི། །ཐང་དུ་བསྐུས་པའི་ཁུ་བའི་ནང་། །ཤིང་འབྲས་བིལ་བའི་ཕྱེ་མ་གདབ། །དམར་བཤལ་མྱུར་དུ་གཅོད་པར་བྱེད། །རྒྱུ་ལོང་ཚད་པ་སེལ་བར་བྱེད། །གཞན་ཡང་སྦྱོར་སྡེ་བསམ་མི་ཁྱབ། །

【译文】门隅香附子

所说门隅香附子，生在土厚之草坡，叶片细窄非常小，根子细小圆块状，遍布地下而生长，其味辛辣并且涩，功效治疗培根病、肺病转化喑哑症。单汤长久服用时，治疗瘿疣等病症。门隅香附子甘草、白花小丛之景天、紫草茸四药配伍，白糖六倍凉水服，连续不断服十天，肺热培根喑哑症，诸种疾病全消除。香附子配佛手参、藏马兜铃白乌头，四药煎汤取汁液，加木橘粉口中服，能够快速止赤痢，清除大肠小肠热。其他配方说不尽。

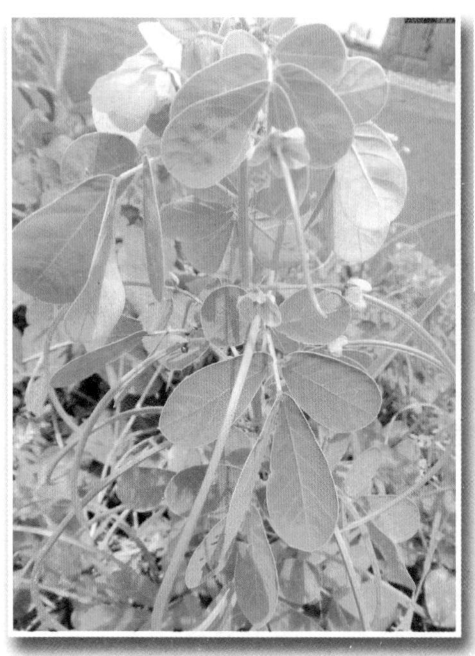

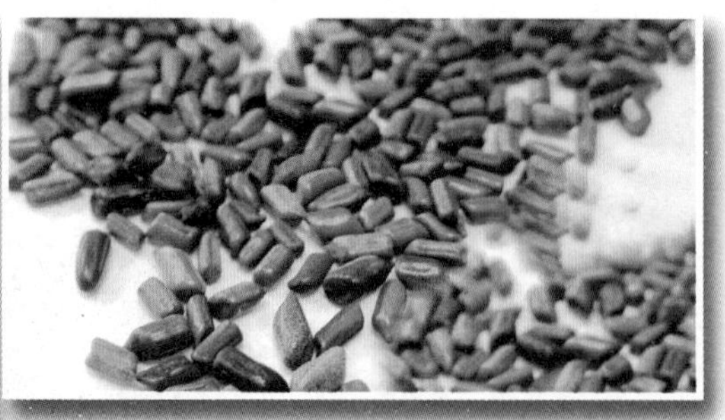

决明子　ཐལ་ཀ་རྡོ་རྗེ།

223．ཐལ་ཀ་རྡོ་རྗེ།

ཐལ་ཀ་རྡོ་རྗེ་ཞེས་བྱ་བ། །ཤིང་ཆུང་ཕྲ་ལ་ཆུང་བ་ལ། །ལོ་མ་ཕྲ་ལ་ཆུང་བ་སྟེ། །གང་བུ་རིང་ལ་འབྲས་བུ་ནི། །ཁྱི་ཡི་ལྡོ་མཚན་འདྲ་ལ་སེར། །རོ་ནི་ཡིད་ཙམ་མངར་བ་ཡིན། །རང་གི་ནུས་པས་ཆུ་སེར་སྐེམས། །ཆུ་སེར་རྒྱས་པར་གྱུར་པ་ན། །ཐལ་ཀ་རྡོ་རྗེ་སྤོས་དཀར་དང་། །སོ་མ་ར་ཛ་ཏིལ་དཀར་ནག། ཟེ་ར་དཀར་ནག་གུ་གུལ་བརྒྱད། །སེང་ལྡེང་ལུ་ཞི་བཅུ་པོ་སྦྱར། །ཆུ་སེར་ནད་རྣམས་ཐམས་ཅད་འདྲེན། །ཆུ་སེར་འདྲེན་བྱེད་སྨན་རྣམས་ཀྱི། །སྦྱོར་སྡེ་དག་ཏུ་འགྲོ་བས་ན། །འདི་ཡི་ཡོན་ཏན་བསམ་མི་ཁྱབ།།

【译文】决明子

所说草药决明子，树小茎细而且小，叶片细窄并且小，果荚细长内有籽，籽黄状似狗睾丸，其味稍许有点甘，自身功效干黄水。如若黄水增盛时，决明子配伍乳香、黑白芝麻黄葵籽、黑种草籽香旱芹、安息香等八味药，加西藏猫乳硫黄，十味药物组成方，引出一切黄水病。可配引出黄水方，此药功效说不尽。

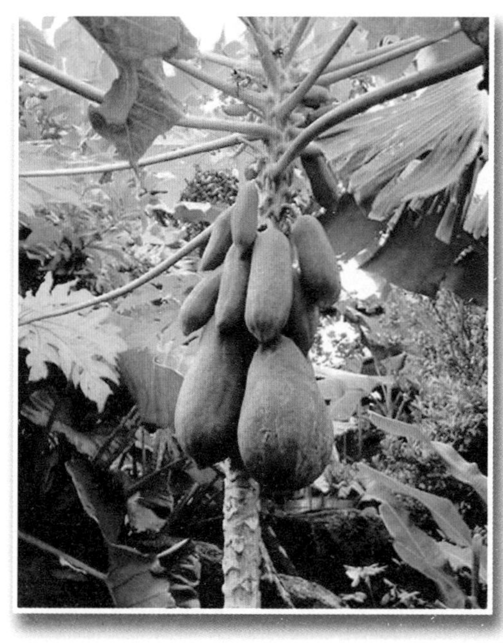

藏木瓜　བསེ་ཡབ།

224．བསེ་ཡབ།

བསེ་ཡབ་ཤིང་སྡོང་ཆེ་བ་ལ། །ལོ་མ་ཆེ་ལ་མེ་ཏོག་དཀར། །གང་བུ་རིང་ལ་འབྲས་བུའི་དབྱིབས། །མ་ཏུ་རྩེ་དང་འདྲ་བ་ཡིན། །རོ་ནི་སྐྱུར་ལ་ཡིད་ཙམ་མངར། །རང་གི་ནུས་པས་སྨུག་པོ་འཛོམས། །རྣ་བའི་ནད་ཀྱི་བདུད་རྩི་ཡིན། །བསེ་ཡབ་ཙ་སུ་ཧྲིག་ཏ་གསུམ། །ཆ་མཉམ་ཐང་གིས་ཚད་རིམས་སེལ། །མཆོག་ཏུ་བད་ཀན་སྨུག་པོ་འཛོམས། །བསེ་ཡབ་དུག་མོ་ཉུང་དང་ནི། །གསེར་གྱི་མེ་ཏོག་སྲུ་རྩེ་ཤེལ། །བད་སྨུག་མཁྲིས་ནད་རྙིང་པ་སེལ། །གཞན་ཡང་སྦྱོར་སྡེ་བསམ་མི་ཁྱབ། །

【译文】藏木瓜

木瓜树之树干大，叶片大而花白色，果实形状长圆形，种子形状似紫铆，其味酸而稍许甘，治疗培根瘀紫症，治疗耳病之甘露。木瓜芫荽獐牙菜，等份配伍煎汤服，治疗热性疫疠病，特治培根瘀紫症。木瓜配伍止泻果、波棱瓜籽兔耳草，治疗培根瘀紫症，并治陈旧胆腑病。其他配方说不尽。

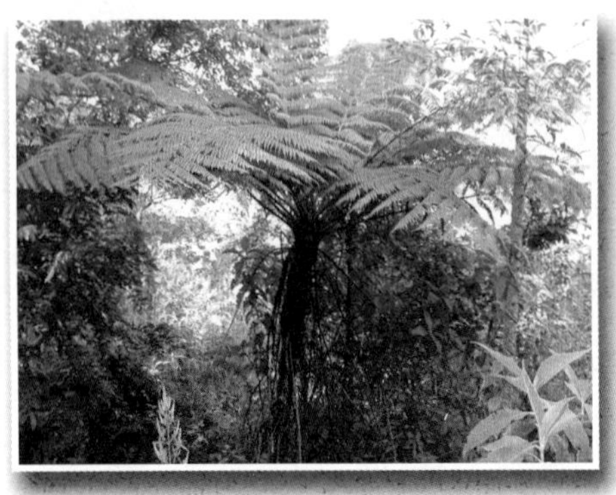

娑罗子　པོ་སོ་ཀ།

225．པོ་སོ་ཀ།

སྟོད་དུ་འདྲེན་པའི་པོ་སོ་ཀ། །ཚད་རོང་དག་ན་སྐྱེས་པ་ཡིན། །ཤིང་ཕུང་ཆེ་ལ་རབ་ཏུ་མཁྲེགས། །ལོ་མ་སྣུམ་ལ་ཕྲ་བ་སྟེ། །མེ་ཏོག་དཀར་ལ་འབྲས་བུ་ནི། །མི་རྒན་དག་གི་འབྲས་བུ་འདྲ། །རོ་ནི་ཚ་ལ་སྣུམ་པ་ཡིན། །རང་གི་ནུས་པས་བད་ཀན་དང་། །ནད་རྣམས་ཐམས་ཅད་གྱེན་དུ་འདྲེན། །སོ་ཀ་མེད་པར་སྐྱུགས་གཏོང་བ། །སྐྱུགས་ཐོན་ནད་ནི་ཐོན་མི་འགྱུར། །སོ་ཀ་དང་ནི་རི་ཤོ་བ། །འབྲི་ཏ་ཤིང་མངར་དན་ད་རྣམས། །རྩ་བ་དག་ཏུ་བཞག་བྱས་ལ། །དོན་སྣོད་སོ་སོ་གང་ཡིན་དང་། །ནད་རྣམས་སོ་སོའི་ཁ་བསྐྱར་བཏང་། །དེ་དག་མ་ལུས་མྱུར་དུ་སེལ། །གཞན་ཡང་ཡོན་ཏན་བསམ་མི་ཁྱབ། །

【译文】娑罗子

向上引吐娑罗子，树生温暖河川地，植丛大而木质硬，叶细油润花白色，果似老人之睾丸，其味辛辣性腻润，功效引吐培根病，并且引吐一切病，若无娑罗子引吐，虽然呕吐病不出。娑罗子黄帚橐吾、东方草莓苗甘草、巴豆等为基本方，无论脏腑何处病，分别加配对症药，这些疾病皆速除。其他功效说不尽。

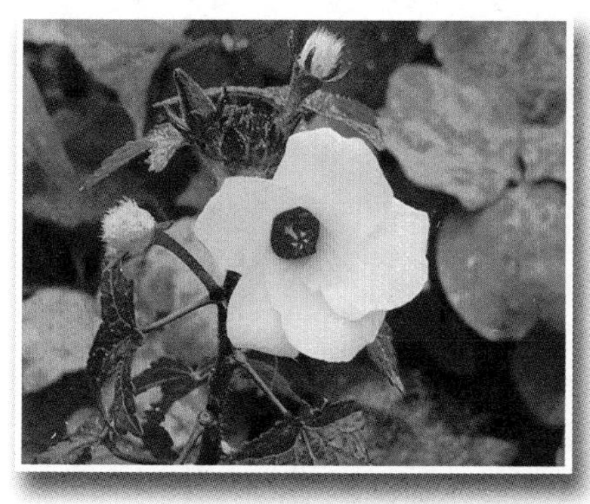
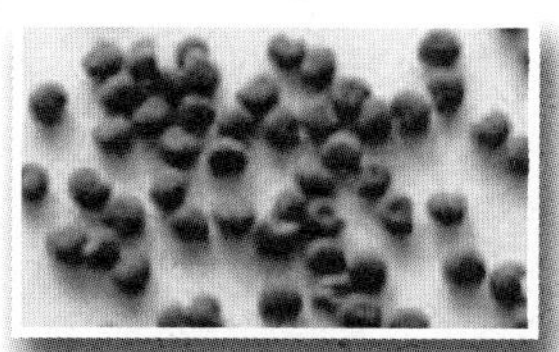

黄葵籽　སོ་མ་ར་ཛ།

226 . སོ་མ་ར་ཛ།

སོ་མ་ར་ཛ་ཞེས་བྱ་བ། །ནགས་རི་འཐུག་པོའི་ནང་ན་སྐྱེས། །སྡོང་པོ་ཕྲ་ལ་ལོ་མ་ཆུང་། །མེ་ཏོག་ཐང་ཕྲོམ་མེ་ཏོག་འདྲ། །འབྲས་བུ་བྱི་བའི་མཁལ་མ་འདྲ། །རོ་ནི་ཚ་ལ་ཁ་བ་ཡིན། །རང་གི་ནུས་པས་ཆུ་སེར་དང་། །སྲིན་ནད་མ་ལུས་སེལ་བར་བྱེད། །སོ་མ་ར་ཛ་དབྱི་ཆུང་བ། །སེང་ལྡེང་ མུ་ཟི་བྱང་བ་དམར། །སྤོས་དཀར་རྒྱ་ཚྭ་ཟྀིག་སྲིན་བརྒྱད། །ཞིབ་བཏགས་ཆུ་ལ་སྦྱར་ཏེ་བཏང་། །ཆུ་སེར་ནད་རྣམས་མ་ལུས་འདྲེན། །སྲིན་ནད་སེལ་བར་འདོད་པ་ཡིས། །སོ་མ་ར་ཛ་ལང་ཐང་རྩེ། །མ་ནུ་རྩེ་དང་བྱི་ཏང་ག །རྒྱ་དུ་ར་དང་ཤིང་ཀུན་དང་། །སྤང་སྤོས་ཨ་བྱག་བརྒྱད་པོ་འདི། །ར་ཁྲག་དག་གིས་སྦྲུས་ནས་ནི། །རིལ་བུ་སྲན་མ་འབྲིང་པོའི་ཚད། །ཁོང་བཏང་གསང་བའི་སྤྱོད་པ་བྱས། །འདུག་དང་ཁ་ཟས་སྤྱོད་ལམ་ཀུན། །གོང་ལྟར་ཀུན་དང་འདྲ་བར་ཤེས། །སྲིན་ནད་ཐམས་ཅད་སེལ་བར་བྱེད། །གཞན་ཡང་ཡོན་ཏན་བསམ་མི་ཁྱབ། །

【译文】黄葵籽

所说黄葵籽之药，生长深山密林中，茎秆较细叶片小，花朵状如莨菪花，果实状如老鼠肾，其味辛辣并且苦，自身功效治黄水、并治一切微虫病。小铁线莲黄葵籽、硫黄西藏毛乳木、红色斑蝥和乳香、硇砂螃蟹八药配，研成细粉水送服，引出一切黄水病。欲想治疗虫病时，黄葵籽和天仙子、酸藤果和山莨菪、紫铆阿魏和甘松、鞑新菊等八味药，研细山羊血泛丸，大小如同中豌豆，内服行为要隐秘，行止饮食和起居，如同前述服药法，一切虫病皆消除。其他功效说不完。

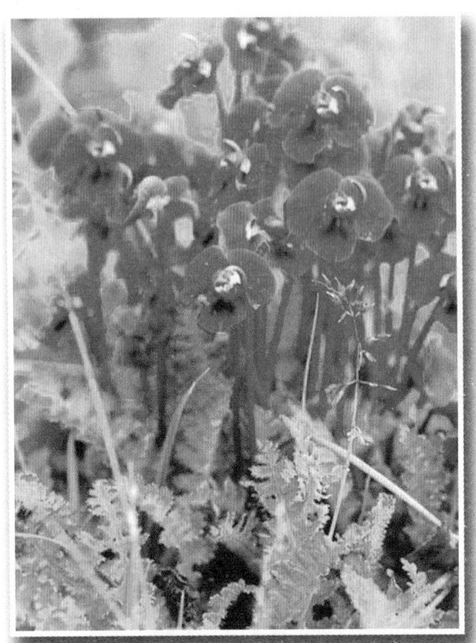

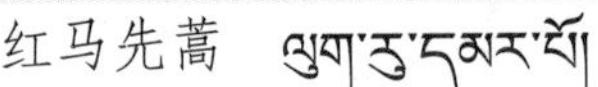

红马先蒿 ལུག་རུ་དམར་པོ།

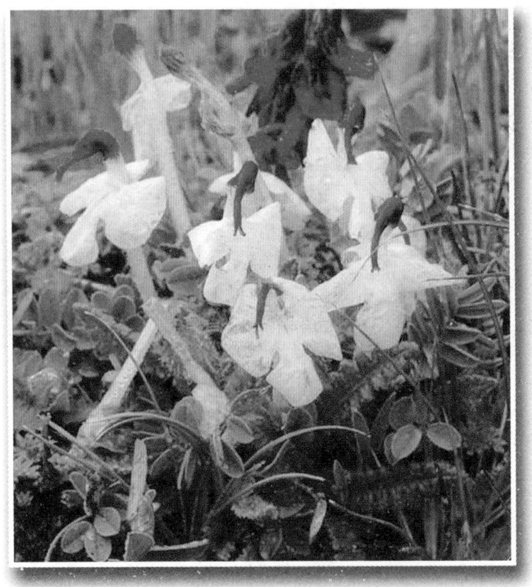

白马先蒿 ལུག་རུ་དཀར་པོ།

227. ལུག་རུ།

ལུག་རུ་ཚོན་གསུམ་བྱ་བ་ནི། །དཀར་སེར་དམར་པོ་གསུམ་ཡིན་ནོ། །དམར་སེར་རྣམ་གཉིས་ན་བར་སྐྱེས། །དཀར་པོ་རི་ལོགས་དག་ལ་སྐྱེས། །ལོ་མ་རིང་ལ་ཉ་ག་ཅན། །མེ་ཏོག་བྱེའུ་ཆུང་མགོ་དང་འདྲ། །རོ་ནི་ཁ་ལ་བསྐ་བ་ཡིན། །རང་གི་ནུས་པ་བསྟན་པ་ནི། །དམར་པོས་བད་ཀན་སྨུག་པོ་དང་། །དམར་ནད་གཅོད་པའི་དར་ཡ་ཀན། །ལུག་རུ་དམར་པོ་ཨུ་སུ་དང་། །མ་ནུ་སྲན་དམར་ཅོང་ཞི་དང་། །བསེ་ཡབ་ག་ར་དྲུག་འགྱུར་སྦྱར། །བད་ཀན་སྨུག་པོ་འཇོམས་པར་བྱེད། །དམར་བཤལ་ནད་ལ་ཤིང་མངར་དང་། །ལུག་རུ་དམར་པོ་གླ་སྒང་དང་། །སྣ་ལོའི་རྩ་བ་ཤ་ཅོང་དག། ཞིབ་བཏགས་ཞོ་བཙོས་བཏབ་ལ་བཏང་། །དམར་བཤལ་ནད་ལ་བདུད་རྩི་འདྲ། །ལུག་རུ་དམར་པོས་ཚང་ནད་དང་། །བད་ཀན་དུག་ནད་ལ་སོགས་སེལ། །ལུག་རུ་སེར་པོ་ཏིག་ཏ་དང་། །སྒ་སྐྱ་སྒ་ཆུང་མ་ནུ་དང་། །ཨུ་སུ་བསེ་ཡབ་ཕུ་ཤེལ་རྩེ། །འདི་བརྒྱད་ཆ་མཉམ་ཞིབ་བཏགས་ནས། །ཅོང་ཞི་དག་ལ་གཞི་བླངས་ཏེ། །མ་ནོར་ཚུལ་བཞིན་སྦྱར་བ་ནི། །ཆུ་སྐོལ་དག་གིས་ཐུལ་ལ་བཏང་། །བད་ཀན་ནད་རྣམས་སེལ་བར་བྱེད། །ལུག་རུ་སྒ་སྐྱ་གཡེར་མ་དང་། །གོ་སྙོད་འབྲས་བུ་དག་དང་བཞི། །བྱ་ནག་སྔོང་སེར་ཚང་ནང་བཏབ། །བསྐོལ་བའི་ཞུ་བ་ནང་དུ་སར་མ་བཏང་། །སྨན་བཏབ་ནང་ཐུ་བཏང་ན་ཚང་ནད་སེལ། །ཤ་དུག་ནད་ལ་སྦྱོར་སྡེ་བཏང་། །དུག་ནད་སེལ་བའི་དར་ཡ་ཀན། །སྦྱོར་སྡེ་གཞན་ཡང་བསམ་མི་ཁྱབ། །

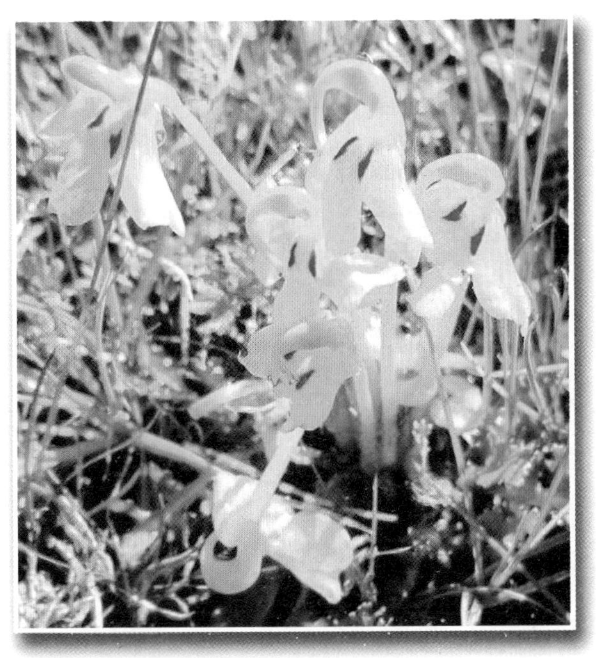

黄马先蒿 ལུག་རུ་སེར་པོ།

【译文】马先蒿★

以色分类马先蒿，分为白黄红三种，红黄两种生湿地，白的一种生山坡，叶片长而有裂片，花朵状似小鸟头，其味苦而有点涩。自身功效分别说：红治培根瘀紫症、治疗赤痢如甘露。红马先蒿配芫荽、藏木香和赤小豆、寒水石和藏木瓜，再配六倍之白糖，治疗培根瘀紫症。治疗赤痢之病时，红马先蒿配甘草、多穗蓼根头花蓼、藏菖蒲和寒水石，研细调入煮酪服，治疗赤痢如甘露。红马先蒿治酒病，并治培根和毒病。黄马先蒿獐牙菜、千里光和藏木香、干姜芫荽藏木瓜、石斛八药等份配，研粉再加寒水石，以此作为基本药，如理炮制配成方，开水送服治培根。白马先蒿配干姜、藏茴香籽和花椒，黑鸡蛋黄调酒中，共同煎煮出泡沫，调入药物早上服，功效治疗酒疾病。食肉中毒配方服，治疗毒病似甘露。其他配方说不尽。

★ 马先蒿主要包括白马先蒿、黄马先蒿、红马先蒿等。

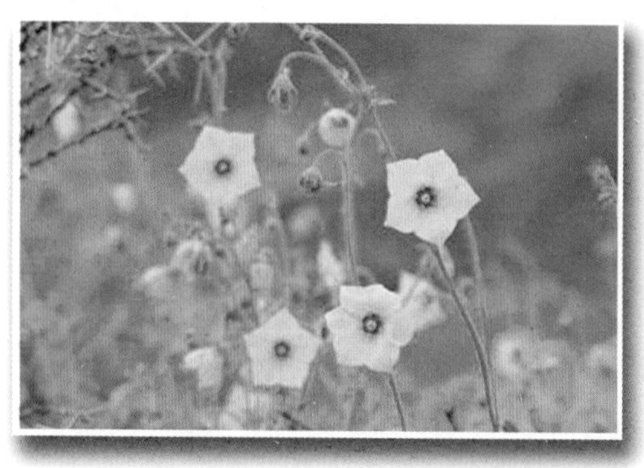

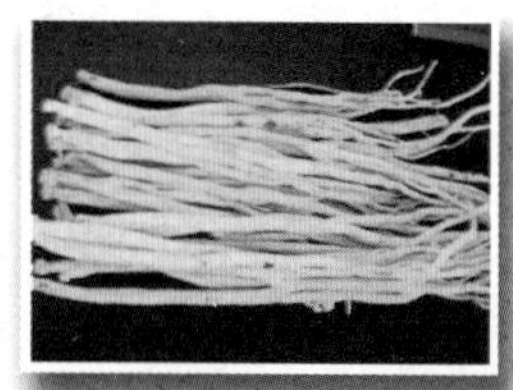

灰毛党参　ཀོ་ཉེ་བ།

228 . ཀོ་ཉེ་བ།

ལྦ་བ་འཇོམས་བྱེད་ཀོ་ཉེ་བ། །དཀར་པོ་ཆིག་ཐུབ་ཅེས་ཀྱང་བྱ། །ལྡུམ་པ་ནམ་སོམ་ཞེས་བྱ་བ། །གྲིབ་ཀྱི་རི་ཡི་སྤང་ལ་སྐྱེས། །ལོ་མ་སྔོ་སྐྱ་སྤུན་ལ་སོབ། །སྡོང་བུ་ཕྲ་ལ་ལྡེམ་པ་ལ། །མེ་ཏོག་སྔོ་སྐྱ་ཙུང་ཟད་དམར་ཁྲ་ལ། །དྲིལ་བུའི་དབྱིབས་འདྲ་ཐུར་དུ་སྒུབས། །རོ་ཁ་དྲི་ནི་མི་ཞིམ་གྲོ། །རང་གི་ནུས་པས་ལྦ་བ་དང་། །སྐྲངས་པ་ཐམས་ཅད་འདུལ་བར་བྱེད། །དཀར་པོ་ཆིག་ཐུབ་གསེར་མདོག་དང་། །ཟ་ཕོ་དྲུག་དང་སྨན་ཆེན་བདུན། །ཚུལ་བཞིན་སྦྱར་བའི་སྨན་བཏུལ་ལ། །ཆང་ངམ་ཆུ་གྲང་དག་གིས་ཕུལ། །བ་ཤའི་ཚོད་མ་སྲུན་རེ་བཏང་། །དེས་ནི་ལྦ་བའི་རིགས་ཀུན་འཇོམས། །ལྷོག་པ་ལ་སོགས་སྐྲངས་རྣམས་ལ། །དཀར་པོ་ཆིག་ཐུབ་ཨ་བྱག་དང་། །བམ་པོ་ལྷོག་ཐུབ་ལྕགས་ཀྱུ་ཅན། །ཐ་རམ་དང་ནི་སྦྱར་བྱས་ལ། །ལུམས་བྱས་ལྷོག་ནད་མ་ལུས་འཇོམས། །སྦྱོར་སྡེ་གཞན་གྱི་གྲོགས་སུ་འགྲོ། །གཞན་ཡང་ཡོན་ཏན་བསམ་མི་ཁྱབ། །

【译文】灰毛党参

灰毛党参治瘿疣，又名为嘎波切图，也称作都巴南索，生在阴山之草坡，叶片青灰呈簇生，茎秆细而较柔韧，花青灰稍有红斑，状如铃铛向下垂，其味苦而气不香，自身功效治瘿疣，消散一切肿胀病。灰毛党参配诃子、再加六味酒泼方、以及七味乌头方，如理炮制配成方，酒或凉水口中服，进食黄牛肉汤菜，治疗各种瘿疣病。治疗疔毒肿胀时，灰毛党参鞑新菊、蕨叶藁本和棘豆、唐松草和平车前，配伍煎汤外罨浴，治疗一切疔毒症。可入他方为佐药。其他功效说不尽。

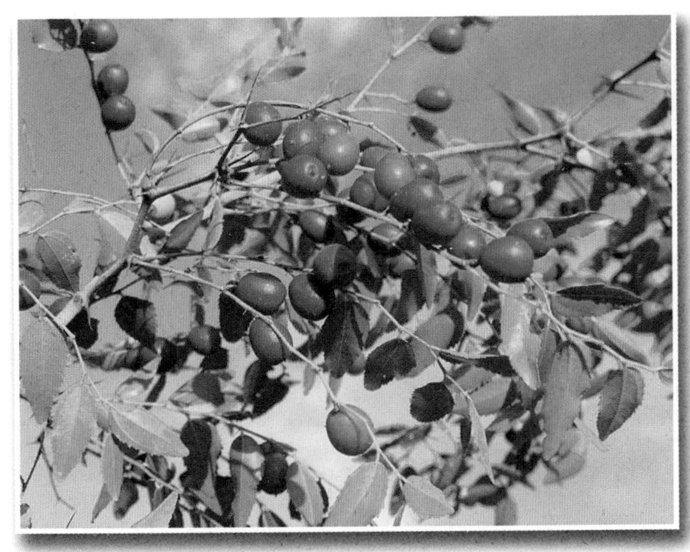

广酸枣　སྙིང་ཞོ་ཤ

229．སྙིང་ཞོ་ཤ

སྙིང་ནད་སེལ་བའི་ཞོ་ཤ་ནི། །རོང་ཞོད་ནགས་ཀྱི་ནང་ན་སྐྱེས། །ཤིང་སྡོང་ཆེ་ལ་ལོ་མ་འཐུག། མེ་ཏོག་སེར་པོ་རབ་ཏུ་མཛེས། །འབྲས་བུ་སྙིང་འདྲ་སྙིང་ཞོ་ཤ། རོ་ནི་མངར་སྐྱུར་རྣམ་གཉིས་ལྡན། །རང་གི་ནུས་པས་སྙིང་ནད་སེལ། །སྙིང་ཞོ་ཤ་དང་ཛཱ་ཏི་དང་། །གསེར་མདོག་ཏང་ཀུན་བཙའ་སྣ་དང་། །ཁུ་རམ་དཀར་པོ་རྣམ་ལྔ་དང་། །ཅོང་ཞི་དག་དང་སྦྱར་བྱས་ལ། །ཞག་བཅུའི་བར་དུ་བསྟེན་པར་བྱ། །སྙིང་རླུང་སྙིང་ནད་འཚོ་བར་འགྱུར། །ཚད་པ་ཆེ་ན་སྙིང་རྩ་གཏར། །གྲང་བ་ཆེ་ན་སྙིང་གསང་བསྲེག། སྤྱོད་ལམ་གཟབ་པ་ཤིན་ཏུ་གཅེས། །གཞན་ཡང་ཡོན་ཏན་བསམ་མི་ཁྱབ།།

【译文】广酸枣

心脏病药广酸枣，温暖河川林中生，树干高大叶厚密，花朵黄色很美丽，心形果称娘肖夏，其味甘酸具二味，功效治疗心脏病。广酸枣配肉豆蔻、金色诃子舟瓣芹、干姜白糖等五药，加寒水石组成方，连续十天口中服，治疗心隆心脏病，大热在心脉放血，大寒之时灸心窍，起居谨慎极重要。其他功效说不尽。

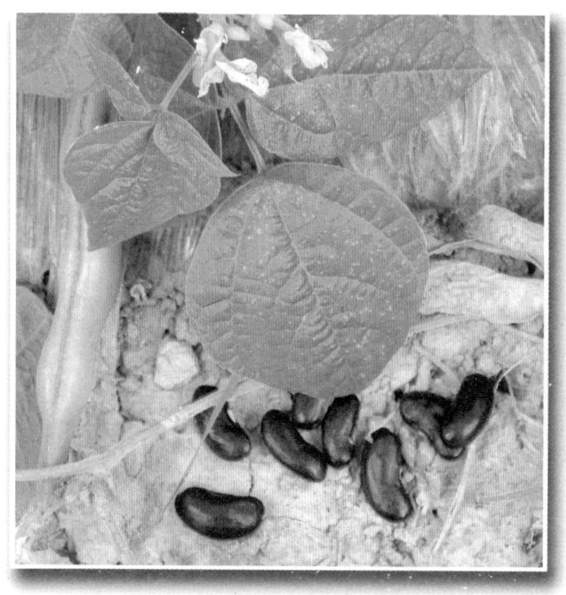

菜豆　མཁལ་མ་ཞོ་ཤ

230 . མཁལ་མ་ཞོ་ཤ

མཁལ་མ་ཞོ་ཤ་ཞེས་བྱ་བ། །ཤིང་སྡོང་ཕྲ་ལ་ལོ་མ་འཛིན། །མེ་ཏོག་མཐིང་ག་མཛེས་པ་ལ། །གང་བུ་སེར་པོའི་ནང་དག་ནི། །འབྲས་བུ་མདོག་ནག་མཁལ་མ་འདྲ། །རོ་ནི་མངར་ལ་སྣུམ་པ་ཡིན། །རང་གི་ནུས་པས་མཁལ་ནད་སེལ། །མཁལ་མ་ཚ་གྲང་གང་ཡིན་ཡང་། །མཁལ་མ་ཞོ་ཤ་སྙིང་ཞོ་ཤ །གླ་གོར་ཞོ་ཤ་ཨ་འབྲས་དང་། །འཇམ་འབྲས་སྲ་འབྲས་ཕྱེ་མ་དང་། །རྩ་བ་རྣམ་ལྔ་གཟེ་མ་དང་། །ཚྭ་སྣ་གང་ཚོགས་ཚ་བ་གསུམ། །ཅོང་ཞི་དག་ལ་གཞི་བྱས་ལ། །བུ་རམ་མར་གཉིས་ཆུ་བཅད་དེ། །ནང་རེ་སྨན་མར་ཁམ་རེ་བཏང་། །ཚད་མཁལ་ནད་ལ་ལོང་རྩ་དང་། །བྱིན་གཞུག་རྩ་དང་དྲུག་མགོ་གཏར། །གྲང་མཁལ་ནད་ལ་མེ་བཙའ་དང་། །ཐུར་མ་ཅི་རིགས་དཔྱད་པར་བྱ། །གཞན་ཡང་ཡོན་ཏན་བསམ་མི་ཁྱབ། །

【译文】菜豆

所说的菜豆之药，茎蔓细而葛缠绕，花朵青色很美丽，果荚黄色内有籽，种子黑色状如肾，其味甘甜性腻润，自身功效治肾病，任何寒热肾脏病，菜豆配伍广酸枣、油麻藤子杧果核、大托叶云实蒲桃，诸药组方研成粉，加五根药之蒺藜、各种盐和三热药、寒水石为基本药，红糖酥油去水分，每晨药油服一匙；对于热性肾脏病，宜在踝脉胫尾脉、六首脉穴刺放血；寒性肾病宜火灸，任何穿刺外治宜。其他功效说不尽。

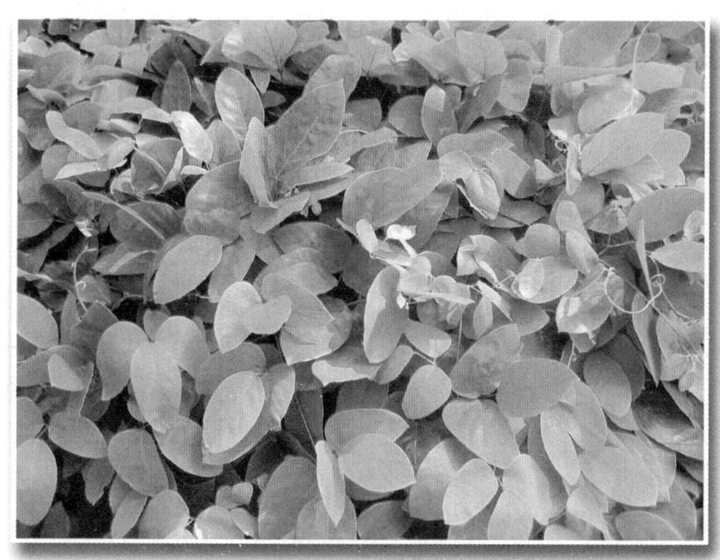

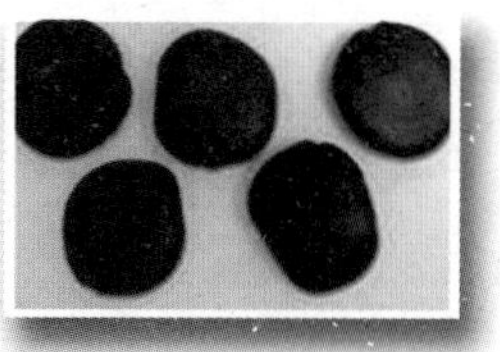

油麻藤子　ཟླ་གོར་ཚོ་ཤ

231．ཟླ་གོར་ཚོ་ཤ

ཟླ་གོར་ཚོ་ཤ་ཞེས་བྱ་བ། །ཤིང་སྡོང་ཆུང་ལ་ཕྲ་བ་ཡིན། །ལོ་མ་ནར་མོ་སྣུམ་ལ་འཐུག། མེ་ཏོག་དཀར་ལ་འབྲས་བུ་སྙིང་དང་འདྲ། །འབྲས་བུ་ནག་བཀྲ་མཁལ་མའི་དབྱིབས། །རོ་ནི་མངར་ལ་སྣུམ་པ་ཡིན། །མཁལ་ནད་སེལ་བའི་དར་ཡ་ཀན། །སྦྱོར་བའི་སྡེ་ཚན་གཞན་རྣམས་ཀྱི། །གྲོགས་སུ་སྨན་མཆོག་འདི་འགྲོ་བས། །ཡོན་ཏན་བསམ་གྱིས་མི་ཁྱབ་པོ། །

【译文】油麻藤子

所说的油麻藤子，树干较小而且细，叶片长厚而油润，花朵白色果似心，果实黑色肾脏形，其味甘甜并油腻，治疗肾病如甘露。配入其他方剂时，此为最妙之佐药。其他功效说不尽。

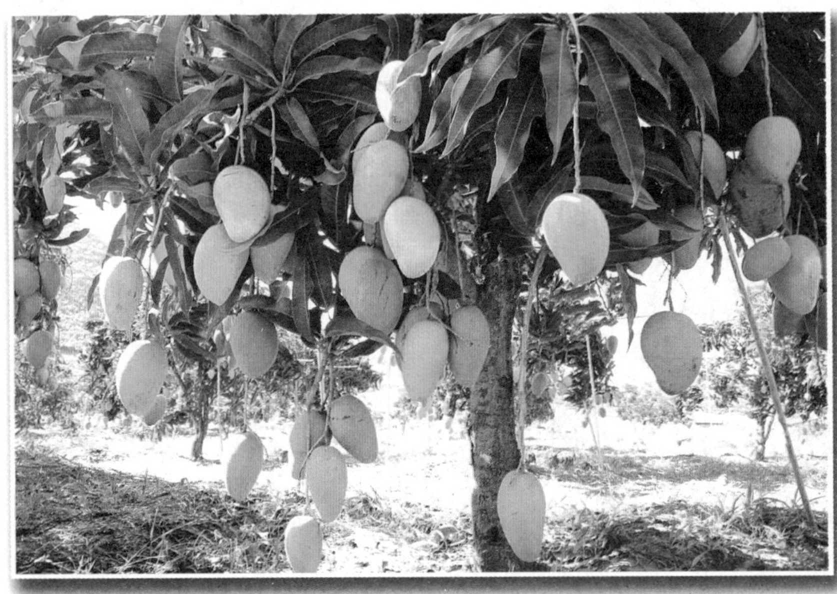

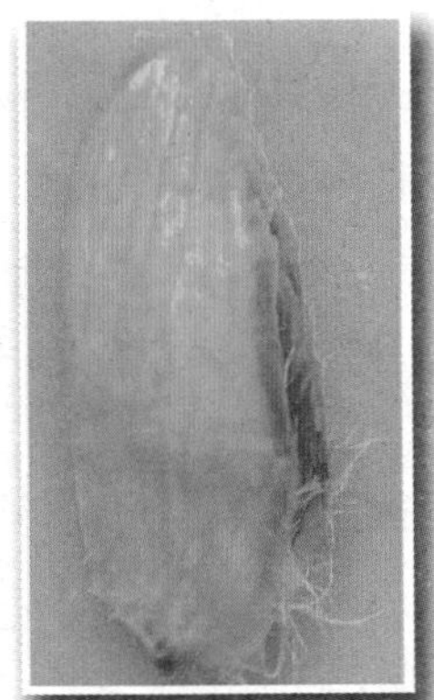

杧果核　ཨ་འབྲས།

232．ཨ་འབྲས།

ཨ་འབྲས་ཤིང་སྡོང་ཕྲ་བ་ལ། །ལོ་མ་ལྕུམ་གྱི་ལོ་མ་འདྲ། །མེ་ཏོག་སྔོན་པོ་གདུགས་ཕུབ་འདྲ། །འབྲས་བུ་ཤ་བའི་རྡེག་པ་འདྲ། །ཡང་ན་རྒྱང་ལྕགས་སྐམ་པོ་འདྲ། །རོ་ནི་སྐྱུར་ལ་མངར་བ་ཡིན། །རང་གི་ནུས་པས་མཁལ་ནད་སེལ། །ཞོ་ཤ་གསུམ་དང་འབྲས་བུ་གསུམ། །མཁལ་ནད་སེལ་བའི་བཟང་དྲུག་ཡིན། །གཞན་ཡང་ཡོན་ཏན་བསམ་མི་ཁྱབ། །

【译文】杧果核

杧果树干比较细，叶片状如大黄叶，花朵蓝色伞撑开，果实状如鹿睾丸，或如单扇鸭嘴钳，其味酸而有点甜，自身功效治肾病。三肖夏配伍三果，治疗肾病六良药。其他功效说不尽。

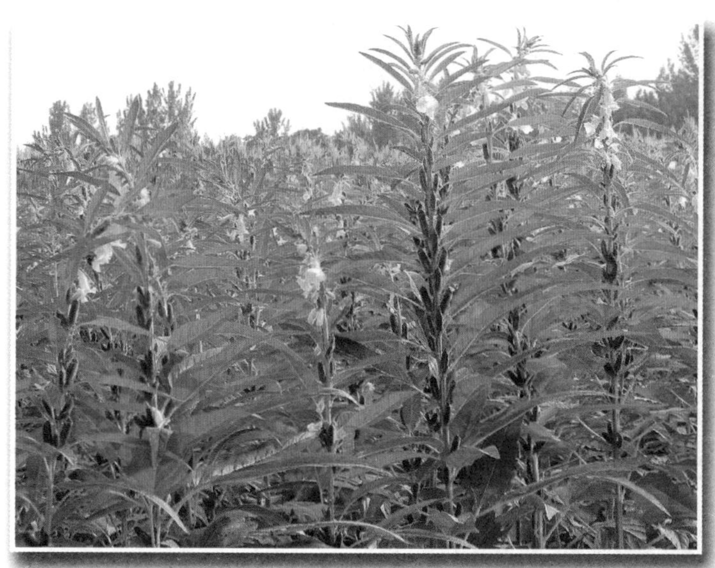

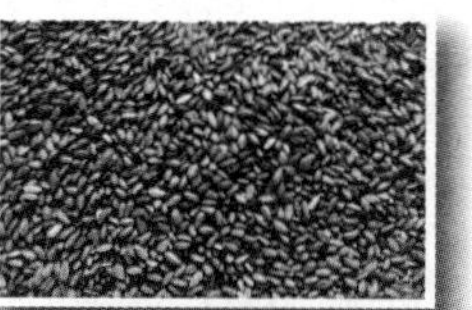

黑芝麻　ཀཱུ་རྣ་ར།

233．ཀཱུ་རྣ་ར།

སྣུམ་ལྡན་ཀཱ་རྣ་ར་ནི། །ས་དྲོད་ཆེ་བའི་ཡུལ་ན་སྐྱེས། །ལོ་མ་གསོ་མའི་ལོ་མ་འདྲ། །སྡོང་བུ་གྲུ་བཞི་རིང་ལ་ལྷེམ། །གང་བུ་ཡུངས་ཀར་གང་བུ་འདྲ། །མེ་ཏོག་དཀར་པོ་ཆུང་བ་ཡིན། །རེག་མ་ཐག་ཏུ་གང་བུ་འགས། །འབྲས་བུ་ནག་པོ་སྣུམ་དང་བཅས། །རོ་ནི་མངར་ལ་སྣུམ་པ་ཡིན། །རང་གི་ནུས་པས་གྲང་རླུང་སྐྲན། །ཐམས་ཅད་སེལ་བྱེད་བདུད་རྩི་ཡིན། །ཀཱ་རྣ་རའི་མར་ཁུ་ནི། །ཕུལ་གང་ནང་དུ་རྩ་བ་ལྔ། །གཟེ་མ་འབྲས་བུ་བུ་རམ་བཅས། །གྲང་རླུང་སྐྲན་ནད་མཁལ་ནད་དང་། །ཁོང་དུ་བཏང་བས་འཚོ་བར་འགྱུར། །ཀཱ་རྣ་ར་ཧིང་ཏི་དང་། །ཤིང་ཀུན་ཛཱ་ཏི་དང་ཚ་བ་གསུམ། །ཏང་ཀུན་བཅའ་སྒ་སྦྱར་བྱས་ལ། །སྙིང་རླུང་ནད་ལ་བདུད་རྩི་འདྲ། །སྦྱོར་སྡེ་གཞན་ཡང་བསམ་མི་ཁྱབ། །

【译文】黑芝麻

具有油腻黑芝麻，生在温暖之地域，叶片状如大麻叶，茎秆方形长而柔，花朵白色比较小，果荚状如白芥籽，手一触及果荚裂，种子黑色并油润，其味甘甜并油腻，功效治疗寒隆症，治疗肿瘤如甘露。本药之油一普量，配五根之蒺藜果，再加红糖组成方，寒隆痞瘤肾脏病，内服此药即痊愈。黑芝麻配伍阿魏、肉豆蔻和酸藤果、三热药和舟瓣芹、再加生姜组成方，治心隆症如甘露。其他配方说不尽。

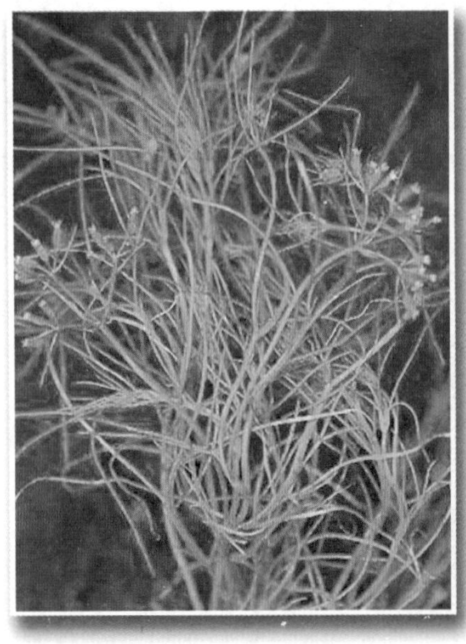

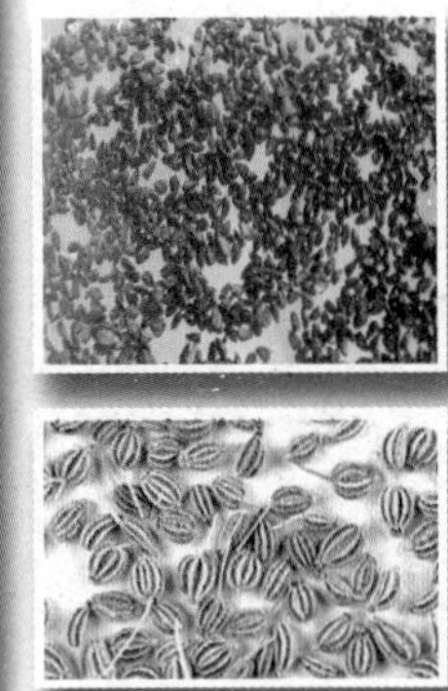

黑白司拉　ཟི་ར་དཀར་ནག

234 . ཟི་ར་དཀར་ནག

ཟི་ར་དཀར་ནག་རྣམ་པ་གཉིས། །ཆུ་སེར་ནད་འདྲེན་སྨན་མཆོག་ཡིན། །ཟི་ར་དཀར་པོ་ལྡུམ་རའི་ནང་ན་སྐྱེས། །ལོ་མ་ཕྲ་ལ་ཉ་ག་ཅན། །མེ་ཏོག་དཀར་པོ་གདུགས་ཀྱི་ཚུལ། །འབྲས་བུ་དག་ནི་གོ་སྙོད་འདྲ། །རོ་ནི་ཚ་ལ་མངར་བ་ཡིན། །རང་གི་ནུས་པས་བད་ཀན་དང་། །མ་ཞུའི་ནད་རྣམས་སེལ་བར་བྱེད། །ཟི་ར་ནག་པོ་ལོ་མ་སྣུམ། །སྡོང་བུ་ཕྲ་ལྡེམ་རིང་བ་ལ། །མེ་ཏོག་སྔོན་པོ་ཆུང་བ་ཡིན། །འབྲས་བུ་ནག་པོ་ལྕགས་ཕྱེ་འདྲ། །རོ་ནི་མངར་སྣུམ་ཡིད་ཙམ་ཚ། །འདི་ནི་གོང་དང་འདྲ་བ་སྟེ། །མཆོག་ཏུ་འདི་ཡིས་ཕོ་བའི་ནད། །མ་ལུས་སེལ་བར་བདུད་རྩི་ཡིན། །ཟི་ར་དཀར་ནག་རྣམ་གཉིས་ཀྱི། །སྦྱོར་སྡེ་བསམ་མི་ཁྱབ་པའོ། །

【译文】黑白司拉★

司拉分白黑两种，治黄水病之良药。白司拉为香旱芹，田园之中皆生长，叶片细窄裂成片，花朵白色为伞形，果实状如藏茴香，其味辛辣有点甘，自身功效治培根、并治疗未消化症。黑者为黑种草籽，叶片油润茎细长，花朵蓝色比较小，果实黑色似铁沙，其味甘腻有点辛，功效如同香旱芹，尤其治疗胃脘病，犹如甘露润旱苗。黑种草籽香旱芹，二药配方说不尽。

★　黑白司拉即香旱芹籽和黑种草籽。

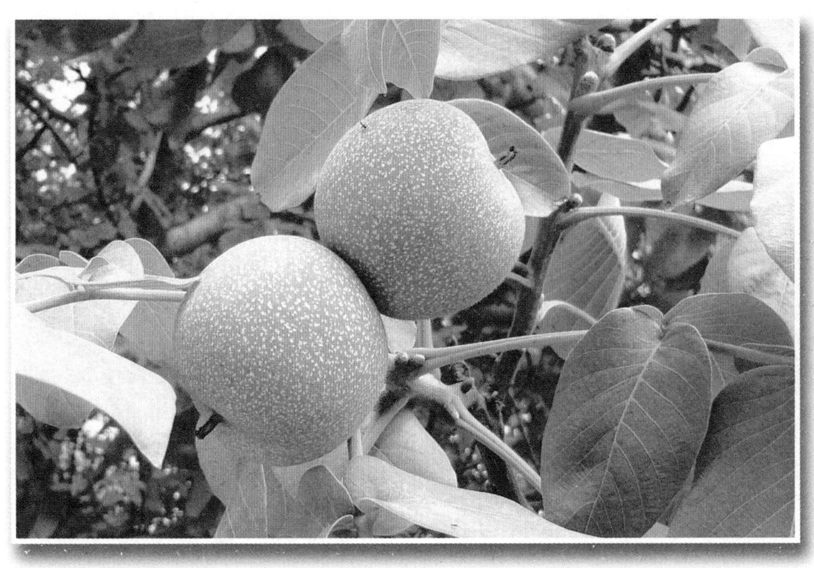

核桃 སྟག་ཀ།

235．སྟག་ཀ།

སྟག་ཀ་ཞེས་བྱའི་སྨན་མཆོག་ནི། །ཚད་པས་གདུགས་པའི་ཡུལ་ན་སྐྱེས། །སྡོང་པོ་ཆེ་ལ་ལོ་མ་འཐུག །མེ་ཏོག་དཀར་སེར་ཆུང་བ་ཡིན། །འབྲས་བུ་གཙུ་ཁ་སྦྱོར་འདྲ། །རོ་ནི་མངར་ལ་སྣུམ་པ་ཡིན། །རང་གི་ནུས་པས་རླུང་ནད་སེལ། །སྟག་ཀ་ཤིང་ཚ་སུག་སྨེལ་དང་། །ཚ་བ་གསུམ་དང་རྒྱམ་ཚྭ་དང་། །ཁ་རུ་ཚྭ་དང་ཛཱ་ཏི་དང་། །ལི་ཤི་དང་ནི་ག་གོ་ལ། །བཅུ་གཅིག་ཆ་མཉམ་ཞིབ་བྱས་ལ། །བུ་རམ་མར་ལ་གཞི་བླངས་པས། །སྨན་མར་འདི་ནི་བསྟེན་བྱས་ན། །གྲང་རླུང་སྐྲན་དང་དམུ་རྗིང་སོགས། །མདོར་ན་ཁྲག་ནད་མ་ལུས་སེལ། །དྲོད་ནི་སྦྱོར་སྡེ་ཀུན་ལ་འགྲོ། །མན་ངག་དག་དང་ལྡན་གྱུར་ན། །མགོ་ཆག་ཀླད་རལ་ཐམས་ཅད་འཚོ། །ཡོན་ཏན་བསམ་གྱིས་མི་ཁྱབ་བོ། །

【译文】核桃

所说核桃之良药，生在炎热之地域，树干高大叶厚密，花朵白黄比较小，果似闭口护身盒，其味甘甜并油腻，自身功效治隆症。核桃肉桂白豆蔻、三热药和光明盐、紫硇砂和肉豆蔻、丁香草果十一味，等份配伍研成粉，红糖酥油基本药，配成药酥油内服，治疗寒隆痞瘤症，并治水肿水臌等。总之治疗血分病，性热能入一切方，按照医诀配伍时，头破脑裂皆痊愈。功效真是难料想。

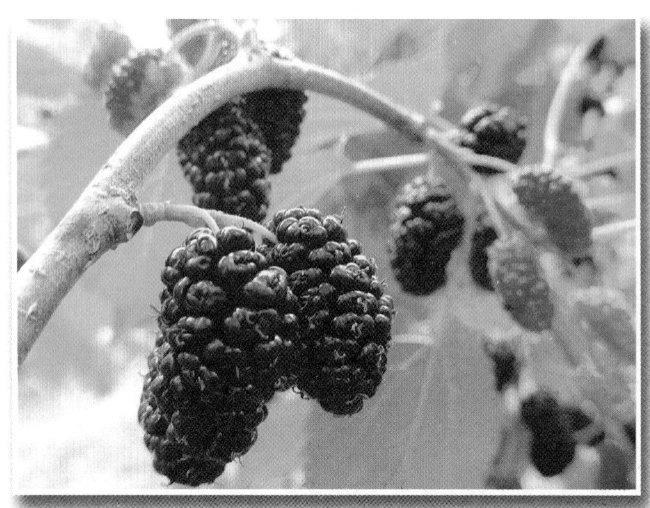

桑葚 འོ་སེ།

236 . འོ་སེ།

གློ་ནད་འཛོམས་པའི་འོ་སེ་ནི། །རོང་ཁོངས་ཟབ་པའི་ཡུལ་ན་སྐྱེས། །སྡོང་པོ་ཆེ་ལ་ལོ་མ་འཐུག །མེ་ཏོག་ཡིད་ཙམ་དཀར་བ་ཡིན། །འབྲས་བུ་པི་པི་ལིང་དང་འདྲ། །རོ་ནི་སྐྱུར་ལ་མངར་བ་ཡིན། །རང་གི་ནུས་པས་ཆམ་རིམས་དང་། །གློ་ནད་ཐམས་ཅད་སེལ་བར་བྱེད། །འོ་སེ་དང་ནི་འབྲས་བུ་གསུམ། །ཐང་དུ་བསྐུས་ལ་བཏང་བ་ཡིས། །གློ་བུར་ཆམ་རིམས་སེལ་བར་བྱེད། །འོ་སེ་ཨུཏྤལ་དུག་མོ་ཉུང་། །ཏིག་ཏ་ག་བུར་ནག་པོ་དང་། །བ་ཤ་ཀ་དང་དྲུག་པོ་དེ། །ཀ་ར་སུམ་འགྱུར་རྟ་ལ་སྦྱོན། །ཆུ་གྲང་དག་གིས་ཞུལ་ལ་བཏང་། །རིམས་ནད་མ་ལུས་འཛོམས་པར་འགྱུར། །འོ་སེ་ཤིང་མངར་ཚོན་དཀར་དང་། །འདམ་བུ་ཀ་ར་ལུག་མུར་དཀར། །སྡོང་རི་ཟིལ་པ་ཅན་དང་དྲུག །ཆ་མཉམ་ཀ་ར་དྲུག་འགྱུར་སྦྱར། །ཆུ་གྲང་དག་གིས་ཞུལ་བཏང་ན། །གློ་བའི་ནད་རྣམས་སེལ་བར་བྱེད། །གཞན་ཡང་ཡོན་ཏན་བསམ་མི་ཁྱབ། །

【译文】桑葚

治疗肺病之桑葚，生在温暖河川地，树干高大叶片厚，花朵稍许带白色，果实形状似荜茇，其味甘甜并且酸，自身功效治流感，疫疠肺病皆可治。桑葚三果煎汤服，治突发流感疫疠。桑葚配伍绿绒蒿、止泻果和獐牙菜、鸭嘴花和黑冰片，三倍白糖为药引，并用凉水口中服，治疗一切疫疠症。桑葚甘草沿沟草、白花小丛之景天、糙果紫堇螃蟹甲，等份配伍制成散，白糖六倍为药引，并用凉水口中服，治疗一切肺部病。其他功效说不尽。

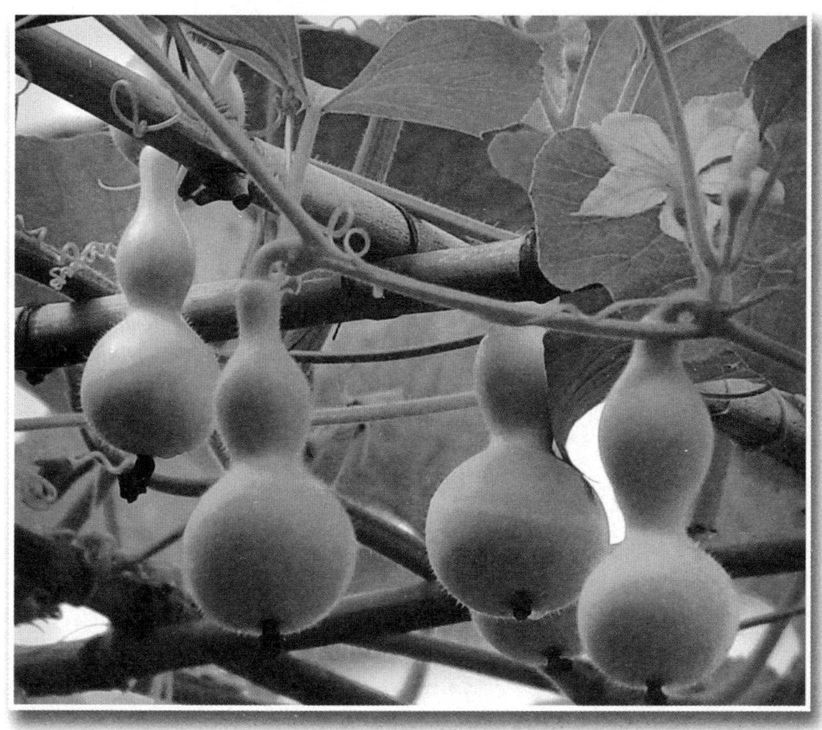

葫芦 ཀ་པེད།

237 . ཀ་པེད།

ཀ་པེད་ཅེས་བྱའི་ཤིང་མཆོག་ནི། །ལོ་མ་ལེབ་ལ་ཆེ་བ་ཡིན། །སྡོང་བུ་རིང་ལ་ཡལ་ག་མང་། །མེ་ཏོག་དཀར་ལ་རབ་ཏུ་མཛེས། །གང་བུ་བྱིས་པའི་ཐོད་ཕོར་འདྲ། །རོ་ནི་ཅུང་ཟད་སྐྱུར་བ་ཡིན། །རང་གི་ནུས་པས་རྨ་ནད་དང་། །གློ་བའི་ནད་རྣམས་སེལ་བར་འགྱུར། །ཀ་པེད་དང་ནི་ཨ་ལྕ་དང་། །དོམ་མཁྲིས་ཡུང་བ་མཆལ་དཀར་དང་། །རྨ་ལ་བཏབ་པས་འཚོ་བར་འགྱུར། །ཀ་པེད་མོན་ཆ་ར་དང་ནི། །དམར་པོ་ལྔ་དང་ཤིང་མངར་དང་། །ཚན་དང་སྦྲང་རྩིའི་རིལ་བུ་བྱ། །གློ་ནད་མ་ལུས་སེལ་བར་བྱེད། །གཞན་ཡང་ཡོན་ཏན་བསམ་མི་ཁྱབ། །

【译文】葫芦

所说妙药之葫芦，叶片扁平并且大，茎蔓很长分枝多，花朵白色极美丽，果实如同少儿额，其味稍许有点酸，自身功效治伤疮，并且治疗肺部病。葫芦籽配龙须根、熊胆姜黄和白砂，涂敷伤疮皆痊愈。葫芦甘草青枫脂、小丛景天五红药、再加蜂蜜泛成丸，一切肺病皆治疗。其他功效说不尽。

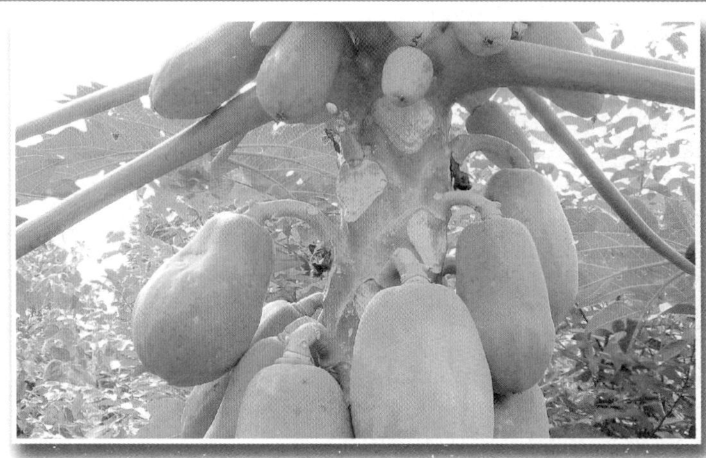

木瓜　ཏྟ་ཏྟི་ར།

238 . ཏྟ་ཏྟི་ར།

ལོང་སྲིན་ཕོ་ལོག་ནད་སེལ་བ། །ཏྟོ་ཏྟི་ར་ཞེས་བྱ་བ་ནི། །ཤིང་སྡོང་ཆུང་ལ་ལོ་མ་སྣུམ། །མེ་ཏོག་དཀར་སེར་དམར་བའི་མདངས། །འབྲས་བུ་ལྒང་དང་ཆུང་བ་འདྲ། །ནང་གི་འབྲུ་ནི་རབ་ཏུ་གང་། །རོ་ནི་སྐྱུར་ལ་ཚ་བ་ཡིན། །རང་གི་ནུས་པས་བད་ཀན་དང་། །ཕོ་ལོག་ལོང་གའི་ནད་རྣམས་སེལ། །ཏྟོ་ཏྟི་ར་དང་ཨུ་སུ་དང་། །མ་ནུ་བཞི་དང་ཏིག་ཏ་དང་། །ལྒང་ཆུང་བ་དང་སྒ་སྐྱ་རྣམས། །ཞིབ་བཏགས་སྐམ་ཕྱེ་ཆུ་སྒོལ་ཇ། །བད་ཀན་ནད་རྣམས་སེལ་བར་འགྱུར། །ཏྟོ་ཏྟི་ར་དང་ཚུར་དཀར་རྒྱམ་ཚྭ་དང་། །ཚ་བ་གསུམ་དང་ཅོང་ཞི་བདུན་པོ་སྡེ། །ཆ་མཉམ་ཞིབ་བྱས་ཆུ་སྒོལ་ཕུལ། །ལོང་སྲིན་ནད་རྣམས་སེལ་བར་འགྱུར། །གཞན་ཡང་ཡོན་ཏན་བསམ་མི་ཁྱབ། །

【译文】木瓜

治疗肠虫反胃病，杂波拉药即木瓜，树干小而叶油润，花朵白黄红光泽，果似膀胱而且小，果内种子甚丰满，其味酸而有点辛，功效治疗培根症、反胃以及大肠病。木瓜配伍獐牙菜、芫荽干姜千里光、再加四味藏木香，研粉开水茶水服，治疗培根等疾病。木瓜白矾光明盐、三热药和寒水石、七药等份配成方，研细成粉开水服，治疗大肠之虫病。其他功效说不尽。

ལེའུ་བཞི་པ། མཇུག་དོན་བསྟན་པ།

【译文】第四章 卷尾要义

མཇུག་དོན་བསྟན་པ།

ཨོཾ་ཧཱུྃ། ཨཱཿཧཱུྃ། དེ་ལྟར་གསོ་དཔྱད་རྒྱུད་སྡེ་ཆེན་པོ་འདི། |རིན་ཆེན་འབྱུངས་དཔེའི་རྒྱུད་ཆེན་འདིར། |འཛམ་གླིང་འཇིག་རྟེན་ས་སྟེང་དུ། སྨན་གྱིས་ནད་སེལ་རྣམ་གྲངས་ནི། |ཕྱེ་བ་བསམ་འདས་གྲངས་མི་ལང་། |དུས་གསུམ་སངས་རྒྱས་ཀུན་གྱིས་ཀྱང་། |སྐལ་བར་གསུངས་ཀྱང་འཕེལ་འགྲིབ་མེད། |སྨན་མཆོག་རྩི་ལྷུམ་ཤིང་སྨན་རྣམས། |གནད་བསྡུས་གཞུང་འདིར་བྲིས་པ་ཡིན། |གཞན་ཡང་འབྱུང་བ་རྣམ་ལྔ་ཡི། |ས་ཡི་རིགས་ལས་འབྱུང་བའི་སྨན། |སུ་ཐྲེ་མཚལ་དང་ས་ཡི་བཅུད། |རྡོ་སྨན་རྣམས་དང་ཆུ་ཡི་བཅུད། |ཚོང་ཞི་བྲག་ཞུན་རྡོ་སྨན་དང་། |མེ་ལས་བྱུང་བའི་ཐལ་སྨན་དང་། |འབྱུང་བ་རླུང་ལས་བྱུང་བ་འདི། |སྐྱུགས་དང་བཤལ་བྱེད་སྦྱོངས་སྨན་དང་། |ནམ་མཁའ་འབྱུང་བས་ཕྱེས་པ་ཡིན། |སྲོག་ཆགས་ལུས་ལས་བྱུང་བའི་སྨན། |རིན་ཆེན་འབྱུངས་དཔེའི་རྒྱུད་ལས། |ཤ་རུས་ཁྲག་སོགས་དཔག་ཏུ་མེད། |དེ་རྣམས་གཞུང་འདིར་མ་བཀོད་དོ། |བློ་ཆུང་གློ་ལ་མ་ཤོང་དོགས། |དེ་ཕྱིར་རྩི་སྨན་ཤིང་སྨན་གྱི། |འབྱུངས་དཔེ་བཀོན་པ་འདི་ཉིད་ནི། |ཡིད་བཞིན་ནོར་བུ་རིན་ཆེན་འདྲ། |འགྲོ་བ་མི་ལུས་ཐོབ་པ་རྣམས། |སྡུག་བསྔལ་ནད་ལས་ཐར་བར་བྱེད། |གསོ་དཔྱད་འདི་ཡི་མན་ངག་ནི། |སྐྱེ་བ་སངས་རྒྱས་བྱང་སེམས་དྲང་སྲོང་གསུངས། |བཀྲ་ཤིས་ལྷ་རྣམས་གནས་པའི་ས་ཕྱོགས་བསམ། |དྲང་སྲོང་རིག་འཛིན་བསྒྲུབས་པའི་གནས་མཆོག་གམ། |ས་གཞི་ཉམས་དགའི་རི་བོ་ལྗོན་གྱི་ཞོལ། |མཚོ་དང་ཆུ་མིག་རྒྱས་པའི་ས་ཕྱོགས་དང་། |རི་ལུང་ཤར་དུ་བལྟས་པའི་ས་ཕྱོགས་སུ། |སྨན་རྣམས་སྐྱེས་པའི་དུས་སུ་བཏུ་བར་བྱ། |དཔྱིད་ཟླ་འབྲིང་པོའི་དུས་ལ་བབས་པའི་ཚེ། |སྨན་གྱི་ལྷ་རྣམས་ཐམས་ཅད་བྲོས་ནས་གཡོ། |སྟོན་ཟླ་འབྲིང་པོའི་ཚེས་བརྒྱད་ཉིན་པར་ནི། |སྨན་གྱི་ལྷ་དང་དྲང་སྲོང་ཐམས་ཅད་འཚོགས། |སྨན་རྣམས་ནུས་མཐུ་ལྡན་པར་བྱིན་གྱིས་བརླབས། |དེ་ནས་བཅུ་གསུམ་ཉིན་པར་ཕྱི་དྲོའི་དུས། |སྨན་གྱི་ལྷ་མོ་བདུད་རྩི་སྲུང་མཛད་མ། |འཁོར་བཅས་བྱོན་ནས་སྨན་རྣམས་བྱིན་གྱིས་བརླབས། |བཅུ་བཞིའི་དུས་སུ་སྨན་རྣམས་རྟུལ་བ་ལ། |བཅོ་ལྔའི་དུས་སུ་སྨན་རྣམས་ནུས་པ་རྒྱས། |གཞན་དུ་བསྙོས་ན་བྱིན་རླབས་མི་འབྱུང་སྟེ། |མ་བྱིན་རླབས་པའི་རྣམ་སྨིན་དག་དང་འདྲ། |བཏུ་བའི་དུས་ནི་ཉ་ལ་བབས་

པའི་དུས། །བཀྲ་ཤིས་གཙང་མ་བྱིས་པ་མཚན་ལྡན་ལ། །ཁྲུས་བྱས་རྒྱན་བཏགས་གོས་བཟང་གཙང་མ་སྐོན། ། སྐྱབས་འགྲོ་དང་ནི་གསོ་སྦྱོང་སྡོམ་པ་འབོགས། །བཀྲ་ཤིས་ཚིགས་བཅད་དང་ནི་གཟུངས་སྔགས་བརྗོད། །གྲོགས་པོ་གཞུངས་ངན་རྣམས་དང་མི་བཅོལ་བོར། །བྱིས་པ་དང་བཟང་བྲོ་བརྡུང་གླུ་བླངས་བཙལ་བར་བྱ། །ལག་པ་གཡས་པས་དར་སྣ་ཚང་བར་བཟུང་། །སྨན་རྣམས་རྙེད་དུས་དར་དེས་སྟེང་ནས་བཀབ། །བཀྲ་ཤིས།

ཤར་དུ་ཁ་བལྟས་སྨན་ལ་ཕྱག་གསུམ་བཙལ། །དེ་ཡིས་གྲོགས་པོར་སྨན་ལ་བཀྲ་བཅད་བྱ། །སངས་རྒྱས་རྣམས་ཀྱི་མཐུ་དང་བྱིན་རླབས་དང་། །བྱང་ཆུབ་སེམས་དཔའ་རྣམས་ཀྱི་ཐུགས་རྗེ་དང་། །དགྲ་བཅོམ་རྣམས་ཀྱི་བྱིན་རླབས་རྫུ་འཕྲུལ་དང་། །ཚངས་པ་བརྒྱ་བྱིན་ལྷར་བཅས་བདེན་ཚིག་དང་། །འཕགས་པ་རྣམས་ཀྱི་བདེན་པའི་ཚིག་དག་དང་། །ལྷ་ཀླུ་གཟའ་དང་རྒྱུ་སྐར་གནོད་སྦྱིན་དང་། །ས་ཡི་ལྷ་མོ་སྨན་གྱི་ལྷ་མོ་ལ་སོགས་པ། །གང་ཡང་མཐུ་དང་རྫུ་འཕྲུལ་མངར་བའི་ལྷ། །སྨན་གྱི་དངོས་གྲུབ་རྙེད་པའི་དངོས་གྲུབ་སྩོལ། །བདུད་རྩི་མངར་བདག་ལྷ་མོ་ཆེན་མོ་ནི། །འཁོར་དང་བཅས་པ་རྣམས་ལ་བདག་ཕྱག་འཚལ། །སྨན་འདི་བདུད་རྩིར་གྱུར་པའི་དངོས་གྲུབ་སྩོལ། །འགྲོ་ཀུན་ནད་སེལ་སྨན་རྣམས་བདུད་རྩིར་ཤོག དེ་སྐད་བདེན་པའི་ཚིག་བརྗོད་པས། །གཞུང་དུ་བཤད་བཞིན་བྱས་པ་ན། །ནད་རྣམས་སེལ་ཞེས་གཞུང་འདིར་བཤད། །གཞན་ཡང་སྨན་དཔྱད་གཞུང་འདི་ནི། །ནད་རྣམས་བརྟག་པའི་མན་ངག་སྟེ། །གཞུང་གཞན་དག་གིས་བརྣག་པས་བརྟག །ནད་ངོས་སོ་སོར་བཟུང་ནས་ནི། །སྨན་བཏང་རྣམ་ལྔའི་ལས་ཀྱང་བྱ། །བཤལ་དང་སྐྱོ་འདྲེན་སྣ་སྨན་དང་། །འཇམ་རྩི་དང་ནི་ནི་རུ་ཧ། །ལས་ལྔ་གང་དགོས་རིགས་པས་དཔྱད་པར་བྱ། །ནད་རྣམས་གང་ཡིན་དེ་དག་ལ། །དཔྱད་ལྔ་དག་གིས་བཅོས་པ་ནི། །མེ་བཙའ་གཏར་ག་ལུམས་དང་དུགས། །ཕྱུག་པ་དང་ནི་དཔྱད་ལྔས་བཅོས། །ཞི་ཚན་རྣམ་ལྔས་བཅོས་པ་ནི། །ཐང་དང་ཕྱེ་མ་རིལ་བུ་དང་། །ལྡེ་གུ་དང་ནི་སྨན་མར་ལྔ། །ནད་ལ་གང་འགྲོའི་སྐབས་དང་སྦྱར། །རྩ་བཤལ་དང་ནི་སྣ་སྦྱོངས་དང་། །ཐུར་མ་ཟབ་མོ་དཔྱད་གསུམ་མོ། །ནད་རྣམས་ཕྱིས་མི་ལྡང་བྱའི་ཕྱིར། །གསོ་དཔྱད་རིན་ཆེན་འབྱུངས་དཔེ་འདིས། །རྒྱུད་ཀྱི་ལེའུ་གསུམ་པ་གུད་དུ་ཕྱུངས། །གོང་འོག་འབྲུགས་སྡེབས་གསལ་བྱས་པའི། །དགེ་བས་འགྲོ་ཀུན་ནད་སངས་གྱུར། །

གསོ་དཔྱད་རིན་ཆེན་འབྱུངས་དཔེ་བསྟན་པ་ཞེས་བྱ་བའི་རྒྱུད་ཆེན་པོ་ལེའུ་བརྒྱ་དང་ཉེ་ཤུའི་ནང་ནས་སྔོ་སྨན་སྣ་ཚོགས་དང་།ཤིང་སྨན་སྣ་ཚོགས་ལེའུར་ཕྱུངས་ནས་འགྲོ་བའི་གཙོ་བོ་མི་རྣམས་ཀྱི་ཚེ་བསྲིང་བའི་ཕྱིར་དུ་བསྒྱུར་བ་རྫོགས་སོ། །

རྒྱ་གར་གྱི་མཁས་པ་ཆེན་པོ་ཤཱནྟི་གརྦྷ་དང་། གཞན་ཡང་བླ་སྨན་བདུན་གྱིས་བཀའ་བསྐོས་ནས་བསྒྱུར་

བའོ། །གནས་གཞི་ཆེན་པོ་ཁྱད་འཕགས་བྲག་དམར་བསམ་ཡས་སུ། །ཡོན་བདག་ཁྱད་འཕགས་སྤྲུལ་སྐུ་འགྲོ་དོན་མཛད། །རྗེ་རྒྱལ་གཞན་བས་ཁྱད་འཕགས་ཁྲི་སྲོང་ལྡེ་བཙན་གྱིས། །ལྷ་སྨན་གཞན་ལས་ཁྱད་འཕགས་རྣམ་བདུན་ལ། །དར་ཟབ་གདན་སྟེང་ཞལ་ཟས་བདུད་རྩི་དྲངས། །གསེར་དངུལ་ལ་སོགས་གང་དགྱེས་ནོར་རྣམས་ཕུལ། །ལུས་ངག་ཡིད་གསུམ་གུས་པས་ཕྱག་འཚལ་ནས། །མཐའ་ཡས་སེམས་ཅན་ནད་ལས་གྲོལ་བའི་ཕྱིར། །གསོ་དཔྱད་ཁྱད་འཕགས་རིན་ཆེན་འབྱུངས་དཔེ་ཞུས། །ལྷ་སྨན་རྣམ་བདུན་ལོ་ཟླ་བདུན་པོ་ཡིས། །བཀའ་བགྲོས་ལེགས་པར་གཏན་ལ་ཕབ་པ་ཡིས། །དགེ་བས་ནད་རྣམས་བསལ་ནས་སངས་རྒྱས་ཤོག །དེ་འདྲའི་གདམས་པ་རིན་ཆེན་འདི། །གུ་ལིང་ཡུལ་གྱི་བསེ་ཟོ་ཏུ། །སེང་གེའི་འོ་མ་བཞོས་པ་བཞིན། །ལྷ་བརྒྱའི་ཐ་མ་མཐའ་འཁོབ་ཡུལ། །གངས་བྲག་རྩུབ་པའི་ཡུལ་དག་ཏུ། །སྐལ་ལྡན་རྣལ་འབྱོར་སྐུ་སྲུང་དོན། །དེ་ལུས་རྡོ་རྗེ་བཞིན་བརྟན་ནས། །དེ་བས་འཆི་བ་རྣམས་བྲལ་ཞིང་། །སྨྱུ་མའི་ལུས་པོ་བཀྲ་ཤིས་ཤོག། །།

【译文】

卷尾要义

唵吽！ 啊吽！ 如是医疗之大续，此乃珍宝图大续，南瞻部洲大地上，治病药物之种类，超出想象数不清。所有三世众生佛，虽说福分无增减，草类树类之妙药，集其精要撰此典。五源之土生成药，硫黄朱砂土之精；石类药和水之精，石如寒水石岩精，火中产生煅灰药；五源之风生成药，催吐催泻清利药；五源之空生成药，功效分清并通畅。动物身体生成药，在此珍宝图续中，肉骨血等数无量，恐其慧弱容不下，本典之中皆未载。草药树药之图鉴，如同珍宝如意珠，众生人体得到后，解脱疾病之痛苦。这部医典之要诀，佛陀菩萨仙人讲，吉祥天等居住处，持明大仙修圣地，大地圣境之山麓，圣湖圣泉丰美地，山沟朝东之地方，生长药物适时采。仲春之月来临时，药物之神皆飘逸；仲秋之月初八日，药物神仙皆聚集，神力加持药功效；初十三日早晨时，药物女神都孜玛，随众簇拥加持药；十四日时炮制药，十五日时药效增；派遣他神无加持，加持之药如异熟；望日良辰采药时，吉祥洁净相好童，皈依学医持斋戒，沐浴饰穿净绸衣，念诵吉祥陀罗尼，舍弃非善之友伴，找寻秉性良善友，敲鼓跳舞又唱歌，右手拿着五彩绸，找到药时绸子盖，口中念诵吉祥辞，虔诚祈愿吉祥临！面朝东方三礼药，友伴帮助挖采药，佛陀威力和加持，菩萨们的大悲愍，出有坏感应神变，梵天帝释天真言，殊胜圣者真谛言，神龙煞星和行星、夜叉等的真实言，大地之药物仙女，任何神变甘露神，请赐药物大成就！甘露之主大天女，连同随众我顶礼，请赐此药变甘露！祈愿所有甘露药，医治众生所有病！如是念诵真言后，依照典籍教诫作，治病如同此典述。另按药诊之典籍，诊断疾病之诀窍，谨慎准确思而行；识清诸病之本质，服用之药五清导，下泻催吐和鼻药、缓导和猛泻浣肠，哪种适合用哪种。

对于任何疾病类，五种外治之疗法，火灸放血和罨浴、罨熏涂敷五法治。

服用药剂有五种，汤剂散剂和丸剂，糊剂以及药酥油，结合疾病而服用。

脉泻鼻泻和穿刺，慎重运用三治法，为了疾病不复发。本《医诊珍宝图鉴》，

医续三章皆概述，清除上下之紊乱，良善消除众生病。

本《医诊珍宝图鉴》，大续一百二十章，节选各种草类药、各种树木类之药、

众生之主之人类，健康延年又长寿，圆满编译此大续。天竺入藏大学者，

梵文名辛迪噶巴，（藏文名称希瓦措），以及觉士七御医，奉命共同编译成。

圣地红崖桑耶寺，檀越施主圣化身，作了利众的大事，赤松德赞胜领主，

恭让卓越七御医，上座锦缎坐垫上，享用甘露之饮食，赏赐金银喜爱物，

身语意三恭敬礼，为众生解脱病苦，请《医诊珍宝图鉴》，七位御医七译师，

反复斟酌才决定，祈愿佛善消除病。如是传授珍宝诀，如同古棱犀角杯，

挤入狮子白乳汁。五百劫末之境域，雪山石崖劣糙地，为护福缘瑜伽身，

祈愿此身金刚固，更加远离灾和难，幻化之身永吉祥！